全国高等卫生职业教育护理专业
技能紧缺型人才培养"十二五"规划教材

适合护理、助产、涉外护理等专业使用

妇产科护理技术

（含实训）

主　编　许晓飞　周赞华
副主编　熊　瑛　左　媛　官　林
编　者　(以姓氏笔画为序)
王　容　清远职业技术学院
左　媛　河北北方学院附属第一医院
叶　芬　湖北职业技术学院
许晓飞　清远职业技术学院
孙自红　漯河医学高等专科学校
吴　懿　江西医学高等专科学校
余春英　江西医学高等专科学校
周赞华　丽水学院医学院
官　林　荆楚理工学院医学院
秦清荣　滨州职业学院
徐玲丽　清远职业技术学院
熊　瑛　辽宁卫生职业技术学院

U0271501

华中科技大学出版社
http://www.hustp.com
中国·武汉

内 容 简 介

本书是全国高等卫生职业教育护理专业技能紧缺型人才培养"十二五"规划教材。

本书共有十七章,主要包括孕前咨询及优生保健、正常妊娠孕妇的护理、正常分娩产妇的护理、正常产褥期妇婴的护理、高危妊娠管理、妊娠并发症孕妇的护理、妊娠合并症孕产妇的护理、异常分娩产妇的护理、分娩期并发症产妇的护理、产褥期并发症产妇的护理、妇科护理病史采集及检查的护理、女性生殖系统炎症病人的护理、女性生殖器肿瘤病人的护理、妊娠滋养细胞疾病病人的护理、月经失调病人的护理、妇科其他疾病病人的护理和计划生育妇女的护理。

本书适合护理、助产、涉外助产等专业使用。

图书在版编目(CIP)数据

妇产科护理技术:含实训/许晓飞,周赞华主编.—武汉:华中科技大学出版社,2014.5
ISBN 978-7-5609-9977-7

Ⅰ.①妇… Ⅱ.①许… ②周… Ⅲ.①妇产科学-护理学-高等职业教育-教材 Ⅳ.①R473.71

中国版本图书馆 CIP 数据核字(2014)第 086932 号

妇产科护理技术(含实训)   许晓飞 周赞华 主编

策划编辑:史燕丽
责任编辑:史燕丽
封面设计:范翠璇
责任校对:李 琴
责任监印:周治超
出版发行:华中科技大学出版社(中国·武汉)
   武昌喻家山   邮编:430074   电话:(027)81321915
录 排:华中科技大学惠友文印中心
印 刷:武汉华工鑫宏印务有限公司
开 本:880mm×1230mm 1/16
印 张:18.25
字 数:600 千字
版 次:2018 年 1 月第 1 版第 4 次印刷
定 价:49.80 元

全国高等卫生职业教育护理专业技能紧缺型人才培养"十二五"规划教材编委会

※※※※※※※

总顾问　文历阳　沈　彬

主任委员

徐江荣　江西医学高等专科学校

罗　杰　湖北医药学院附属太和医院

王承明　荆楚理工学院医学院

委员（按姓氏笔画排序）

朱宗明　湖北医药学院附属太和医院

许晓飞　清远职业技术学院

李文忠　荆楚理工学院医学院

钟　平　铜陵市人民医院

唐吉斌　铜陵市人民医院

袁　静　辽宁卫生职业技术学院

黄拥军　清远职业技术学院

章晓红　江西医学高等专科学校

韩丽华　铁岭卫生职业学院

总 序

随着我国经济的持续发展和教育体系、结构的重大调整，职业教育办学思想、培养目标随之发生了重大变化，人们对职业教育的认识也发生了本质性的转变。我国已将发展职业教育作为重要的国家战略之一，高等职业教育成为高等教育的重要组成部分。作为高等职业教育重要组成部分的高等卫生职业教育也取得了长足的发展，为国家输送了大批高素质技能型、应用型医疗卫生人才。

我国的护理教育有着百余年的历史，积累了丰富的经验，为培养护理人才作出了历史性的贡献，但在当今的新形势下也暴露出一些问题，急需符合中国国情又具有先进水平的护理人才体系。为了更好地服务于医学职业教育，《"十二五"期间深化医药卫生体制改革规划暨实施方案》中强调：加大护士、养老护理员、药师、儿科医师，以及精神卫生、院前急救、卫生应急、卫生监督、医院和医保管理人员等急需紧缺专门人才和高层次人才的培养。护理专业被教育部、卫生部等六部委列入国家紧缺人才专业，予以重点扶持。根据原卫生部的统计，到2015年我国的护士数量将增加到232.3万人，平均年净增加11.5万人，这为护理专业的毕业生提供了广阔的就业空间，也对卫生职业教育如何进行高素质技能型护理人才的培养提出了新的要求。

为了顺应高等卫生职业教育教学改革的新形势和新要求，在认真、细致调研的基础上，在全国卫生职业教育教学指导委员会副主任委员文历阳教授及沈彬教授等专家的指导下，在部分示范院校的引领下，我们组织了全国20多所高等卫生职业院校的200多位老师编写了符合各院校教学特色的全国高等卫生职业教育护理专业技能紧缺型人才培养"十二五"规划教材，并得到参编院校的大力支持。

本套教材充分体现新一轮教学计划的特色，强调以就业为导向，以能力为本位，紧密围绕现代护理岗位人才培养目标，根据整体性、综合性原则，根据护理专业的特点将原有的课程进行有机重组，使之成为具有21世纪职业技术人才培养特色，并与护理专业相适应的课程体系。本套教材着重突出以下特点。

1. 突出技能，引导就业 以就业为导向，注重实用性，核心课程围绕技能紧缺型人才的培养目标，设计"基本执业能力＋特色特长"的人才培养模式。构建以护理技术应用能力为主线、相对独立的实践教学体系。

2. 紧扣大纲，直通护考 紧扣教育部制定的高等卫生职业教育教学大纲和护士执业资格考试大纲，按照我国现行护理操作技术规范，辅以系统流程图、必要的解剖图谱和关键操作要点。

3. 创新模式，理念先进 创新教材编写体例和内容编写模式，参照职业资格标准，体现"工学结合"特色。教材的编写突出课程的综合性，淡化学科界限，同时结合各学科特点，适当增加人文科学相关知识，强化专业与人文科学的有机融合。

教材是体现教学内容和教学方法的知识载体，是把教学理念、宗旨等转化为具体教学现实的媒介，是实现专业培养目标和培养模式的重要工具，也是教学改革成果的结晶。本套教材在编写安排上，坚持以"必需、够用"为度，坚持体现教材的思想性、科学性、先进性、启发性和适用性原则，坚持以培养技术应用能力为主线设计教材的结构和内容。在医学基础课程的设置中，重视护理岗位对相关知识、技能的需求，淡化传统的学科体系，以多学科的综合为主，强调整体性和综合性，对不同学科的相关内容进行了融合与精简，使医学基础课程真正成为专业课程学习的先导。在专业课程的设置中，以培养解决临床问题的思路与技能为重点，教学内容力求体现先进性和前瞻性，并充分反映护理领域的新知识、新技术、新方法。在文字的表达上，避免教材的学术著作化倾向，注重循序渐进、深入浅出、图文并茂，以利于学生的学习和发展，使之既与我国的国情相适应，又逐步与国际护理教育相接轨。我们衷心希望这套教材能在相关课程的教学中发挥积极作用，并深受读者的喜爱。我们也相信这套教材在使用过程中，通过教学实践的检验和实际问题的解决，能不断得到改进、完善和提高。

全国高等卫生职业教育护理专业技能紧缺型人才培养

"十二五"规划教材编写委员会

前　言

　　本教材是全国高等卫生职业教育护理专业技能紧缺型人才培养"十二五"规划教材。2013年8月在武汉召开了全国高等卫生职业教育护理专业技能紧缺型人才培养"十二五"规划教材评审委员会暨编写人员会议,会议确定了本套教材的指导思想、编写原则、教材内容的深度、广度以及内容的界定,明确了规划教材的编写应以岗位需求为导向,满足理实一体化的课堂要求,突出实践教学。

　　本教材为高职高专护理专业规划教材之一,按照编写会议精神,组织了高等医药院校教师和教学附属医院专业人员共同编写完成,供全国高职高专护理及相关专业教学、在职护士及相关人员学习时使用,也可供感兴趣的中职院校师生参考。

　　本教材编写邀请了教学附属医院一线的护理专家和专业教师一起讨论研究,达成了整体编写思路:以用人单位的岗位需求为导向,满足理实一体化的课堂要求,侧重培养学生临床工作中的实际工作能力和评判性思维;突出以项目为载体,以岗位工作任务作为教学技能训练任务,以情境教学法组织开展教学活动,理论与实践紧密结合。

　　根据临床工作过程及全国护士执业资格考试的内容要求,将课程设为正常妇婴护理技术、异常妇婴护理技术、妇女常见疾病护理技术、计划生育妇女护理技术四部分内容,共十七个工作项目(十七章),由每个项目导出若干个工作任务(节),形成妇产科护理技术的课程框架。为满足"突出实践教学"要求,本教材编写大胆创新,凡有实践教学活动的章节后均附有实践指导,并将妇产科诊疗手术病人的护理和妇产科护理操作技术融入具有相关内容的章节中,使理论和实践真正实现了一体化。

　　在编写过程中力求全书的体例一致。每章开始设学习目标,每节开始设教学情境,对于临床新知识则以知识链接的形式加以补充。"临床表现"主要从症状、体征方面介绍;"治疗原则"突出治疗重点,并与后面的护理措施中的治疗配合相呼应;"护理诊断/问题"重点列出了典型或主要的共性护理问题;"护理评估"主要从健康史、身心状况及辅助检查三个方面进行评估;"护理措施"则突出解决护理诊断中提出的问题并与治疗原则相结合。每章结束有小结和能力检测,在试题题号前加 * 的为高频考点。

　　本书的编写得到了清远职业技术学院、丽水学院医学院、江西医学高等专科学校、辽宁卫生职业技术学院、河北北方学院附属第一医院、漯河医学高等专科学校、湖北职业技术学院、荆楚理工学院医学院、滨州职业学院等学校、医院领导和老师的大力支持,在此深表感谢。

　　鉴于理实一体化的教材编写是新的尝试,也由于编者水平和能力有限,本书难免存在不妥和错漏之处,诚恳希望读者批评指正。

编　者

目 录

第一章　孕前咨询及优生保健

学习目标

1. 掌握女性骨盆的形态；掌握女性内、外生殖系统的解剖位置及功能；掌握孕前咨询及优生保健的内容。
2. 熟悉女性生殖器官与邻近器官的关系；熟悉卵巢的周期性变化及其分泌激素的功能。
3. 了解卵巢的周期性变化；了解月经生理及月经周期的内分泌调节。
4. 能讲述女性骨盆的组成、分界及结构。
5. 能进行孕前及优生保健指导，使孕妇了解孕前及优生保健知识。

第一节　女性生殖系统解剖

教学情境

李女士，28岁，大学毕业后就职在一家法律事务所，一年前结婚，婚姻幸福，准备要一个小宝宝，前来妇产科门诊咨询女性生殖器官方面的知识。请问：

1. 应如何解答？

【外生殖器】

女性外生殖器又称外阴，是女性生殖器官的外露部分，系指耻骨联合至会阴及两股内侧之间的组织（图1-1）。

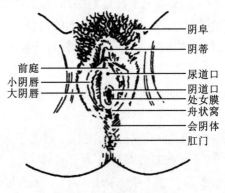

图 1-1　女性外生殖器

（一）阴阜

阴阜为耻骨联合前面的脂肪垫。青春期开始生长阴毛，为女性第二性征之一。

（二）大阴唇

大阴唇为两股内侧一对隆起的皮肤皱襞，起自阴阜，止于会阴。外侧面有阴毛、汗腺、皮脂腺，内侧面皮肤湿润似黏膜。大阴唇皮下富有脂肪、弹力纤维及静脉丛,损伤后易形成血肿。未婚女性两侧大阴唇自然合拢,遮盖阴道口及尿道口,经产妇大阴唇受分娩影响向两侧分开,绝经后妇女的大阴唇呈萎缩状,阴毛稀少。

（三）小阴唇

小阴唇为位于大阴唇内侧的一对薄皮肤皱襞,富含神经末梢,较为敏感。

（四）阴蒂

阴蒂位于小阴唇顶端的联合处,为海绵体组织,有勃起性,富含神经末梢,最为敏感。

（五）阴道前庭

阴道前庭为两侧小阴唇之间的菱形区,前为阴蒂,后为阴唇系带。在此区域内,前方有尿道口,后方有阴道口,阴道口周围覆盖有一层薄膜为处女膜,中间有一小孔,月经血由此流出。处女膜口未婚者多呈圆形,多数在初次性交时破裂有少量出血,产后为处女膜痕。在大阴唇后部球海绵体肌下方有一对腺体,如黄豆大小,为前庭大腺,又称巴氏腺,性兴奋时分泌黏液润滑阴道口,正常情况下不能触及,感染时可形成囊肿或脓肿。

【内生殖器】

女性内生殖器包括阴道、子宫、输卵管及卵巢(图1-2)。

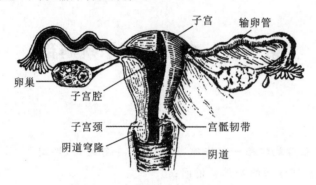

图1-2 女性内生殖器(后面观)

（一）阴道

1. 功能 阴道为性交器官,也是月经血排出和胎儿娩出的通道。

2. 解剖结构 阴道位于膀胱、尿道和直肠之间。阴道上宽下窄,下端开口于阴道前庭,上端环绕子宫颈形成前、后、左、右穹隆,后穹隆较深,其顶端为子宫直肠陷凹,是腹腔的最低部位,若有腹腔积液或积血时,可经阴道后穹隆穿刺或引流,是诊断某些疾病或实施手术的途径。阴道黏膜为复层鳞状上皮覆盖,有很多横行皱襞,有较大的伸展性,受性激素影响发生周期性变化,黏膜无腺体,但能渗出少量液体。

（二）子宫

1. 功能 产生月经;精子到达输卵管的通道;孕卵着床发育的场所;分娩时提供产力协助胎儿及附属物娩出。

2. 解剖结构 子宫位于盆腔中央,站立时呈前倾前屈位。成人子宫长7～8 cm,宽4～5 cm,厚2～3 cm,重约50 g,子宫腔容积约5 mL。子宫上部较宽处称为子宫体,其上端隆突部分称为子宫底。子宫体两侧为子宫角,与输卵管相连。子宫腔呈上宽下窄的三角形。子宫体与子宫颈之间最狭窄部分为子宫峡部,非孕时长约1 cm,妊娠后逐渐伸长形成子宫下段。子宫下部呈圆柱状称为子宫颈(简称宫颈),子宫颈内腔呈梭形,称为子宫颈管,成年妇女长约3 cm,其下端称为子宫颈外口,开口于阴道(图1-3)。未产妇子宫颈外口呈圆形,经产妇子宫颈外口为横裂形。

3. 组织结构

（1）子宫体 由三层组织构成,外为浆膜层,中为肌层,内为黏膜层(子宫内膜)。子宫内膜表面2/3层,从青春期开始受卵巢激素影响发生周期性变化,称为功能层。其余1/3靠近子宫肌层的内膜无周期性

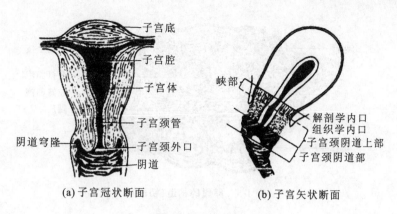

(a) 子宫冠状断面　　　　(b) 子宫矢状断面

图 1-3　子宫各部

变化,称为基底层。

（2）子宫颈　主要由结缔组织构成,含少量平滑肌和弹力纤维。子宫颈管黏膜为单层高柱状腺上皮,受性激素影响有周期性变化。子宫颈阴道部上皮为复层鳞状上皮。子宫颈外口柱状上皮与鳞状上皮交界处,是子宫颈癌好发部位。

4. 子宫韧带　子宫韧带共有四对,能维持子宫正常位置(图 1-4)。

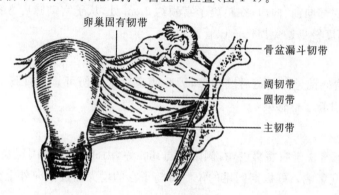

图 1-4　子宫各韧带

（1）圆韧带　起自两侧子宫角前面,向前下行,经腹股沟管终止于大阴唇上端,维持子宫前倾位置。

（2）阔韧带　子宫两侧达骨盆壁的腹膜皱襞,维持子宫于盆腔正中位置。阔韧带内有丰富的血管、淋巴管和神经。

（3）主韧带　位于子宫颈与盆壁间,起固定子宫颈作用。

（4）子宫骶骨韧带　起自子宫颈侧后方,绕过直肠达第 2、3 骶椎前面,将子宫颈向后上牵引,间接保持子宫前倾位(平面图中未标明)。

（三）输卵管

输卵管为一对细长而弯曲的肌性管道,长 8～14 cm。内侧与子宫角相连,外侧端游离,开口于腹腔。由内向外可分成间质部、峡部、壶腹部、伞部四部分。管壁由外向内分为浆膜层、肌层、黏膜层。

（四）卵巢

卵巢为一对扁圆形腺体,位于子宫两侧,输卵管的下方,附着于阔韧带的后叶。成年妇女卵巢约为 4 cm×3 cm×1 cm,重 5～6 g,分皮质和髓质两部分。皮质内含有数以万计的始基卵泡及发育不同阶段的卵泡;髓质为卵巢的中心部分,内含丰富的血管、淋巴管、神经和疏松的结缔组织(图 1-5)。卵巢是妇女性腺器官,是产生卵子和分泌性激素的器官。

【内生殖器的邻近器官】

（一）尿道

尿道位于阴道前面、耻骨联合后面,长 4～5 cm,短而直,开口于阴道前庭。因邻近阴道与肛门,容易发生泌尿系统感染。

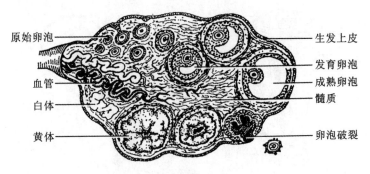

图 1-5　卵巢的构造(切面)

(二) 膀胱

膀胱位于子宫与耻骨联合之间,为一空腔器官,充盈时可跨过耻骨联合凸向腹腔,影响子宫的位置,故妇科检查及手术前应排空膀胱。

(三) 输尿管

输尿管长约 30 cm,为一肌性圆索状长管。在腹膜后从肾盂开始沿腰大肌向下,在髂外动脉的前方进入盆腔,下行经阔韧带底部向前、向内,在距离子宫颈约 2 cm 处,从子宫动脉后方穿过,与之交叉后进入膀胱。妇产科手术时应高度警惕避免损伤输尿管。

(四) 直肠

全长 15～20 cm,直肠前壁与阴道后壁相贴,因此阴道后壁损伤可累及直肠,易发生直肠阴道瘘。肛门距阴道外口很近,易引起上行感染。

(五) 阑尾

阑尾长 7～9 cm,通常位于右髂窝内,右侧附件与其相邻,因此,妇女患阑尾炎时可能累及到输卵管和卵巢,两者的感染可相互影响。妊娠期阑尾的位置可随子宫的增大而逐渐向外上方移位。

第二节　女性骨盆及骨盆底

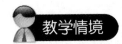

刘女士,29 岁,G_1P_0,月经规律,4/28～30 日,现妊娠 12 周,担心自己骨盆狭窄,来医院检查。请问:

1. 该妇女担心自己骨盆狭窄,应对其进行哪些护理评估?

2. 评估后应作出哪些解释?

骨盆为生殖器官所在,也是胎儿娩出时必经的通道,其大小、形状对分娩有直接影响。

【骨盆的组成与分界】

(一) 骨盆的骨骼组成

骨盆由骶骨、尾骨、左右两块髋骨组成。每块髋骨又由髂骨、坐骨及耻骨融合而成,骶骨由 5～6 块骶椎融合而成;尾骨由 4～5 块尾椎组成(图 1-6)。

(二) 骨盆的关节与韧带

骨盆的关节包括骶髂关节、骶尾关节和耻骨联合。以上关节和耻骨联合周围均有韧带附着,以骶骨、尾骨与坐骨结节之间的骶结节韧带和骶骨、尾骨与坐骨棘之间的骶棘韧带较为重要。妊娠期受性激素影响,韧带松弛,关节活动度略有增加,分娩时尾骨后翘,有利于胎儿娩出。

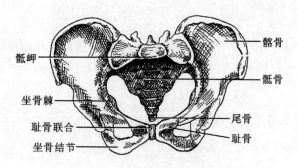

图 1-6 正常女性骨盆(前上观)

（三）骨盆的分界

以耻骨联合上缘、两侧髂耻缘及骶骨岬上缘连线为界,将骨盆分为上、下两部分。分界线以上为假骨盆(大骨盆),分界线以下为真骨盆(小骨盆)。真骨盆即骨产道,是胎儿娩出的通道。测量假骨盆的径线可间接了解真骨盆的大小。女性骨盆的骨性标志有坐骨结节、坐骨棘、骶岬、耻骨弓、髂前上棘、髂嵴,是骨盆测量的重要标志。

【骨盆的类型】

骨盆通常分为女性型、男性型、类人猿型、扁平型四种类型(图 1-7)。①女性型骨盆:骨盆入口呈椭圆形,横径长,前后径短,耻骨弓宽,骶骨短而骨盆浅,在我国妇女中占 52.0%～58.9%。②男性型骨盆:骨盆入口略呈三角形,坐骨棘突出,坐骨切迹窄,耻骨弓窄,整个骨盆呈漏斗形,往往造成难产,在我国妇女中较少见,仅占 1.0%～3.7%。③类人猿型:骨盆入口呈长椭圆形,骨盆各平面前后径稍长,横径均较短,坐骨棘较突出,坐骨切迹较宽,耻骨弓较窄,此骨盆较其他类型骨盆深,前部较窄而后部较宽,在我国妇女中占 14.2%～18%。④扁平型:骨盆入口呈扁椭圆形,横径长、前后径短,耻骨弓宽,骶骨短而骨盆浅,在我国妇女中占 23.2%～29.0%。

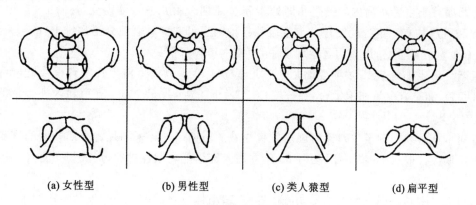

(a) 女性型　　(b) 男性型　　(c) 类人猿型　　(d) 扁平型

图 1-7　骨盆的基本类型

【女性骨盆底】

骨盆底由多层肌肉和筋膜组成,具有封闭骨盆出口,承托盆腔器官使之保持正常位置的作用。骨盆底由外向内分为三层(图 1-8)。

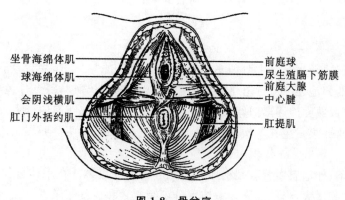

图 1-8　骨盆底

（一）浅层

浅层位于外生殖器、会阴皮肤及皮下组织的下面，由会阴浅筋膜及球海绵体肌、坐骨海绵体肌、会阴浅横肌和肛门外括约肌组成，此层肌肉的肌腱汇合于阴道外口与肛门之间，形成中心腱。

（二）中层

中层即泌尿生殖膈，位于骨盆出口前三角，由上、下两层坚韧的筋膜及尿道括约肌和会阴深横肌组成。

（三）深层

深层即盆膈，由肛提肌及其筋膜组成，能强有力承托盆腔内脏器。

第三节 女性生殖系统生理

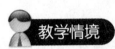 教学情境

张女士，26岁，平素月经规律，4/（26～28）日。上次月经来潮是11月1日，今日是11月3日。该妇女来院咨询关于月经保健知识。请问：

1. 该妇女询问什么是月经，月经期间应如何进行护理？

2. 请问你如何解答？

【女性一生各阶段的生理特点】

1. 新生儿期　出生后4周内的新生儿即处于新生儿期。胎儿在母体内受母体胎盘产生的性激素影响，子宫内膜和乳房均有一定程度发育。出生后数日内阴道可有少量血性分泌物排出（即假月经）；乳房可稍肿大甚至有少量乳汁分泌，以上均属生理现象，短期内可自行消失。

2. 儿童期　出生4周至12岁的婴幼儿处于儿童期。10岁以前体格生长发育很快，但生殖器仍为幼稚型。10岁以后，卵巢有少量卵泡发育，并分泌性激素，但不成熟、不排卵。乳房和内外生殖器开始发育，女性特征开始出现。

3. 青春期　从月经初潮至生殖器官逐渐发育成熟的时期。月经来潮是青春期开始的重要标志。

4. 性成熟期　一般从18岁开始，历时30年左右。卵巢能周期性排卵，形成规律月经，具有旺盛的生殖能力。

5. 围绝经期　围绝经期是妇女卵巢功能逐渐衰退，由性成熟期进入老年期的一个过渡阶段。可始于40岁，历时10～20年。此期卵巢逐渐失去周期性排卵的能力，同时出现月经不规律，直至绝经，卵巢内分泌功能逐渐减退，生殖器官也逐步萎缩。

6. 老年期　一般60岁以后的妇女即进入老年期。此阶段性激素减少，生殖器官萎缩，易患老年性阴道炎；骨代谢异常出现骨质疏松，易发生骨折；心血管及其他器官也易发生疾病。

【卵巢功能及周期性变化】

（一）卵巢的周期性变化

卵巢是女性的生殖腺，新生儿出生时卵巢内有数以万计的原始卵泡，生育期仅有400个卵泡发育成熟，其余不同发育阶段的卵泡逐渐自行退化形成闭锁卵泡。临近青春期，每个月经周期可有1个生长卵泡发育成熟称成熟卵泡。成熟卵泡逐渐向卵巢表面移行并向外突出，在卵泡内压力及酶的作用下，卵泡破裂而出现排卵（图1-9）。排卵多发生在下次月经来潮前的14日左右，由两侧卵巢轮流排出，也可由一侧卵巢连续排出。

排卵后，卵泡壁塌陷，卵泡膜血管破裂出血并流入腔内形成血体。在垂体分泌的黄体生成素作用下，残留在卵泡腔的颗粒细胞增大，形成黄体。黄体可分泌孕激素和少量雌激素。在排卵后7～8日黄体发育

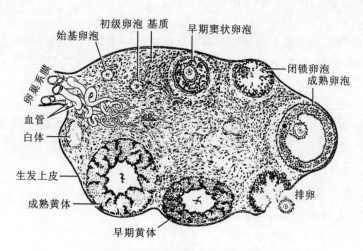

图 1-9　人类卵巢的生命周期

达最高峰,直径为 1～2 cm。若卵子未受精,黄体在排卵后 9～10 日开始萎缩(平均寿命 14 日左右),形成白体。如卵子受精,黄体继续发育成为妊娠黄体,到妊娠 10 周后开始萎缩。

（二）卵巢分泌的激素与功能

卵巢主要分泌雌激素、孕激素和少量的雄激素。其生理功能如表 1-1 所示。

表 1-1　雌激素、孕激素生理功能

部　位	雌激素(E)	孕激素(P)
子宫	促进子宫发育,提高子宫平滑肌对缩宫素的敏感性;使子宫内膜增生;宫颈黏液分泌量增多,质变稀薄	使子宫肌肉松弛,降低子宫平滑肌对缩宫素的敏感性;使子宫内膜由增生期变为分泌期;宫颈黏液减少、变稠
输卵管	促进输卵管发育,增强其蠕动能力,利于孕卵输送	抑制输卵管蠕动
卵巢	促进卵泡发育	—
阴道	使阴道上皮增生、角化、糖原合成增加、阴道酸度增加	使阴道上皮细胞脱落加快
其他	促进乳腺管增生,大剂量雌激素可抑制乳汁分泌。促进女性第二性征发育。促进钠、水潴留和钙盐沉积。对下丘脑和垂体产生正负反馈调节	促进乳腺腺泡增生。对下丘脑和垂体有负反馈调节作用,使排卵后基础体温升高 0.3～0.5 ℃,促进水、钠排出

【月经及经期保健护理】

（一）月经

知识链接

经血为什么不凝

　目前认为经血在刚离开血液循环时是凝固的,但开始剥脱的子宫内膜中含有一定量的激活因子,可激活血中纤溶酶原,以致经血呈液体状态。

1. 月经　在内分泌激素调节下,子宫内膜周期性脱落及出血,称为月经。

2. 初潮　第一次月经来潮称初潮。初潮年龄为 11～18 岁,多数为 13～15 岁,月经初潮的迟早受遗传、营养、气候、环境等因素影响。

3. 月经周期　两次月经第 1 日的间隔时间为 1 个月经周期,一般为 28～30 日,提前或延后 3～7 日仍属正常。

4. 经期及经量　经期一般为 3～7 日。经量为 30～50 mL,若每月失血量超过 80 mL 为病理状态。

5. 经血的特征　碱性、色暗红、无臭味,黏稠而不凝固,除血液成分外,还含有子宫内膜的碎片、子宫颈黏液等。

6. 月经期症状　一般无特殊症状,但由于盆腔淤血,可引起腰骶部酸胀不适。极少数还可伴有头痛、疲倦、精神不振、乳房胀痛、腹泻或便秘等,以及鼻黏膜出血、皮肤痤疮等,但一般不严重,不影响正常工作和学习。

(二)经期保健护理

(1) 首先认识月经是一种生理现象,应解除不必要的思想顾虑。

(2) 保持外阴清洁,勤换卫生垫及内裤。

(3) 避免淋雨、冷水浴、游泳、性生活。

(4) 注意劳逸结合,加强营养和保持大小便通畅。

(5) 经期可照常工作,但不宜参加剧烈运动和重体力劳动。

【子宫内膜的周期性变化及月经周期的调节】

(一)子宫内膜的周期性变化

卵巢周期使女性生殖器发生一系列周期性变化,尤以子宫内膜的周期性变化最为显著。子宫内膜组织形态的周期性改变可分为 3 期。

1. 增生期　月经周期的第 5～14 日。行经时子宫内膜功能层剥脱随月经排出后,受雌激素影响子宫内膜基底层增生修复,内膜逐渐变厚,腺体增多、血管增生并弯曲、间质致密。

2. 分泌期　月经周期的第 15～28 日。增生期的子宫内膜受卵巢黄体分泌孕激素和雌激素的影响,出现分泌现象。子宫内膜继续增厚,腺体增大,腺腔内含有大量糖原,血管进一步增生弯曲呈螺旋状,间质疏松水肿,有利于孕卵着床。

3. 月经期　月经周期的第 1～4 日。由于黄体退化、萎缩,雌激素和孕激素水平下降,螺旋小动脉痉挛性收缩,导致子宫内膜缺血性坏死,坏死的内膜剥脱出血,表现为月经来潮。

(二)月经周期的调节

随着卵巢的周期性变化,子宫内膜在性激素的影响下,有规律的每隔 28 日左右出现 1 次剥脱、出血和修复,称月经周期。月经周期的调节是一个非常复杂的过程,主要涉及下丘脑、垂体和卵巢。下丘脑通过分泌 GnRH 调节垂体促性腺激素的释放,调控卵巢功能。卵巢分泌的性激素对下丘脑和垂体又有反馈作用。下丘脑、垂体与卵巢之间相互调节、相互影响,形成一个完整而协调的神经内分泌系统(图 1-10),称为下丘脑-垂体-卵巢轴。此轴又受中枢神经系统控制。

青春期开始,下丘脑神经细胞分泌卵泡刺激素释放激素(FSH-RH)与黄体生成素释放激素(LH-RH)它们通过垂体门脉系统进入腺垂体,促进腺垂体合成和释放卵泡刺激素(FSH)和黄体生成素(LH)。

FSH、LH 作用于卵巢,促使卵泡发育并分泌雌激素,使子宫内膜发生增生期变化。当卵泡发育成熟分泌的雌激素水平达高峰时,对下丘脑和腺垂体产生正反馈,使 FSH、LH 大量释放并形成排卵前高峰,促进成熟卵泡排卵。排卵后在 LH 和少量 FSH 的作用下,黄体形成并分泌孕激素和雌激素,孕激素使子宫内膜由增生期变为分泌期。黄体发育成熟,雌、孕激素分泌达高峰,

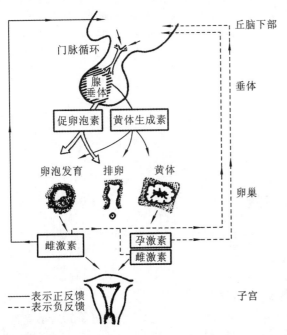

图 1-10　下丘脑-垂体-卵巢轴之间的相互关系示意图

对下丘脑和腺垂体产生负反馈,使 FSH 和 LH 分泌减少,黄体萎缩,卵巢分泌的雌、孕激素相应减少。一方面子宫内膜失去雌、孕激素支持,发生坏死、脱落、出血,月经来潮;另一方面雌、孕激素减少也解除了对下丘脑的抑制,促性腺激素释放激素又开始分泌,下一个新的周期开始(图 1-11)。

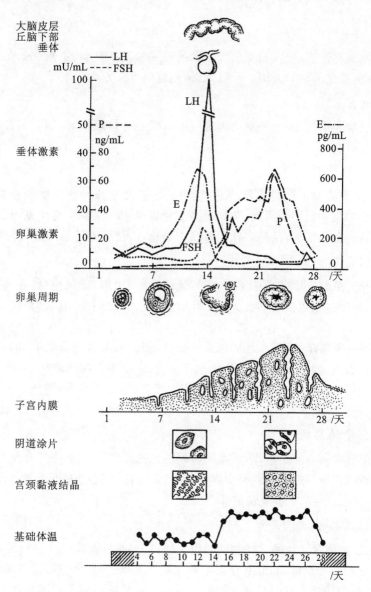

图 1-11 月经周期中激素、卵巢、子宫内膜、阴道涂片、宫颈黏液及基础体温的周期性变化

第四节 孕前咨询及优生保健

教学情境

佟女士,24 岁,毕业后在一家报社工作,两年前结婚,婚姻幸福,准备要一个小宝宝,前来妇产科孕期咨询门诊咨询。请问:

1. 应怎样对佟女士进行孕前指导及优生保健护理指导?

【孕前咨询】

孕前咨询是指为保证婚配双方和子代的健康而在孕前开展的一系列保健咨询工作。通过孕前咨询,既可以针对新婚夫妇的咨询问题对其进行孕前卫生指导、孕前卫生咨询和孕前医学检查,以提高男女双方对性和婚育保健知识的水平;也可以了解双方的健康状况,发现影响生育的严重疾病,并针对发现的异常提出医学及保健指导意见,及时矫正和处理,以便达到夫妻生活健康、提高人口生活素质和家庭幸福的目的。

【优生保健】

人类社会的不断发展与进步,使人们不仅仅只满足单纯的生儿育女,更重要的是生育出智力优秀、体魄健康的后代,而优生保健是基础和关键。所以,必须做好以下几方面工作。

(一)选择最佳受孕期

已婚妇女的最佳受孕年龄为24～29岁。因为这一时期是身体最健壮,精力最旺盛时期,对胚胎的形成及胎儿生长发育非常有利。

(二)加强营养

妇女怀孕后,不仅本身需要足够的营养,而且还要满足胎儿生长发育需要的营养。孕期是胎儿脑细胞、神经细胞、骨骼生长的重要时期。因此,孕妇要多吃含蛋白质、矿物质、维生素及碳水化合物充足的食品。孕妇的饮食需要各种营养搭配,品种多样化并易于消化,以便能满足胎儿生长发育的需求。

(三)防病和合理用药

(1)孕期要注意卫生保健,预防各种疾病。尤其预防流感、风疹、带状疱疹、单纯疱疹等的感染,这些病毒对胎儿危害最大,可通过胎盘侵害胎儿,导致胎儿生长迟缓、智力缺陷、各种畸形,甚至引起流产、死胎等。

(2)妊娠期间孕妇一定要谨慎用药,尤其是头三个月,正是胎儿各器官发育和形成的重要时期,此时胎儿对药物特别敏感。有些药物可通过胎盘进入胎儿体内,由于胎儿的代谢和排泄功能不健全,容易造成药物蓄积中毒或发生畸形。导致胎儿损伤或畸形的药物很多,如四环素类,链霉素和卡那霉素,镇静药如利眠灵、抗癌药、抗结核药物、安定片等。

(四)避免致畸因素的影响

(1)孕妇吸烟不仅影响自身的健康,而且直接影响胎儿的发育。

(2)孕妇大量饮酒不仅能引起慢性酒精中毒性肝炎、肝硬化,还会造成子女智力低下及畸形的发生。

(3)孕期要避免接触放射线,尤其是前三个月。

(五)减少有害物质接触

1. 妊娠期应避免过多使用化妆品　妊娠期间由于体内内分泌功能改变,孕妇面部会出现色素斑。绝大部分化妆品都是由化学物质制成的,妇女在妊娠期皮肤尤为敏感,如果使用过多的化妆品会刺激皮肤引起过敏反应,化妆品中的有害物质通过母体皮肤吸收后还会间接危害胎儿。因此,妊娠期应避免过多使用化妆品。

2. 孕妇不宜饮含咖啡因的饮料　由于妊娠期间妇女的清除能力降低,咖啡因在母体中积蓄,积蓄的咖啡因通过胎盘被吸收,从而影响了胎儿的正常发育,导致胎儿体重减轻。

(六)胎教与优生

妊娠期间适时、适度地对胎儿进行教育和训练,有利于孩子的后天发育,是早期教育的起步。胎儿在母腹中能接受"教育",进行"学习",并形成最初的"记忆",具备了接受教育的条件。孕妇应不失时机地调适情绪,经常聆听优美的音乐,用娓婉的音调给胎儿唱歌、朗诵诗歌和散文等,形成良好的应激反应,维护母婴的生理心理健康,使人的精神因素在胎儿时期就得到优化和美化。这不仅有利于胎儿的大脑发育、智力发育和身体发育,而且为培养德智体美全面发展的人才打下良好的基础。

(七)健康教育

妊娠期间要注意节制夫妻性生活。这是影响胎儿生长环境的一个重要因素。在妊娠早期,前三个月内要避免性生活,以免子宫收缩引起流产。妊娠末三个月,为了防止早产、胎盘剥离、出血危及母婴生命,也要禁止过性生活,以保证生一个健康、聪明的小婴儿。

第五节　女性生殖系统解剖实训指导(实训一)

[教学目标]

(1) 能根据女性骨盆模型,说出骨盆的骨骼组成及分界。

(2) 能在模型上识别女性骨盆的结构。

(3) 通过模拟训练熟练掌握女性生殖器的解剖位置及结构。

(4) 培养学生具有认真勤奋的学习态度,严谨求实的工作作风。

[技能训练]

(1) 女性内、外生殖器的位置及结构。

(2) 女性骨盆的组成、分界及结构。

[实验学时]　1 学时。

[实验器材]　女性骨盆模型、女性生殖器模型。

[实验内容及方法]

1. 女性内、外生殖器的位置及结构

1) 用物准备　女性生殖器模型。

2) 实验方法

(1) 分组在女性生殖器模型上辨别女性内、外生殖器的位置及结构。

(2) 每组选一名同学在模型上指出女性内、外生殖器的位置及结构,其他同学评判是否正确,若不正确及时纠正。

3) 评价　能在女性生殖器模型上正确说出内、外生殖器的位置及结构。

2. 女性骨盆的组成、分界及结构

1) 用物准备　女性骨盆模型。

2) 实验方法

(1) 分组在女性骨盆模型上辨别女性骨盆的组成、分界及结构。

(2) 每组选一名同学在模型上指出女性骨盆的组成、分界及结构,其他同学评判是否正确,若不正确及时纠正。

3) 评价　能在女性骨盆模型上正确说出骨盆的组成、分界及结构。

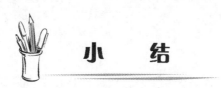

小　结

　　孕前咨询是指为保证婚配双方和子代的健康而在孕前开展的一系列保健咨询工作。要掌握女性骨盆的形态和女性生殖器的解剖位置、结构及功能,能根据所学知识正确判断女性骨盆的形态正常与否,并为孕前咨询者进行正确合理的孕前及优生保健指导。

(孙自红)

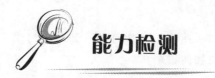

能力检测

A1 型题

* 1. 外阴局部受伤易形成血肿的部位是(　　　)。

A. 阴阜 B. 小阴唇 C. 大阴唇 D. 阴蒂 E. 阴道前庭

* 2. 外生殖器中极为敏感的部位是(　　　)。

A. 大阴唇 B. 小阴唇 C. 阴蒂 D. 阴道前庭 E. 会阴

* 3. 下列关于内生殖器的描述错误的是(　　　)。

A. 阴道黏膜表面由复层鳞状上皮覆盖 B. 子宫内膜受卵巢激素影响发生周期性变化

C. 阴道黏膜无周期性变化 D. 宫腔容量约 5 mL E. 卵巢为性腺器官

* 4. 子宫的解剖结构正确的是(　　　)。

A. 位于骨盆中央,坐骨棘水平以下 B. 成年妇女子宫长 9～10 cm

C. 容积约为 10 mL D. 非孕期子宫峡部为 1 cm

E. 子宫底与宫颈相接处为峡部

5. 子宫的功能不包括(　　　)。

A. 产生女性激素 B. 形成月经 C. 孕育胎儿

D. 精子进入输卵管的通道 E. 将胎儿分娩

6. 子宫内膜增殖期变化发生在月经周期的(　　　)。

A. 1～4 日 B. 5～14 日 C. 14～15 日 D. 15～25 日 E. 25～28 日

* 7. 维持子宫前倾位的主要韧带是(　　　)。

A. 主韧带 B. 宫骶韧带 C. 圆韧带 D. 阔韧带 E. 骶棘韧带

* 8. 维持宫颈正常位置的韧带是(　　　)。

A. 主韧带 B. 宫骶韧带 C. 圆韧带 D. 阔韧带 E. 骶棘韧带

* 9. 关于会阴的描述下述哪项错误?(　　　)

A. 尿道口与肛门之间的软组织 B. 盆底的一部分 C. 会阴体厚 3～4 cm

D. 妊娠后变软 E. 分娩时需防止裂伤

* 10. 分娩时形成子宫下段的是(　　　)。

A. 宫颈 B. 子宫角 C. 子宫底 D. 子宫峡部 E. 阴道

* 11. 标志女性青春期开始的是(　　　)。

A. 音调增高 B. 生殖器为成人型 C. 阴毛、腋毛生成

D. 第二性征显现 E. 月经来潮

* 12. 女性正常骨盆入口前后径(真结合径)平均值是(　　　)。

A. 8 cm B. 9 cm C. 10 cm D. 11 cm E. 12 cm

13. 正常骨盆出口平面的横径约为(　　　)。

A. 9 cm B. 10 cm C. 11 cm D. 12 cm E. 13 cm

A2 型题

14. 某孕妇,身高 150 cm,G_1P_0,现妊娠 4 个月。产前检查骨盆出口横径小于 8 cm,应进一步测量的径线是(　　　)。

A. 前矢状径 B. 后矢状径 C. 坐骨棘间径 D. 对角径 E. 骶耻外径

15. 某孕妇身体矮小,匀称,骨盆测量数值如下:髂前上棘间径 22 cm,髂嵴间径 24 cm,骶耻外径 17 cm,出口横径 7.5 cm,对角径 11.5 cm,此孕妇骨盆为(　　　)。

A. 扁平型骨盆 B. 畸形骨盆 C. 漏斗形骨盆 D. 横径狭小骨盆 E. 均小骨盆

A3 型题

(16～18 题共用题干)

某女性 26 岁,平素月经规律,4/26～28 日。本次月经第 1 天是 11 月 1 日,今日是 11 月 3 日。来咨询关于月经保健知识,妇产科护理人员应如何指导?

16. 其子宫内膜变化处于(　　　)。

A. 增生期 B. 月经期 C. 分泌期 D. 月经前期 E. 增生晚期

17. 此时该病人体内的性激素变化正确的是(　　　)。

A.雌激素升高 　　　　　　　B.孕激素升高 　　　　　　　C.雌、孕激素低水平

D.雌、孕激素高水平 　　　　E.促卵泡素高水平

18.关于经期保健指导下列不正确的是(　　)。

A.保持外阴清洁 　　　　　　　　　　B.避免冷水浴、盆浴、游泳及性生活

C.不宜参加剧烈运动和重体力劳动 　　D.注意劳逸结合 　　　　　　E.卧床休息 3 天

(19~20 题共用题干)

某妇女,29 岁,G_1P_0,现妊娠 12 周,担心自己骨盆狭窄,来医院检查。妇产科护理人员应如何护理?

19.对该孕妇进行护理评估最恰当的是(　　)。

A.骨盆外测量 　　B.骨盆内测量 　　C.全身体格检查 　　D.X 线检查 　　E.B 超检查

20.告诉她正常女性骨盆属于(　　)。

A.类人猿型 　　B.漏斗形 　　C.扁平型 　　D.女性型 　　E.均小型

正常妊娠孕妇的护理

学习目标

1. 掌握妊娠早期、中期、晚期孕妇的护理及妊娠期妇女的管理。
2. 熟悉妊娠期母体的生理变化、胎儿附属物的形成与功能。
3. 了解受精卵的发育和植入。
4. 了解不同孕周胎儿的生理特点。
5. 能推算预产期。
6. 能进行孕期指导,使孕妇了解孕期卫生及营养要求。
7. 能完成产前检查(腹部四步触诊、听胎心、骨盆外测量)的准备及配合工作。

第一节　妊　娠　生　理

教学情境

李女士,26 岁,已婚,因"停经 50 天"就诊,病人平素月经规则,4/29 天,近一周自觉乏力、嗜睡、食欲不振,并出现恶心,晨起呕吐,呕吐物清水样、量少。医生诊断"早孕"。请问:

1. 妊娠是如何发生的?
2. 该妇女询问胎儿在子宫腔内是如何生长发育的?

妊娠是胚胎和胎儿在母体内发育生长的过程。卵子受精是妊娠的开始,胎儿及其附属物从母体内排出是妊娠的终止,全过程平均约 38 周(266 天),是非常复杂、变化极其协调的生理过程。

【受精及受精卵的发育与植入】

(一)受精

受精是指精子与卵子结合形成受精卵的过程。受精一般发生在排卵后的 12 h 内,整个受精过程约需 24 h。

精子进入阴道后,经宫颈管进入子宫腔,子宫内膜产生的 α 与 β 淀粉酶解除了精子顶体酶上的"去获能因子"从而使精子具有受精的能力,称精子获能。

卵子从卵巢排出后经输卵管伞部进入输卵管内,停留在壶腹部与峡部连接处等待受精,当精子与卵子相遇后,精子顶体外膜破裂,释放出顶体酶,在酶的作用下,精子穿过放射冠、透明带,与卵子的表面接触,开始受精。然后逐渐地精原核与卵原核融合,完成受精。受精后的卵子称为受精卵或孕卵,标志着新生命的诞生。

(二)受精卵的发育与输送

受精卵进行有丝分裂的同时,借助输卵管平滑肌的蠕动和上皮纤毛摆动,向子宫腔方向移动,约在受精后 72 h 分裂成由 16 个细胞组成的实心细胞团,称桑葚胚。约在受精后第 4 天,进入子宫腔并继续发育成晚期囊胚。

（三）着床

晚期囊胚侵入到子宫内膜的过程，称孕卵植入，也称着床（图2-1）。着床在受精后第6～7天开始，第11～12天结束。着床需经过定位、黏附和穿透三个阶段。受精卵着床必须具备的条件如下：①透明带消失；②胚泡细胞滋养细胞分化出合体滋养层细胞；③胚泡和子宫内膜同步发育且功能协调；④孕妇体内有足够数量的孕酮，并且子宫有一个极短的敏感期允许受精卵着床。

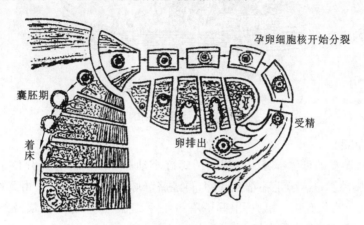

图2-1 卵子受精与孕卵植入

（四）蜕膜的形成

受精卵着床后，子宫内膜迅速发生蜕膜样改变，细胞增大变成蜕膜细胞，依其与胚泡的关系分为三部分（图2-2）。

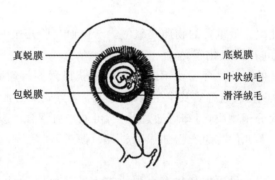

图2-2 早期妊娠子宫蜕膜与绒毛的关系

1. 底蜕膜 底蜕膜是指与囊胚及滋养层接触的蜕膜，将来可发育成胎盘的母体部分。

2. 包蜕膜 包蜕膜是指覆盖在胚泡上面的蜕膜，随着胚泡的发育成长逐渐凸向子宫腔，因缺乏营养而逐渐退化，在妊娠14～16周由于羊膜腔的增大而与壁蜕膜贴近并融合，子宫腔消失。

3. 壁蜕膜 除底蜕膜、包蜕膜以外的覆盖子宫腔表面的蜕膜，称壁蜕膜（又称真蜕膜）。

【胎儿附属物的形成及其功能】

胎儿附属物是指胎儿以外的组织，包括胎盘、胎膜、脐带和羊水。

（一）胎盘

1. 胎盘的构成 胎盘（placenta，图2-3）由羊膜、叶状绒毛膜和底蜕膜构成。

（1）羊膜 构成胎盘的胎儿部分，是胎盘的最内层。羊膜光滑，无血管、神经及淋巴，具有一定弹性。

（2）叶状绒毛膜 构成胎盘的胎儿部分，是胎盘的主要部分。在受精卵着床后，滋养层细胞迅速增殖，滋养层增厚并形成许多毛状突起称绒毛，此时的滋养层称绒毛膜。在胚胎早期，整个绒毛膜表面的绒毛发育均匀，后来与底蜕膜接触的绒毛因血液供应丰富，绒毛呈树枝状反复分支，称为叶状绒毛膜，绒毛内有毛细血管。与包蜕膜接触的绒毛因血液供应不足，绒毛膜逐渐萎缩退化而变光滑，称平滑绒毛膜，与羊膜共同组成胎膜。游离于充满母血的绒毛间隙中的绒毛称为游离绒毛。少数紧紧附着于底蜕膜深部起固

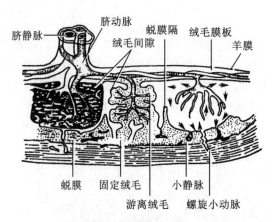

图 2-3 胎盘模式图

定作用的绒毛称固定绒毛。

（3）底蜕膜 构成胎盘的母体部分。底蜕膜的螺旋小动脉和小静脉直接开口于绒毛间隙,绒毛间隙充满母血。胎儿血自脐动脉进入绒毛毛细血管网,再经脐静脉流入胎儿体内。由此可见,胎盘有母体和胎儿两套血液循环,母血和胎儿血互不相通,中间隔有绒毛毛细血管壁、绒毛间质及绒毛表面细胞层,靠渗透、扩散以及细胞的选择力进行物质交换。

2. 胎盘的结构 胎盘于妊娠 12 周左右完全形成。妊娠足月的胎盘呈盘状,多为圆形或椭圆形,重450～650 g,直径 16～20 cm,厚约 2.5 cm,中央厚,边缘薄,分为母体面与胎儿面,胎儿面光滑,表面为羊膜,呈灰蓝色、半透明,中央或稍偏处有脐带附着。母体面粗糙,呈暗红色,由 18～20 个胎盘小叶组成。

3. 胎盘的功能 胎盘功能包括气体交换、营养物质供应、排出胎儿代谢产物、防御功能及合成功能等。

（1）气体交换 维持胎儿生命最重要的物质是氧气。母体血与胎儿血中氧和二氧化碳以简单扩散的方式进行气体交换,吸收氧而排出二氧化碳。

（2）营养物质供应 胎儿的生长发育需要不断从母体中获得营养。葡萄糖是胎儿热能的主要来源,以易化扩散方式通过胎盘。氨基酸、电解质及维生素以主动运输方式通过胎盘进入胎体。自由脂肪酸能较快地通过胎盘。IgG 虽为大分子物质,但却可通过胎盘,可能与血管合体膜表面有专一受体有关。

（3）排出胎儿代谢产物 胎儿的代谢产物如尿素、尿酸、肌酐、肌酸等,经胎盘进入母血,由母体排出体外。

（4）防御功能 胎盘虽能阻止母血中某些有害物质进入胎儿血中,但胎盘的屏障功能很有限。各种病毒如风疹、流感、巨细胞病毒等易通过胎盘侵袭胎儿;分子量小的药物可通过胎盘作用于胎儿,对胎儿有害的药物可导致胎儿畸形甚至死亡。

（5）合成功能 胎盘能合成多种激素和酶。激素有蛋白激素如人绒毛膜促性腺激素、人胎盘生乳素等和甾体激素(雌激素、孕激素);酶有缩宫素酶和耐热性碱性磷酸酶等。

① 人绒毛膜促性腺激素(HCG)。胚泡一经着床,合体滋养细胞即开始分泌人绒毛膜促性腺激素。在受精后 10 天左右即可用放射免疫法自母体血清中测出,成为诊断早孕最敏感方法之一。至妊娠第 8～10 周时分泌达高峰,持续 1～2 周后逐渐下降,正常情况下,产后 2 周内消失。HCG 的主要生理作用是作用于月经黄体,使黄体增大成为妊娠黄体,增加甾体激素的分泌以维持妊娠。

 知识链接

HCG 的功能

a. 维持月经黄体寿命,使月经黄体增大成为妊娠黄体,增加甾体激素的分泌以维持妊娠;

b. 促进雄激素芳香化转化为雌激素,同时能刺激孕酮的形成;

c. 抑制植物血凝素对淋巴细胞的刺激作用,HCG 能吸附于滋养细胞表面,以免胚胎滋养层被母体淋巴细胞攻击;

d. 刺激胎儿睾丸分泌睾酮,促进男性化分化;

e. 能与母体甲状腺细胞 TSH 受体结合,刺激甲状腺活性。

② 人胎盘生乳素(HPL)。于妊娠的第 2 个月开始分泌,至妊娠 34～36 周达高峰,直至分娩。HPL 的主要作用为促进母体乳腺腺泡的生长发育。

③ 雌激素和孕激素。妊娠早期由妊娠黄体产生,自妊娠第 8～10 周起,由胎盘合成。雌、孕激素的主要生理作用为共同参与妊娠期母体各系统的生理变化。

（二）胎膜

胎膜(fetal membrane)由绒毛膜和羊膜组成。外层为绒毛膜,内层为羊膜。平滑绒毛膜在妊娠晚期与羊膜贴附,但可与羊膜分开。羊膜为半透明的薄膜,与覆盖胎盘、脐带的羊膜层相连接。

（三）脐带

脐带(umbilical cord)是连接胎儿与胎盘的条索状组织,一端连于胎儿的腹壁脐轮,另一端附着于胎盘的胎儿面。妊娠足月的脐带长 30～70 cm,平均约 55 cm,直径 0.8～2.0 cm,外层有灰白色的羊膜覆盖,内有一条脐静脉和两条脐动脉,具有保护作用的华通胶包绕血管周围。脐带是胎儿与母体进行气体交换、营养物质的供应和代谢产物排出的重要通道。脐带受压使血流受阻时,可引起缺氧导致胎儿窘迫,甚至危及胎儿生命。

（四）羊水

羊水(amniotic fluid)是充满在羊膜腔内的液体。妊娠早期的羊水主要来自于母体血清经胎膜进入羊膜腔的透析液;妊娠中晚期的羊水,主要来自于胎儿的尿液;妊娠晚期胎儿肺参与羊水的生成。羊水的吸收约 50% 由胎膜完成,另外胎儿可通过消化道吞饮羊水,保持羊水量的动态平衡。正常足月妊娠羊水量约为 800 mL,pH 值约为 7.20,相对密度为 1.007～1.025,内含有大量的上皮细胞及胎儿的一些代谢产物。穿刺抽取羊水,进行细胞染色体检查或测定羊水中某些物质的含量,可早期诊断某些先天性畸形。羊膜和羊水在胚胎发育中起重要的保护作用,使胎儿在羊水中自由活动,防止胎肢粘连和胎体畸形;能保持羊膜腔内恒温、恒压;缓冲外界压力,防止胎儿受损伤;减少胎动给母体带来的不适感;临产后,前羊水囊扩张宫颈口及阴道,破膜后羊水冲洗阴道可减少感染的发生机会。

【胎儿发育及生理特点】

（一）胎儿发育

受精后 8 周的人胚称为胚胎,是主要器官结构完成分化的时期;受精后 9 周起称为胎儿,是各器官进一步发育成熟的时期。以妊娠月为单位描述胚胎、胎儿发育特征如下。

4 周末:可以辨认出胚盘与体蒂。

8 周末:胚胎初具人形,头大,占整个胎体近一半。可以分辨出眼、耳、口、鼻,四肢已具雏形,心脏已形成,B 超可见胎心搏动。

12 周末:胎儿身长约 9 cm,顶臀长 6.1 cm,体重约 14 g。外生殖器已发育,四肢可活动。

16 周末:胎儿身长约 16 cm,顶臀长 12 cm,体重约 110 g。从外生殖器可确认性别,头皮已长毛发,胎儿已开始有呼吸运动。部分经产妇自觉有胎动。

20 周末:胎儿身长约 25 cm,顶臀长 16 cm,体重约 320 g。临床上可听到胎心音。全身有毳毛,开始出现排尿及吞咽运动。

24 周末:身长约 30 cm,顶臀长 21 cm,体重约 630 g。各脏器均已发育,出现眉毛,皮下脂肪开始沉积,但皮肤仍呈皱缩状。

28 周末:身长约 35 cm,顶臀长 25 cm,体重约 1000 g。皮肤粉红,出生后可有呼吸运动,四肢活动好,但生活能力差,易患特发性呼吸窘迫综合征。如加强护理可能存活。

32 周末:身长约 40 cm,顶臀长 28 cm,体重约 1700 g。皮肤深红,面部毳毛已经脱落,生活能力尚可。出生后注意护理可以存活。

36 周末:胎儿身长约 45 cm,顶臀长 32 cm,体重约 2500 g。皮下脂肪发育良好,毳毛明显减少,睾丸位于阴囊,指(趾)甲已超过指(趾)尖,出生后能啼哭及吸吮,生活能力良好,出生后基本能存活。

40 周末:胎儿身长约 50 cm,顶臀长 36 cm,体重约 3400 g,胎头双顶径值大于 9.0 cm。皮肤粉红色,体形外观丰满,男性睾丸已下降阴囊内,女性大小阴唇发育良好。出生后哭声响亮,吸吮力强,能很好存活。

临床上常用新生儿身长作为判断胎儿妊娠月数的依据。妊娠前 5 个月的胎儿身长(cm)=妊娠月数的平方,如妊娠 4 个月胎儿身长(cm)=4^2 cm=16 cm。妊娠后 5 个月的胎儿身长(cm)=妊娠月数×5,如妊娠 7 个月胎儿身长(cm)=7×5 cm=35 cm。

(二)胎儿的生理特点

1. 循环系统

1)解剖学特点

(1)脐静脉 1 条　带有来自胎盘含氧量较高、营养较丰富的血液进入胎体,脐静脉的末支为静脉导管,出生后闭锁。

(2)脐动脉 2 条　带有来自胎儿含氧量较低的混合血,注入胎盘与母血进行物质交换,出生后闭锁。

(3)动脉导管　位于肺动脉与主动脉弓之间,出生后动脉导管闭锁成动脉韧带。

(4)卵圆孔　位于左、右心房之间。出生后数分钟开始关闭,6~8 周完全闭锁。

2)血循环特点

(1)进入右心房的下腔静脉血是混合血,有来自脐静脉含氧量较高的血,也有来自下肢及腹部盆腔脏器的静脉血,以前者为主。

(2)胎儿体内无纯动脉血,而是动静脉混合血,各部分血液的含氧量不同,进入肝、心、头部及上肢的血液含氧量和营养较高以适应需要。注入肺及身体下部的血液含氧量和营养较少。

(3)胎儿出生后开始自主呼吸,肺循环建立,胎盘循环停止,循环系统血流动力学发生显著变化。卵圆孔在胎儿出生后数分钟开始闭合,大多数在生后 6~8 周完全闭锁。肺循环建立,肺动脉血不再流入动脉导管,动脉导管闭锁为动脉韧带。

2. 血液系统

(1)红细胞　红细胞生成在妊娠早期主要是来自卵黄囊,妊娠 10 周时在肝脏,以后在脾、骨髓,妊娠足月时至少 90% 的红细胞是由骨髓产生的。红细胞总数无论是早产儿或是足月儿均较高,约为 $6×10^{12}$/L,在整个胎儿期红细胞体积较大,红细胞的生命周期约为成人的 2/3。

(2)血红蛋白　胎儿血红蛋白从其结构和生理功能上可分为三种,即原始血红蛋白、胎儿血红蛋白和成人血红蛋白。随着妊娠的进展,血红蛋白的合成不只是数量的增加,其种类也从原始类型向成人类型过渡。

(3)白细胞　妊娠 2 个月后,胎儿循环中即出现白细胞,形成防止细菌感染的第一道防线,妊娠足月时可达 $1.5×10^{10}$~$2×10^{10}$/L。当白细胞出现不久,胸腺及脾脏发育,两者均产生淋巴细胞,成为机体内抗体的主要来源,构成了对抗外来抗原的第二道防线。

3. 呼吸系统　胎儿的呼吸功能是由母婴血液在胎盘进行气体交换完成的。由于医学超声技术的发展,早在妊娠 11 周时即可观察到胎儿的胸壁运动。妊娠 16 周时可见胎儿的呼吸运动,其强度能使羊水进出呼吸道,使肺泡扩张及生长。呼吸运动频率为 30~70 次/分,时快时慢,有时也很平稳。但当胎儿窘迫发生时,则正常呼吸运动可暂时停止或出现大喘息样呼吸。

4. 消化系统　早在妊娠 11 周时小肠即有蠕动,妊娠 16 周时胃肠功能即已基本建立。胎儿可吞咽羊水,同时能排出尿液以控制羊水量。胎儿肝脏功能不够健全,特别是酶的缺乏以致不能结合因红细胞破坏后产生的大量游离胆红素。胆红素主要是经过胎盘由母体肝脏代谢后排出体外,仅有小部分是在胎儿肝内结合,通过胆道氧化成胆绿素排出肠道。胆绿素的降解产物使胎粪呈黑绿色。

5. 泌尿系统　胎儿肾脏在妊娠 11~14 周时有排泄功能,妊娠 14 周的胎儿膀胱内已有尿液。妊娠后半期胎尿成为羊水的重要来源之一。

6. 内分泌系统　胎儿甲状腺是胎儿期发育的第一个内分泌腺。早在受精后第12周甲状腺即能合成甲状腺素。胎儿肾上腺的发育最为突出,肾上腺皮质是活跃的内分泌器官,产生大量的甾体激素尤其是脱氢表雄酮,与胎儿肝脏、胎盘、母体共同完成雌三醇的合成与排泄。因此,血、尿雌三醇测定成为临床上了解胎儿、胎盘功能最常见的有效方法。

7. 生殖系统及性腺分化发育　男、女胎之比约为106∶100。男性胎儿睾丸约在妊娠第9周开始分化发育,至妊娠14～18周形成细精管。女性胎儿卵巢在妊娠11～12周开始分化发育。

第二节　妊娠期母体变化

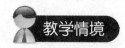

王女士,28岁,已婚,因"停经49天"前来就诊,该病人平素月经规律,近一周出现恶心、头晕、乏力、嗜睡等症状,经检查,医生诊断为"早孕"。请问:

1. 该妇女询问怀孕后她会出现哪些变化? 护理人员应如何作答?

【妊娠期母体的生理变化】

为了适应胚胎、胎儿生长发育的需要,在胎盘产生的激素参与和神经内分泌的影响下,孕妇体内各系统发生了一系列适应性生理变化。

(一)生殖系统的变化

1. 子宫

(1)子宫体　明显增大变软,早期子宫呈球形且不对称,妊娠12周后,子宫增大均匀并超出盆腔,在耻骨联合上方可触及。妊娠晚期因盆腔左侧有乙状结肠占据,故子宫多呈不同程度的右旋。子宫腔容积由非妊娠时约5 mL增加至妊娠足月时约5000 mL,扩大约1000倍。子宫大小由非妊娠时的(7～8) cm×(4～5) cm×(2～3) cm增大至妊娠足月时的35 cm×25 cm×22 cm。子宫动脉逐渐由非妊娠时的屈曲至妊娠足月时变直,以适应胎盘内绒毛间隙血流量增加的需要。

(2)子宫峡部　子宫体与子宫颈之间最狭窄的部分。非妊娠期长约1 cm,随着妊娠的进展,子宫峡部逐渐被拉长变薄,成为子宫腔的一部分,形成子宫下段,临产时长7～10 cm,为软产道的一部分。

(3)子宫颈　简称宫颈,妊娠早期因充血、组织水肿,宫颈外观肥大,着紫蓝色,质地软。宫颈管内腺体肥大,子宫颈黏液分泌增多,形成黏稠的黏液栓,保护子宫腔不受感染。

2. 卵巢　卵巢略增大,排卵和新卵泡发育均停止。在孕妇的卵巢中,一般仅能发现一个妊娠黄体,于妊娠6～7周前产生雌激素和孕激素,以维持妊娠继续。黄体功能约于妊娠10周后由胎盘完全取代,黄体开始萎缩。

3. 输卵管　妊娠期输卵管伸长,但肌层并不增厚。黏膜层上皮细胞稍扁平,在基层中可见蜕膜细胞。有时黏膜呈蜕膜样改变。

4. 阴道　阴道黏膜着色、增厚变软、皱襞增多,伸展性增加。阴道脱落细胞增多,分泌物增多呈糊状。阴道上皮细胞含糖原增加,乳酸含量增多,使阴道pH值降低,不利于一般致病菌的生长,有利于防止感染。

5. 外阴　妊娠期外阴部充血,皮肤增厚,大小阴唇色素沉着,大阴唇内血管增多及结缔组织松软,故伸展性增加。小阴唇皮脂腺分泌增多。

(二)乳房的变化

妊娠早期乳房开始增大,充血明显,孕妇自觉乳房发胀。乳头增大、着色,易勃起。乳晕着色,乳晕上的皮脂腺肥大形成散在的小隆起,称蒙氏结节(Montgomerys tubercles)。胎盘分泌的雌激素刺激乳腺管的发育,孕激素刺激乳腺腺泡的发育,垂体生乳素、胎盘生乳素等多种激素,参与乳腺发育,为泌乳做准备,但妊娠期间并无乳汁分泌,可能与大量雌、孕激素抑制乳汁生成有关。在妊娠晚期,尤其近分娩期,挤压乳房时可有少量稀薄淡黄色液体溢出,称初乳(colostrum)。分娩后新生儿吸吮乳头时正式分泌乳汁。

(三)血液循环系统的变化

1. 心脏 妊娠期后期因膈肌升高,心脏向左、上、前方移位,更贴近胸壁,心尖部左移和心浊音界扩大。心脏容量从妊娠早期至妊娠末期约增加10%,心率每分钟增加10～15次。由于血流量增加、血流加速及心脏移位使大血管扭曲,多数孕妇心尖区可闻及Ⅰ～Ⅱ级柔和的吹风样收缩期杂音,产后逐渐消失。

2. 血容量和血液成分 血容量自妊娠6～8周起开始增加,至妊娠32～34周时达高峰,增加40%～45%,维持此水平至分娩。血浆增加多于红细胞的增加,使血液稀释,呈现生理性贫血。妊娠期白细胞稍增加,至妊娠30周达高峰。约为$10\times10^9/L$,有时可达$15\times10^9/L$,主要为中性粒细胞增多。妊娠期凝血因子除Ⅺ、ⅩⅢ降低外均增加,血液处于高凝状态。血小板无明显变化。血沉加快。纤溶酶原增加显著,纤溶活性降低。

3. 心搏出量 心搏出量自妊娠10周即开始增加,至妊娠32～34周时达高峰,维持此水平直至分娩,心搏出量增加对胎儿生长发育非常重要。临产后,尤其是第二产程期间,心搏出量显著增加。

4. 静脉压 妊娠期盆腔血流回流至下腔静脉的血量增加,右旋增大的子宫又压迫下腔静脉使血液回流受阻,致使孕妇下肢、外阴及直肠的静脉压增高,加上妊娠期静脉管壁扩张,孕妇易发生痔、外阴及下肢静脉曲张。如果孕妇长时间取仰卧位,可引起回心血量减少,心搏出量降低,血压下降,称仰卧位低血压综合征。

(四)泌尿系统的变化

妊娠期肾脏负担加重,肾血浆流量(RPF)及肾小球滤过率(GRF)于妊娠早期均增加,并在整个妊娠期维持高水平。由于GRF增加,而肾小管对葡萄糖再吸收能力不能相应增加,故孕妇饭后可出现糖尿。

妊娠早期增大的子宫压迫膀胱及妊娠末期胎先露下降压迫膀胱,均可引起尿频。

(五)呼吸系统的变化

妊娠早期孕妇的胸廓即发生改变,呼吸时膈肌活动幅度增加。妊娠中期肺通气量增加大于耗氧量,孕妇有过度通气现象,这有利于提供孕妇及胎儿所需的氧气。妊娠后期因子宫增大,横膈上升,孕妇以胸式呼吸为主,气体交换保持不减。

(六)消化系统的变化

妊娠早期(停经6周左右),约有半数妇女出现不同程度的恶心,或伴呕吐,尤其于清晨起床时更为明显。妊娠中、晚期,由于胃部受压及幽门括约肌松弛,胃内酸性内容物可回流至食管下部,产生烧灼感。肠蠕动减弱,易出现便秘引起痔疮。

由于雌激素的影响,牙龈充血、水肿、增生,晨间刷牙时易有牙龈出血;胃肠平滑肌张力下降使蠕动减少、减弱,胃排空时间延长,易有上腹部饱胀感。

(七)内分泌系统的变化

妊娠期腺垂体增大1～2倍,嗜酸性细胞肥大、增多,形成"妊娠细胞",约于产后10天左右恢复。产后有出血性休克者,可使增生、肥大的垂体缺血、坏死,导致希恩综合征。

由于妊娠黄体和胎盘分泌大量雌、孕激素对下丘脑及腺垂体的负反馈作用,使FSH及LH分泌减少,故孕期无卵泡发育成熟,也无排卵。垂体催乳素(PRL)随妊娠进展而增量,至足月分娩前达高峰,为非妊娠期的10倍,促进乳腺发育,为产后泌乳做准备。促甲状腺激素(TSH)、促肾上腺皮质激素(ACTH)分泌增加,但因游离的甲状腺素及皮质醇不多,没有甲状腺、肾上腺皮质功能亢进的表现。

(八)皮肤的变化

妊娠期由于腺垂体分泌促黑素细胞激素增加,雌、孕激素的刺激效应,使黑色素增加,导致孕妇面颊、乳头、乳晕、腹白线、外阴等处出现色素沉着。面颊呈蝶形分布的褐色斑,称妊娠斑,于产后逐渐消退。

随着妊娠子宫增大,腹壁皮肤在肾上腺皮质激素的作用下,弹力纤维过度伸展而断裂,使腹壁皮肤出现紫色或淡红色不规则平行略凹陷的条纹,称妊娠纹。产后变为银白色,持久不退。

（九）其他变化

1. 体重 妊娠 12 周前体重无明显变化,以后平均每周增加 350 g,至妊娠足月时,体重平均增加约 12.5 kg,包括胎儿、胎盘、羊水、子宫、乳房、血液、组织间液、脂肪沉积等。

2. 基础代谢率(BMR) BMR 于妊娠中期后逐渐增高,至晚期可增高 15%～20%。

3. 矿物质 胎儿生长发育需要大量的钙、磷、铁。胎儿骨骼及胎盘形成,需要较多的钙。妊娠末期胎儿体内的钙和磷,绝大部分是在妊娠最后 2 个月积累的,故至少应于妊娠后 3 个月补充维生素 D 及钙,以提高血钙含量。同时要补充外源性铁以防出现缺铁性贫血。

4. 骨骼、关节及韧带的变化 妊娠期骨质一般无改变,如严重缺钙会导致骨质疏松。部分孕妇自觉腰骶部、肢体及关节疼痛不适,可能与激素所致的韧带松弛、张力下降有关。

【妊娠期母体的心理、社会变化】

妊娠期,孕妇及家庭成员的心理会随着妊娠的进展而有不同的变化,因此会伴随不同的焦虑和压力。随着新生命的来临,家庭中角色的重新定位和接受,使原有的生活形态和家庭环境也发生改变。因此,准父母的心理和社会方面需要重新适应和调整。

（一）孕妇常见的心理变化

1. 惊讶和震惊 无论是计划中妊娠还是非意愿妊娠,在妊娠早期,几乎所有的孕妇都会产生惊讶和震惊的反应。

2. 矛盾心理 在惊讶和震惊的同时,由于某些因素的存在使其产生矛盾的心理状态。对于自己的妊娠,既有积极的感情,也有消极的情感。心境经常波动,过敏和过度反应时有发生。在与外部刺激无关的情况下,经常明显地从兴奋状态转变为消沉。

3. 接受 妊娠早期,孕妇对妊娠的感受仅仅是停经后的各种不适反应,并未真实感受到"胎儿"的存在。随着妊娠进展,特别是胎动的出现,孕妇真正感受到"孩子"的存在,逐渐有了准备为人之母的心理感情及心理准备。开始计划为孩子购买衣服、睡床等,关心孩子的喂养和生活护理等方面的知识。同时也有孕妇担心胎儿有无畸形、分娩过程中母婴安危及婴儿的性别能否为家人接受等。

4. 情绪波动 妊娠期由于内分泌激素变化和早孕反应,孕妇经常处于矛盾、烦恼、焦虑和疑虑之中。常因一些小事责怪丈夫,或容易对别人产生不满情绪。往往表现为爱激动、流泪,导致丈夫及家人不知所措,严重者会影响夫妻感情。

5. 内省 妊娠期孕妇表现出以自我为中心,变得专注于自己及身体,同时也较关心自己的休息,喜欢独处。这种专注使孕妇能计划、调节、适应,以迎接新生儿的到来。

（二）孕妇的心理调节

美国心理学家鲁宾(Rubin,1984)提出妊娠期孕妇为接受新生命的来临,维持孕妇及家庭的功能和谐、美满、完整,需要适应以下几项孕期母性心理发展调节。

1. 确保自己及胎儿顺利度过妊娠期、分娩期 为了确保自己和胎儿的安全,孕妇会主动学习和掌握一些关于妊娠、分娩和胎儿在宫内生长发育的知识,遵守医生的建议和指示,使整个妊娠保持最佳的健康状况。孕妇也会自觉听从建议,合理均衡饮食,保证足够的休息和睡眠等。

2. 促使家庭成员接受新生儿 孩子的出生会对整个家庭产生影响。随着妊娠的进展,孕妇开始寻求家庭重要成员对孩子的接受和认可,在此过程中,配偶是关键人物,在他的接受和支持下,才能完成孕期心理发展调节和形成母亲角色的认同。

3. 学习为孩子贡献自己 无论是生育或养育新生儿,都包含了许多给予的行为。在妊娠过程中,逐渐开始调整自己、克制自己,学习延迟自己的需要以迎合另一个人的需要,以适应胎儿的生长,从而顺利担负起产后照顾孩子的重任。

4. 情绪上与胎儿连成一体 随着妊娠的进展,孕妇和胎儿之间通过抚摸、与腹中的胎儿说话等行为逐渐建立起亲密的感情。孕妇通过想象腹中孩子的模样,会使她与孩子更加亲近。这种情绪及行为的表现将为她日后与新生儿建立良好情感奠定基础。

第三节 妊娠诊断

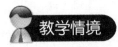 教学情境

黄女士,27岁,已婚,因"停经45天"前来就诊,该病人平素月经规则,5～7/30天,近3天出现恶心、头晕、尿频的表现,医生拟诊为"早孕"。请问:

1. 如何配合医生诊断"早孕"?

2. 该孕妇中、晚期妊娠会有哪些临床表现?

根据妊娠不同时期的特点,临床上将妊娠分为三个时期:妊娠12周末以前称为早期妊娠;第13～27周末称为中期妊娠;第28周及其以后称为晚期妊娠。

【早期妊娠的诊断】

(一)病史

询问月经初潮的年龄、月经周期和月经持续时间、停经的时间以及有无早孕反应等。

(二)临床表现

1. 症状

(1)停经 月经周期正常且有性生活史的生育年龄妇女,一旦月经过期10天或以上,应首先考虑早期妊娠的可能。若停经已达8周,则妊娠的可能性更大。但停经不一定都是妊娠,其他因素也可引起闭经,应予以鉴别。

(2)早孕反应 约有半数以上的妇女在停经6周左右出现晨起恶心、呕吐、食欲减退、择食、头晕、乏力、嗜睡等症状,称早孕反应。多于停经12周左右自行消失。

(3)尿频 由妊娠增大的子宫压迫膀胱引起,约至12周,增大的子宫进入腹腔后尿频症状自然消失。

2. 体征与检查

1)乳房检查 自觉乳房轻度胀痛,乳头增大,乳头及周围乳晕着色,有深褐色蒙氏结节出现。

2)妇科检查 外阴着色;妊娠6～8周时,阴道黏膜及宫颈充血,呈紫蓝色;双合诊检查子宫峡部极软,子宫体与子宫颈似不相连,称黑加征(Hegar sign)。子宫随停经月份而逐渐增大变软,随着妊娠进展至8周,子宫约为非妊娠时的2倍,妊娠12周时,子宫约为非妊娠时的3倍,在耻骨联合上方可以触及。

3)辅助检查

(1)妊娠试验 利用受精卵着床后滋养细胞分泌绒毛膜促性腺激素(HCG)进入母血,并随尿液排出的原理,用放射免疫法检测受检者血或尿中HCG含量,结果阳性结合临床表现可以诊断为妊娠。

(2)超声检查 超声检查既是诊断早期妊娠快速准确的方法,又是甄别宫内、宫外妊娠的有效方法。妊娠5周后可见增大的子宫轮廓内有圆形妊娠环,其中可见胎心搏动。超声多普勒检查于妊娠7周后能听到胎心音即可确诊早期妊娠、活胎。

(3)宫颈黏液检查 妊娠时由于孕激素的作用,宫颈黏液黏稠、量少,涂片干燥后光镜下仅见排列成行的椭圆体,不见羊齿植物叶状结晶,则早期妊娠的可能性较大。

(4)基础体温(basal body temperature,BBT)测定 具有双相型体温的妇女,停经后高温相持续18天不见下降者,早孕可能性大;如高温相持续3周以上,则早孕可能性更大。

【中、晚期妊娠的诊断】

(一)病史

有早期妊娠的经过,且子宫明显增大,可感觉到胎动,能触及到胎体,听诊有胎心音。

（二）临床表现

1. 症状 自觉腹部逐渐增大,自觉有胎动(初产妇妊娠20周左右、经产妇略提前),妊娠20周以后,经腹壁可触及子宫内胎儿的肢体。

2. 体征与检查

1) 子宫增大 腹部检查可见子宫逐渐增大。手测子宫底的高度(表2-1)或尺测耻骨联合以上子宫长度可以初步判断妊娠周数与胎儿的发育情况(图2-4)。

表 2-1 不同妊娠周数的子宫底高度及子宫长度

妊 娠 周 数	手测子宫底高度	尺测子宫长度/cm
12 周末	耻骨联合上 2～3 横指	—
16 周末	脐耻之间	—
20 周末	脐下 1 横指	18(15.3～21.4)
24 周末	脐上 1 横指	24(22.0～25.1)
28 周末	脐上 3 横指	26(22.4～29.0)
32 周末	脐与剑突之间	29(25.3～32.0)
36 周末	剑突下 2 横指	32(29.8～34.5)
40 周末	脐与剑突之间或略高	33(30.0～35.3)

2) 胎动 胎儿的躯体活动称胎动(fetal movement,FM)。孕妇于妊娠16～20周时开始自觉有胎动,正常胎动每小时3～5次。

3) 胎心音 于妊娠20周左右,用一般听诊器在孕妇腹壁上可以听到胎心音,速度较快,正常时每分钟120～160次,似钟表的"滴答"声。因胎位不同,胎心音听诊部位也不相同,头先露时胎心音在脐下,臀先露时胎心音在脐上,肩先露时胎心音在脐周听的最清楚。

4) 胎体 妊娠20周以后,经腹壁可触及子宫内胎儿的肢体。妊娠24周以后,应用腹部四步触诊法可以区分胎头、胎背、胎臀和胎儿肢体。胎头圆而硬,有浮球感;胎臀宽而软,形状不规则;胎背宽而平坦;胎儿肢体小而且有不规则活动。

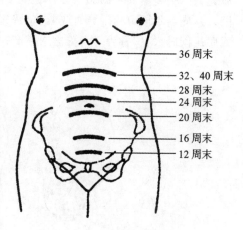

36 周末
32、40 周末
28 周末
24 周末
20 周末
16 周末
12 周末

图 2-4 妊娠周数与子宫底高度

5) 辅助检查

(1) 超声检查 B 型超声(简称 B 超)检查不仅能显示胎儿数目、胎方位、胎心搏动、羊水的量、胎盘位置及胎儿有无畸形,且能通过测定胎头双顶径、主要骨骼径线,进一步了解胎儿的生长发育情况,还可判断胎盘分级发育和功能。超声多普勒检查可探测胎心音、胎动音、脐带血流音及胎盘血流音等。

(2) 胎儿心电图 目前国内常用间接法检测胎儿心电图,通常于妊娠12周以后显示较规律的图形,对诊断先天性心脏病有一定的价值。

【胎产式、胎先露、胎方位】

妊娠28周以前胎儿小,羊水相对较多,胎儿在子宫内活动范围较大,位置不固定。妊娠32周以后,胎儿生长迅速,羊水相对减少,胎儿在宫内的位置和姿势相对恒定。由于胎儿在子宫内位置和姿势的不同,因此有不同的胎产式、胎先露和胎方位。尽早确定胎儿在子宫内的位置非常重要,以便及时纠正异常胎位。

（一）胎姿势

胎儿在子宫内的姿势称为胎姿势(fetal attitude)。正常胎姿势为胎头俯屈,颏部贴近胸部,脊柱略前弯,四肢屈曲交叉于胸前,呈头端大臀端小的椭圆形。

（二）胎产式

胎儿身体纵轴与母体纵轴的关系称胎产式(fetal lie)(图 2-5)。胎体纵轴与母体纵轴平行者称纵产式,占妊娠足月分娩总数的 99.75%。胎体纵轴与母体纵轴垂直者称横产式,仅占妊娠足月分娩总数的 0.25%。胎体纵轴与母体纵轴交叉者称斜产式,为暂时现象,在分娩过程中大多转为纵产式,极少数转为横产式。

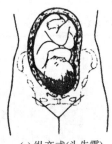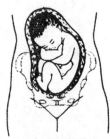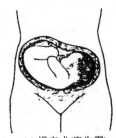

(a) 纵产式(头先露)　　　(b) 纵产式(臀先露)　　　(c) 横产式(肩先露)

图 2-5　胎产式及胎先露

（三）胎先露

最先进入骨盆入口的胎儿部分称为胎先露(fetal presentation)。纵产式有头先露和臀先露,横产式为肩先露。头先露又可因胎头屈伸程度不同分为枕先露、前囟先露、额先露及面先露(图 2-6)。臀先露又可因入盆先露不同分为混合臀先露、单臀先露、膝先露及足先露(图 2-7)。偶见胎儿头先露或臀先露与胎手或胎足同时入盆,称为复合先露。横产式时最先进入骨盆入口的是胎儿肩部,即为肩先露,一般不能自然分娩。

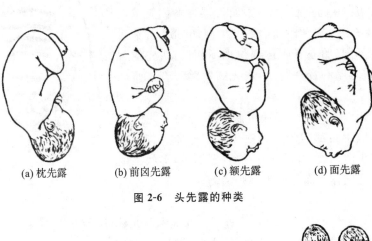

(a) 枕先露　　　(b) 前囟先露　　　(c) 额先露　　　(d) 面先露

图 2-6　头先露的种类

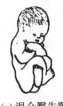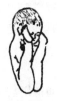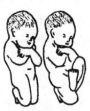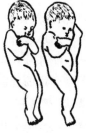

(a) 混合臀先露　　　(b) 单臀先露　　　(c) 膝先露　　　(d) 足先露

图 2-7　臀先露的种类

（四）胎方位

胎儿先露部的指示点与母体骨盆的关系称胎方位(fetal position),简称胎位。枕先露以枕骨(O)、面先露以颏骨(M)、臀先露以骶骨(S)、肩先露以肩胛骨(Sc)为指示点。每个指示点与母体骨盆入口前、后、左、右、横的关系而有不同的胎位(表 2-2)。头先露、臀先露各有 6 种胎方位,肩先露有 4 种胎方位。在各种胎方位中,只有枕左前、枕右前为正常胎方位,其余均为异常胎方位。

表 2-2 胎产式、胎先露及胎方位的关系及种类

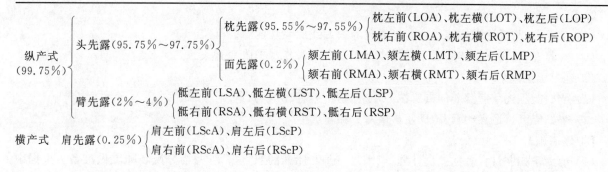

第四节　妊娠期营养与合理用药

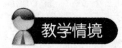

某女,25岁。初孕妇,停经50天。在"妇儿卫生保健咨询日"向护士咨询,孕期应如何加强营养及孕期用药问题。请问:

1. 该如何对其进行指导?

一、妊娠期营养

母体是婴儿成长的环境,孕妇的营养状况直接或间接地影响自身和胎儿的健康。妊娠期间必须增加营养的摄入以满足自身及胎儿的双重需要。

在妊娠期间,孕妇的饮食过多或过少均会影响胎儿发育,并导致并发症的发生。若营养摄入过多,易导致胎儿过大而难产;若营养摄入过少,会导致胎儿体重过轻,骨骼发育差,早产和死产的概率增加。事实上,无论孕妇是体重过重或体重过轻,子痫的发生率均增加,可见营养摄入对孕妇和胎儿的影响很大。

【护理评估】

（一）病史

(1) 询问孕妇过去的饮食习惯,包括饮食形态、饮食内容和摄入量。

(2) 既往有无胃肠道疾病史;有无甲状腺功能亢进症或糖尿病等内分泌疾病史;有无食物过敏史。

(3) 怀孕后饮食习惯有无改变,有何改变,早孕反应对孕妇饮食的影响程度等。

（二）身心状况

1. 身体评估　测量体重,结合身高和怀孕前体重,判断孕妇体重的增长是否在正常范围内;评估检查孕妇的毛发、皮肤、指（趾）甲和血压等,可反映出营养状况;定期产前检查,测子宫高、腹围,判断胎儿在子宫内的生长情况。

2. 心理和社会因素　评估有无影响孕妇饮食的心理因素或社会文化因素,如宗教信仰对饮食的限制、经济拮据限制孕妇的购买力等。

（三）辅助检查

必要时进行血常规检查测定血红蛋白值。

【护理诊断/问题】

1. 母体

(1) 知识缺乏　缺乏妊娠期营养保健知识。

(2) 营养失调:低于机体需要　与早孕反应有关。

(3) 营养失调:高于机体需要 与摄食过多有关。

2. 胎儿

(1) 营养失调:低于机体需要 与母体营养失调或胎盘功能障碍有关。

(2) 营养失调:高于机体需要 与母体摄入过多或激素水平改变有关。

【护理目标】

(1) 孕妇能陈述孕期营养的重要性。

(2) 孕妇能维持适宜的营养,满足母婴双方需求。

【护理措施】

(1) 帮助孕妇制订合理的饮食计划,以满足自身和胎儿的双重需要,并为分娩和哺乳做准备。根据中国营养学会制定的"中国居民膳食营养素参考摄入量",建议孕妇参考以下摄入标准。

① 热量。妊娠早期热量需要量增加不多,每日约需增加 209 kJ(相当于每日增加 50 g 主食)。妊娠中、晚期,热量需要量增加,每日需增加 836~1672 kJ(相当于每日增加 100 g 主食或 50 g 主食加 227 g 牛奶)。需注意,热量增加量不必太高,以免胎儿过大,增加难产的机会,尤其是妊娠晚期孕妇活动减少。安排食谱时,应适当考虑三大营养素所占比例,一般以碳水化合物摄入量占热量的 60%~65%,脂肪占 20%~25%,蛋白质占 15% 为宜。

② 蛋白质。足月胎儿体内含蛋白质 400~500 g,加上胎盘及孕妇子宫、乳房等组织增长的需要,孕妇约需蛋白质 900 g。蛋白质需通过饮食获得,若蛋白质摄入不足,不仅影响胎儿体格生长、发育,而且影响胎儿的大脑发育,同时可使孕妇的贫血、妊娠期高血压疾病的发生率增加。我国营养学会建议,孕妇从妊娠中期开始每日应增加蛋白质 15 g,晚期增加 25 g 为宜,且最好是优质蛋白。

③ 矿物质。

a. 铁。孕妇的食物中,若铁的含量不足,易致缺铁性贫血。我国建议孕妇每日铁的摄入量为 28 mg(正常成年女性为 15 mg)。动物肝脏、血、瘦肉、蛋黄、豆类、贝类及各种绿叶菜均为含铁多的食物。一般植物性食物的铁的吸收率较低,动物性食物的铁的吸收率高。铁在酸性环境中易于吸收,因此,孕妇在补充铁剂时最好用水果汁送服。

b. 钙和磷。妊娠后期母体必须吸收和保留钙 200 mg、磷 100 mg,才能保证胎儿生长发育的需要。因许多因素可影响钙的吸收,如蔬菜中含草酸多,谷类食物中含碳酸盐多,均可与钙结合而减少钙的吸收、利用,我国饮食结构以植物性食物为主,故孕妇孕 16 周起每日摄入钙 1000 mg,于孕晚期增至 1500 mg,同时注意补充维生素 D。牛奶中含钙、磷较多,其他如肉类、豆类、海产品等。

c. 碘。妊娠期母体和胎儿的新陈代谢率较高,甲状腺功能旺盛,碘的需要量增加。若孕妇膳食中碘的供给量不足,可发生单纯性甲状腺肿。正常成年女子每日需碘 150 μg,孕妇则需再增加 25 μg。若孕妇严重缺碘,则婴儿可能会患呆小症。

d. 锌。参与蛋白质的积累,对胎儿生长发育很重要。妊娠后期摄入不足可导致胎儿生长受限、流产、先天畸形、胎死宫内等。推荐孕妇每日从饮食中补锌 20 mg。

④ 维生素。妊娠期间孕妇对维生素的需要量增加,加之维生素是维持生命和生长所需的有机物,通常无法由身体合成,而是少量地存在于特定的食物中,故孕期应增加维生素的摄入。

a. 维生素 A 与胡萝卜素。维生素 A 与胡萝卜素有助于胎儿正常生长发育,能预防孕妇阴道上皮角化,皮肤过分干燥和乳头皲裂。妊娠期间应适当增加维生素 A 供给量,但不能过量,以免影响胎儿骨骼的发育。我国暂定维生素 A 的供给标准:孕妇 1000 μg,比非孕妇女多 200 μg,胡萝卜素 6 mg。肝脏、蛋黄、肾脏等均为胡萝卜素丰富的食品。

b. 维生素 C。胎儿生长发育需要大量的维生素 C,它对胎儿骨骼及牙齿的正常发育、造血系统的健全和机体抵抗力等都有促进作用。若维生素 C 缺乏,胎儿及孕妇均易发生贫血及坏血病,还易造成流产及早产,缺乏维生素 C 能使胎膜形成不良,易发生胎膜早破。我国建议孕妇的供给标准为每日 80~100 mg。维生素 C 广泛存在于新鲜蔬菜和水果中。

c. 维生素 B。包括维生素 B_1、维生素 B_2、尼克酸、维生素 B_6、维生素 B_{12} 等,是细胞呼吸、葡萄糖氧化及能量代谢等作用的辅酶,广泛存在于谷类、动物肝脏、干果、绿叶菜、牛奶、肉、鱼、家禽、黄豆中。

d. 维生素D。维生素D能促进钙和磷的吸收,它对胎儿骨骼、牙齿的形成极为重要。我国建议孕妇维生素D供给量为每天 10 μg。除多晒太阳外,应补充一些富含维生素D的食品或制剂,如牛奶、蛋黄、肝脏等。

(2)定期测量体重,监测体重增长情况。

(3)饮食符合均衡、自然的原则,采用正确的烹饪方法,避免破坏营养素。选择易消化、无刺激性的食物,避免烟、酒、浓咖啡、浓茶及辛辣食品。

(4)孕妇的饮食宜重质不重量,即尽量摄取高蛋白质、高维生素、高矿物质、适量脂肪及碳水化合物、低盐饮食。

二、孕期合理用药

(1)妊娠前3个月,是胚胎各器官形成和发育的重要时期。很多药物可通过胎盘而进入胚胎内,影响胚胎发育,导致畸形或流产。抗生素类药物如链霉素可影响第八对脑神经,引起神经性耳聋;磺胺类药物对胎儿期影响虽不大,但胎儿娩出后则胆红素容易渗入血脑屏障,有诱发核黄疸的可能;抗糖尿病药物有致畸作用等。因此孕期用药要慎重,若病情需要应在医师的指导下合理用药,必须服用的药物仍应按时服用,以免对母婴不利。

(2)孕妇用药的基本原则:尽量用一种药物治疗,避免联合用药治疗;尽量用疗效肯定的药治疗,避免用对胎儿可能有不良影响的新药治疗;尽量用小剂量药物治疗,避免用大剂量药物治疗。若病情需要,在妊娠早期确实需要应用对胚胎、胎儿有害的或可能致畸的药物,应该先终止妊娠再用药。

 知识链接

药物对胎儿的危害性等级

美国食品和药物管理局根据药物对胎儿的危害性分为 A、B、C、D、X 5 个级别。

A 级:经临床对照研究,无法证实药物在妊娠早期与中晚期对胎儿有危害作用,对胎儿伤害可能性最小,是无致畸性的药物。如适量维生素。

B 级:经动物实验研究,未见对胎儿有危害。无临床对照实验,未得到有害证据,可以在医师观察下使用。如青霉素、红霉素、地高辛、胰岛素等。

C 级:动物实验表明,对胎儿有不良影响。由于没有临床对照实验,只能在充分权衡药物对孕妇的益处、胎儿潜在利益和对胎儿危害情况下,谨慎使用。如庆大霉素、异丙嗪、异烟肼等。

D 级:有足够证据证明对胎儿有危害性。只有在孕妇有生命威胁或患严重疾病,而其他药物又无效的情况下考虑使用。如硫酸链霉素、盐酸四环素等。

X 级:各种实验证实会导致胎儿异常。在妊娠期间禁止使用。如甲氨蝶呤、己烯雌酚等。

在妊娠前 12 周,以不用 C、D、X 级药物为好。

第五节 正常妊娠孕妇的护理

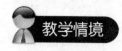 **教学情境**

王女士,30 岁,因"停经49天"前来就诊,医生确诊"宫内孕7周",孕妇前来咨询和检查。请问:

1. 如何对该孕妇进行孕期护理指导?

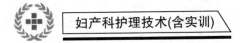

2. 怎样拟订护理计划?

规范的产前检查是监护孕妇的主要方法。

【概述】

(一) 产前检查的目的

(1) 明确孕妇和胎儿的健康状况。

(2) 估计孕妇的孕期和胎龄。

(3) 及早发现并治疗妊娠合并症和并发症,及时纠正胎位异常,及早发现胎儿发育异常。

(4) 正确指导孕期营养与用药。

(5) 通过定期产前检查实现护理评估。收集完整的病史资料,进行体格检查,为孕妇提供连续的整体护理。

(二) 产前检查的时间

应从确诊早孕时开始,28周以前为每4周检查一次,妊娠28周以后每2周检查一次,妊娠36周以后每周检查一次,凡属高危妊娠者,应酌情增加产前检查次数。

 知识链接

围 生 医 学

围生医学(perinatology)又称围产医学,是研究在围生期内加强对围生儿及孕产妇卫生保健,也是研究胎儿生理、病理及新生儿和孕产妇疾病的诊断和防治的一门科学。国际上对围生期的规定有4种。①围生期Ⅰ:从妊娠满28周(即胎儿体重不低于1000 g或身长不少于35 cm)至产后1周。②围生期Ⅱ:从妊娠满20周(即胎儿体重不低于500 g或身长不少于25 cm)至产后4周。③围生期Ⅲ:从妊娠满28周至产后4周。④围生期Ⅳ:从胚胎形成至产后1周。我国目前采用围生期Ⅰ来计算围生儿死亡率,而临床上围生期死亡率是衡量产科和新生儿科质量的重要指标。

【护理评估】

(一) 病史

1. 健康史

(1) 年龄　年龄过小容易发生难产;35岁以上的高龄初产妇容易并发妊娠期高血压疾病、产力异常,应予以重视。

(2) 职业　接触过放射线或有毒物质的孕妇应检测血常规和肝功能。

(3) 月经史　询问月经初潮的年龄、月经周期和月经持续时间。月经周期延长者的预产期需相应推迟。

(4) 既往史和手术史　重点了解妊娠前有无高血压、心脏病、肝肾疾病、血液病、糖尿病、结核病等,注意其发病时间和治疗情况,做过何种手术及手术名称。

(5) 家族史　询问家族成员中有无高血压、糖尿病、病毒性肝炎、双胎妊娠及其他遗传性疾病。对有遗传性疾病者可以进行绒毛活细胞检查、羊水染色体核型分析,以减少遗传病儿的出生率。

(6) 丈夫健康情况　着重询问其有无烟酒嗜好及有无遗传性疾病等。

2. 孕产史

(1) 既往孕产史　了解经产妇既往孕产史及其分娩方式,有无流产、早产、难产、死产、产后出血史,了解出生时新生儿情况。

(2) 本次妊娠过程　了解本次妊娠早孕反应出现的时间、严重程度,有无病毒感染史及用药史,胎动开始的时间,妊娠晚期有无阴道流血、头痛、眼花、心悸、气短、下肢水肿等症状。

3. 推算预产期 询问平时月经情况和末次月经(last menstrual period,LMP)的日期,推算预产期(expected date of confinement,EDC)。计算方法为:按末次月经第1日算起,月份减去3或加上9,日数加上7。若孕妇只知农历日期,应先换算成公历再推算预产期。实际分娩日期与推算的预产期可能相差1~2周。若孕妇记不清末次月经的日期,则可根据早孕反应开始出现时间、胎动开始时间、手测子宫底高度、尺侧子宫长度以及B超测得胎头双顶径值推算出预产期。

(二)身体评估

1. 全身检查

(1)观察孕妇发育、营养、精神状态、身高及步态。身材矮小者(145 cm以下)常伴有骨盆狭窄。

(2)检查心肺功能、乳房发育情况、脊柱及下肢有无畸形,测量血压和体重。

(3)进行必要的实验室检查(血常规、尿常规、肝功能、肾功能、血糖、宫颈细胞学检查、阴道分泌物等)外,应根据具体情况做下列检查。

① 若出现妊娠合并症,可做心电图及胸部X线检查、乙型肝炎抗原抗体以及血液化学、电解质测定等。

② 对有异常妊娠史或高龄孕妇应做唐氏筛查、血甲胎蛋白(AFP)测定。

③ 对胎心听不清、胎位摸不清的要做B超检查。

2. 产科检查 包括腹部检查、骨盆测量、阴道检查、肛门指诊检查及绘制妊娠图。检查前先告知孕妇检查的目的、步骤,检查时动作尽可能轻柔,以取得合作。检查者若为男医生,则应有女护士陪同,注意保护隐私。

1)腹部检查 排尿后,孕妇仰卧于检查床上,头部稍抬高,暴露腹部,双腿略屈曲分开,使腹肌放松。检查者应站在孕妇的右侧。

(1)视诊 注意腹部形状及大小,腹部有无妊娠纹、手术瘢痕和水肿。对腹部过大、子宫底过高者,应考虑双胎妊娠、羊水过多、巨大胎儿的可能;对腹部过小、子宫底过低者,应考虑胎儿宫内发育迟缓、孕周推算错误等;腹部两侧向外膨出伴子宫底位置较低者,胎儿可能是肩先露;若孕妇腹部向前突出(尖腹,多见于初产妇)或向下悬垂(悬垂腹,多见于经产妇)应考虑有骨盆狭窄的可能。

(2)触诊 注意腹壁肌肉的紧张度,注意羊水量的多少及子宫肌的敏感度。先用软尺测量子宫的长度及腹围。子宫的长度(即宫高)是指耻骨联合上缘到子宫底的距离,腹围是指绕脐一周的数值。然后用四步触诊法(图2-8)检查子宫大小、胎产式、胎先露、胎方位及先露部是否衔接。(具体操作参考第六节相关内容。)

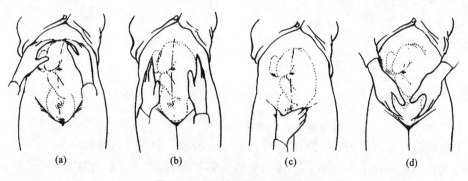

(a)   (b)   (c)   (d)

图2-8 胎位检查的四步触诊法

(3)听诊 胎心音在靠近胎背侧上方的孕妇腹壁上听得最清楚。枕先露时,胎心音在脐下方偏右或偏左侧;臀先露时,胎心音在脐上方偏右或偏左侧;肩先露时,胎心音在靠近脐部下方听得最清楚。

2)骨盆测量

通过测量骨盆了解骨产道情况,以判断胎儿能否经阴道分娩。骨盆测量方法有骨盆外测量和骨盆内测量两种。

(1)骨盆外测量(external pelvimetry) 能间接判断骨盆的大小及其形状,常测量下列径线。

① 髂棘间径(interspinal diameter, IS)。孕妇取伸腿仰卧位,测量两侧髂前上棘外缘的距离,正常值为23~26 cm(图2-9)。

② 髂嵴间径(intercrestal diameter, IC)。孕妇取伸腿仰卧位,测量两侧髂嵴外缘最宽的距离,正常值为25~28 cm(图2-10)。

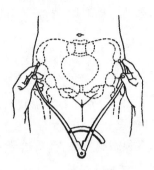

图2-9 测量髂棘间径

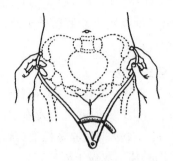

图2-10 测量髂嵴间径

以上两径线可间接推测骨盆入口横径的长度。

③ 骶耻外径(external conjugate, EC)。孕妇取左侧卧位,右腿伸直,左腿屈曲,测量第5腰椎棘突下(相当于腰骶部米氏菱形窝的上角)至耻骨联合上缘中点的距离(图2-11),正常值为18~20 cm。此径线可间接推测骨盆入口前后径长短,是骨盆外测量中最重要的径线。

④ 坐骨结节间径(intertuberous diameter, IT)或称出口横径(transverse outlet, TO)。孕妇取仰卧位,两腿向腹部屈曲,双手抱膝。测量两侧坐骨结节内侧缘之间的距离(图2-12),正常值为8.5~9.5 cm,平均值9 cm。若出口横径小于8 cm,应测量出口后矢状径。

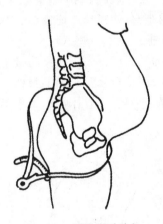

图2-11 测量骶耻外径

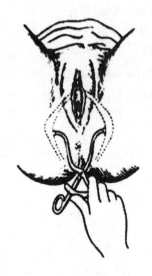

图2-12 测量坐骨结节间径

⑤ 出口后矢状径(posterior sagittal diameter of outlet),为坐骨结节间径中点至骶骨尖长度。正常值为8~9 cm,出口横径与出口后矢状径之和大于15 cm,一般足月胎儿可以娩出。

⑥ 耻骨弓角度(angle of pubic arch)。用两拇指尖斜着对拢,放置在耻骨联合下缘,左右两拇指平放在耻骨降支的上面,测量两拇指之间的角度即为耻骨弓角度。正常值为90°,小于80°为异常(图2-13)。

(2)骨盆内测量(internal pelvimetry) 适用于骨盆外测量有狭窄者。测量时,孕妇取膀胱截石位,外阴消毒,检查者需戴消毒手套并涂以润滑剂。常用径线有以下几条。

① 骶耻内径。骶耻内径也称对角径(diagonal conjugate, DC),自耻骨联合下缘至骶岬上缘中点的距离。检查者一手的食指、中指伸入阴道,用中指尖触骶岬上缘中点,食指上缘紧贴耻骨联合下缘,并标记食指与耻骨联合下缘的接触点。中指尖至此接触点的距离,即为对角径(图2-14)。正常值为12.5~13 cm,此值减去1.5~2 cm即为产科真结合径的值,正常值为11 cm。如触不到骶岬,说明此径线大于12.5 cm。

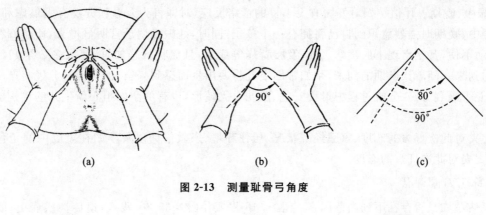

图 2-13　测量耻骨弓角度

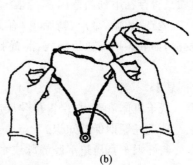

图 2-14　测量对角径

② 坐骨棘间径(bi-ischial diameter)。测量两侧坐骨棘间的距离。正常值约为 10 cm。检查者一手的食指、中指伸入阴道内,分别触及两侧坐骨棘,以估计其间的距离(图 2-15)。

③ 坐骨切迹(incisura ischiadica)宽度。坐骨切迹为坐骨棘与骶骨下部间的距离,即骶棘韧带的宽度(图 2-16)。检查者将伸入阴道内的食指、中指并排置于韧带上,如能容下 3 横指(5~5.5 cm)为正常,否则属中骨盆狭窄。

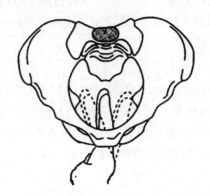

图 2-15　测量坐骨棘间径

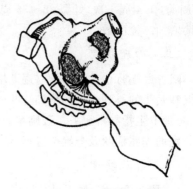

图 2-16　测量坐骨切迹宽度

3) 阴道检查　确诊早孕时即应行阴道检查,了解阴道、子宫、附件有无异常。妊娠最后一个月及临产后,应避免不必要的阴道检查,如确实需要,则需严格消毒,以防感染。

4) 肛门指诊检查　可了解胎先露、胎方位、宫口扩张及胎先露下降程度、骶骨弯曲度、坐骨棘间径、坐骨切迹宽度及骶尾关节活动度等。

5) 绘制妊娠图　将各项检查结果如血压、体重、子宫底高度、腹围、胎位、胎心率等填于妊娠图中,绘成曲线图,观察其动态变化,及早发现及处理孕妇或胎儿的异常情况。

(三)心理、社会评估

1. 妊娠早期　重点评估孕妇对妊娠的态度是积极的还是消极的,有哪些影响因素。孕妇对妊娠的接受程度可以从以下几个方面来评估:孕妇遵循产前指导的能力;能否主动地或在鼓励下谈论怀孕的不适、感受和困惑;怀孕过程中与家人和丈夫的关系等。

2. 妊娠中、晚期 评估孕妇对妊娠有无不良的情绪反应,对即将为人母和分娩有无焦虑和恐惧心理。孕妇在妊娠中、晚期时强烈意识到自己将拥有一个孩子,同时,妊娠晚期子宫明显增大,使孕妇在体力上负担加重,行动不便,甚至出现下肢痉挛、失眠及腰背痛等症状,且症状日趋加重,使大多数孕妇都急切盼望分娩日期的到来。随着预产期的到来,孕妇常因婴儿将要出生而感到兴奋,但又因对分娩将产生的痛苦而焦虑,担心能否顺利分娩、分娩过程中母婴安危、胎儿有无畸形,也有的孕妇担心新生儿的性别能否为家人接受等。

评估丈夫对此次妊娠的态度、家庭经济状况、居住环境、宗教信仰以及孕妇在家庭中的角色等支持系统,尤其是丈夫对此次妊娠的态度。

(四)高危因素评估

重点评估孕妇是否存在下列高危因素:年龄<18岁或年龄>35岁;残疾;遗传性疾病史;既往有无流产、异位妊娠、早产、死产、死胎、难产、畸胎史;有无妊娠合并症,如心脏疾病、肝病、肾病、高血压、糖尿病等;有无妊娠并发症,如妊娠期高血压疾病、前置胎盘、胎盘早剥、羊水异常、胎儿生长受限、过期妊娠、母婴血型不符等。

【护理诊断/问题】

1. 营养失调 低于机体需要,与严重早孕反应有关。

2. 知识缺乏 缺乏妊娠期保健知识。

3. 体液过多 与妊娠子宫压迫下腔静脉或水、钠潴留有关。

4. 焦虑与恐惧 与惧怕分娩时的疼痛,担心是否难产以及孩子正常与否等有关。

5. 尿频与便秘 与妊娠子宫增大以及肠蠕动减弱有关。

6. 舒适改变 与妊娠引起早孕反应、腰背痛有关。

7. 睡眠型态紊乱 与子宫逐渐增大、频繁的胎动有关。

【护理措施】

(一)一般护理

告知孕妇产前检查的意义和重要性,预约下次产前检查的时间和产前检查内容。一般情况下,妊娠28周前,每4周1次,妊娠28~36周,每2周1次,妊娠36周之后每周1次,直至分娩。如属高危孕妇,应酌情增加产检次数。

(二)心理护理

随着妊娠月份的增加子宫逐渐增大,孕妇体形也随之改变,加上妊娠纹的出现等,会使孕妇产生焦虑、恐惧和紧张的心理。告诉孕妇这些属于正常的生理现象,产后可逐渐恢复。同时也可给她们提供专业咨询、心理卫生指导等服务。鼓励孕妇说出内心存在的疑虑和想法,并耐心解释所提出的问题,告诉孕妇一些分娩的先兆症状及分娩全过程,使孕妇树立信心,解除焦虑、恐惧心理,轻松、愉快地度过妊娠期。

(三)症状护理

1. 恶心、呕吐 属于早孕反应,在此期间应避免空腹,孕妇可以少量多餐,多吃清淡易消化的食物,避免油炸、难以消化或有特殊气味的食物,给予精神鼓励和支持,以缓解症状。若停经12周以后继续呕吐,甚至影响到孕妇的营养时,应考虑为妊娠剧吐的可能,需到医院就诊,必要时应住院治疗,纠正酸碱平衡以及水、电解质紊乱等。

2. 尿频 常发生在妊娠初3个月及末3个月,是增大的子宫压迫膀胱所致,属于生理现象不需特殊处理。

3. 白带增多 于妊娠初3个月和末3个月明显,是妊娠期正常的生理变化。但应排除阴道毛滴虫、真菌、淋球菌、衣原体等感染。指导孕妇要保持外阴部清洁,穿透气性好的棉质内裤,经常更换。分泌物过多孕妇,可用卫生护垫,并经常更换,增加舒适感。

4. 下肢水肿 孕妇在妊娠后期易发生踝部、小腿下半部轻度水肿,经休息后水肿减轻或消失者,属正常。如有下肢明显凹陷性水肿或经休息后不消退者,应及时诊治,警惕妊娠期高血压疾病的发生。嘱孕妇取左侧卧位,解除右旋增大的子宫对下腔静脉的压迫,下肢稍抬高,避免长时间站或坐,以免加重水肿的发生。如需要长时间站立,则两侧下肢轮流休息,以利于血液回流。适当限制盐的摄入,但不必限制水分。

5. 痔疮及下肢、外阴静脉曲张　痔疮及静脉曲张可在妊娠期间首次出现。应避免长时间站立、下蹲,避免穿妨碍血液回流的紧身衣裤,多吃新鲜蔬菜和少吃辛辣食物,睡觉或休息时采取左侧卧位,下肢稍抬高,以促进血液回流,缓解症状。会阴部有静脉曲张者,可于臀下垫枕,抬高髋部休息。

6. 便秘　在妊娠期间常见。嘱孕妇养成每日定时排便的良好习惯,多吃新鲜蔬菜、水果等含纤维素多的食物,增加每日饮水量,每日进行适当的活动。未经医生允许不可随便使用大便软化剂或轻泻剂。

7. 腰背痛　指导孕妇穿平跟鞋,保持上身直立,不要长时间弯腰。可经常按摩、轻揉腰背部。必要时必须卧床休息(硬床垫),局部热敷及服止痛药物,疼痛严重者,应查找原因,并对因治疗。产后6～8周,腰背痛可自然消失。

8. 下肢痉挛　指导孕妇饮食中增加钙的摄入,避免腿部受凉或疲劳,伸腿时避免脚趾尖伸向前方,走路时脚跟先着地。若发生下肢肌肉痉挛,可采取局部按摩或热敷,直至痉挛消失。必要时遵医嘱口服钙剂。

9. 失眠　每天坚持户外活动,如散步。睡前用温开水洗脚,梳子梳头,喝热牛奶等方式均有助于入眠。

10. 贫血　妊娠中晚期应增加含铁食物的摄入,如动物肝脏、瘦肉、蛋黄、豆类等。若病情需要还应补充铁剂。可用温开水或水果汁送服,以促进铁的吸收,且应在餐后20 min服用,以减轻对胃肠道的刺激。向孕妇解释,服用铁剂后大便可能会变黑,或可能导致便秘或轻度腹泻,不必担心。

11. 仰卧位低血压综合征　嘱孕妇左侧卧位后症状可自然消失,不必紧张。

12. 假丝酵母菌性阴道炎　有约25%近足月孕妇,在阴道分泌物中可培养出假丝酵母菌,孕妇可出现阴道分泌物增多,外阴瘙痒伴疼痛和红肿。应给予阴道局部用药,如克霉唑栓剂。

(四)健康教育

1. 对妊娠早期妇女做到"三早"　"三早"即早期发现、早期检查、早期确诊。告诉月经有规律并且有性生活史的育龄妇女,一旦月经过期10天以上,应该到医疗单位做早孕检查。确诊早孕后到有关部门进行登记,建立围生保健手册。

2. 异常症状的判断　孕妇若出现下列异常表现应立即到医院就诊,如阴道出血、腹痛、头痛、眼花、胸闷、气急、心悸、胎动计数突然减少、液体突然从阴道流出、撞伤、车祸等。

3. 营养指导

(1)帮助孕妇制订合理的饮食计划。

(2)定期测量孕妇体重,监测体重增长情况。

(3)饮食符合均衡、自然的原则,采用正确的烹饪方法,避免破坏营养。选择易消化、无刺激性的食物,避免烟、酒、浓咖啡、浓茶、油炸及辛辣食品。

(4)孕妇的饮食宜重质不重量,即尽量摄取高蛋白质、高维生素、高矿物质、适量脂肪及碳水化合物、低盐饮食。

4. 衣着与卫生　孕妇的衣着要宽松舒适,寒暖适宜,以免影响母体血液循环及胎儿活动导致胎位异常和胎儿生长发育迟缓;宜选择棉质、透气、吸水性好的内衣,并经常更换;宜穿轻便舒适的平跟鞋,避免穿高跟鞋,以免引起身体失衡及腰背痛。要注意口腔卫生,用软毛牙刷,应经常洗澡、勤换衣服、避免盆浴,以防污水进入阴道引起感染;保持外阴部清洁,在无感染的情况下,每日可以用温开水清洗外阴以避免分泌物刺激,严禁做阴道冲洗或灌洗,以防感染。妊娠早期妇女应尽量少去公共场所,尤其是疾病流行季节。不宜养宠物,如狗、兔、猫等家禽,防止弓形虫以及病毒感染。

5. 性生活指导　妊娠早期应尽量避免性生活,以免因兴奋和机械性刺激引起盆腔充血,导致子宫收缩引起流产,同时还可避免细菌带入阴道引起的感染。妊娠32周后应避免性生活,以防胎膜早破、早产、胎盘早剥及感染。

6. 避免接触有害物质　早期少接触放射线、铅、汞、有机磷农药等,禁止吸烟和饮酒,以防胎儿畸形。

7. 休息与活动　孕妇居住环境应舒适安静,卧室内干净整洁,空气清新。每天保证8 h的睡眠时间。坚持户外散步,多晒太阳。妊娠早期活动量不要太大,尽量避免性生活以及长途旅行,以免引起流产。妊娠中期最佳睡姿为左侧卧位,可适当活动,但不要过度劳累。妊娠28周后应适当减少活动量或减轻工作量,避免长期站立或过于紧张的工作以及夜班和重体力劳动。

8. 乳房护理 孕24周以后,每日用温开水擦洗乳头直至分娩,并在乳头上涂以油脂,以免产后哺乳时发生皲裂。乳头过于平坦或内陷者,应在妊娠后期用手指向外旋转牵拉矫正(图2-17),15~20次/日,避免产后新生儿吸吮困难。妊娠期乳房增大,上衣不宜过紧,宜选择合适的乳罩防止乳房下垂。

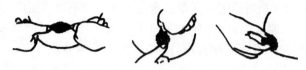

图 2-17 乳房护理

9. 胎教指导 胎教是有计划、有目的地为胎儿的生长发育实施的最佳措施,也是母亲与胎儿之间一种愉快的互动方式。孕中期是胎教的最佳时期,胎儿的听力、视力开始迅速发育,并能对外界施加的压力、动作、声音等做出相应的反应,尤其对母体的血液流动声、心音、肠蠕动声等更为熟悉。若借助胎儿神经系统飞速发展的阶段,给予胎儿各感觉器官适时、适量的良性刺激,就能促使其发育得更好,为出生后早期教育的延续奠定良好的基础。主要有两种胎教方法。

(1)音响胎教 包括音乐胎教和语言胎教。

(2)运动胎教 主要是触觉与动作协调训练。

10. 孕期自我监护 胎心音计数和胎动计数是孕妇自我监护胎儿宫内情况的一种重要手段。

(1)听胎心音 自孕妇妊娠20周开始,教会家庭成员听胎心音并做记录,不仅能了解胎儿宫内情况,而且可以和谐孕妇和家庭成员之间的亲情关系。

(2)胎动计数 指导孕妇从妊娠28周开始至临产,每天早、中、晚三个时段各数1 h的胎动,3 h胎动数相加乘以4即为12 h胎动数。正常每小时3~5次,12 h胎动数在30次或以上,反映胎儿的情况良好,凡12 h内胎动累计少于10次,或次数和幅度变化逐日下降少于50%而不能恢复者,均视为子宫胎盘功能不足、胎儿宫内缺氧,应及时就诊。

11. 分娩准备指导 指导孕妇及家庭成员于妊娠后期准备好产妇及新生儿用物,母亲的用物准备包括足够的消毒卫生巾、内裤,大小合适的胸罩,干净内衣、吸奶器等。新生儿用物包括衣服、尿布、包被、毛巾等。同时还可采用讲座、看录像等形式向孕妇宣传母乳喂养的好处,示教如何给新生儿洗澡、换尿布等。指导临近预产期的孕妇学会识别先兆临产,如出现阴道血性分泌物或规律宫缩(间歇5~6 min,持续30 s)则为临产,应尽快到医院就诊。如阴道突然有大量液体流出,嘱孕妇侧卧并自测胎动,由家属迅速打电话或送往医院,以防脐带脱垂危及胎儿生命。

第六节 产前检查技术实训指导(实训二)

[教学目标]
(1)能根据胎儿模型,说出足月胎头的结构、径线、囟门及颅缝。
(2)通过模拟训练熟练掌握腹部四步触诊及听胎心音的方法。
(3)通过模拟训练熟悉骨盆外测量的方法。
(4)培养学生具有认真勤奋的学习态度,严谨求实的工作作风。
(5)培养学生认真、仔细、规范操作的工作态度。

[技能训练]
(1)产科腹部检查:望诊腹部,四步触诊,听诊胎心。
(2)骨盆外测量的方法、正常值及注意事项。

[实验学时] 3学时。

[实验器材] 妊娠生理模型、骨盆、(自制)胎儿模型、护理床、模型人、胎心听筒、多普勒胎心仪、骨盆

测量器。

[实验内容及方法]

1. 足月胎头的结构、径线、囟门及颅缝

1）用物准备　胎儿模型。

2）实验方法　辨别足月胎头的结构、径线、囟门及颅缝。

3）评价　能在胎儿模型上正确说出足月胎头的结构、径线、囟门及颅缝。

2. 腹部检查

1）实验准备

（1）护士准备：洗手，熟练掌握四步触诊的操作方法，并向孕妇讲解四步触诊的目的、意义及操作步骤。

（2）用物准备：腹部检查模型8套，木制胎心听筒8个，多普勒胎心仪及软尺，有秒针的手表、记录本。

（3）孕妇准备：了解四步触诊的意义；取仰卧位。

（4）环境准备：环境整洁，室温适合。

2）操作步骤

（1）检查前准备：携用物至孕妇床前，核对孕妇床号及姓名，向孕妇讲解四步触诊及听胎心的目的、意义及操作步骤。然后让孕妇排空膀胱后仰卧于检查床上，暴露腹部、双腿略屈曲分开，放松腹肌，检查者站于孕妇右侧。

（2）视诊：观察腹部大小、形状，有无妊娠纹、手术瘢痕及水肿。并注意有无悬垂腹。

（3）触诊：运用腹部四步触诊法了解胎儿大小、胎产式、胎方位、胎先露及羊水情况等。做前三步检查手法时，检查者面对孕妇，做第四步检查手法应面向孕妇足部。

第一步：检查者双手置于子宫底部，了解子宫外形并测得子宫底高度，估计胎儿大小与妊娠周数是否相符。然后以双手指腹相对轻推，判断子宫底部的胎儿部分，若为胎头则硬而圆，且有浮球感，若为胎臀则软而宽，且形状略不规则。

第二步：检查者双手分别置于孕妇腹部左右侧，一手固定，另一手轻轻深按检查，两手交替，仔细分辨胎背及胎儿四肢的位置。平坦饱满者为胎背，可变形的高低不平部分为胎儿四肢，有时能感到胎儿肢体活动，更易判断。

第三步：检查者右手拇指与其余四指分开，置于耻骨联合上方握住胎儿先露部，进一步查清是否已经衔接。若仍浮动，表示尚未入盆，若已衔接，则先露部不能被推动。

第四步：检查者左右手分别置于胎先露部的两侧，向骨盆入口方向向下深按，再次核对胎先露部的诊断是否正确，并确定胎先露部入盆的程度。

（4）听诊：听诊胎心音。可在胎儿背部侧的母体腹壁上清楚地听到胎心音。头先露时胎心音在脐下两侧，臀先露时在脐上两侧，横位者则在靠近脐部下方听得最清楚。听诊时应注意胎心音的速率及有无脐带杂音，询问孕妇有无不适。听诊胎心音以判断胎儿是否正常，正常为120～160次/分。

（5）用软尺测量子宫高和腹围，判断与孕周是否相符。

（6）整理用物，洗手，记录。

3）评价

（1）孕妇在整个过程中未出现子宫收缩及其他不适。

（2）每步检查的手法正确。

（3）能说出每步触诊所检查的内容。

（4）操作过程中进行有效的人文沟通，充分体现人文精神。

3. 骨盆外测量

1）实验准备

（1）护士准备：洗手，熟练掌握骨盆外测量的操作方法，并向孕妇讲解骨盆外测量的目的、意义及操作步骤。

（2）用物准备：骨盆外测量器、检查床。

(3)孕妇准备:孕妇了解骨盆外测量的意义,并与医护人员积极地合作。

(4)环境准备:环境整洁,室温适合。

2)操作方法

(1)髂棘间径(IS):孕妇取伸腿仰卧位,测量两侧髂前上棘外缘间的距离。正常值为23~26 cm。

(2)髂峰间径(IC):孕妇取伸腿仰卧位,测量两侧髂嵴外缘间最宽的距离。正常值为25~28 cm。

以上两径线可以间接推算骨盆入口横径的长度。

(3)骶耻外径(EC):孕妇取左侧卧位,右腿伸直,左腿屈曲。测量第5腰椎棘突下至耻骨联合上缘中点的距离。正常值为18~20 cm。第5腰椎棘突下,相当于米氏菱形窝的上角,或相当于髂嵴后连线中点下1.5 cm。此径线可以间接推测骨盆入口前后径的长度,是骨盆外测量中最重要的径线。

(4)出口横径(TO):孕妇取仰卧位,两腿弯曲,双手抱双膝,测量两坐骨结节内侧缘的距离,正常值为8.5~9.5 cm。也可用检查者的拳头测量,若其间能容纳成人的手拳,则一般大于8.5 cm,即属正常。

(5)耻骨弓角度:用两手拇指尖斜着对拢,放置在耻骨联合下缘,左右两拇指平放在耻骨降支上面,测量两拇指间的角度即为耻骨弓角度,正常值为90°,小于80°则为异常。此角度可以反映骨盆出口横径的宽度。

3)评价

(1)测量骨盆的方法正确。

(2)让孕妇采取正确的测量姿势。

(3)孕妇能说出骨盆外测量的意义。

(4)操作过程中进行有效的人文沟通,充分体现人文精神。

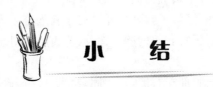

小　结

妊娠是胚胎和胎儿在母体内孕育成长的过程,全过程约266天,38周。胎儿附属物包括胎盘、胎膜、脐带和羊水。妊娠期母体发生了很大的变化,最明显的是生殖系统(主要表现为子宫)的变化。正常的胎产式为纵产式,正常的胎先露为枕先露,正常的胎方位为枕左前、枕右前。产前检查是妊娠期监护最重要的方式,产检过程中应重点评估子宫的变化、子宫底的高度、四步触诊的判断、异常症状的判断等及其护理措施,同时要做好妊娠期卫生宣教。

(王　容)

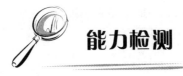

能力检测

A1 型题

*1. 下属哪项不属于胎儿附属物?(　　　)

　A.胎盘　　　　　B.子宫肌壁　　　　C.羊水　　　　　D.脐带　　　　　E.胎膜

*2. 下述哪种先露最多见?(　　　)

　A.枕先露　　　　B.肩先露　　　　　C.臀先露　　　　D.面先露　　　　E.足先露

3. 妊娠期母体变化下列哪项错误?(　　　)

　A.妊娠32~34周血容量增加达高峰　　　　　　　　B.妊娠晚期易发生外阴及下肢静脉曲张

　C.子宫峡部在妊娠后期形成子宫下段　　　　　　　D.妊娠末期孕妇血液处于低凝状态

　E.妊娠后卵巢不排卵

* 4. 下述哪项可确诊早孕?(　　)

A. 恶心、呕吐　　　B. 停经　　　　　C. 乳房增大　　　D. 子宫增大　　　E. B 超显示胎心

5. 胎盘在妊娠后几周末形成?(　　)

A.12 周　　　　　B.14 周　　　　　C.16 周　　　　　D.18 周　　　　　E.20 周

6. 妊娠前 5 个月胎儿身长(cm)计算公式为(　　)。

A. 月数×5　　　　B. 月数×4　　　　C. 月数×3　　　　D. 月数×2　　　　E. 月数平方

* 7. 关于胎盘功能,下列错误的为(　　)。

A. 供给营养物质及排泄作用　　　　　　　　　B. 能替代胎儿呼吸功能

C.IgG 可通过胎盘,使胎儿获得抗体　　　　　D. 能防御细菌、病毒及药物通过

E. 能合成激素和酶

8. B 超显像检查,妊娠几周才可见到妊娠环?(　　)

A.2 周　　　　　B.3 周　　　　　C.4 周　　　　　D.5 周　　　　　E.6 周

9. 妊娠后期心血管系统发生变化不会出现的是(　　)。

A. 心搏出量增加　　　　　B. 心率加快　　　　　　　　C. 大血管扭曲

D. 心尖部可闻及舒张期杂音　　　E. 膈肌上抬,心脏变位

* 10. 妊娠 30 周,骶左前位,胎心音的听诊部位应在(　　)。

A. 脐下左侧　　　B. 脐下右侧　　　C. 脐上右侧　　　D. 脐上左侧　　　E. 脐周

11. 关于四步触诊下列哪项错误?(　　)

A. 前三步,检查者面向孕妇头部　　　　　　　B. 第四步,面向孕妇足部

C. 第二步,触诊主要查胎背四肢在何侧　　　　D. 第三步,主要检查先露大小

E. 第四步,主要了解先露部入盆程度

* 12. 孕妇末次月经为 1994 年 5 月 8 日,预产期是(　　)。

A.1994 年 2 月 16 日　　　　B.1994 年 4 月 15 日　　　　C.1995 年 2 月 15 日

D.1995 年 5 月 15 日　　　　E.1995 年 6 月 18 日

13. 胎先露指(　　)。

A. 胎儿长轴与母体长轴关系　　　　　　　　　B. 胎儿在子宫内所取的姿势

C. 最先进入骨盆入口平面的胎儿部分　　　　　D. 胎儿指示点和骨盆关系

E. 胎儿枕骨和骨盆关系

* 14. 下列哪项属正常胎心音次数?(　　)

A.100 次/分　　　B.80 次/分　　　C.105 次/分　　　D.170 次/分　　　E.132 次/分

15. 下列哪项不属于纵产式?(　　)

A. 枕先露　　　　B. 面先露　　　　C. 臀先露　　　　D. 肩先露　　　　E. 膝先露

16. 中期妊娠是指妊娠(　　)。

A.11～25 周　　　B.12～28 周　　　C.13～28 周　　　D.18～28 周　　　E.20～28 周

17. 下列哪种胎先露为横产式?(　　)

A. 面先露　　　　B. 肩先露　　　　C. 顶先露　　　　D. 臀先露　　　　E. 枕先露

* 18. 首次产前检查的时间应在(　　)。

A. 妊娠 12 周　　　B. 妊娠 16 周　　　C. 妊娠 20 周　　　D. 妊娠 24 周　　　E. 确定妊娠时

A2 型题

19. 某病人,女,25 岁。停经 50 天,恶心、呕吐 1 周,每日呕吐 3～4 次,进食量明显减少,尿酮体阴性,正确的护理措施是(　　)。

A. 口服镇静剂　　　B. 高蛋白质饮食　　　C. 鼓励少量多餐　　　D. 绝对卧床休息　　　E. 输血

20. 某病人,女,23 岁,初孕妇。产科检查:子宫底位于脐上三横指,估计妊娠时间为(　　)。

A.12 周末　　　　B.16 周末　　　　C.24 周末　　　　D.28 周末　　　　E.32 周末

* 21. 病人,女,26 岁。孕 32 周时行自我胎动计数,正常的是(　　)。

A.1～2次/小时　　B.3～5次/小时　　C.6～8次/小时　　D.9～12次/小时　　E.13～15次/小时

22.病人,女,末次月经日期记不清,来医院检查时子宫底在脐上一横指,胎心音正常。估计妊娠为(　　　)。

A.16周末　　　　B.20周末　　　　C.24周末　　　　D.28周末　　　　E.32周末

＊23.病人,女,29岁。尿HCG阳性。超声检查:子宫内妊娠6周,对其孕期健康指导正确的是(　　　)。

A.妊娠初期8周内谨慎用药　　　　　　　B.28周后每天数胎动1次

C.妊娠12～28周避免性生活　　　　　　D.胎心率在160～180次/分

E.妊娠30周后进行乳房护理

24.病人,女,妊娠8周,不应该(　　　)。

A.有早孕反应　　　　　　B.出现尿频现象　　　　　　C.乳房增大,乳晕着色

D.在耻骨联合上扪及子宫底　　　　E.尿妊娠试验阳性

25.病人,女,娩出一女婴身长35 cm,体重1000 g,皮下脂肪少,头发、指甲已长出,新生儿娩出后能啼哭、吞咽,但生活能力很差。估计该新生儿娩出时孕周为(　　　)。

A.8周　　　　　B.16周　　　　　C.20周　　　　　D.28周　　　　　E.40周

＊26.病人,女,26岁。初孕妇,妊娠41周,临产,胎心音170次/分。宫缩压力试验频繁出现晚期减速,护士给予吸氧并指导其体位是(　　　)。

A.左侧卧位　　　　　　B.头低足高位　　　　　　C.胎头的对侧卧位

D.平卧位　　　　　　E.半卧位

A3/A4型题

(27～30题共用题干)

孕妇王某,末次月经2012年2月20日,现妊娠38周。四步触诊法检查结果为子宫底是圆而硬且有浮球感的胎儿部位,耻骨联合的上方为软而宽、形态不规则胎儿部分,胎背位于母体腹部右侧。骨盆外测量:髂棘间径27 cm,髂嵴间径27 cm,骶耻外径17 cm,出口后矢状径9 cm,坐骨结节间径9 cm。

＊27.胎方位是(　　　)。

A.枕左前　　　B.枕右前　　　C.骶左前　　　D.骶右前　　　E.肩右前

＊28.预产期是(　　　)。

A.2012年9月29日　　　　B.2012年11月27日　　　　C.2012年10月5日

D.2012年12月5日　　　　E.2012年11月23日

＊29.下列哪条径线低于正常值?(　　　)

A.髂棘间径　　　B.髂嵴间径　　　C.骶耻外径　　　D.出口后矢状径　　　E.坐骨结节间径

＊30.胎心音最清楚部位应是(　　　)。

A.脐右下方　　　B.脐右上方　　　C.脐左下方　　　D.脐左上方　　　E.脐周

第三章

正常分娩产妇的护理

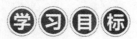

1. 掌握分娩的概念、影响分娩的因素及其特点。
2. 掌握临产的诊断,产程的分期。
3. 理解分娩机制。
4. 熟悉产程观察的内容、方法。
5. 了解分娩镇痛技术。
6. 能运用护理程序对分娩期妇女进行整体护理。
7. 能完成正常分娩(外阴清洁消毒、产包的准备及铺巾、正常分娩助产)的准备及护理配合工作。

第一节　影响分娩的因素

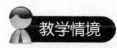

谭女士,26 岁,已婚,停经 39 周,近几天晚上常感不规则下腹痛,现来医院检查。该妇女咨询她是否快要生了。请问:

1. 哪些因素会影响分娩?
2. 对产妇如何进行指导?

妊娠满 28 周及以上,胎儿及其附属物从母体全部娩出的过程称为分娩(delivery)。妊娠满 28 周至不满 37 足周间分娩称为早产(premature delivery);妊娠满 37 周至不满 42 足周间分娩称为足月产(term delivery);妊娠满 42 周及以后分娩称为过期产(postterm delivery)。

影响分娩的因素包括产力、产道、胎儿及待产妇的精神心理状态。若各因素均正常且能相互适应,胎儿则能顺利经阴道自然娩出,称为正常分娩。

【产力】

将胎儿及其附属物从子宫腔内逼出的力量,称为产力,包括子宫收缩力(简称宫缩)、腹肌及膈肌收缩力(统称腹压)和肛提肌收缩力。

(一)子宫收缩力

子宫收缩力是临产后的主要力量,贯穿于分娩全过程。临产后的宫缩能迫使宫颈管缩短直至消失、宫口扩张、胎先露下降和胎儿、胎盘娩出。临产后的正常宫缩具有以下特点。

1. 节律性　宫缩的节律性是临产的重要标志。正常宫缩是宫体部自发性、节律性的收缩并伴有阵痛。每次宫缩由弱渐强(进行期),持续一定时间(极期),随后由强渐弱(退行期),直至消失进入间歇期,间歇期子宫肌肉松弛。宫缩如此反复出现,直至分娩全过程结束(图 3-1)。临产开始时,宫缩持续时间短、间歇时间长、强度弱,随着产程的进展,宫缩持续时间逐渐延长,间歇期逐渐缩短,强度增加,当宫口开全之后,宫缩持续时间可长达 60 s,间歇期可缩短至 1~2 min,强度进一步增加。宫缩时,子宫肌壁血管及胎盘受压,导致子宫血流量减少,胎盘绒毛间隙的血流量减少;宫缩间歇期,子宫血流量又恢复到原来水平,胎盘绒毛间隙的血液重新充盈。宫缩的这一节律性对胎儿有利。

2. 对称性和极性 正常宫缩起自于两侧子宫角部,向子宫底中线集中,左右对称,然后向子宫下段扩散,均匀协调地扩展至整个子宫,此为子宫收缩力的对称性(图3-2)。宫缩以子宫底部最强、最持久,向下则逐渐减弱,子宫底部收缩力的强度几乎是子宫下段的2倍,此为子宫收缩力的极性。

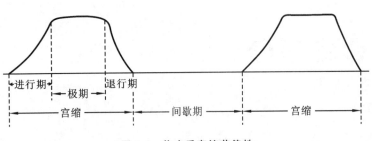

图3-1 临产后宫缩节律性

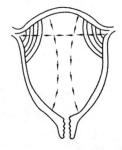

图3-2 宫缩的对称性和极性

3. 缩复作用 宫缩时,子宫体部肌纤维缩短变宽,间歇期肌纤维虽有松弛,但不能完全恢复到原来的长度,经反复收缩,肌纤维越来越短,这种现象称缩复作用。缩复作用随产程进展使宫腔内容积逐渐缩小,迫使胎先露逐渐下降、宫颈管消失及宫口逐渐扩张。

(二)腹肌及膈肌收缩力

腹肌及膈肌收缩力是第二产程时娩出胎儿的重要辅助力量。宫口开全后,宫缩时,胎先露部压迫骨盆底组织及直肠,反射性地引起排便动作,产妇主动屏气,腹肌、膈肌收缩使腹压增高,协同宫缩使胎儿娩出。腹压在第三产程时可促使胎盘娩出。

(三)肛提肌收缩力

肛提肌收缩力有协助胎先露进行内旋转、仰伸及促使胎儿和胎盘娩出的作用。

【产道】

产道是胎儿娩出的通道,分为骨产道与软产道两部分。

(一)骨产道

骨产道指真骨盆,是产道的重要部分。其大小、形状与分娩关系密切。

1. 骨盆入口平面 真假骨盆的交界面,呈横椭圆形(图3-3)。其前方为耻骨联合上缘,两侧为髂耻缘,后方为骶岬上缘。

(1)入口前后径 也称真结合径,耻骨联合上缘中点至骶岬上缘正中间的距离,正常值平均约11 cm。

(2)入口横径 左右髂耻缘间的最大距离,正常值平均约13 cm。

(3)入口斜径 左右各一。左骶髂关节至右髂耻隆突间的距离为左斜径;右骶髂关节至左髂耻隆突间的距离为右斜径,正常值平均约12.75 cm。

2. 中骨盆平面 骨盆最小最窄平面,呈前后径长的纵椭圆形(图3-4)。其前方为耻骨联合下缘,两侧为坐骨棘,后方为骶骨下端。

(1)中骨盆前后径 耻骨联合下缘中点通过坐骨棘连线中点至骶骨下端间的距离,正常值平均约11.5 cm。

(2)中骨盆横径 也称坐骨棘间径,为两坐骨棘间的距离,正常值平均约10 cm,其长短与分娩关系密切。此平面为产程中了解胎头下降的重要标志。

3. 骨盆出口平面 骨盆腔的下口,由以坐骨结节间径为共同底边的两个在不同平面的三角形所组成(图3-5)。前三角的顶端为耻骨联合下缘,两侧为耻骨降支;后三角的顶端为骶尾关节,两侧为骶结节韧带。

(1)出口横径 坐骨结节间径。两坐骨结节内侧缘间的距离,正常值平均约9 cm。

(2)出口前后径 耻骨联合下缘至骶尾关节间的距离,正常值平均约11.5 cm。

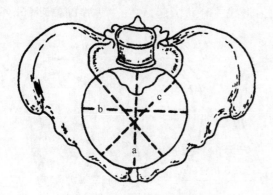

图 3-3 骨盆入口平面各径线
a—入口前后径(11 cm);b—入口横径(13 cm);c—入口斜径(12.75 cm)

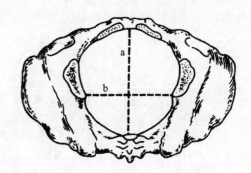

图 3-4 中骨盆平面各径线
a—中骨盆前后径(11.5 cm);b—中骨盆横径(10 cm)

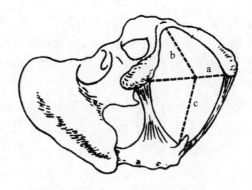

图 3-5 骨盆出口平面各径线(斜面观)
a—出口横径(9 cm);b—出口前矢状径(6 cm);c—出口后矢状径(8.5 cm)

（3）出口前矢状径 耻骨联合下缘至坐骨结节间径中点间的距离,正常值平均约 6 cm。

（4）出口后矢状径 骶尾关节至坐骨结节间径中点间的距离,正常值平均约 8.5 cm。

如出口横径稍短,而出口后矢状径较长,两径之和大于 15 cm 时,一般大小的胎头可通过出口后三角区经阴道娩出。

4. 骨盆轴 骨盆轴为连接骨盆各平面中点的假想曲线(图 3-6)。此轴上段向下向后,中段向下,下段向下向前。分娩时,胎儿沿此轴娩出,又称产轴。

5. 骨盆倾斜度 妇女直立时,骨盆入口平面与地平面所形成的角度(图 3-7),一般为 60°,如角度过大,常影响胎头衔接。

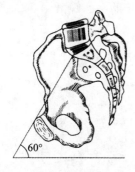

图 3-6 骨盆轴

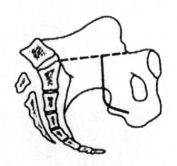

图 3-7 骨盆倾斜度

（二）软产道

即由子宫下段、子宫颈、阴道及骨盆底软组织构成的弯曲管道。

1. 子宫下段的形成 由非孕时长约 1 cm 的子宫峡部伸展形成。子宫峡部于妊娠 12 周后逐渐扩展成为子宫腔的一部分,至妊娠末期逐渐被拉长,形成子宫下段。临产后的规律宫缩使子宫下段拉长至 7～10 cm,肌壁变薄成为软产道的一部分。由于子宫体肌纤维的缩复作用,子宫上段肌壁越来越厚,子宫下段肌壁被牵拉得越来越薄(图 3-8),在两者间的子宫内面形成一环状隆起,称为生理性缩复环(physiologic retraction ring)。

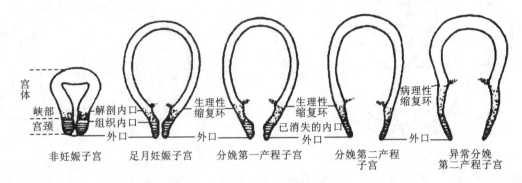

图 3-8 子宫下段形成及宫口扩张

2. 宫颈管的变化 临产前的宫颈管长 2～3 cm,初产妇较经产妇稍长些。临产后,宫颈管内口受宫缩牵拉及胎先露部与前羊水囊的支撑,向上向外扩张成漏斗形,此时宫颈管外口变化不大,随后宫颈管逐渐变短、消失,然后宫口逐渐扩张,宫口开全时直径为 10 cm。初产妇多是宫颈管先消失,宫口后扩张;经产妇多是宫颈管消失与宫口扩张同时进行。

3. 骨盆底、阴道及会阴的变化 宫口开全后胎先露部及前羊水囊先将阴道上部撑开,破膜后胎先露下降直接压迫骨盆底,使软产道下段形成一个向前弯曲的长筒,阴道黏膜皱襞展平使腔道增宽,肛提肌向下及向两侧扩展,肌纤维拉长,使会阴体由 5 cm 厚变成 2～4 mm,以利于胎儿通过。分娩时若保护会阴不当,易造成会阴裂伤。

【胎儿】

胎儿的大小、胎位及有无畸形直接影响分娩过程。胎儿过大致胎头径线大;胎儿过熟致颅骨较硬,胎头不易变形;胎位异常如横位、持续性枕横位、持续性枕后位,或胎儿畸形如脑积水、联体儿等,均使胎儿通过产道困难而造成难产。

(一)胎儿大小

胎儿的大小是决定分娩难易的重要因素之一。胎头是胎体的最大部分,也是胎儿通过产道最困难的部分。

1. 胎头颅骨 胎头颅骨由顶骨、额骨、颞骨各两块及枕骨一块构成。颅骨间的缝隙称为颅缝,两颅缝交界处空隙较大称为囟门。胎头前部菱形的称为前囟,前囟也称为大囟门。后部三角形的称为后囟,后囟也称为小囟门(图 3-9)。颅缝与囟门均有软组织覆盖,使骨板有一定活动余地,使胎头具有一定的可塑性。在分娩过程中,通过颅缝轻度的重叠,使头颅变形,缩小头颅体积,有利于胎头的娩出。

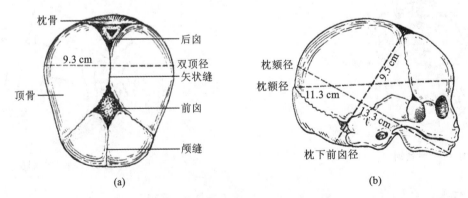

图 3-9 胎头颅骨、颅缝、囟门及径线图

2. 胎头径线

(1)双顶径 两顶骨隆突间的距离,是胎头最大横径,临床上常以 B 超测此值以判断胎儿大小。一般足月妊娠时平均值约为 9.3 cm。

（2）枕额径　又称前后径，为鼻根上方至枕骨隆突的距离，胎头以此径衔接，妊娠足月时平均值约为 11.3 cm。

（3）枕下前囟径　又称小斜径，为前囟中央至枕骨隆突下方的距离，妊娠足月时平均值约为 9.5 cm，胎头俯屈后以此径通过产道。

（4）枕颏径　又称大斜径，为颏骨下方中央至后囟顶部间的距离，妊娠足月时平均值约为 13.3 cm。

（二）胎位

产道为一纵形管道，纵产式时，胎体纵轴与骨盆轴相一致，容易通过产道。头先露时，胎头先通过产道，经颅骨重叠，使胎头变形，周径变小，有利于胎头娩出。而臀先露时，因胎臀较胎头周径小且软，后出胎头通过产道时，阴道不能充分扩张，胎头娩出又无变形机会，使胎头娩出困难。肩先露时，胎体纵轴与骨盆轴垂直，妊娠足月的活胎不能通过产道，对母婴威胁极大。

（三）胎儿畸形

当胎儿某一部分发育不正常，如脑积水、联体儿等，由于胎头或胎体过大，使胎儿通过产道时发生困难。

【产妇的精神心理因素】

分娩对于产妇来说既是生理现象，也是一种持久而强烈的应激过程。产妇精神心理因素能够影响机体内部的平衡、适应力和健康。很多的初产妇从各种渠道了解到有关分娩时的负面信息，害怕分娩引起的剧烈疼痛和分娩安全性的不确定，致使临产时情绪紧张，常常处于恐惧、焦虑的精神心理状态。现已证实，产妇的这种情绪改变会使机体产生一系列变化，如心率加快、呼吸急促、肺内气体交换不足，致使子宫缺氧，宫缩乏力，宫口扩张缓慢，胎先露下降受阻，产程延长，产妇体力消耗过多，同时也促使产妇神经内分泌发生变化，交感神经兴奋，释放儿茶酚胺，血压升高，导致胎儿缺血、缺氧，出现胎儿窘迫。故产妇的精神心理状态与分娩是否顺利密切相关。随着医学模式的转变，产妇精神心理因素对分娩过程的影响逐渐被关注。产科工作者应对产妇进行分娩前的健康教育，让产妇对分娩有正确的认识与理解，增强产妇的信心，使其在产程中保持良好的情绪，在分娩各阶段能主动配合医护工作，则有利于分娩顺利进行。

第二节　分娩机制及临产诊断

教学情境

白女士，28 岁，已婚，停经 39 周，阴道血性分泌物 6 h，阵发性腹痛 2 h 来院准备住院生产。请问：

1. 如何向她介绍分娩的机制？
2. 如何判断她是先兆临产还是临产？
3. 如何向她介绍分娩的临床经过？
4. 如何提供分娩过程的系统化整体护理？

【枕先露的分娩机制】

分娩机制（mechanism of labor）是指胎儿先露部为适应骨盆各平面的不同形态，被动地进行一系列适应性转动，以其最小径线通过产道的全过程。临床上枕先露占 95% 以上，以枕左前位最多见，故以枕左前位为例说明分娩机制（图 3-10）。

（一）衔接（engagement）

胎头双顶径进入骨盆入口平面，颅骨最低点接近或达到坐骨棘水平，称为衔接（又称"入盆"）。胎头取半俯屈状态以枕额径进入骨盆入口，由于枕额径大于骨盆入口前后径，故枕额径多衔接在入口平面斜径或横径上，枕左前位时枕额径衔接在骨盆入口平面右斜径上，枕骨位于骨盆的左前方。初产妇多在预产期前 1～2 周内衔接，经产妇多在分娩开始后衔接。如初产妇临产后胎头仍未衔接，应警惕有头盆不称。

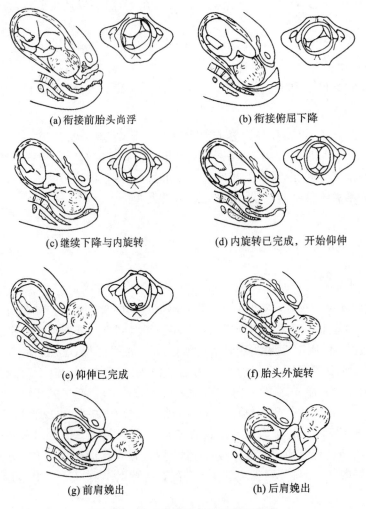

(a) 衔接前胎头尚浮   (b) 衔接俯屈下降

(c) 继续下降与内旋转   (d) 内旋转已完成,开始仰伸

(e) 仰伸已完成   (f) 胎头外旋转

(g) 前肩娩出   (h) 后肩娩出

图 3-10 枕左前位的分娩机制示意图

(二) 下降(descent)

胎头沿骨盆轴前进的动作称为下降,是胎儿娩出的首要条件。下降动作呈间歇性,宫缩时胎头下降,间歇时稍回缩。下降贯穿于分娩全过程中,与胎头俯屈、内旋转、仰伸、复位及外旋转等动作相伴随。胎头下降的程度是临床上判断产程进展的重要标志之一。

(三) 俯屈(flexion)

当处于半俯屈状态的胎头枕部下降至骨盆底时,遇肛提肌阻力,借杠杆作用发生俯屈,使下颏接近胸部,将胎头衔接时的枕额径(11.3 cm)变为枕下前囟径(9.5 cm),以适应产道,有利于胎头继续下降。

(四) 内旋转(internal rotation)

胎头围绕骨盆纵轴旋转,使其矢状缝与中骨盆及骨盆出口前后径相一致的动作称为内旋转。枕先露时,胎头枕部到达骨盆底位置最低,肛提肌收缩将胎头枕部推向阻力小、部位宽的前方,枕左前位的胎头枕部向前旋转 45°,后囟门转至耻骨弓下方。胎头在第一产程末完成内旋转动作。

(五) 仰伸(extention)

完成内旋转后,胎头到达阴道外口时,宫缩和腹压继续迫使胎头下降,而肛提肌收缩力又将胎头向前推进,两者的合力使胎头沿骨盆轴下段向下向前。当胎头枕骨达耻骨联合下缘时,胎头以耻骨弓为支点逐渐仰伸,胎头的顶、额、鼻、口、颏由会阴前缘相继娩出。当胎头仰伸时,胎儿双肩径沿左斜径进入骨盆入口。

(六) 复位及外旋转(restitution and external rotation)

胎头娩出时,胎儿双肩径沿骨盆入口左斜径下降。胎头娩出后,为使胎头与胎肩恢复正常关系,胎头枕部向左旋转 45°,称胎头的复位。胎肩在盆腔内继续下降,前(右)肩向前向中线旋转 45°,使胎儿双肩径转成与出口前后径相一致的方向上,而胎头枕部需在外跟着再向左旋转 45°,以保持胎头与胎肩的垂直关系,称胎头的外旋转。

(七)胎肩及胎儿娩出

胎头完成外旋转后,胎儿前(右)肩在耻骨弓下先娩出,随即后(左)肩从会阴前缘娩出,然后胎体及胎儿下肢随之娩出,完成分娩全过程。

必须指出,以上分娩机制各动作是连续进行的。

【先兆临产】

分娩发动之前,出现预示孕妇不久将临产的症状,称为先兆临产(threatened labor)。

(一)假临产

分娩发动前,孕妇常出现假临产(false labor)。其特点是宫缩持续时间短(<30 s)且不恒定,间歇时间长且不规律,宫缩强度不增加;常在夜间出现而于清晨消失;宫缩只引起轻微胀痛且局限于下腹部,宫颈管不短缩,宫口不扩张;给予镇静剂能抑制宫缩。

(二)胎儿下降感

随胎先露下降进入骨盆入口,子宫底位置下降,孕妇感觉上腹部受压感消失。

(三)见红

在分娩前 24～48 h 内,因宫颈内口附近的胎膜与该处的子宫壁分离,毛细血管破裂排出少量血液,与宫颈管内的黏液相混经阴道排出,称见红(show)。见红是分娩即将开始的比较可靠的征象。若出血量超过平时月经量,则不应认为是见红,应视为病理性阴道流血。

【临产诊断】

临产开始的标志为有规律且逐渐增强的子宫收缩,宫缩持续 30 s 或以上,间歇 5～6 min,同时伴随进行性宫颈管消失、宫颈口扩张和胎先露下降。

【产程分期】

总产程(total stage of labor)即分娩全过程,是指从出现规律宫缩开始至胎儿、胎盘娩出为止。临床上通常分为 3 个产程。

第一产程(first stage of labor)又称宫颈扩张期。从临产开始到宫口开全为止。初产妇需 11～12 h;经产妇需 6～8 h。

第二产程(second stage of labor)又称胎儿娩出期。从宫口开全到胎儿娩出。初产妇需 1～2 h,不应超过 2 h;经产妇通常数分钟即可完成,但也有长达 1 h 者,不应超过 1 h。

第三产程(third stage of labor)又称胎盘娩出期。从胎儿娩出到胎盘胎膜娩出需 5～15 min,不应超过 30 min。

第三节 正常分娩产妇的护理

教学情境

张女士,30 岁,停经 40 周,规律性腹痛 4 h。入院后肛查宫口开大 1.5 cm,枕先露,位于坐骨棘上 2 cm。请问:

1. 如何向她介绍分娩的临床经过?

2. 如何对她进行产程观察?

3. 如何指导她的饮食、休息、大小便等?

【第一产程妇女的护理】

(一)临床表现

1. 规律宫缩(regular uterine contraction) 临产后出现伴有疼痛的子宫收缩,产程开始时,宫缩持续时间较短(约 30 s)且弱,间歇期较长(5~6 min)。随着产程进展,持续时间逐渐延长(40~50 s),且强度不断增加,间歇期逐渐缩短(2~3 min)。当宫口近开全时,宫缩持续时间可长达 1 min 或更长,间歇期仅 1~2 min。

2. 宫口扩张(dilatation of cervix) 宫口扩张是临产后规律宫缩的结果。当宫缩渐频并增强时,宫颈管逐渐短缩直至消失,宫口逐渐扩张。潜伏期宫口扩张速度较慢,进入活跃期后速度加快。当宫口开全(10 cm)时,宫口边缘消失,子宫下段及阴道形成宽阔筒腔,有利于胎儿通过。通过肛门或阴道检查可以确定宫口扩张程度。

3. 胎头下降程度(descent of presentation) 伴随着规律性子宫收缩和宫颈的扩张,胎儿先露部逐渐下降。胎头下降程度是决定能否经阴道分娩的重要观察指标。

4. 胎膜破裂(rupture of membranes) 宫缩时使羊膜腔内压力增高,胎先露下降,将羊水阻断为前、后两部。在胎先露部前面的称为前羊水,约为 100 mL,形成前羊水囊。宫缩时前羊水囊锲入宫颈管内,有助于扩张宫口。当宫缩继续增强,羊膜腔压力增加到一定程度时胎膜自然破裂。破膜多发生在第一产程末宫口近开全时。

(二)护理评估

1. 健康史 根据产前检查记录询问相关的病史,了解产妇的一般情况。

(1)确认资料 包括姓名、年龄、孕次、产次、末次月经和预产期。

(2)此次妊娠经过 包括产前检查结果,实验室检查结果,特殊检查项目及结果,有无妊娠并发症及处理方法、疗效。询问规律宫缩开始的时间、强度和频率。

(3)过去妊娠分娩史 对既往有不良孕产史者要了解原因,包括分娩方式、胎儿出生体重和新生儿出生状况。

(4)一般健康状况与家族史 了解身高、体重、一般营养状况;了解是否有严重疾病史,有无过敏史,家族成员中有无遗传性疾病、血液病等。

2. 身心状况

(1)一般情况 观察生命体征,在整个分娩过程中要注意血压波动情况,评估身高、体重、精神、营养、重要脏器、乳房、皮肤张力情况等。

(2)胎儿宫内情况 进入产程后可用胎心听诊器、多普勒仪或胎儿电子监护仪进行监测。胎儿电子监护仪可观察胎心率变异及其与宫缩、胎动的关系,了解胎儿在宫内的状态。

(3)产程进展情况 通过肛门检查重点评估子宫收缩、宫口扩张、先露下降、破膜情况。

(4)心理状况 产妇进入临产,护理人员应在分娩全过程密切关注产妇的心理精神状况。重点评估产妇因分娩知识缺乏或过多了解分娩负面信息而产生的紧张、焦虑、恐惧的程度;评估家庭社会支持系统对产妇的支持力度;评估产妇对阵痛的忍耐度及急躁、焦虑、恐惧的程度。

(三)护理诊断

1. 恐惧焦虑 与知识、经验缺乏有关。

2. 舒适改变 与胎膜破裂、体位受限、膀胱充盈、不良环境等有关。

3. 疼痛 与逐渐加强的子宫收缩有关。

(四)护理措施

1. 入院护理 判断产妇即将临产或临产后,协助其办理住院手续,介绍待产室及产房的环境。结合产前检查记录,询问病史,对产妇做全身及产科检查,对初产妇或有难产史的经产妇,应再次行骨盆外测量,完成入院病史评估书写。如发现异常,及时报告医生,协助做相应处理。外阴部剃除阴毛,并用温肥皂水和温开水清洗。

2. 心理护理 护理人员对产妇应热情、亲切,耐心介绍正常分娩的全过程及产妇在各产程中需重点配合的事项,增强产妇对自然分娩的自信心;加强护患沟通,要详细解答产妇及家属提出的疑问,及时提供产程中发生的相关信息,帮助产妇在产程过程中采取相应的应对措施密切配合医护人员,以便能顺利分娩。

3. 观察生命体征　在分娩期宫缩时血压常升高5～10 mmHg,应每隔4～6 h测量血压一次。发现血压升高应增加测量次数并给予相应处理。

4. 产程的观察与护理

(1) 子宫收缩　通过触诊法或胎儿监护仪监测。触诊法系指助产人员将手掌放于产妇腹壁上进行观察,宫缩时宫体部隆起变硬,间歇期松弛变软。定时连续观察宫缩的持续时间、强度、间歇期时间,并记录。记录方法:宫缩持续时间/宫缩间歇时间,如宫缩持续时间为30～40 s,间歇2～3 min,记为30～40 s/2～3 min。用胎儿监护仪描记宫缩曲线,可看到宫缩的强度、频率和持续时间。还可看到宫缩与胎心率变化的相对关系,是全面反映宫缩的客观指标。

潜伏期应每隔1～2 h观察一次,活跃期应每隔15～30 min观察一次,一般需连续观察至少3次收缩。如出现子宫收缩不规律、持续时间、间隙时间和强度异常应及时通知医生,并给予相应处理。

(2) 胎心　胎心率是反映胎儿有无缺氧的主要指标,产程中必须定时监测并做好记录。用听诊器(木质听筒、多普勒听诊仪)、胎儿监护仪监测胎心。潜伏期应每隔1～2 h用听诊器在宫缩间歇期听胎心一次,进入活跃期后宫缩加强,应每15～30 min听胎心一次,每次听诊1 min。用胎儿监护仪可观察胎心率变异及其与宫缩、胎动的关系。正常胎心率为120～160次/分,听诊时还应注意心律、心音强弱,做好记录。若宫缩后胎心率减慢不能迅速恢复,或胎心率持续低于120次/分或高于160次/分,均提示胎儿窘迫。应立即给产妇吸氧、左侧卧位,同时寻找原因、通知医生。

(3) 宫口扩张及胎头下降　通过肛门检查了解宫口扩张及胎头下降情况。根据宫口扩张情况第一产程分为潜伏期和活跃期。从规律宫缩开始到宫口扩张3 cm称为潜伏期,此期扩张速度较慢,平均每2～3 h扩张1 cm,约需8 h,最大时限16 h。从宫口扩张3 cm到宫口开全称为活跃期,此期扩张速度明显加快,约需4 h,最大时限8 h。

胎头下降以坐骨棘平面为标志。胎头颅骨最低点平坐骨棘时,以"0"表示;在坐骨棘平面上1 cm时,以"－1"表示;在坐骨棘平面下1 cm时,以"+1"表示,依此类推(图3-11)。

临产后应每隔2～4 h在宫缩时肛查一次。经产妇或宫缩较强者间隔时间应缩短,次数不应过多。肛门检查方法:产妇仰卧,两腿屈曲分开,检查者站在产妇右侧,右手食指戴指套蘸润滑油,轻轻伸入直肠内。检查前用消毒纸覆盖阴道口避免粪便污染。肛门检查主要了解以下内容。①骨盆腔情况:在直肠内食指向后触及尾骨尖,了解尾骨的活动度,两侧坐骨棘是否突出。②胎头下降程度:触及坐骨棘,判断胎头位置高低。③胎膜情况:指端掌侧移向宫颈口,未破膜者在胎儿先露部前方可触及有弹性的前羊膜囊,已破膜者能直接触到胎先露。④宫颈情况:用指端掌侧探查宫颈口四周边缘,宫颈软硬程度、厚薄,用厘米或横指数来估计宫口扩张的程度(图3-12)。

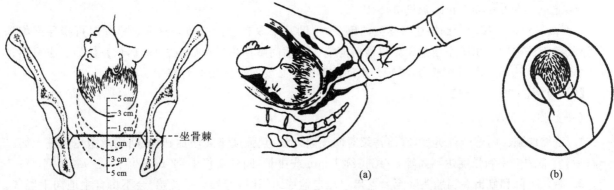

图3-11　胎先露高低判断

图3-12　肛门检查宫口扩张程度

(a)　　　　(b)

对肛查不清、疑有脐带先露或脐带脱垂、轻度头盆不称经试产4 h产程进展缓慢者,应在严密消毒下行阴道检查。阴道检查能直接摸清胎方位、宫口扩张及胎头下降程度等情况,从而决定分娩方式。

(4) 绘制产程图　临床上用产程图中的宫口扩张曲线和胎头下降曲线来观察产程进展,并以此指导产程处理。产程图以临产时间(h)为横坐标,以宫口扩张程度(cm)为纵坐标的左侧,先露下降程度(cm)为纵坐标的右侧。一般在临产后开始画产程图,把每一次肛门或阴道检查结果记录在坐标图上(图3-13)。

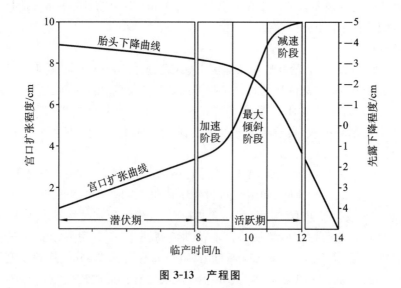

图 3-13　产程图

（5）观察胎膜破裂及羊水　一旦发现破膜，应立即听胎心，并观察羊水颜色、量和性状，记录破膜时间。若胎心率异常，应立即行阴道检查，判断有无脐带脱垂。若超过 12 h 尚未分娩者，按医嘱给抗生素预防感染。

5. 促进舒适

（1）保持良好的环境　产房应保持整洁、安静、无噪声，避免操作时发出的碰撞声。

（2）补充液体和热量　在宫缩间歇期鼓励产妇少量多次进食，以清淡、高热量、易消化的食物为宜，注意摄取足够的水分，必要时可静脉补液支持，以保证产程中维持充沛的精力和体力。

（3）活动与休息　临床后如胎膜未破，宫缩不强，产妇可在室内适当活动，以利于产程进展。若初产妇宫口近开全或经产妇宫口扩张 4 cm 以上，应卧床并取左侧卧位休息。

（4）保持清洁　进入产程后，由于宫缩使产妇出汗较多，加上阴道分泌物、羊水外溢等，产妇多有不适，应协助产妇擦汗、更衣、更换床单等，大小便后及时行会阴冲洗，以保持清洁，增加舒适感。

（5）大小便　临产后，鼓励产妇每 2～4 h 排尿 1 次，以免膀胱充盈影响宫缩及胎头下降。排尿困难者，必要时可给予导尿。初产妇宫口扩张小于 4 cm，经产妇小于 2 cm 时可进行灌肠。灌肠既能清除粪便，避免分娩时排便造成污染，又能通过反射作用刺激宫缩，加速产程进展。但胎膜早破、阴道流血、胎头未衔接、胎位异常、有剖宫产史、宫缩强估计 1 h 内分娩及患严重心脏病等不宜灌肠。常用的灌肠溶液为 0.2% 温肥皂水 500～1000 mL，温度 39～42 ℃。

（6）减轻疼痛　鼓励产妇描述对疼痛的感受，帮助其采取有效措施缓解疼痛。宫缩时可指导产妇深呼吸，腰骶部胀痛时可用手拳压迫该处以缓解疼痛。宫缩间歇期指导产妇放松休息，恢复体力。也可通过音乐、谈话等方法转移产妇注意力，减轻其疼痛的感觉。必要时遵医嘱配合应用镇静剂等。

【第二产程妇女的护理】

（一）临床表现

1. 宫缩增强　随着产程进展，宫缩持续时间逐渐延长，且强度不断增加，间歇期逐渐缩短。进入第二产程后，宫缩的频率和强度达到高峰，宫缩持续 1 min 或更长，间歇期仅 1～2 min。

2. 胎儿下降和娩出　当胎头降至骨盆出口压迫盆底组织时，产妇有排便感，会不由自主地向下屏气。随着产程进展，会阴逐渐膨隆、变薄，肛门松弛。当宫缩时胎头露出于阴道口，间歇期胎头又缩回阴道内，称胎头拨露，以后露出部分不断增大，直至胎头双顶径越过骨盆出口，间歇时胎头不再回缩，称胎头着冠。此后会阴极度扩张，胎头枕骨抵达耻骨弓下方，并以此为支点，胎头出现仰伸、复位、外旋转，前肩与后肩相继娩出，胎体和四肢也很快随之娩出，并伴后羊水涌出。

（二）护理评估

1. 健康史　了解产程进展情况和胎儿宫内情况，同时了解第一产程的临床经过及处理情况。

2. 身心状况

（1）身体状况　评估产妇一般情况,有无过度疲劳,有无膀胱过度充盈;监测子宫收缩的持续时间、间歇时间、强度和胎心率变化,观察生命体征,询问产妇有无便意感,观察胎头拨露、着冠情况,评估有无会阴切开指征。

（2）心理状况　评估产妇心理精神状况。有无急躁、焦虑、恐惧情绪,对正常分娩有无信心;评估产妇对分娩的配合能力。

（三）护理诊断

1. 焦虑　与知识、经验缺乏有关。

2. 疼痛　与子宫收缩及会阴切口有关。

3. 有受伤的危险　与分娩中可能的会阴裂伤、新生儿损伤有关。

（四）护理措施

1. 心理护理　第二产程期间,助产士应陪伴在旁,及时提供产程进展信息,宫缩间歇期给予饮水、少量食物,以保持体力。此时若产妇已疲劳至极,护理人员应给予安慰、支持和鼓励,以协助产妇完成分娩。

2. 观察产程进展

（1）勤听胎心　第二产程宫缩频而强,需严密监测胎心,仔细观察胎儿有无急性缺氧情况。应每5～10 min听一次胎心,最好用胎儿监护仪监测。如发现胎心异常,应立即给产妇吸氧同时通知医生,协助相关处理。

（2）观察宫缩及胎先露下降情况　如有宫缩乏力,应按医嘱给予缩宫素静脉滴注。若发现第二产程延长,应报告医生及时查找原因,尽量采取措施结束分娩,以免胎头长时间受压引起并发症。

3. 接产准备　初产妇宫口开全、经产妇宫口扩张 4 cm 且宫缩规则有力时,应将产妇送至产房,做好接生准备工作。

（1）会阴清洁消毒　产妇取仰卧位,两腿屈曲分开,露出外阴部,臀下垫以便盆,用消毒肥皂水棉球擦洗外阴部,顺序是①大小阴唇、②阴阜、③大腿内上 1/3、④会阴及肛门周围(图 3-14),用消毒干棉球盖住阴道口,然后用温开水冲去肥皂水,取下阴道口棉球及臀下便盆。最后以聚维酮碘消毒外阴部。

（2）接产者准备　按无菌操作常规洗手、穿手术衣、戴手套,助手打开产包,铺好消毒巾准备接生。

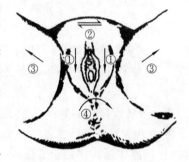

图 3-14　外阴部擦洗顺序

4. 指导产妇正确使用腹压　宫口开全后应指导产妇正确使用腹压。

（1）传统方法　让产妇双足蹬在产床上,两手握住产床上的把手,宫缩时,深吸气屏住,然后如解大便样向下用力屏气以增加腹压;间歇时,让产妇呼气并放松全身肌肉休息。如此反复做屏气动作,以加快产程进展。

（2）新方法　现多提倡产妇自主的用力方式,让产妇按自主的意愿用力。当胎头着冠后,若宫缩过强时,产妇需听助产士口令,张口哈气以解除胎儿娩出的速度,在宫缩间歇期缓缓用力使胎头缓慢娩出,此配合可以降低会阴裂伤。分娩体位的选择也更多,鼓励产妇在自己感到舒适和方便用力的直立体位分娩,如坐、站立、手膝俯卧位、蹲位、侧卧位(非平卧位分娩 no supine position delivery),估计胎儿较大或第二产程较慢或胎心音不稳定者,推荐手膝俯卧位分娩,也可取侧卧位分娩。

5. 接产　接产的目的在于保护会阴和协助胎儿安全娩出。

（1）评估会阴部情况　会阴是否过紧、耻骨弓是否过低、胎儿是否过大、会阴是否水肿、胎儿娩出是否会过快、母婴是否有病理情况急需结束分娩者等,决定是否进行会阴切开术。

（2）接产要领　保护会阴并协助胎头俯屈,让胎头以最小径线(枕下前囟径)在宫缩间歇时缓慢地通过阴道口(这是预防会阴撕裂的关键),保护会阴直至双肩娩出。

（3）接产步骤　接产者站在产妇右侧,当胎头拨露使阴唇后联合紧张时,开始保护会阴。配合产妇,在不同的分娩体位接产。用一手或两手控制胎头的娩出速度,使胎头匀速的扩张娩出。若此时宫缩过强,胎头冲力大时,应嘱产妇张口哈气以解除腹压,在宫缩间歇期让产妇稍微向下屏气,使胎头缓慢娩出。

目前大体有两种保护会阴的接产方法,传统方法是用一手控制胎头,另一手扶持会阴体的接产方法,接产者右肘支在产床上,右拇指和其余四指分开,手掌内垫以消毒巾,利用手掌大鱼际肌向内上方顶住会阴部,以免发生会阴撕裂。每当宫缩时,向内上方托压会阴,同时左手轻压胎头枕部,协助胎头俯屈(图 3-15(a))和使胎头缓慢下降。宫缩间歇时,保护会阴的右手稍放松,以免压迫过久引起会阴水肿。当胎头枕骨在耻骨弓下露出时,左手应协助胎头仰伸(图 3-15(b))。此时应让产妇宫缩时张口哈气,解除腹压,在宫缩间歇时让产妇稍向下屏气,使胎头缓慢娩出。胎头娩出后,右手仍应注意保护会阴,不要急于娩出胎肩,而应立即用左手自鼻根向下颏挤压,挤出口鼻内的黏液和羊水,然后协助胎头复位和外旋转,使胎儿双肩径与骨盆出口前后径相一致。

左手向下轻压胎儿颈部,使前肩自耻骨弓下先娩出(图 3-15(c)),继之再托胎颈向上,使后肩从会阴前缘缓慢娩出(图 3-15(d))。双肩娩出后,保护会阴的手方可松开,然后双手协助胎体及下肢相继以侧位娩出。胎儿娩出后,在产妇臀下放入弯盘以计算出血量,记录胎儿娩出时间。

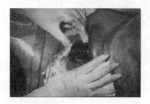
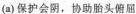
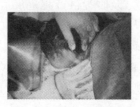
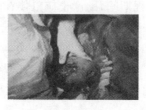
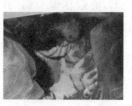

(a) 保护会阴,协助胎头俯屈　　(b) 协助胎头仰伸　　(c) 娩出前肩　　(d) 娩出后肩

图 3-15　接产步骤

新方法是只用一手控制胎头,另一手不扶持会阴体。胎头着冠后,会阴体膨胀达到极限,如宫缩过强,胎头娩出过快,可指导产妇张口哈气,全身放松,以减慢胎儿娩出速度;宫缩间歇期让产妇稍用力,使胎头在宫缩间歇期缓缓娩出,可以有效地防止会阴裂伤。注意接产者的手应均势扶持胎头,以控制其娩出速度,不可强行用力阻止胎儿娩出,也不可用力挤压胎头,禁止按摩揉搓胎儿头皮组织,防止损伤或形成血肿。

(4)脐带绕颈的处理　胎头娩出后,如发现脐带绕颈一圈且较松,可将脐带顺肩推下或从胎头部滑下。如果脐带绕颈较紧或绕颈 2 周以上,可用两把止血钳将其一段夹住从中剪断,注意勿伤及胎儿颈部皮肤,松懈脐带后再协助胎肩娩出。

【第三产程妇女的护理】

(一)临床表现

1. 子宫收缩　胎儿娩出后,子宫底降至脐平,产妇感到轻松,宫缩暂停数分钟后重又出现。

2. 胎盘剥离　由于胎儿娩出子宫腔容量突然明显缩小,而胎盘不能相应缩小,胎盘与子宫壁发生错位而剥离,剥离面出血形成胎盘后血肿。由于子宫继续收缩,胎盘与子宫壁剥离面积继续扩大,直至胎盘完全从子宫壁剥离并排出。

(二)护理评估

1. 健康史　了解产妇第一、第二产程的临床经过及处理情况。

2. 身心状况

(1)产妇一般情况　观察生命体征,监测产妇血压变化等。

(2)胎盘剥离及娩出过程　评估胎盘剥离征象,胎盘剥离征象如下:①宫体变硬呈球形,胎盘剥离后降至子宫下段,下段被扩张,宫体呈狭长形被推向上,子宫底上升达脐上;②剥离的胎盘降至子宫下段,阴道口外露的一段脐带自行延长;③阴道少量流血;④用手掌尺侧在产妇耻骨联合上方轻压子宫下段时,宫体上升而外露的脐带不再回缩。

胎盘剥离和排出的方式有两种。①胎儿面娩出式:临床上多见,胎盘从中央开始剥离,其特点是胎盘以胎儿面先排出,随后见少量阴道流血。②母体面娩出式:临床上少见,胎盘从边缘开始剥离,血液沿剥离面流出,其特点是先有较多阴道流血,然后胎盘以母体面娩出。

（3）子宫收缩及阴道出血　了解胎盘娩出前后子宫收缩的强度和频率。注意评估阴道出血的时间、量和颜色，常用的评估方法有称重法、容积法和面积法。

（4）新生儿状况

① 新生儿 Apgar 评分：以新生儿出生后 1 min 内的心率、呼吸、肌张力、喉反射及皮肤颜色 5 项体征为依据（表 3-1），判断新生儿有无窒息及窒息的严重程度，每项为 0～2 分，满分为 10 分。

② 一般状况：评估新生儿身长、体重、体表有无畸形等。

表 3-1　新生儿 Apgar 评分法

体　　征	应 得 分 数		
	0 分	1 分	2 分
心率	0	<100 次/分	≥100 次/分
呼吸	无	浅慢且不规则	佳,哭声响
肌张力	松弛	四肢稍屈曲	四肢屈曲活动好
喉反射	无反射	有些动作	咳嗽、恶心
皮肤颜色	全身苍白	身体红,四肢青紫	全身红润

（5）会阴伤口　仔细检查软产道，注意有无宫颈裂伤、阴道裂伤及会阴裂伤。

（6）心理状况　评估产妇的情绪状况，观察产妇对新生儿的反应，能否接受新生儿，有无进入母亲角色等。

（三）护理诊断

1. 潜在并发症　产后出血、新生儿窒息等。

2. 有亲子关系改变的危险　与新生儿性别不符合理想、畸形有关。

（四）护理措施

1. 新生儿护理

（1）清理呼吸道　胎儿娩出后立即取侧卧位，及时用新生儿吸痰管轻轻吸除新生儿咽部及鼻腔的黏液和羊水，以免发生吸入性肺炎。当确认呼吸道已吸净而仍未啼哭时，可用手轻拍新生儿足底促其呼吸。新生儿大声啼哭，表示呼吸道已通畅。

（2）Apgar 评分　新生儿出生后 Apgar 评分 8～10 分属正常新生儿，只需一般处理；4～7 分为轻度窒息，又称青紫窒息，需清理呼吸道、人工呼吸、吸氧、用药等措施才能恢复；0～3 分为重度窒息，又称苍白窒息，需紧急抢救，行喉镜在直视下气管内插管并给氧。缺氧较严重的新生儿，应在出生后 5 min、10 min 时再次评分，直至连续两次评分均不低于 8 分为止。出生 1 min 评分反映新生儿出生时情况，5 min 及以后评分反映新生儿预后。

Apgar 评分以呼吸为基础，皮肤颜色最灵敏，心率是最终消失的指标。临床恶化顺序为皮肤颜色→呼吸→肌张力→反射→心率。复苏有效顺序为心率→反射→皮肤颜色→呼吸→肌张力。肌张力恢复越快，预后越好。

（3）脐带处理　在距脐带根部 15～20 cm 处用两把血管钳钳夹，在两钳之间剪断脐带。将新生儿置于已预热的保暖处理台上，擦干全身的羊水与血迹。用 75% 乙醇消毒脐带根部及其周围，在距脐根 0.5 cm 处用无菌粗丝线结扎第一道，再在结扎线外 0.5 cm 处结扎第二道。丝线结扎时必须扎紧防止脐出血，但应避免用力过猛造成脐带断裂。在第二道结扎线外 0.5 cm 处剪断脐带，挤出残余血液，用 20% 高锰酸钾溶液或 5% 聚维酮碘溶液消毒脐带断面，注意药液不可接触新生儿皮肤，以免发生皮肤灼伤。最后脐带断面以无菌纱布覆盖，再用脐带布包扎。目前常用气门芯、脐带夹、血管钳等方法取代棉线双重结扎法。

（4）一般护理　擦净新生儿足底胎脂，将新生儿足印及产妇拇指印于新生儿病历上。向产妇出示新生儿令其辨认并说出性别。对新生儿做详细体格检查，然后系以标明母亲姓名、床号、住院号、新生儿性别、体重和出生时间的手腕带和包被牌。新生儿在出生后用抗生素眼药水滴眼，预防新生儿在通过产道时受到感染而致结膜炎。将新生儿抱给母亲进行首次母乳喂养，协助产妇在 30 min 内进行早吸吮。

2. 产妇护理

（1）预防产后出血 娩出后在产妇臀下放一弯盘接血，以测量出血量。既往有产后出血史或易发生宫缩乏力的产妇，可在胎儿前肩娩出时，给予缩宫素 10～20 U 静脉注射或麦角新碱 0.2 mg 静脉注射，也可在胎儿娩出后经脐静脉快速注入内加缩宫素 10 U 的生理盐水 20 mL，以促使胎盘迅速剥离减少出血。

（2）协助胎盘娩出 正确处理胎盘娩出，可减少产后出血的发生。当确认胎盘已完全剥离后，在宫缩时以左手握住子宫底并按压，同时右手轻拉脐带，协助胎盘娩出。当胎盘娩出至阴道口时，接产者用双手接住胎盘，向一个方向旋转并缓慢向外牵拉，协助胎膜完整剥离排出。如在胎膜娩出过程中发现有胎膜部分断裂，可用血管钳夹住断裂上段的胎膜，再继续向原方向旋转，直至胎膜完全排出。胎盘胎膜娩出后，按摩子宫以刺激子宫收缩而减少出血。同时注意观察并测量出血量。正常分娩出血量多数不超过 300 mL。

（3）检查胎盘胎膜 胎盘娩出后，将胎盘铺平，先检查胎盘母体面胎盘小叶有无缺损，然后将胎盘提起，检查胎膜是否完整，再检查胎盘胎儿面边缘有无断裂血管，以及时发现副胎盘。若有副胎盘、部分胎盘残留或大部分胎膜残留时，应在无菌操作下徒手入子宫腔取出残留组织。若确认仅有少许胎膜残留，可给予子宫收缩剂待其自然排出。

（4）检查软产道 胎盘处理完毕后，应仔细检查会阴、小阴唇内侧、尿道口周围、阴道及宫颈等有无裂伤。如有裂伤，及时按解剖关系缝合。缝合完毕，进行常规肛门检查，以防缝线穿透直肠壁。

（5）产后观察 分娩后产妇应在产房内观察 2 h，以及时发现有无产后出血。重点观察产妇血压、脉搏、子宫收缩情况、子宫底高度、阴道出血量、膀胱是否充盈、会阴、阴道壁有无血肿等。如无异常情况，可将产妇送回休养室。

（6）提供舒适 为产妇擦汗更衣，及时更换床单及会阴垫，让产妇平卧休息，并为产妇提供清淡、易消化的流质食物，以帮助恢复体力。

（7）填写资料 填写新生儿出生记录和分娩记录。

第四节 分 娩 镇 痛

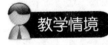

刘女士，33 岁，初产妇，停经 41 周临产。肛查：宫口开大 3 cm，枕先露，颅骨最低点位于坐骨棘上 3 cm，胎心音 140 次/分，现产妇自觉腹痛难以忍受，烦躁不安。请问：

1. 如何向她介绍分娩镇痛有哪些方法？

2. 如何对她进行指导？

分娩是一种正常的生理现象，但也是一次强烈的生理心理应激过程。分娩期疼痛可能是每一个产妇都要经历的不适之一，虽然大多数产妇都可以承受分娩痛，但剧烈疼痛导致体内一系列的神经内分泌反应，使产妇发生血管收缩、胎盘血流减少、酸中毒等，对产妇和胎儿产生相应影响，因此良好的分娩镇痛非常有意义。分娩镇痛是通过科学的方法减轻分娩疼痛，让每一位产妇顺利度过分娩，同时享受分娩的喜悦和幸福，促进产后恢复。

【分娩疼痛的产生机制、特点及其影响因素】

（一）分娩疼痛的产生机制

分娩疼痛主要通过骶丛神经、髂丛神经及骨盆内脏神经传导，分娩疼痛的产生可能与下列因素有关：①宫缩时子宫血管收缩引起子宫缺氧；②宫缩时的子宫移动引起腹部肌肉张力增高；③宫颈生理性扩张刺激了盆壁神经，引起腰骶部疼痛；④胎头压迫引起会阴部被动伸展而致会阴部固定性疼痛；⑤会阴切开或裂伤及其修复；⑥分娩过程中膀胱、尿道、直肠受压；⑦产妇紧张、焦虑或恐惧的心理会引起体内一系列神经内分泌反应，可导致害怕-紧张-疼痛综合征。

（二）分娩疼痛的特点

疼痛（pain）是机体组织遭受损伤后伴发的不舒适情感体验，是一种复杂的生理和心理过程，是个体的主观感受，缺乏客观衡量标准。产妇在阴道分娩时感到不同程度的疼痛。大约有50%的产妇感受到难以忍受的剧烈疼痛，35%的产妇感受到可以忍受的中等程度疼痛，15%的产妇有轻微的疼痛感觉。分娩疼痛是一种很独特的疼痛，有别于其他任何病理性疼痛，有它的时间局限性和特征性。对疼痛性质的描述是多样的，大部分是以"痉挛性、压榨性、撕裂样、刀割样疼痛"来描述，由轻、中度疼痛开始，随宫缩的力度加大而逐渐加剧。分娩疼痛源于宫缩，但不只限于下腹部，常放射至腰骶部、盆腔及大腿根部。

（三）影响分娩疼痛的因素

产妇对疼痛的耐受性因人而异，常见的影响因素有以下四点。

1. 心理因素 产妇分娩时的情绪、情感、态度经常影响分娩疼痛。产妇害怕疼痛、出血、胎儿畸形、难产等，产生焦虑和恐惧的心理会增加对疼痛的敏感性。相反，产妇如果对分娩有信心，相信自己有能力战胜分娩疼痛，则有助于减轻分娩时的疼痛。

2. 身体因素 产妇的年龄、产次、既往痛经史、难产、体位等诸多因素均影响分娩疼痛。经产妇的宫颈在分娩发动前开始变软，因而对疼痛的感觉较初产妇轻；既往有痛经者血液中分泌更多的前列腺素，会引起强烈的子宫收缩，产生剧烈的产痛；产妇如果采用垂直体位（坐位、站立、蹲位），疼痛较轻。

3. 社会因素 分娩的环境、氛围、对分娩过程的认知、其他产妇的表现、家人的鼓励和支持也影响分娩疼痛，如产妇感觉自己备受关爱就会减轻痛感，相反会增加痛感。

4. 文化因素 产妇的家庭文化背景、信仰、风俗和产妇受教育的程度是影响疼痛耐受性和反应行为的重要因素。另外，护士本身的文化背景也影响其对产妇疼痛程度的确定性。

【护理评估】

1. 健康史 通过产前检查记录了解相关信息，包括生育史、本次妊娠经历、妊娠合并症及并发症、孕期用药情况等。详细询问孕期接受健康教育情况，分娩相关知识的了解程度，产妇过去对待疼痛的感知、耐受性和应对情况，特别注意了解产妇以往分娩过程中对疼痛的处理方法。了解产妇及其支持者对分娩的态度、对阵痛分娩的反应及需求。

2. 身心状况 通过观察、访谈、调查量表等手段对疼痛程度做全方位的评估。大多数产妇表述疼痛，感觉身不由己、失去控制、疲惫不堪，表现为呻吟、愁眉苦脸、咬牙、坐立不安等。一些产妇会浑身发抖、寒战样哆嗦、哭泣、呕吐等。疼痛还可以引起全身出汗、心率加快、血压升高、呼吸急促等生理反应。

疼痛会影响产妇的情绪，产生烦躁、恐惧甚至绝望感。对需要硬膜外麻醉的产妇应评估针刺部位皮肤的完整性。

3. 辅助检查 检查血/尿常规及出/凝血时间等。

【护理诊断】

1. 疼痛 与子宫收缩、组织压迫等有关。

2. 恐惧、焦虑 与疼痛威胁而感到不安有关。

3. 个人应对无效 与过度疼痛及未能运用应对技巧有关。

【护理措施】

1. 一般护理 耐心倾听产妇关于疼痛的述说，表达对其疼痛的同情与理解。营造温馨、安全、舒适的家庭化产房，提供相应设施协助产妇采取舒适的体位，督促产妇定时排尿，及时补充热量和水分，减少不必要的检查。进行各种检查或护理前先将目的、程序告诉产妇，减除其紧张心理，各种操作动作应熟练、轻柔，避免粗暴，尽量减少疼痛刺激。

2. 非药物性分娩镇痛干预

（1）分娩准备（childbirth preparation methods） 通过产前教育，告知产妇分娩的过程、可能产生的疼痛及其原因、减轻分娩疼痛的方法，让产妇有充分的思想准备，纠正分娩必痛的错误观念，增加分娩自信和自控感，提高疼痛阈值，增加对疼痛的耐受性。目前常用的减轻分娩疼痛方法有拉梅兹分娩法（Lamaze method)、瑞德法(Dick-Read method)和布莱德雷法(Bradley method)。

（2）呼吸技术(breath techniques)　指导产妇在分娩过程中采取产前掌握的各种呼吸技术,达到转移注意力、放松肌肉、减少紧张和恐惧,提高产妇的自我控制感,有效减轻分娩疼痛。这些技术在第一产程可以增强腹部肌肉,增加腹腔容量,减少子宫和腹壁的摩擦及不适感;在第二产程应用则能增加腹腔压力从而帮助胎儿的娩出;第二产程末期,放松会阴部肌肉使胎儿头部缓缓娩出。护理人员应根据宫缩的强度、频率和持续时间,指导产妇主动地调整呼吸的频率和节律。

（3）导乐陪伴分娩(doula accompanying delivery)　在整个分娩过程中有一个富有生育经验和经过培训的人时刻陪伴在产妇旁边,在产妇分娩前后持续提供生理上、心理上、感情上的支持,随时给予分娩指导和生理上的帮助,充分调动产妇的主观能动性,使其主动参与分娩过程,使产妇在轻松、舒适、安全的环境下充分发挥自己的能力,顺利完成分娩过程。根据产妇的需求和医院的条件可选择家属(丈夫、父母、姐妹)陪伴、接受专门培训的专职人员陪伴、医护人员陪伴。为了产妇享受到导乐分娩无微不至的帮助,应提供获得导乐陪伴分娩的途径,并安排导乐陪伴人员在产前与孕妇进行沟通联系,较早建立相互信任关系。

（4）水中分娩(water birth)　产妇在充满温水的分娩池中利用水的浮力和适宜的温度,自然分娩的过程。水中分娩通过温热的水温和按摩的水流缓解产妇焦虑紧张的情绪;水的浮力支撑作用使身体及腿部肌肉放松,增加会阴部和软产道的弹性;加上水的向上托力减轻胎儿对会阴部的压迫;适宜的水温还可以阻断或减少疼痛信号向大脑传递;在温水中还便于孕妇休息和翻身,减少孕妇在分娩过程中的阵痛。水中分娩既有其优点,但也存在着一定的风险,因此需要严格掌握适应证,遵守操作流程,遵循无菌操作的原则,在整个分娩过程中实施系统化管理。

（5）经皮神经电刺激疗法(transcutaneous electrical nerve stimulation,TENS)　通过使用表皮层电极神经刺激器,持续刺激背部胸椎和骶椎的两侧,使局部皮肤和子宫的痛阈提高,并传递信息到神经中枢,激活体内抗痛物质和内源性镇痛物质的产生从而达到镇痛目的。此法操作简单,对产妇和胎儿没有危害,产妇还可根据自身耐受程度调节刺激强度和频率。

3. 药物性分娩镇痛干预　若非药物性镇痛方法不能有效缓解分娩过程中的疼痛,可选用药物性分娩镇痛方法。

（1）药物性分娩镇痛的原则　①对产妇及胎儿不良作用小;②药物起效快,作用可靠,给药方法简便;③对产程无影响或加速产程;④产妇清醒,可配合分娩过程。

（2）方法

① 吸入法:起效快,苏醒快,但应用时需防止产妇缺氧或过度通气。常用的药物有氧化亚氮、氟烷、安氟烷等。

② 硬膜外镇痛(连续硬膜外镇痛,产妇自控硬膜外镇痛):镇痛效果较好,常用的药物为布比卡因、芬太尼。其优点为镇痛平面恒定,较少引起运动阻滞。

③ 腰麻-硬膜外联合阻滞:镇痛效果快,用药剂量少,运动阻滞较轻。

④ 连续腰麻镇痛(连续蛛网膜下腔阻滞镇痛):镇痛效果比硬膜外阻滞或单次腰麻阻滞更具优势,但存在着对腰麻后的头痛顾虑。

⑤ 可行走的硬膜外镇痛:能减轻硬膜外镇痛的运动神经阻滞的程度,产妇在产程早期能下床活动,可缩短产程。因产妇能自行活动可防止产后背痛等并发症,并可减少长时间神经阻滞及器械引产机会。

硬膜外镇痛和腰麻-硬膜外联合阻滞均可达到可行走的分娩镇痛效果,其中硬膜外镇痛被认为是最有效的分娩镇痛法,不仅镇痛效果理想,万一自然分娩失败,还可继续用于剖宫产麻醉,对胎盘功能不全的胎儿也有益处。

（3）药物性分娩镇痛时机　一般宫口开大 3~5 cm 开始用药,过早可能抑制不必要的痛反射而影响产程,太迟常不能达到满意的镇痛效果。

（4）注意事项　注意观察药物的不良反应,如恶心、呕吐、低血压、呼吸抑制等;严密观察是否有硬膜外麻醉的并发症,如硬膜外感染、硬膜外血肿、神经根损伤、下肢感觉异常等,一旦发现异常,应立即终止镇痛,按医嘱对症治疗。

疼痛是个人的主观感受,分娩镇痛干预只能减轻痛感而并不是完全无痛,应对分娩过程有正确的认识,根据产程的进展情况及孕妇的不同需求,选择不同的分娩镇痛干预,护理人员应帮助产妇和家属选择最适宜的方法。

知识链接

拉梅兹分娩法

拉梅兹分娩法(Lamaze method)又称"精神预防法",由法国医师拉梅兹提出,是目前使用较广的分娩准备法。这种分娩方法,从怀孕早期开始一直到分娩,通过对神经肌肉控制、产前体操及呼吸技巧训练的学习过程,有效地让产妇在分娩时将注意力集中在对自己的呼吸控制上,从而转移疼痛,适度放松肌肉,能够充满信心并在痛苦和分娩过程中保持镇定,达到加快产程并让婴儿顺利出生的目的。拉梅兹分娩法首先是根据巴甫洛夫(Pavlov)条件反射的原理,在分娩过程中,训练产妇当听到口令"开始收缩"或感觉收缩开始时,使自己自动放松;其次,产妇要学习集中精神于自己的呼吸上,并且专注于某一特定目标,排斥其他现象,即利用先占据脑中用以识别疼痛的神经细胞,使痛的冲动无法被识别,从而达到减轻疼痛的目的。具体应用方法如下。

1. **廓清式呼吸** 所有的呼吸运动在开始和结束前均深吸一口气后再完全吐出。目的在于减少快速呼吸而造成过度换气,从而保证胎儿的氧气供应。

2. **放松技巧** 首先通过有意识地刻意放松某些肌肉进行练习,然后逐渐放松全身肌肉。产妇无皱眉、握拳或手臂僵直等肌肉紧张现象。放松的方法多样,也可通过触摸紧张部位、想象某些美好事物或听轻松愉快的音乐来达到放松目的,使全身肌肉放松,在分娩过程中不致因不自觉的紧张而造成不必要的肌肉用力和疲倦。

3. **意志控制的呼吸** 孕妇平躺于床上,头下、膝下各置一小枕。用很轻的方式吸满气后,再用稍强于吸气的方式吐出,注意控制呼吸的节奏。

在宫缩早期,用缓慢而有节奏性的胸式呼吸,频率为正常呼吸的1/2;随着产程进展,宫缩的频率和强度增加,此时用浅式呼吸,频率为正常呼吸的2倍;当宫口开大到7~8 cm时,产妇的不适感最严重,此时选择喘息-吹气式呼吸,方法是先快速地呼吸4次后用力吹气1次,并维持此节奏。此比率也可提升为6:1或8:1,产妇视自己情况调整。注意不要造成过度换气。

4. **画线按摩法** 孕妇用双手指尖在腹部做环形运动。做运动时压力不宜太大,以免引起疼痛,也不宜太小,以免引起酥痒感。也可以单手在腹部用指尖做横8字形按摩。如腹部有胎儿监护仪,则可按摩两侧大腿。

第五节　正常分娩的护理技术实训指导(实训三)

[教学目标]
(1)学会用模型演示枕左前位的分娩机转。
(2)通过模拟训练掌握产程观察的方法。
(3)通过模拟训练熟悉平产接生的方法。
(4)培养学生认真刻苦的学习态度,严谨求实的工作作风。
(5)培养学生人文关怀及良好的沟通能力。

[技能训练]
(1)分娩机转演示。
(2)产程观察。
(3)平产接生。

[实验学时] 4 学时。

[实验器材] 女性骨盆模型、胎儿模型、分娩机转模型、产床、分娩模型、消毒物品、产包、新生儿模型、婴儿称等。

[实验内容及方法]

1. 分娩机转演示

1) 用物准备 胎儿模型、女性骨盆模型、分娩机转模型。

2) 实验方法 先认真观察分娩机转模型的分娩过程,然后用女性骨盆模型和胎儿模型分步骤练习枕左前位的分娩机转,分析每一个步骤和每一个动作的原理。

3) 评价 能在模型上演示枕左前位的分娩机转。

2. 产程观察

1) 用物准备 产床、分娩模型。

2) 环境准备 环境整洁,室温适合。

3) 实验方法 先认真观察分娩模型的分娩过程,然后教师设计案例,在分娩模型上进行产程观察。

4) 操作方法

(1) 初步判断产程,并进行评估:有规律的宫缩,持续 30 s,间隔 5～6 min。

(2) 第一产程观察内容

① 潜伏期:每 1～2 h 听胎心音一次;每 2～4 h 查宫口一次;注意子宫收缩强度及间隔时间。

② 活跃期:每 15～30 min 听胎心音,查宫口。

③ 注意子宫收缩强度、间隔时间、宫口开大情况、胎先露下降情况及血压。

④ 补充能量,督促解小便,破膜注意羊水性状。

⑤ 发现异常及时汇报医生。

(3) 第二产程观察内容

① 5～10 min 听一次胎心音。

② 指导使用腹压。

③ 做好接产的准备。

④ 测血压。

⑤ 发现异常及时汇报医生。

(4) 第三产程观察内容

① 正确处理胎盘,预防产后出血。

② 按摩子宫,使用缩宫素。

③ 正确估计出血量。

④ 测血压。

⑤ 发现异常及时汇报医生。

(5) 胎盘娩出至产后 2 h 观察内容

① 检查软产道,缝合会阴。

② 教会产妇按摩子宫,15 min 一次。

③ 测血压。

④ 协助早吸吮,指导母乳喂养。

⑤ 正确估计出血量,督促解小便。

⑥ 饮食指导,心理护理。

⑦ 发现异常及时汇报医生。

5) 评价 学生能正确描述各产程的观察内容。

3. 平产接生

1) 实验准备

(1) 护士准备 洗手,并和产妇沟通,讲解外阴清洁消毒、保护会阴的目的、意义等,以便得到理解与配合。

（2）用物准备　产床、分娩模型、消毒物品、产包等。

（3）环境准备　环境整洁，室温适合。

2）操作步骤

（1）接产前的准备工作

① 产妇的准备。取膀胱截石位，当初产妇宫口开全，经产妇宫口开大 4 cm 时准备。a. 备皮：用肥皂棉球涂擦外阴，左手绷紧皮肤，右手持剃毛刀，剃去阴毛。b. 冲洗外阴：孕妇取仰卧屈膝位，臀下放便盆，用纱布棉球蘸肥皂水，按顺序擦洗外阴部，顺序是大小阴唇、阴阜、大腿内侧上 1/3、会阴及肛门周围，用温开水冲洗干净，冲洗顺序是自上而下，先周围后中间。c. 消毒外阴：冲洗后用棉球擦干，再用消毒液消毒。

② 接产人员的准备。按外科手术要求洗手，穿手术衣，戴口罩、手套，打开产包，依次铺巾，准备接生。

（2）接产和保护会阴

① 接产者站在产妇右侧，当胎头拨露使阴唇后联合紧张时，开始保护会阴。

② 方法是在会阴部盖上一块消毒巾，接产者的右肘支在产床上，右手拇指与四指分开，顶托会阴部。每当宫缩时，向上方托压，保护会阴，左手轻压胎头枕部，协助胎头俯屈及缓慢下降；宫缩间歇时右手稍放松。

③ 当胎头着冠时，左手控制胎头，右手保护会阴及上托会阴，左手帮助胎头仰伸，嘱产妇张口哈气，宫缩间歇时让产妇稍用腹压，使胎头缓慢娩出。

④ 左手四指托住胎儿下颏，拇指从鼻根部挤出口鼻内分泌物和羊水，左手下压胎头，协助前肩娩出，再上托胎颈，使后肩娩出。

⑤ 松开保护会阴的右手，双手扶持胎儿身体和下肢娩出。

（3）新生儿的处理

① 清理呼吸道。用吸痰管或低压吸引器清除新生儿口腔、鼻腔的黏液和羊水，以免发生新生儿吸入性肺炎。

② 脐带的处理。距离脐轮 10～15 cm 处钳夹并剪断脐带，剪断后用 5％聚维酮碘酊溶液消毒脐带断面，消毒脐带根部后结扎脐带，用无菌纱布覆盖，再用脐带布包扎。

③ 新生儿评分。出生后 1 min 和 5 min 给予 Apgar 评分。

④ 查体和称体重。擦去新生儿身上的血迹，注意有无畸形，称体重后交助手处理：在新生儿手腕及包被上做好母亲姓名、床号，新生儿性别、出生时间和体重标记。

（4）胎盘娩出与检查

① 观察胎盘剥离征象：a. 子宫变硬，子宫底升高达脐上；b. 有少量阴道流血；c. 露于阴道外的脐带自行延长；d. 用手掌尺侧在产妇耻骨联合上方按压子宫下段时，宫体上升而外露的脐带不再回缩。

② 协助胎盘娩出。左手握住子宫底，拇指放于子宫前壁，其余四指放于子宫后壁按压子宫底部，同时右手牵拉脐带，协助胎盘娩出。当胎盘娩出至阴道口时，接产者用双手捧住胎盘，向一个方向旋转并缓慢向外牵拉，协助胎膜完整剥离排出。

③ 检查胎盘步骤：a. 提起脐带，检查胎膜是否完整、破口高低、脐带长度和附着部位；b. 铺平胎盘，检查胎儿面是否有边缘血管断裂；c. 用纱布擦去胎盘母面的血块，观察胎盘形状、颜色、有无钙化、有无陈旧血块附着、胎盘小叶有无缺损及毛糙；d. 量胎盘的体积和重量，手测胎盘大小、厚度，估计胎盘重量。

（5）检查软产道情况

① 擦净外阴血迹，检查会阴、小阴唇内侧、尿道口周围等有无裂伤。

② 左手食指、中指分开阴道，检查阴道、宫颈有无裂伤。

（6）产后 2 h 观察　观察生命体征、阴道流血量、子宫收缩情况、子宫底高度、会阴阴道有无血肿及膀胱充盈情况等。

3）评价

（1）接生前外阴清洁、消毒的方法正确。

（2）保护会阴方法正确。

（3）能说出胎盘剥离征象并能正确助娩胎盘。

（4）能对新生儿进行正确处理与评分。

（5）产妇能正确配合使用腹压。

（6）操作过程中进行有效的人文沟通,充分体现人文精神。

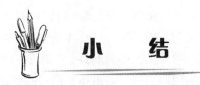

小 结

分娩是一种正常的生理现象,但也是一次强烈的生理心理应激过程。产力、产道、胎儿及产妇精神心理状态是影响能否顺利分娩的四因素。分娩前会出现某些征象预示不久将临产,出现规律的宫缩是进入产程的最重要标志。分娩期产妇护理评估中应重点评估子宫的收缩、宫颈管的消失和宫口的扩张、胎先露的下降、胎心变化、胎盘剥离症状、新生儿 Apgar 评分等,同时应做好分娩各期的相应护理。

(周赞华)

能力检测

A1 型题

1. 足月产是指在妊娠何时分娩?（   ）

A. 满 37 周至不满 42 周间　　　　　　　　　B. 满 38 周至不满 42 周间

C. 满 28 周至不满 37 周间　　　　　　　　　D. 满 33 周至不满 40 周间

E. 满 23 周至不满 28 周间

2. 临产后的主要产力是下列哪项?（   ）

A. 腹肌收缩力　　B. 膈肌收缩力　　C. 子宫收缩力　　D. 骨骼肌收缩力　　E. 肛提肌收缩力

*3. 何为胎头衔接?（   ）

A. 枕骨进入骨盆入口　　　　　B. 双顶径达到坐骨棘水平　　　　　C. 顶骨进入骨盆入口

D. 双顶径到达坐骨结节水平　　E. 双顶径进入骨盆入口

4. 枕先露时,胎头以哪条径线通过产道?（   ）

A. 双顶径　　　　B. 枕额径　　　　C. 双颞径　　　　D. 枕额径　　　　E. 枕下前囟径

*5. 头先露时,胎头的内旋转是使胎头的前后径与下列哪条径线相一致?（   ）

A. 骨盆入口横径　　　　　　B. 中骨盆横径　　　　　　C. 骨盆出口前后径

D. 中骨盆前后径　　　　　　E. 中骨盆与骨盆出口前后径

*6. 下列哪项是即将临产比较确切的表现?（   ）

A. 子宫口开大　　　　　　　　　　　　B. 宫缩不规律

C. 用镇静剂后宫缩消失　　　　　　　　D. 胎头下降感

E. 阴道"见红"

*7. 临产的主要标志是（   ）。

A. 见红,规律宫缩,胎头下降　　　　　　B. 见红,破膜,规律宫缩

C. 见红,破膜,宫口扩张　　　　　　　　D. 规律宫缩,胎头下降,宫口扩张

E. 规律宫缩,破膜,胎头下降

8. 下列哪项最能代表产程进展情况?（   ）

A. 胎头下降及宫口扩张　　　　　　B. 宫缩强度　　　　　　C. 胎心率及胎位

D. 产妇的一般情况　　　　　　　E. 宫缩频率

9. 宫口开全是指宫口开大（　　）cm。

A. 12　　　　　B. 10　　　　　C. 8　　　　　D. 6　　　　　E. 4

*10. 临产后,肛查了解胎头下降程度是以下述哪项为标志?（　　）

A. 骶骨　　　　　B. 尾骨　　　　　C. 骶岬　　　　　D. 坐骨棘　　　　　E. 坐骨结节

11. 第三产程不得超过（　　）min。

A. 10　　　　　B. 15　　　　　C. 20　　　　　D. 25　　　　　E. 30

12. 临产后,宫口扩张的潜伏期是指（　　）。

A. 规律宫缩至宫口扩张 1.5 cm　　　　　　　　B. 规律宫缩至宫口扩张 3 cm

C. 规律宫缩至宫口扩张 4 cm　　　　　　　　D. 规律宫缩至宫口扩张 5 cm

E. 规律宫缩至宫口扩张 6 cm

*13. 进入第二产程确切的征象是（　　）。

A. 产妇屏气向下用力　　　　　B. 宫颈口开全　　　　　C. 胎头拨露

D. 胎膜已破　　　　　E. 产妇排尿困难

*14. 初产妇枕先露时,开始保护会阴的时间是（　　）。

A. 宫口开全时　　　　　B. 胎头可见到时　　　　　C. 胎头着冠时

D. 胎头复位时　　　　　E. 胎头拨露使阴唇后联合紧张时

*15. 胎儿娩出后,首要的处理是（　　）。

A. 用各种刺激使其大声啼哭　　　　　B. 清理呼吸道　　　　　C. 给新生儿保温

D. 结扎脐带　　　　　E. Apgar 评分

16. 下列哪项不是新生儿 Apgar 评分的依据?（　　）

A. 心率　　　　　B. 皮肤颜色　　　　　C. 哭声　　　　　D. 喉反射　　　　　E. 呼吸

17. 下列不属于产后 2 h 在产房内急需观察的内容是（　　）。

A. 子宫收缩　　　　　B. 子宫底高度　　　　　C. 膀胱充盈情况

D. 会阴、阴道有无血肿　　　　　E. 新生儿喂养情况

A2 型题

18. 初产妇,足月临产入院。检查:宫口已开大 6 cm,枕右前位,胎心正常,其他无异常。以下护理措施中错误的是（　　）。

A. 卧床休息　　　　　B. 鼓励进食　　　　　C. 外阴清洁,备皮

D. 不能自解小便者给予导尿　　　　　E. 给予温肥皂水

19. 张女士,26 岁,妊娠 40 周,规律宫缩 8 h,宫口开大 3 指,胎心音 136 次/分,宫缩每 3~4 min 一次,每次持续 30 s,产妇精神非常紧张不断叫嚷,要求剖宫产。对该产妇首先的护理是（　　）。

A. 严密观察产程　　B. 按时听胎心音　　C. 做好心理调适　　D. 按时做肛查　　E. 鼓励进食

20. 某产妇,26 岁,第一胎,足月临产 14 h。肛查:宫口开全,胎膜已破,胎方位正常,先露头,双顶径达坐骨棘水平,胎心音正常。在处理中首先应考虑的是（　　）。

A. 陪伴在产妇身旁,指导使用腹压　　　　　B. 观察胎头是否达到阴道口

C. 准备产包　　　　　D. 消毒外阴　　　　　E. 洗手准备接生

21. 某产妇,第二胎,孕 41 周,第一胎因前置胎盘行剖宫产术,检查宫口开大 2 cm,胎位为枕左前位,胎心音 132 次/分。下列制定的护理措施中哪项是错误的?（　　）

A. 剃毛(备皮)　　　　　B. 灌肠　　　　　C. 鼓励少量多次进食

D. 严密观察产程　　　　　E. 勤听胎心音

*22. 初产妇,妊娠 39 周住院待产。检查:规律宫缩,枕左前位,胎心音 146 次/分,宫口开大 3 cm,下列在产程护理措施中错误的是?（　　）

A. 指导合理进食　　　　　　　　　　　　B. 休息时取左侧卧位

C. 宫缩时嘱其正确使用腹压　　　　　　　D. 每隔 1~2 h 听一次胎心音

E. 鼓励2~4 h排尿一次

*23. 初孕妇,30岁,妊娠40周,规律性腹痛4 h,于2:00时入院。骨盆外测量正常,宫口开大2 cm,当日晚7:00时,宫口开大3 cm,最可能的诊断是(　　　)。

A. 有潜伏期延长倾向　　　　　　B. 潜伏期延长　　　　　　C. 活跃期延长

D. 活跃期停滞　　　　　　E. 第二产程延长

24. 新生儿娩出后1 min内的情况是:心率80次/分,无呼吸,四肢稍屈,吸痰时有咳嗽,皮肤颜色青紫,按新生儿Apgar评分是(　　　)。

A. 8分　　　　　B. 7分　　　　　C. 6分　　　　　D. 5分　　　　　E. 4分

A3型题

(25~27题共用题干)

李某,32岁,初产妇,宫内孕40周,于前一天晚上感觉腹部一阵阵发紧,每半个小时一次,每次持续3~5 s,今天早上孕妇感觉腹部疼痛,每5~6 min一次,每次持续45 s左右。查体:先露头,小囟门位于骨盆右前方,宫口开大2 cm,胎心音130次/分,请问:

25. 前一天晚上孕妇的情况属于(　　　)。

A. 已临产　　　　　　B. 属于孕妇紧张造成的宫缩,尚未临产

C. 属于临产先兆　　　　　　D. 进入第一产程　　　　　　E. 进入第二产程

26. 目前该孕妇的诊断是(　　　)。

A. G_1P_0,孕40周,ROA,临产　　　　　　B. G_1P_0,孕40周,ROA,先兆临产

C. G_1P_0,孕40周,ROA,待产　　　　　　D. G_1P_0,孕40周,LOA,临产

E. G_1P_1,孕40周,LOA,临产

27. 目前最恰当的护理是(　　　)。

A. 会阴消毒　　　　　　B. 送入产房准备接生

C. 指导产妇正确使用腹压　　　　　　D. 勤听胎心音

E. 严密观察产程

A4型题

(28~30题共用题干)

陈某,24岁,初产妇,孕39周,规律宫缩12 h入院,现宫口已开大10 cm,胎头+1,胎心音140次/分,胎膜未破,请问:

28. 目前该产妇处于(　　　)。

A. 第一产程潜伏期　　　　　　B. 第一产程活跃期　　　　　　C. 第二产程

D. 第三产程　　　　　　E. 先兆临产

29. 分娩中协助胎先露在盆腔中内旋转的肌肉是(　　　)。

A. 子宫平滑肌　　　B. 会阴浅横肌　　　C. 会阴深横肌　　　D. 肛门括约肌　　　E. 盆底肛提肌

30. 本案例恰当的处置应是(　　　)。

A. 严密观察产程进展　　　　　　B. 肌内注射哌替啶(杜冷丁)　　　　　　C. 静脉滴注缩宫素

D. 立即行人工破膜　　　　　　E. 立即行剖宫产术

第四章

正常产褥期妇婴的护理

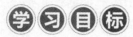

1. 掌握产褥期产妇和新生儿的护理措施。
2. 熟悉产褥期母体及新生儿的生理变化、临床表现及处理原则。
3. 熟悉产褥期产妇常见护理问题及心理调适方法。

教学情境

李女士,经产妇,前一日经阴道顺产一正常男婴,目前诉说乳房胀痛,下腹阵发性轻微疼痛。查乳房胀痛,无红肿,子宫硬,子宫底在腹正中,脐下2指,阴道出血同月经量。请问:

1. 该产妇的护理诊断及护理措施是什么?
2. 针对临床表现如何为产妇提供支持与帮助?

从胎盘娩出致产妇全身各器官除乳腺外恢复或接近正常未孕状态所需的一段时期,称产褥期(puerperium),一般规定为6周。

第一节　产褥期产妇的身心健康

【产褥期产妇的生理变化】

（一）生殖系统

1. 子宫　产褥期子宫变化最大。胎盘娩出后的子宫逐渐恢复至未孕状态的过程,称为子宫复旧(involution of uterus),主要变化为宫体肌纤维缩复和子宫内膜再生。

（1）宫体肌纤维缩复　子宫复旧不是肌细胞数目减少,而是肌细胞缩小,表现为肌细胞胞浆蛋白质被分解排出,胞浆减少。裂解的蛋白质及代谢产物通过肾脏排出体外。随着肌纤维不断缩复,子宫体积及重量均发生变化。宫体逐渐缩小,于产后1周子宫缩小至约妊娠12周大小,在耻骨联合上方可扪及。于产后10日子宫降至骨盆腔内,腹部检查扪不到子宫底,直至产后6周,子宫恢复到正常非孕期大小。子宫重量也逐渐减少,分娩结束时约为1000 g,产后1周时约为500 g,产后2周时约为300 g,产后6~8周恢复至50~60 g。

（2）子宫内膜再生　胎盘、胎膜从蜕膜海绵层分离娩出后,遗留的蜕膜因白细胞浸润而分为两层,表层发生变性、坏死、脱落,随恶露自阴道排出;深层即近肌层的子宫内膜基底层逐渐再生新的功能层,整个子宫的新生内膜约于产后第3周缓慢修复,除胎盘附着部位外,宫腔表面均由新生内膜修复。胎盘附着部位全部修复需至产后6周。

（3）宫颈及子宫下段变化　胎盘娩出后的宫颈松软、壁薄皱起,宫颈外口呈环状如袖口。于产后2~3日,宫口仍可通过2指。宫颈外形(产后1周)及宫颈内口(产后10天)恢复至未孕状态,产后4周时宫颈完全恢复至正常形态,仅因宫颈外口分娩时发生轻度裂伤,因多在宫颈3点及9点处,使初产妇的宫颈外口由产前圆形(未产型),变为产后"一"字形横裂(已产型)。产后子宫下段收缩,逐渐恢复为非孕时的子宫峡部。

2. 阴道 分娩后阴道腔扩大,阴道壁松弛及肌张力低,阴道黏膜皱襞因过度伸展而减少甚至消失。于产褥期阴道腔逐渐缩小,阴道壁肌张力逐渐恢复,约在产后3周重新出现黏膜皱襞,但阴道于产褥期结束时尚不能完全恢复至未孕时的紧张度。

3. 外阴 分娩后的外阴轻度水肿,于产后2~3日内自行消退。会阴部若有轻度撕裂或会阴切口缝合后,均能在3~5日内愈合。处女膜在分娩时撕裂形成残缺痕迹,称处女膜痕。

4. 盆底组织 盆底肌及其筋膜,因分娩过度扩张使弹性减弱,且常伴有肌纤维部分断裂。若能于产褥期坚持做产后健身操,盆底肌有可能恢复至接近未孕状态,否则极少能恢复原状。若盆底肌及其筋膜发生严重断裂造成骨盆底松弛,加上于产褥期过早参加重体力劳动,可导致阴道壁膨出,甚至子宫脱垂。

(二)乳房的变化

乳房的主要变化是泌乳。垂体催乳激素是泌乳的基础,但以后乳汁分泌很大程度依赖哺乳时的吸吮刺激。当新生儿在生后半小时内吸吮乳头时,使垂体催乳激素呈脉冲式释放,促进乳汁分泌。吸吮动作能反射性地引起神经垂体释放缩宫素。缩宫素能增加乳腺管内压而喷出乳汁。吸吮喷乳是保持乳腺不断泌乳的关键,不断排空乳房,也是维持乳汁分泌的一个重要条件。此外,乳汁分泌还与产妇营养、睡眠、情绪和健康状况密切相关。由此可见,保证产妇休息、睡眠和饮食,避免精神刺激至关重要。

当胎盘娩出,产妇便进入以自身乳汁哺育婴儿的哺乳期。哺乳有利于生殖器官及有关器官组织更快得以恢复。近年来我国大力提倡母婴同室及母乳喂养,对母婴均有益处。

(三)循环系统及血液的变化

1. 循环系统 胎盘娩出后,子宫胎盘血循环不复存在,子宫收缩,大量血液从子宫涌入体循环,加之妊娠期过多组织间液回吸收,使得产后72 h内血容量增加,故原有心脏病的产妇,容易发生心力衰竭。血容量于产后2~3周恢复至未孕状态。

2. 血液 产褥早期血液仍处于高凝状态,有利于胎盘剥离面形成血栓,减少产后出血量。纤维蛋白原、凝血酶、凝血酶原于产后2~4周内降至正常。红细胞计数及血红蛋白值逐渐增多。白细胞总数于产褥早期仍较高,中性粒细胞增多,淋巴细胞稍减,血小板增多。红细胞沉降率于产后3~4周降至正常。

(四)消化系统的变化

妊娠期胃肠肌张力及蠕动力减弱,约需2周恢复,胃液中盐酸分泌减少,需1~2周恢复,产后1~2日内常感口渴,喜进流质饮食或半流质饮食,食欲不佳,后好转。产褥期卧床时间长,少运动,腹肌及盆底肌松弛,加之肠蠕动减弱,容易便秘。

(五)泌尿系统的变化

妊娠期体内潴留的水分主要经肾排出,故产后最初1周尿量增多。子宫复旧的代谢产物经尿排出,故尿中氨基酸、肌酐、肌酸增加,约产后1周恢复。妊娠期发生的肾盂及输尿管扩张,需2~8周恢复正常。分娩过程中,膀胱受压致黏膜水肿、充血、肌张力降低、对膀胱内压的敏感性下降,以及会阴伤口疼痛,不习惯卧床排尿等原因,易出现残余尿增加及尿潴留。

(六)内分泌系统的变化

1. 激素变化 妊娠期出现并与维持妊娠有关的激素减少,而与维持泌乳及排乳有关的激素增加。分娩后,雌激素及孕激素水平急剧下降,至产后1周时已降至未孕时水平。胎盘生乳素因半衰期短,产后6 h已不能测出。垂体催乳素因是否哺乳而异,哺乳产妇于产后下降,但仍高于非孕水平,吸吮乳汁时催乳素明显增高;不哺乳产妇则于产后2周降至非孕水平。

2. 月经复潮 月经复潮及排卵时间受哺乳影响。不哺乳产妇通常在产后6~10周月经复潮,平均在产后10周左右恢复排卵。哺乳产妇的月经复潮延迟,有的在哺乳期月经一直不来潮,平均在产后4~6个月恢复排卵。产后较晚恢复月经者,首次月经来潮前多有排卵,故哺乳产妇未见月经来潮却有受孕可能。

(七)腹壁的变化

妊娠期出现的下腹正中线色素沉着,在产褥期逐渐消退。初产妇腹壁紫红色妊娠纹变成银白色妊娠纹。腹壁皮肤受妊娠子宫增大的影响,部分弹力纤维断裂,腹直肌呈不同程度分离,于产后腹壁明显松弛,腹壁紧张度需在产后 6～8 周恢复。

【产褥期产妇的心理调适】

产后产妇需要从妊娠期及分娩期的不适、疼痛、焦虑中恢复,需要接纳家庭新成员及新家庭,这一过程称为心理调适。

经过分娩期的母亲,特别是初产妇随着健康新生儿的顺利诞生,分娩前的恐惧和担心心理在短时间内获得解脱。随之而来的是愉悦、轻松和兴奋感。此外,产妇也感到责任和压力,出于母爱,她有责任和义务去照料和抚育婴儿,为婴儿的安全和成长而担忧。美国心理学家 Rubin 把产褥期的心理调适分为 3 期:依赖期(产后 1～3 日),依赖-独立期(产后 4～14 日)和独立期(产后 14 日后)。

第二节 正常产褥期产妇的护理

【临床表现】

(一) 生命体征的变化

1. 体温 产后的体温多数在正常范围内。若产程延长致过度疲劳时,体温可在产后最初 24 h 内略升高,一般不超过 38 ℃。不哺乳者于产后 3～4 日因乳房血管、淋巴管极度充盈也可发热,体温达 38.5 ℃,一般仅持续数小时,最多不超过 12 h,体温即下降,不属病态。

2. 脉搏 产后的脉搏略缓慢,每分钟为 60～70 次,与子宫胎盘循环停止及卧床休息等因素有关,约于产后 1 周恢复正常,不属病态。

3. 呼吸 产后腹压降低,膈肌下降,由妊娠期的胸式呼吸变为胸腹式呼吸,使呼吸深慢,每分钟 14～16 次。

4. 血压 血压于产褥期平稳,变化不大。妊高征产妇的血压于产后降低明显。

(二) 子宫复旧

胎盘娩出后,子宫圆而硬,子宫底在脐下一指。产后第 1 天因宫颈外口升至坐骨棘水平,致使子宫底稍上升平脐,以后每日下降 1～2 cm,至产后 10 日子宫降入骨盆腔内,此时腹部检查于耻骨联合上方扪不到子宫底。

(三) 产后宫缩痛

在产褥早期因宫缩引起下腹部阵发性剧烈疼痛称产后宫缩痛。子宫在疼痛时呈强直性收缩,于产后 1～2 天出现,持续 2～3 日自然消失。多见于经产妇。哺乳时反射性缩宫素分泌增多使疼痛加重。

(四) 褥汗

产褥早期,皮肤排泄功能旺盛,排出大量汗液,以夜间睡眠和初醒时更明显,不属病态,于产后 1 周内自行好转。

(五) 恶露

产后随子宫蜕膜(特别是胎盘附着处蜕膜)的脱落,含有血液、坏死蜕膜等组织经阴道排出,称恶露。恶露分为以下三种。

1. 血性恶露 色鲜红,含大量血液得名。量多,有时有小血块,有少量胎膜及坏死蜕膜组织。

2. 浆液性恶露 色淡红,似浆液得名。含少量血液,但有较多的坏死蜕膜组织、宫颈黏液、阴道排液,且有细菌。

3. 白色恶露 黏稠,色泽较白得名。含大量白细胞、坏死蜕膜组织、表皮细胞及细菌等。

正常恶露有血腥味,但无臭味,持续 4～6 周,总量为 250～500 mL,个体差异较大。血性恶露约持续 3 日,逐渐转为浆液恶露,约 2 周后变为白色恶露,约持续 3 周干净。上述变化是子宫出血量逐渐减少的结果。若子宫复旧不全或宫腔内残留胎盘、多量胎膜或合并感染时,恶露量增多,血性恶露持续时间延长并有臭味。

（六）排泄

1. 尿量增多和排尿困难 产后 5 日内,由于妊娠期潴留的水分大多经肾脏排泄,使得尿量增多,产后产妇容易发生尿潴留和尿路感染。

2. 便秘 产妇由于多卧床、活动少、肠蠕动减弱、盆底肌和腹直肌松弛等因素,产褥期易发生便秘。

3. 褥汗 产褥早期皮肤排泄功能旺盛,大量汗液排出,尤其夜间睡眠和初醒时更明显,产后 1 周好转。

【处理原则】

为产妇提高支持与帮助,促进舒适,促进产后生理功能恢复,预防产后出血感染等并发症发生,促进母乳喂养成功。

【护理评估】

（一）健康史

了解产妇此次妊娠及分娩的情况,有无妊娠期的并发症及合并症,是阴道分娩还是剖宫产,是顺产还是难产,有无产后出血,既往有无传染病。

（二）身体评估

1. 生命体征 产后的体温多数在正常范围内,产后 24 h 内略升高,一般不超过 38 ℃;脉搏较缓慢,每分钟 60～70 次;呼吸深慢,每分钟 14～16 次;血压平稳,变化不大。

2. 子宫复旧 胎盘娩出后,子宫圆而硬,子宫底在脐下一指。产后第 1 天因盆底肌肉收缩,宫颈外口升至坐骨棘水平,致使子宫底稍上升平脐,以后每天下降 1～2 cm,至产后 10 天子宫降入骨盆腔内,腹部扪不到子宫底。

3. 恶露 产后随子宫蜕膜(特别是胎盘附着处蜕膜)的脱落,含有血液、坏死蜕膜等组织及宫颈黏液,经阴道排出,称恶露。恶露可分为:①血性恶露,色鲜红,量多,含大量血液和少量胎膜及坏死蜕膜组织;②浆液性恶露,色淡红似浆液,含少量血液、较多的坏死蜕膜组织、宫颈黏液及细菌;③白色恶露,黏稠,色泽较白,含大量白细胞、坏死蜕膜组织、表皮细胞及细菌等。正常恶露有血腥味,但无臭味,持续 4～6 周。血性恶露约持续 3 天,逐渐为浆液性恶露,约 2 周后变为白色恶露,约持续 3 周干净。

4. 产后宫缩痛 多见经产妇,哺乳时加剧,产后 1～2 日出现,持续 2～3 日自然消失。

5. 褥汗 产褥早期,皮肤排泄功能旺盛,排出大量汗液,以夜间睡眠和初醒时明显,褥汗于产后 1 周内自行好转。

6. 乳房 由于产后缺少哺乳知识及正确的哺乳方法,可出现乳房胀痛、乳头皲裂、乳汁分泌不足等情况。

7. 其他 可出现尿潴留、便秘、会阴肿胀及伤口愈合不佳等情况。产褥期是产妇在生理上或心理上变化较大的一个阶段。

（三）心理、社会评估

产妇情绪波动大,初为人母的产妇可表现出兴奋和喜悦,也会因小事而伤心流泪。另外,新生儿性别是否理想,健康状况是否良好,新生儿哭闹造成产妇睡眠不足,丈夫及亲属是否关心体贴,以及面临经济等问题对产妇情绪的变化及身体状况的恢复也有一定影响。

【护理诊断/问题】

1. 知识缺乏 缺乏产褥期保健的知识。

2. 有感染的危险 与产后虚弱、生殖道创面及生殖道自然防御功能下降有关。

3. 疼痛 腹痛,与子宫复旧有关。

4. 母乳喂养无效 与缺乏母乳喂养知识及正确喂养方法有关。

【护理措施】

（一）生活护理

1. 饮食 嘱产妇摄入高蛋白质、高热量、高纤维素饮食,少食多餐,多饮汤汁饮食,以利于乳汁分泌,同时,注意增加蔬菜、水果、维生素及铁剂。

2. 休息与活动 嘱产妇保证充分的休息和睡眠,逐渐增加活动时间及范围。鼓励产妇早下床活动,以利于子宫复旧、恶露排出、大小便通畅及盆底肌肉张力的恢复。避免重体力劳动或长时间站立及蹲位,以防子宫脱垂。

3. 排尿 产后 4 h 应提醒和鼓励产妇排尿,以免膀胱充盈,妨碍宫缩。若产妇排尿困难,应帮助产妇坐起或下床排尿,用温开水冲洗尿道口周围诱导排尿,下腹部正中放置热水袋,针刺关元、气海、三阴交、阴陵泉等穴位,遵医嘱给予肌内注射甲硫酸新斯的明 1 mg,上述方法无效时给予导尿。若发现便秘可口服缓泻剂,开塞露塞肛或肥皂水灌肠。

4. 生命体征 测体温、脉搏、呼吸,每天 2 次,若体温超过 37.5 ℃,应每 4 h 测体温 1 次,直至正常。若脉搏增快,应注意有无出血及感染。正常产妇每日测血压 1 次,异常者遵医嘱执行。

（二）心理护理

1. 建立良好关系 产妇入修养室时,热情接待,耐心倾听,了解产妇对孩子及新家庭的想法。

2. 母婴同室 让产妇在获得充分休息的基础上,逐渐参与孩子的日常生活护理,培养母子亲情。

3. 提供生活帮助 在产后 3 天内,主动帮助产妇及孩子进行日常生活护理。

4. 提供护理知识 提供新生儿喂养、沐浴和抚触指导,指导新生儿常见问题的观察等。同时给予产妇自我护理指导,以减少产妇的困惑及无助感。

5. 指导丈夫及家人 鼓励和指导丈夫及家人参与新生儿护理活动,培养新家庭观念。

（三）子宫复旧及恶露的护理

每日在同一时间测子宫底高度,以了解子宫复旧情况。测量前嘱产妇排尿,先按摩子宫使其收缩,再测耻骨联合上缘至子宫底的距离,对产后宫缩痛者,一般不需处理,如影响休息或睡眠时需给予适量的止痛剂。同时,每日观察恶露量、颜色及气味。若子宫复旧不佳,恶露增多,色红且持续时间延长,应给予宫缩剂;若合并感染,恶露有臭味且子宫压痛,给予抗生素控制感染。

（四）会阴护理

用 0.1% 苯扎溴铵擦洗外阴,每日 2 次,勤换会阴垫,保持会阴清洁干燥;会阴水肿者,用 50% 硫酸镁液湿热敷,每日 2 次,每次 15 min;会阴伤口红肿者,可局部红外线照射,促进愈合;若切口有感染可提前拆线引流,伤口愈合不佳者,在产后 7～10 日,用 1∶5000 高锰酸钾溶液坐浴,每日 2 次;会阴伤口 3～5 日拆线。

（五）乳房护理

1. 正确的母乳喂养 向产妇推荐母乳喂养,介绍母乳喂养的优点及知识,指导产妇掌握正确喂养方法。产后 30 min 内开始哺乳,以促进乳汁分泌。按需喂养,最初哺乳时间为 3～5 min,以后逐渐增加到 15～20 min。每次哺乳前,均用温开水擦洗乳房及乳头。哺乳时,可采用坐位或卧位姿势(图 4-1),将乳头和大部分乳晕含在新生儿口中,产妇一手扶托并挤压乳房,协助乳汁外溢,注意乳房不要堵住新生儿鼻孔。吸空一侧乳房后再吸吮另一侧乳房。哺乳后,将新生儿竖抱轻拍背部 1～2 min,排出胃内空气以防吐奶。

2. 乳房胀痛 若发现乳房胀痛,可在哺乳前热敷乳房,并从乳房边缘向乳头中心按摩,使乳腺管畅通。在两次哺乳间冷敷乳房,以减少局部充血。戴上乳罩以扶托乳房,减少胀痛。

3. 乳头皲裂 可在哺乳后挤出少许乳汁涂在乳头和乳晕上,短暂暴露使局部干燥,严重者可将乳汁挤出进行喂哺。因疾病或其他原因不能哺乳者应尽早退奶。退奶产妇应限进汤类食物,停止吸吮及挤奶,按医嘱给予己烯雌酚、芒硝、生麦芽等退奶。

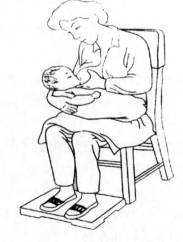

图 4-1 坐位哺乳姿势

（六）健康教育

1. 饮食起居 合理饮食,保持身体清洁,产妇居室应清洁通风,至少 3 周以后可进行家务劳动。

2. 适当活动及做产褥期保健操 指导产妇产后做保健操,以利于子宫复旧,腹肌及盆底肌张力恢复。产后 24 h 即开始抬腿、仰卧起坐及做产褥期保健操(图 4-2),产后 10 日可做胸膝卧位,以防子宫后倾,以上运动每日 2 次,每次 10 min 左右。

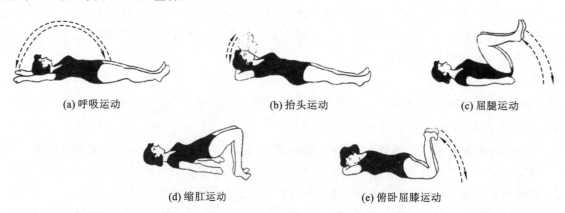

(a) 呼吸运动　　　　　(b) 抬头运动　　　　　(c) 屈腿运动

(d) 缩肛运动　　　　　(e) 俯卧屈膝运动

图 4-2　产褥期保健操

3. 避孕指导 嘱产妇产褥期内严禁性生活,产褥期后应采取避孕措施。不哺乳者可用药物避孕,哺乳者用工具避孕,要求绝育者可在产后 24 h 内行输卵管结扎术。

4. 产后检查 产后检查包括产后访视和产后健康检查。产后访视至少 3 次,第 1 次在产妇出院后 3 天内,第 2 次在产后 14 天,第 3 次在产后 28 天,了解产妇及新生儿健康状况和哺乳情况,给予及时指导。嘱产妇产后 42 日携带婴儿一起去医院做产后健康检查及婴儿的健康检查。

第三节　正常新生儿的护理

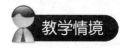 **教学情境**

王女士,昨日经阴道顺产一正常男婴,体重 3200 g,身体发育未见畸形,出生后 1 min Apgar 评分 9 分,请问:

1. 为该新生儿提出的护理诊断是什么?

2. 护士为新生儿提供的护理措施是什么?

【正常新生儿的生理特点及表现】

（一）一般情况

1. 出生情况 利用 Apgar 评分法观察新生儿出生后 1 min 和 5 min 的情况。

2. 体重 正常为 2500～4000 g,平均 3100～3400 g。

3. 身长 平均 49～50 cm。

4. 头围 33～37 cm,平均 35 cm。

（二）呼吸系统

新生儿出生后立即开始呼吸,每分钟 40～60 次,由于呼吸中枢发育不成熟,肋间肌较弱,因此,新生儿呼吸浅快,不规则,早产儿有呼吸暂停现象。

（三）循环系统

新生儿心率较快,每分钟 120～160 次,新生儿血压 6.12～10.64 kPa(46～80 mmHg),少数新生儿生后 1～2 天在心前区可闻及心脏杂音,这与动脉导管未闭有关。且新生儿心率易受啼哭、吸吮、睡眠等多种因素影响而改变,新生儿血液主要集中在躯干及内脏,故肝、脾易触及,四肢容易发冷及出现发绀。新生儿红细胞、白细胞计数均高,以后逐渐下降至婴儿值。

（四）消化系统

新生儿的胃呈水平位,贲门括约肌发育较弱,而幽门括约肌发育较强,胃底发育较差,易引起溢乳或呕吐。大多数新生儿在生后 12 h 开始排出胎粪,呈稠糊状,墨绿色,出生后 2～3 天内排完,以后转为黄色粪便,如生后 24 h 仍不见胎粪排出,应检查有无消化道畸形。新生儿肝脏葡萄糖醛酰转移酶活性较低,也是引起新生儿生理性黄疸的原因。

（五）神经系统

新生儿头相对较大,大脑皮质兴奋性低,睡眠时间长,一天中只有饿了想吃奶时,他才会醒来哭闹一会儿,吃饱之后又会安然睡着。新生儿一昼夜睡 18～22 h,但也有个别正常新生儿睡眠较少。随着月龄的增长,活动时间逐渐增加,睡眠时间则相对减少。

新生儿有特殊的生理性神经反射,如觅食反射、吸吮反射、吞咽反射、握持反射、拥抱反射等。当发生神经系统疾病、损伤或颅内出血等严重疾病时,这些反射可减弱或消失。这些特殊的生理性神经反射在生后 3～5 个月会自然消失,若这些反射仍存在,应该到医院找医生看病,确诊疾病,以便早期治疗。

（六）体温

出生后体温明显下降,1 h 内可降低 2.5 ℃,以后逐渐回升,波动于 36～37 ℃。由于新生儿神经中枢发育未成熟,体温调节功能差,体温不稳定,易受外界环境影响,外界温度过高可致脱水热,反之,则可引起新生儿硬肿症或肺炎。

（七）皮肤

新生儿皮肤上有一层灰白色的胎脂覆盖,对皮肤有保护作用,生后数小时逐渐吸收,不必洗去或擦掉。但头皮、耳后、腋下及腹股沟等皱褶处的血迹和胎脂宜轻轻擦去。新生儿皮肤薄嫩,血管丰富,易擦伤导致皮肤感染,重者可发生败血症。因此,新生儿皮肤清洁护理十分重要。

（八）泌尿系统

新生儿多于生后数小时至 24 h 内开始排尿,如生后 24～28 h 不排尿,应仔细寻找原因。新生儿肾脏浓缩功能较差,排出同等量的溶质,新生儿所需水分比成人多 2～3 倍,故对新生儿应多喂水。

（九）能量和体液代谢

新生儿总热能需要量第 1 天 100～120 kcal/kg,其中每日的基础代谢需要量为 50 kcal/kg。母乳、配方乳或牛乳的正确喂养都能达到这些需求(注:1 kcal＝4.184 kJ)。

新生儿体液总量占体重的 65%～75%。第 1～2 天液体需要量为每日每千克体重 60～80 mL,3 天后每日每千克体重 100～120 mL。新生儿疾病时易发生代谢性酸中毒,需及时纠正。

（十）免疫

新生儿非特异性免疫力不足,如皮肤、黏膜屏障功能差,胃酸分泌少,杀菌力低,白细胞吞噬能力低下,血清中补体成分少,其杀菌、溶菌及灭活病毒的能力较差,感染性疾病发病率高。新生儿特异性免疫功能未成熟,虽然,新生儿可通过胎盘和母乳从母体获得一些抗体,对麻疹、白喉等传染病有免疫力,但其他免疫球蛋白不能通过胎盘,细胞免疫功能尚未完善,故新生儿易感染,且不易局限,感染后易发生败血症。因此,新生儿预防感染极为重要。

（十一）几种特殊生理状态

1. 生理性体重下降 在出生后 2～4 天,新生儿进食少,排出水分相对较多,可出现体重下降,下降范围一般为 6%～8%,不超过 10%,4 天后回升,7～10 天恢复到出生时水平。若下降太多、回升过晚或回复时间延长,均应查明原因。

2. 生理性黄疸 新生儿生理性黄疸,主要是新生儿胆红素的代谢特点所致。黄疸一般在出生后 2～3

天出现,5～6 天达高峰,10～14 天消退,最迟不超过 2 周。黄疸最先出现在面部、巩膜,之后手心、脚心等处也有,不需处理。若黄疸出现过早、程度过重、持续不退或退后再现,应考虑是病理现象。

3. 阴道出血(假性月经) 由于分娩后母体雌激素对胎儿影响中断,使一些女婴生后第 5～7 天出现阴道小量出血,可持续 1～2 天,称为假性月经,一般不必处理。

4. "螳螂嘴" 新生儿两颊部隆起的脂肪垫,有利于吸吮乳汁,不可挑破。

5. "上皮珠"和"马牙" 在新生儿的上腭中线和牙龈部位可见散在的淡黄色微隆起的米粒大小的颗粒,系上皮细胞堆积或黏液腺分泌物积留所致,分别俗称"上皮珠"和"马牙",可自行消失,均不必处理。

6. 乳腺肿大 男女婴皆可发生,多在生后 4～7 天乳腺出现如蚕虫大小或核桃大小肿块。同样也是孕母雌激素对胎儿影响中断、催乳素作用增加所致,2～3 周可消退,不必处理。切不可挤压,以防感染。

【护理评估】

(一)健康史

了解母亲的妊娠、分娩过程及分娩方式;了解新生儿 Apgar 评分,有无缺氧、窒息、损伤及畸形,预测新生儿可能发生的潜在性问题,并做好相应抢救准备。检查出生记录是否完整,如床号、性别、出生时间,并与新生儿手圈核对;检查新生儿脚印、母亲手印是否清晰。

(二)身体评估

出生后首先进行全面体检,评估新生儿有无发育异常。新生儿入母婴同室时评估 1 次,日常评估可每天 1 次,如有异常应增加评估次数。评估内容包括评估生命体征、大小便、新生儿肌张力及活动情况,检查皮肤黏膜,观察脐带残端有无渗血、红肿及异常分泌物、评估新生儿的睡眠及觉醒时间,感觉是否正常,评估黄疸出现、消失的时间及程度。每次评估做好记录。

(三)心理、社会评估

新生儿应尽早建立起母婴之间的依恋关系,这对新生儿今后的身心发展都有很大的好处。做好日常生活护理,通过母乳喂养、抚触、洗澡与新生儿进行情感交流,这对新生儿神经系统发育,尤其是以后小儿的性格形成有重要影响。

【护理诊断/问题】

1. 有窒息的危险 与吸入羊水、黏液、阴道分泌物等有关。

2. 体温调节无效 与体温调节中枢功能不完善及环境温度有关。

3. 营养失调:低于机体需要量 与摄入量不够有关。

4. 有感染的危险 与胎膜早破、机体抵抗力下降有关。

5. 母乳喂养无效 与缺乏母乳喂养知识有关。

【护理措施】

(一)生后 24 h 内的护理

1. 注意保暖 所有处理均应在保暖情况下进行。婴儿出生后应立即擦干皮肤,处理完后迅速包裹好,冬季出生的新生儿尤其应注意。可将室温调至 20～24 ℃为宜。若条件差,则可用热水袋保暖,每 4 h 测体温一次,使体温维持在 36～37 ℃。保暖中应谨防烫伤。

2. 保持呼吸道通畅 新生儿出生后迅速清除口、咽、鼻部黏液,24 h 内密切观察呼吸和面色。新生儿应保持侧卧,以利于呼吸道分泌物引流。若面色青紫或苍白,啼哭异常,提示有呼吸不畅,应先清理呼吸道,必要时给氧。

3. 观察脐带 一般在娩出后 1～2 min 内结扎脐带。出生 24 h 内应观察脐带有无渗血、出血,若有应重新消毒结扎。

4. 注意呕吐情况 部分胎儿在分娩时吞下较多羊水,出生后 1～2 天常会出现呕吐;如出生后频繁呕吐,吐出物呈咖啡样,应进一步检查上消化道情况。

5. 观察大小便 一般出生后数小时即有排尿,24 h 内排出胎粪。应如实记录第一次大小便排出的时间。

（二）日常护理

1. 保暖 对新生儿必须采取保暖措施。可采用热水袋或空调等保暖方法。

2. 测体温、体重 每日常规测 2 次体温。当体温在 36 ℃ 以下或 37.5 ℃ 以上时，则每 4 h 测一次。体温过高或过低，应检查衣着、包被、室温等，及时调整。每天或隔天测体重一次并记录，若体重下降超过 9% 或下降时间过长，应考虑奶量不足或其他原因。

3. 皮肤护理

（1）新生儿沐浴 新生儿皮肤角质层薄嫩，易受损而发生感染。新生儿沐浴既可清洁保护柔嫩的皮肤，避免感染，又可促进血液循环。新生儿出生后 6 h 内即可用消毒植物油擦去面部、腋窝、颈部、腹股沟等处的胎脂。生后 24 h 应用温水沐浴。以后每日早晨应给新生儿沐浴一次以清洁皮肤，同时进行体格检查。沐浴环境必须舒适、无风无尘，室温应调至 26～28 ℃，水温调至 40～45 ℃，或以手腕试温觉较暖即可，浴水以流动水为宜。沐浴时应检查体表有无异常，尤其注意腋下、腹股沟、颈下、臀部等处的皮肤。

（2）注意保持外阴和臀部皮肤清洁干燥，避免发生红臀、溃疡或皮疹等 应及时更换尿布，每次大便后用温水洗净臀部，擦干后涂鞣酸软膏。新生儿尿布应干燥、柔软，以棉质为主，尿布不宜缚得过紧或过松，不宜垫橡皮布或塑料单。尿布洗涤时应漂洗干净无皂质残留，以免刺激皮肤。如皮肤有糜烂宜用消毒植物油或鱼肝油纱布贴敷患处；若皮肤出现脓疱，可用 75% 乙醇消毒后刺破，再涂以 1% 甲紫，重者，全身加用抗生素。

（3）防止皮肤烫伤 如用热水袋保暖时应严格控制水温，并外加布套，以防皮肤烫伤。

（4）防止发生甲沟炎 新生儿指甲如过长应及时剪出，以防发生甲沟炎。

4. 五官护理 每日用生理盐水棉球或 3% 硼酸棉球自内眦向外轻轻拭净眼睑，如分泌物多，睑缘发红，擦拭后滴抗生素眼药水或涂眼药膏，每天 2～3 次。耳、鼻有分泌物，可用温水棉签擦净。如发现舌面或颊黏膜上有奶块样白色薄膜且不易擦掉，多为假丝酵母菌感染，俗称"鹅口疮"，可用双氧水棉签擦拭后用制霉菌素（10 U/mL）或 0.5% 甲紫、冰硼散涂抹。

5. 脐部护理 一般新生儿脐带残端于生后 3～7 天脱落，脱落后仍需护理 2 日。护理原则是保持脐部清洁干燥。每日沐浴后用 75% 乙醇（或碘伏）擦净脐部残端及脐轮周围，再用纱布覆盖并包扎。如有分泌物，可用酒精消毒后用 1% 甲紫涂抹。若脐带残端有息肉，先用消毒纱布围绕脐周围以保护皮肤，再用 5%～10% 硝酸银烧灼，最后用生理盐水棉球擦净，再消毒后包扎。若脐带潮红，脐带残端有腐臭分泌物时，提示脐带感染，应局部消毒，全身给予有效抗生素，预防败血症。

6. 喂养 新生儿喂养以纯母乳喂养为宜。产后应立即指导产妇尽早喂奶，按需哺乳。如果母乳不足或因故不能哺乳者，也可用人工喂养，即用牛奶或奶粉。牛奶的营养成分与人奶成分接近，但牛奶中蛋白质为酪蛋白，不易消化，且糖量较少，故需配制后才适合喂养。喂奶前将乳汁滴在手腕上试温，热天在两次哺乳之间应给予适量的糖水或开水。喂奶要细心观察，若发现呛咳，应立即停喂，并将头侧向一边，使口内乳汁流出。奶瓶每次用后应刷洗，煮沸消毒。

正常新生儿出生后 10 日内需奶量：第一日 30～60 mL/kg，第二日 60～90 mL/kg，第三日 90～120 mL/kg，以后每日增加 10 mL/kg。出生 10 日后，一般按标准体重的 1/5 计算，实际乳量尚须以观察新生儿的睡眠、大小便性质来决定。若大便黄色稀薄，粪与水分开，为消化不良；若大便呈泡沫状，酸味重，为糖分过多；若大便绿色，量少次数多，臭味重，是蛋白质过多；若大便呈水样或黏脓样，腥臭味，次数多，为感染，应予以处理。

7. 预防接种 预防接种应按接种卡程序来进行。正常新生儿出生 12 h 后即可接种卡介苗。出生后 24 h、1 个月、6 个月应于新生儿三角肌肌内注射乙型肝炎疫苗各 10 μg。异常新生儿应暂缓接种。

第四节　正常产褥期妇婴的护理技术实训指导（实训四）

[教学目标]

（1）通过模拟训练掌握会阴部的清洁与热敷的方法。

（2）通过模拟训练掌握正确的新生儿沐浴、游泳及脐带护理的方法。

（3）通过模拟实训掌握正常新生儿抚触的方法。

（4）培养学生具有认真刻苦的学习态度,严谨求实的工作作风。

（5）培养学生人文关怀及良好的沟通能力。

[技能训练]

（1）会阴擦洗、会阴热敷的技能操作。

（2）新生儿沐浴、游泳及脐带护理的技能操作。

（3）新生儿抚触的技能操作。

[实验学时]　2学时。

[实验内容及方法]

（一）会阴擦洗及湿热敷

1. 会阴擦洗

1）目的　保持会阴清洁,促进病人舒适和会阴伤口愈合,防止泌尿、生殖系统的逆行感染。

2）操作程序

（1）准备

① 护士素质要求,仪表端庄,态度和蔼。洗手,戴口罩。

② 评估:病人病情,会阴部及会阴伤口情况。解释操作目的、流程及配合方法。

③ 用物准备。一次性中单一块,一次性手套一只,治疗碗两个,无菌镊子一把,消毒液棉球12个,甲硝唑,碘伏消毒液。

（2）操作

① 将用物携至床旁,核对床号、姓名,解释并取得合作。

② 关闭门窗,调节室温,必要时遮挡病人。

③ 操作者站在病人右侧,松开床尾病人盖被,协助病人仰卧,脱去对侧裤腿盖在近侧腿部,对侧腿用布遮盖,两腿屈曲外展,臀下垫一次性中单。

④ 将治疗碗置于病人两腿之间,左手戴一次性手套,右手持一次性镊子,用一次性棉球擦洗,由内向外,自上而下,擦净会阴部污垢、分泌物、血迹,擦洗导尿管或伤口,最后擦洗肛门,顺序依次为:尿道口,对侧小阴唇,近侧小阴唇,对侧大阴唇,近侧大阴唇,阴阜,对侧大腿内侧上1/3,近侧大腿内侧上1/3,会阴切口或导管,肛门。

⑤ 如为保留导尿,自尿道口顺导尿管一次擦净导尿管四个面（两个棉球）。

⑥ 撤去一次性中单,协助病人穿裤,取舒适卧位,整理床单位。

⑦ 清理用物,洗手,记录。

3）注意事项

（1）严格执行无菌技术操作原则。

（2）按擦洗顺序擦洗,必要时可根据病人情况增加擦洗次数,直至洗净为止。

（3）擦洗时注意会阴部切口愈合情况,注意有无红肿及分泌物性质等情况。发现异常及时记录,并向医师汇报。

（4）注意保暖及保护病人隐私。

4）评价

（1）能按要求准备用物。

（2）会阴擦洗方法正确。

2. 会阴热敷

1）目的

（1）促进血液循环,加速局部新陈代谢,增强白细胞的吞噬功能,刺激组织的生长和修复,从而达到消炎、消毒、利于伤口愈合的目的。

（2）降低神经末梢的兴奋性,缓解局部疼痛。

2) 适应证　常用于会阴部有水肿、疼痛、切口硬结及早期感染者。

3) 用物准备

(1) 同会阴冲洗物。

(2) 凡士林软膏 1 支、无菌纱布 1 块、热敷垫 1 个、热水垫 1 个、热敷钳 1 把等。

4) 操作程序

(1) 携用物至床旁,向产妇解释操作的目的和步骤,请家属暂时离开病房。

(2) 按会阴冲洗方法冲洗会阴部。

(3) 在热敷部位涂一层凡士林;盖上无菌纱布,将热敷溶液中的温热热敷垫置于纱布外,再盖棉垫。

(4) 外放热水袋,以延长热敷时间,也可每隔 3~5 min 更换热敷垫。

(5) 热敷完毕,协助盖好被子,取舒适卧位,并感谢合作。

5) 注意事项

(1) 湿热敷的温度为 41~48 ℃,热敷范围为病损范围的 2 倍,热敷时间为 15~20 min,每天进行热敷 2 次。

(2) 避免热敷布的温度过高,导致病人局部组织烫伤,在热敷的过程中要密切观察产妇热敷:部位局部状况,尤其是休克、昏迷以及感觉不敏感者。

6) 评价

(1) 用物准备正确。

(2) 能按操作程序完成此项操作。

(二) 新生儿沐浴、游泳及脐带护理

1. 新生儿沐浴

1) 目的　促进新生儿生长,预防疾病。

2) 操作程序

(1) 准备

① 操作者准备:卷袖过肘、洗手。

② 评估:患儿病情、皮肤情况、解释。

③ 物品准备:75％乙醇、3％过氧化氢、液体石蜡、婴儿沐浴液、棉签、无菌纱布、胶布、小毛巾、婴儿包被(2 个)、治疗碗(内盛生理盐水棉球 2 个)、清洁婴儿服、指甲剪、沐浴架、一次性薄膜、手套式持巾。

④ 环境准备:调节室温至 26~28 ℃,调节水温 39~42 ℃。

(2) 操作

① 洗眼、洗脸:铺开一张婴儿包被至洗婴穿衣台、洗浴架上铺一次性薄膜,用生理盐水棉球轻擦双眼(内→外),手套式持巾抹洗前额→鼻翼→脸颊→耳后。

② 洗头:去包被及脱衣服。操作者面对婴儿,左手托起婴儿头肩,右手托起腰臀部放婴儿于洗浴架上,温水湿润头发,滴 1~2 滴婴儿沐浴液至婴儿头部,双手轻搓婴儿头部(前发际后枕部,双耳后头顶),一手洒水另一手清洗头部。

③ 沐浴:温水温润身体,滴 1~2 滴婴儿沐浴液至操作者双手,轻搓起泡后轻搓婴儿颈→腋窝→胸→腹→上肢→腹股沟→会阴→臀部→下肢→背部。温水清洗干净泡沫,抱起婴儿至洗婴穿衣台。用包被擦干婴儿,用棉签蘸液体石蜡清洗女婴外阴,由内向外,由上而下。

④ 清洁脐部:3％过氧化氢棉签清洗脐部,由内向外。75％乙醇棉签消毒脐,由内向外,无菌纱布覆盖,胶布固定。

⑤ 穿衣查对:查对手圈的床号、姓名、住院号、性别。

⑥ 修剪指、趾甲,包裹被服。

⑦ 整理:整理床单位,协助婴儿取舒适体位,整理用物,分类放置,洗手、记录。

3) 注意事项　沐浴时要注意室温及水温,沐浴过程中要观察婴儿面色及反应,动作敏捷轻柔,防止着凉。

4）评价

（1）会为婴儿沐浴。

（2）操作过程中进行有效的人文沟通,充分体现人文精神。

2.新生儿游泳

1）温度　室温须确保 28 ℃ 以上,特别是 3 个月以内的新生儿;水温控制在 38 ℃ 左右,新生儿的体温调节中枢不完善,水温过高或过低均会对婴儿造成不利影响。

2）时间　新生儿游泳的时间一般在 15 min 左右,具体情况视新生儿的体质和月份而定,以新生儿在水中游得快乐而又不疲劳为原则。

3）环境　在新生儿游泳的整个过程中,周边的环境会对新生儿的大脑形成一个完整的刺激。在新生儿游泳的环境里,周边有色彩鲜艳的画面,优雅的背景音乐,上方有能发出悦耳声的风铃。

4）操作　在新生儿游泳的过程中,操作者要和新生儿进行有效的沟通,给新生儿唱唱儿歌,鼓励新生儿在游泳池中转圈,游泳结束后要赞美和爱抚新生儿。

5）注意事项

（1）新生儿游泳期间必须专人看护。

（2）新生儿游泳圈使用前要进行检查,包括安全栓型号是否匹配、保险按扣是否牢固、游泳圈有无漏气。

（3）新生儿游泳前脐部须贴防水护脐贴。

（4）新生儿套好游泳圈后应检查下颌、下颏部是否垫托在预设位置,要逐渐且缓慢入水,注意游泳圈的型号。泳毕新生儿要迅速擦干水迹,保温,取下游泳圈。

（5）泳毕新生儿取下防水护脐贴,予以安尔碘消毒液或 75% 的乙醇溶液消毒脐部 2 次,并用一次性护脐带包扎。

（6）游泳时间最好选择在吃奶后 1 h 进行,1～2 次/天,一次 5～10 min 即可。

6）评价　能说出新生儿游泳的益处和注意事项。

 知识链接

新生儿游泳的好处

（1）新生儿经常游泳,可以提高呼吸系统的功能。

（2）新生儿游泳可消耗过多的脂肪,利用全身各部位的肌肉,使体型匀称健美。

（3）新生儿在游泳的过程中也会提高大脑的功能,让婴儿的大脑对外界环境的反应快,智力发育好。

（4）新生儿经常游泳可使心肌发达,新陈代谢旺盛,心跳比同龄婴儿慢且有力,这就为承担更大的体力负荷准备了条件。

（5）游泳还可以提高宝宝耐寒和抗病的免疫能力。

3.脐部护理

1）目的　保持脐部清洁,预防新生儿脐炎的发生。

2）用物准备　75% 乙醇,1% 甲紫,2.5% 硝酸银溶液,生理盐水,棉签,纱布。

3）实施步骤

（1）评估患儿　查看脐带有无红肿,有无渗血、渗液、异常气味。

（2）操作要点

① 每日沐浴后暴露脐部,用 75% 乙醇擦净脐带残端,环形消毒脐带根部。

② 一般情况不宜包裹,保持脐部干燥使其易于脱落。

③ 脐部有分泌物者,用 75％乙醇消毒后,涂 1％甲紫使其干燥。

④ 脐带脱落处,如有红色肉芽组织增生,应用 2.5％硝酸银溶液灼烧,并用生理盐水棉签擦洗局部。

⑤ 有脐部红肿的新生儿,用 75％乙醇消毒后,覆盖 75％乙醇纱布。

4) 注意事项

(1) 为患儿进行脐部护理时,应当严密观察脐带有无特殊气味及脓性分泌物,发现异常及时报告医师。

(2) 脐带未脱落前,勿强行剥落,结扎线如有脱落应当重新结扎。

(3) 脐带应每日护理一次,直至脱落。

(4) 新生儿使用尿布时注意勿让其超越脐部,以免尿粪污染脐部。

(5) 使用硝酸银溶液时,注意勿烧灼正常组织,以免引起烧灼伤。

5) 评价

(1) 会正确进行脐部护理。

(2) 能说出脐部护理的注意事项。

(三) 新生儿抚触

1. 抚触前准备

(1) 评估婴儿目前的状况(体温,出生情况,沐浴后情况),核对胸牌及手圈的床号、姓名、性别。

(2) 操作者准备:着装整洁。

(3) 准备用物:治疗盘、护脐包、防水贴、0.5％安多福、棉签、婴儿包被、套衫、大浴巾、毛巾、小方巾,婴儿润肤油。

(4) 环境准备:清洁、安静,室内温度适宜,28～30 ℃。伴放一些柔和的音乐,抚触最好在婴儿沐浴后,抚触者先温暖双手,倒一些婴儿润肤油于掌心。

2. 操作步骤

(1) 抚触面部:从前额中心处用双手拇指往外推压,画出一个微笑状。

(2) 抚触胸部:双手放在两侧肋缘右手向上滑向宝宝右肩,复原,左手以同样方法进行。

(3) 抚触腹部:按顺时针方向按摩腹部三次,然后以 I-L-U 方向按摩,沿右上腹到右下腹书写一个"I"字,将"L"字倒写,沿横结肠下滑到乙状结肠及降结肠,"U"字开口朝右腹,在脐部范围进行。

(4) 抚触手部:将婴儿双手下垂,用一只手捏住其胳膊,从上臂到手腕部轻轻挤捏,然后用手指按摩手腕、手掌及捏拿手指。同样方法按摩另一只手。

(5) 抚触腿部:按摩婴儿的大腿、膝部、小腿,从大腿至踝部轻轻捏挤,然后按摩脚踝及足底,捏拿脚趾。

(6) 抚触背部:双手平放背部从颈部向下按摩,然后用指尖轻轻按摩脊柱两边的肌肉,再次从颈部向底部迂回运动。

(7) 按摩完毕,给新生儿穿好衣服,包裹好。妥善整理用物、归原。

3. 注意事项

(1) 有脐部感染、皮肤病的婴儿不宜进行按摩。

(2) 新生儿哭闹、饥饿或进食 1 h 内,不宜按摩。

(3) 当在按摩中发现新生儿面色苍白,全身发抖,必须停止按摩,以免发生不良后果。

(4) 抚触室必须配备吸氧、吸痰装置。

(5) 注意按摩的用力度,不可粗暴,动作要温柔,要有爱心,注意与婴儿进行情感交流。

4. 评价

(1) 抚触动作轻盈准确。

(2) 能说出新生儿抚触的注意事项。

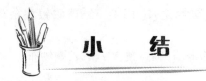 小　结

　　产褥期是从胎盘娩出致产妇全身各器官除乳腺外恢复或接近正常未孕状态所需的一段时期。产褥期母体全身各器官开始逐渐向未孕状态恢复,在这个过程中会有不同的临床表现,并且新生儿的出生会对产妇心理产生较大影响。护理评估中应重点评估产妇及新生儿的生理变化及其护理措施,同时要做好卫生宣教工作,帮助产妇进行心理调适及产后恢复。

（左　媛）

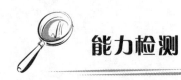 能力检测

A1 型题

1. 产后如恶露持续为深红色、无异味,应怀疑(　　　)。

A. 宫腔感染　　　　B. 胎盘嵌顿　　　　C. 宫缩乏力　　　　D. 凝血功能障碍　　　　E. 会阴软组织裂伤

2. 产后如会阴切口处疼痛剧烈或有肛门坠胀感应怀疑(　　　)。

A. 会阴部伤口血肿　　　　　　　B. 会阴部伤口水肿　　　　　　　C. 产后出血

D. 胎盘残留　　　　　　　　　　E. 体位不妥

3. 产后腹部检查时,如果扪不到子宫底,此产妇为大约在产后的(　　　)。

A. 第 1 天　　　　B. 第 3 天　　　　C. 第 5 天　　　　D. 第 7 天　　　　E. 第 10 天

4. 产褥期护理下列错误的是(　　　)。

A. 产妇应预防便秘,多食蔬菜　　　　　　　　B. 产后 2 h 鼓励产妇下床活动

C. 产妇不从事体力劳动　　　　　　　　　　　D. 鼓励产妇多饮水

E. 产妇多汗应经常更衣

*5. 胎盘附着面的子宫内膜完全修复需到产后(　　　)。

A. 2 周　　　　B. 3 周　　　　C. 4 周　　　　D. 5 周　　　　E. 6 周

*6. 下列对于正常产褥期妇女的描述,正确的是(　　　)。

A. 宫体恢复到未孕大小需要 4 周　　　　　　　B. 宫颈外形于产后 3 日恢复到未孕状态

C. 于产后 2 周宫颈完全恢复至正常状态　　　　D. 于产后 10 日,腹部检查扪不到子宫底

E. 于产后 4 周,除胎盘附着处外,宫腔表面均由新生的内膜修复

*7. 产褥期禁止性生活的时间是产后(　　　)。

A. 2 周　　　　B. 4 周　　　　C. 6 周　　　　D. 8 周　　　　E. 10 周

8. 产褥期是指(　　　)。

A. 从胎儿娩出到生殖器官恢复正常

B. 从胎盘娩出到生殖器官恢复正常的一段时间

C. 从第二产程到生殖器官恢复正常的一段时间

D. 从胎儿娩出到全身(除乳腺)恢复正常的一段时间

E. 从胎盘娩出到全身(除乳腺)恢复正常的一段时间

A2 型题

9. 王女士,产后 4 天,下列不符合正常产褥现象的是(　　　)。

A. 出汗多　　　　　　　　　　B. 阴道分泌物颜色鲜红　　　　　　　　　　C. 乳房胀痛

D. 哺乳时腹部疼痛   E. 低热,37.5 ℃

10. 张女士,第一胎,足月顺产,阴道分娩,会阴 1 度裂伤,产后 2 天裂伤缝合处水肿明显,下列会阴护理措施中正确的是(   )。

　　A. 冲洗阴道、会阴   B. 外用消炎药膏

　　C. 50%硫酸镁湿敷伤口   D. 坐浴,2 次/日

　　E. 取伤口侧卧位

11. 刘女士,初产妇,阴道分娩后 5 天,乳汁少,以下鼓励母乳喂养的措施中,错误的是(   )。

　　A. 母婴同室   B. 多进营养丰富的汤汁饮食

　　C. 两次哺乳间给婴儿少量糖水   D. 增加哺乳次数

　　E. 精神愉快,睡眠充足

12. 产妇孙女士,自然分娩,产后 2 h 观察内容不包括(   )。

　　A. 血压及脉搏   B. 子宫收缩情况   C. 阴道流血量   D. 乳汁分泌情况   E. 膀胱充盈情况

*13. 产后腹部检查时,如果在耻骨联合上方扪不到子宫底,此产妇大约在产后的(   )。

　　A. 第 1 天   B. 第 2~3 天   C. 第 4~6 天   D. 第 8~9 天   E. 第 10~14 天

14. 初产妇,从分娩后第 2 天起,持续 3 天体温在 37.5 ℃左右,子宫收缩好,无压痛,会阴伤口红肿、疼痛,恶露呈淡红色,无臭味,双乳软,无硬结。发热的原因最可能是(   )。

　　A. 会阴伤口感染   B. 乳腺炎   C. 产褥感染   D. 上呼吸道感染   E. 乳头皲裂

15. 某产妇会阴侧切伤口,术后 5 天拆线,用高锰酸钾溶液坐浴,每天的坐浴安排是(   )。

　　A. 每晚一次   B. 每晨一次   C. 每日 2~3 次   D. 每日大便后   E. 每次小便后

16. 陈女士,孕 40 周,会阴左侧切开术下分娩一女婴,新生儿体重 3700 g,产后第 4 天,伤口红肿、疼痛、流脓。下列处理错误的是(   )。

　　A. 嘱右侧卧位   B. 拆线引流   C. 会阴擦洗   D. 坐浴   E. 红外线照射

A3/A4 型题

(17~20 题共用备选答案)

　　A. 产后 10 天   B. 产后 3 周   C. 产后 4 周   D. 产后 4~6 周   E. 产后 6 周

*17. 除胎盘附着处外,子宫内膜修复时间为(   )。

18. 正常产褥期的时间为(   )。

19. 子宫进入盆腔的时间为(   )。

20. 正常恶露持续时间为(   )。

(21~25 题共用备选答案)

　　A. 产后 10 天   B. 产后 4 周   C. 产后 24 h   D. 产后 4~6 周   E. 产后 6 周

*21. 产后需要禁止性生活的时间是(   )。

22. 正常产褥期的时间是(   )。

23. 产后最容易发生心力衰竭的时间是(   )。

24. 产后子宫进入盆腔,在腹部摸不到子宫底的时间是(   )。

25. 正常恶露持续的时间是(   )。

(26~27 题共用题干)

某产妇,会阴侧切术后 4 日,阴道出血不多,自觉会阴胀痛,发热,检查见局部红肿、硬结,体温 38 ℃。

*26. 此时考虑诊断为(   )。

　　A. 上呼吸道感染   B. 子宫内膜炎   C. 会阴侧切伤口感染

　　D. 会阴伤口红肿   E. 阴道壁血肿

*27. 下列不恰当的处理是(   )。

　　A. 抗生素治疗   B. 会阴局部切口拆线

　　C. 延缓会阴切口拆线时间   D. 会阴局部理疗

　　E. 保持会阴部清洁干燥

(28～30题共用题干)

产妇陈某,阴道分娩一女婴,过程顺利。

*28.为预防尿潴留的发生,应指导她产后第一次排尿的时间在产后(   )内。

A. 4 h   B. 5 h   C. 6 h   D. 7 h   E. 8 h

*29.分娩第二天,乳房胀痛,无红肿,首选的护理措施是(   )。

A.用吸奶器吸奶   B.生麦芽煎汤喝   C.少喝汤水

D.让新生儿多吮吸   E.芒硝敷乳房

*30.产后检查时间是在产后(   )。

A. 2周   B. 4周   C. 6周   D. 8周   E. 10周

第五章

高危妊娠管理

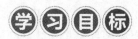

1. 掌握高危妊娠孕妇的护理。
2. 掌握胎儿窘迫的临床表现、常见护理诊断及护理措施。
3. 掌握新生儿窒息的临床表现、常见护理诊断及护理措施。
4. 熟悉高危妊娠及监护。
5. 熟悉胎儿窘迫的概念、常见病理及治疗要点。
6. 熟悉高危妊娠妇女妊娠期间的管理和监测。
7. 熟悉新生儿窒息的护理措施。
8. 了解新生儿产伤的护理。

第一节　高危妊娠及监护

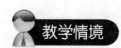

　　孕妇张某,38岁,G_3P_0,既往自然流产1次,死胎1次,现妊娠19^{+2}周。张某非常希望有一个属于自己的孩子,但是由于年纪较大及以前有不良孕产史,张某对此次的妊娠过程是否顺利非常担心。如果你是门诊接诊护士,请问:

　　1. 该孕妇是否为高危妊娠?

　　2. 应如何指导张某进行妊娠期间的管理和监测?

　　【定义】　高危妊娠是指妊娠期有某些并发症、合并症或致病因素,可能危害孕妇、胎儿、新生儿或可能导致难产的妊娠。

　　【范畴】　导致高危妊娠的因素包括以下三点。

　　1. 个人基础　年龄<16岁或年龄≥35岁者;身高<140 cm,孕前体重过轻或过重者;有吸烟、酗酒、吸毒等不良生活习惯的孕妇。

　　2. 社会经济因素　家庭收入低下、居住条件差、孕妇及其丈夫职业稳定性差等,不利于妊娠和产后康复。

　　3. 疾病因素　不良孕产史,各种妊娠合并症。

　　【高危监护措施】

　　(一)胎儿生长发育监护

　　1. 确定胎龄　根据末次月经、早孕反应出现的时间、胎动开始的时间等推算胎龄。

　　2. 测量子宫底高度及腹围　子宫底高度是指耻骨联合上缘中点到子宫底的弧形长度。腹围是指以软尺经脐绕腹一周的周径。通过测量孕妇的子宫底高度和腹围可估算胎儿的大小,了解胎儿宫内发育情况。简易的计算方法为:胎儿体重(g)=子宫底高度(cm)×腹围(cm)+200 g。

3. 超声检查 B超检查可测量抬头双顶径、胸径、腹径,以估计孕龄、预产期、胎儿体重,并了解有无畸形及胎盘成熟度等。

4. 妊娠图 妊娠图是反映胎儿发育及孕妇健康状况的动态曲线图。将每次产前检查测得的体重、血压、子宫底高度、腹围、胎位、胎心率等数值记录于妊娠图上,绘制成曲线,观察动态变化。妊娠图中最主要的曲线是子宫底高度曲线,该曲线主要反映胎儿宫内发育情况。

（二）胎儿宫内情况监护

1. 胎动计数 一般孕妇于妊娠16～20周时自觉胎动,妊娠28周胎动逐渐增强,至足月时又略微减少。计算12 h胎动次数以判断胎儿在宫内的情况。12 h内胎动计数多于30次为正常,表示胎儿宫内存活良好;若孕妇自觉胎动次数减少,12 h内胎动计数不多于10次或低于自我测胎动规律的50%,在排除药物影响后,要考虑胎儿宫内缺氧。

2. 胎心听诊 胎心听诊是临床普遍使用的最简单的方法。可用听诊器或超声多普勒仪监测,以判断胎儿是否存活、是否缺氧。

3. 胎儿电子监护 即用胎儿监护仪监护。

不仅能连续记录胎心率(fetal heart rate,FHR)的动态变化,还能反映胎动、宫缩对胎心率影响,以预测胎儿宫内储备能力。

1) 胎心率的监测 有两种基本变化,即胎心率基线和一过性胎心率变化。

（1）胎心率基线:在无宫缩或宫缩间歇期间记录的胎心率。

（2）一过性胎心率变化:与子宫收缩有关的胎心率变化。分以下三种情况。

① 无变化:子宫收缩后FHR仍保持原基线率不变。

② 加速:子宫收缩时胎心率基线上升,增加幅度为15～20次/分甚至以上,持续时间＞15 s,是胎儿情况良好的表现。其原因可能为胎儿局部或脐静脉暂时受到压迫。

③ 减速:随子宫收缩出现的短暂性的胎心率减慢。分以下三种情况。

a. 早期减速(ED):胎心减速与子宫收缩同时开始,子宫收缩后迅速恢复正常,下降幅度＜50次/分,时间短,恢复快(图5-1)。其原因为宫缩时胎头受压,脐血流量一时性减少,不受体位或吸氧而改变。

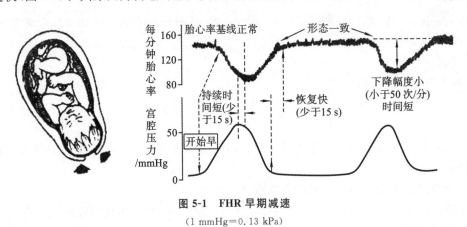

图 5-1　FHR 早期减速
(1 mmHg=0.13 kPa)

b. 变异减速(VD):宫缩开始后胎心率不一定减速,减速与宫缩之间无恒定关系。一旦减速则下降幅度大(＞70次/分),持续时间不定,恢复快(图5-2)。可能与子宫收缩时脐带受压兴奋迷走神经有关,嘱孕妇左侧卧位可减轻症状。

c. 晚期减速:子宫收缩开始后一段时间出现胎心率减慢,下降缓慢,下降幅度＜50次/分,持续时间长,恢复慢(图5-3)。一般认为是胎儿缺氧的表现,应予以高度重视。

2) 预测胎儿宫内储备能力

（1）无应激试验(non stress test,NST):在无宫缩、无外界负荷刺激下,观察胎心基线的变异及胎动后胎心率的情况。用胎儿监护仪连续监测20 min,如果有3次以上胎动并伴胎心率加速超过15次/分,持续时间＞15 s为正常,称为NST有反应型;若胎动与胎心率加速少于前述值,称为NST无反应型。

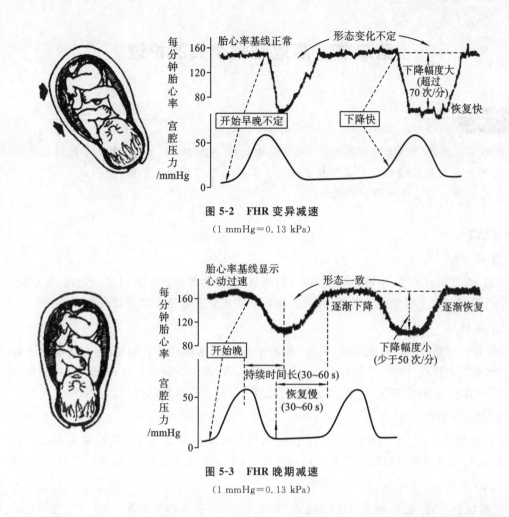

图 5-2　FHR 变异减速
(1 mmHg＝0.13 kPa)

图 5-3　FHR 晚期减速
(1 mmHg＝0.13 kPa)

（2）缩宫素激惹试验（oxytocin challenge test，OCT）：用缩宫素诱导子宫收缩并用胎儿监护仪记录胎心率的变化。方法：观察孕妇 10 min 无宫缩后，给予稀释缩宫素（1∶2000）静脉滴注，滴速自 8 滴/分开始，逐渐增加，当宫缩每 10 min 3 次后开始监测。如超过 50％的宫缩出现晚期减速，胎心率基线变异减少，胎动后无胎心率增快，为 OCT 阳性。反之为阴性。OCT 阴性提示胎盘功能良好，1 周内无胎儿死亡的危险；OCT 阳性提示胎盘功能减退，但假阳性多，意义不如阴性大。

（三）胎儿成熟度监测

1. B 超　测量胎头双顶径值，若双顶径大于 8.5 cm，提示胎儿已成熟；根据绒毛膜板、基底板、胎盘光点等判定胎盘的成熟度，若见三级胎盘则提示胎盘已成熟。

2. 羊水分析　羊水中卵磷脂与鞘磷脂比值（L/S）＞2，提示胎儿肺已成熟。还可进行羊水泡沫试验，若两管液面均有完整的泡沫环为阳性，相当于 L/S＞2，表示胎儿肺成熟。

（四）胎盘功能测定

1. 孕妇尿雌三醇（E_3）测定　自妊娠 28 周起测 24 h 尿，每周 1 次，正常值为 E_3＞15 mg/24 h，10～15 mg/24 h 为警戒值，E_3＜10 mg/24 h 为危险值。若妊娠晚期多次检测 E_3＜10 mg/24 h 则表示胎盘功能低下。也可用孕妇随意尿测定雌激素/肌酐（E/C）值，如 E/C＞15 为正常值，10～15 为警戒值，E/C＜10 为危险值。

2. 测定孕妇血清游离雌三醇值　采用放射免疫法。妊娠足月时该值的下限为 40 nmol/L，若低于此值表示胎儿胎盘功能低下。

3. 测定孕妇血清胎盘生乳素（HPL）值　采用放射免疫法。妊娠足月时该值为 4～11 mg/L，HPL＜4 mg/L 或突然下降 50％提示胎盘功能低下。

第二节　高危妊娠孕妇的护理

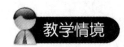 教学情境

张女士,女,38 岁,G_3P_0,既往自然流产 3 次,死胎 1 次,现妊娠 19^{+2} 周。由于年纪较大及以前的不良孕产史,张某对此次的妊娠过程是否顺利非常担心。如果你是门诊接诊护士,请问:

1. 如何为张女士制定合理的护理措施?

【护理评估】

（一）健康史

了解孕妇的年龄、妊娠史、分娩史和疾病史,有无吸烟、饮酒等不良生活习惯;了解此次妊娠经过情况,妊娠早期是否接触过化学毒物或放射线、有无妊娠合并症或并发症及其治疗情况等。

（二）身体评估

（1）了解有无发热、心慌、呼吸困难、头晕、头痛等不适;了解胎动及宫缩情况,有无阴道流血、流液等。

（2）了解孕妇的身高、体重、子宫底高度、骨盆各径线值、胎位等有无异常;测量体温、脉搏、呼吸、血压等生命体征;检查胎心、宫缩情况,了解胎心率是否正常,注意子宫收缩的强度和频度等。

（三）心理、社会评估

评估孕妇是否因担心流产、胎儿畸形、胎儿死亡、早产等而焦虑、恐惧;因妊娠或疾病需停止工作而烦躁不安;因自己的健康与维持妊娠相矛盾而感到无助;因不可避免的流产、死胎等而悲哀、沮丧等。

（四）辅助检查

1. 实验室检查　血/尿 E_3 测定、HPL、绒毛、羊水 L/S、AFP 等相关检查。

2. 影像学检查　B 超、羊膜镜检查。

3. 其他　胎心监护、胎儿心电图、胎儿头皮血 pH 值测定。

【治疗原则】

治疗原则为预防和治疗引起高危妊娠的病因,保护母婴健康;若继续妊娠将威胁母婴生命,则应适时终止妊娠。

【护理诊断/问题】

1. 有胎儿受伤的危险　与胎儿存在宫内缺氧或手术有关。

2. 有产道受损的危险　与胎儿危急需迅速结束分娩有关。

3. 功能障碍性悲哀　与高危妊娠身体不适或预感到将丧失胎儿有关。

【护理措施】

（一）一般护理

1. 休息　根据病情减少活动,保证充足的休息。休息时取左侧卧位为宜,可避免增大的子宫对腹部椎前大血管的压迫,以改善子宫胎盘血液循环,改善氧供。

2. 增加营养　孕妇的健康及营养状况对胎儿的生长发育至关重要,应根据孕妇的情况提出合理饮食建议。

（二）心理护理

采用恰当的沟通交流技巧,取得孕妇及其家属的信任,鼓励孕妇采取正确的应对方式,以减轻焦虑和恐惧。鼓励和指导家人参与和支持,有助于缓解孕妇的不良情绪。

（三）检查的护理配合

1. 胎盘功能检查的护理配合　遵医嘱正确留取标本,及时送检。

2. 胎儿电子监护的护理配合 认真观察胎心率的变化,发现晚期减速、NST 无反应或 OCT 阳性,应及时报告医生。

（四）症状护理

1. 病情观察 严密观察孕妇的生命体征和自觉症状,有无心慌、呼吸困难、腹痛、阴道流血流液等;监测胎心、胎动和宫缩情况,做好母婴监护及监护配合,记录处理经过。

2. 治疗配合 配合医生寻找病因;按医嘱给予药物治疗,即给 10% 葡萄糖 500 mL 加维生素 C 2 g,缓慢静脉滴注,每天 1 次,5～7 天为一个疗程,休息 3 天后可重复,以提高胎儿对缺氧的耐受力;间歇吸氧,尤其对胎盘功能减退的孕妇,每天 3 次,每次 30 min,以提高血氧含量;适时终止妊娠,当继续妊娠将威胁母婴健康和生命时,应考虑适时终止妊娠,根据孕妇和胎儿的情况综合分析决定终止妊娠的时间和方式;做好新生儿窒息的抢救工作。

（五）健康教育

根据孕妇存在的高危因素给予相应的健康指导;提醒孕妇按时进行产前检查,并告之自我监测方法。

第三节 胎儿窘迫的护理

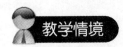

教学情境

孕妇丁女士,35 岁,G_2P_0,初产妇,现妊娠 37^{+2} 周,因胎儿生长受限入院,胎心率为 170 次/分,B 超提示胎盘功能减退。丁某非常担心胎儿的健康。请问:

1. 该病人最可能的医疗诊断是什么?有哪些护理问题?

2. 如何为其制定合理的护理措施?

胎儿窘迫是指胎儿在子宫内因缺氧和危及其健康和生命的综合症状,发病率为 2.7%～38.5%。胎儿窘迫分急性胎儿窘迫和慢性胎儿窘迫。急性胎儿窘迫多发生在分娩期,慢性胎儿窘迫常发生在妊娠晚期,慢性胎儿窘迫在临产后往往表现为急性胎儿窘迫。

【病因】

胎儿窘迫的病因涉及多方面,可归纳为 3 大类。

1. 母体因素 妊娠合并症和严重贫血,使孕妇血氧含量不足。

2. 胎盘、脐带因素 脐带打结、脐带脱垂、脐带绕颈等脐带血运受阻,致使胎儿不能获得足够的氧气及营养物质。

3. 胎儿因素 严重的先天性心血管疾病和颅内出血,胎儿畸形,母婴血型不合引起的胎儿溶血等。

【临床表现】

胎儿窘迫的主要表现为胎心音改变、胎动异常及羊水胎粪污染或羊水过少,严重者胎动消失。根据其临床表现可分为急性胎儿窘迫和慢性胎儿窘迫。急性胎儿窘迫多发生在分娩期,主要表现为胎心率加快或减慢;羊水胎粪污染和胎头头皮血 pH 值下降,出现酸中毒。慢性胎儿窘迫多发生在妊娠末期,往往延续至临产并加重,主要表现为胎动减少或消失、NST 基线平直、胎儿发育受限、胎盘功能减退、羊水胎粪污染等。

【治疗要点】

1. 急性胎儿窘迫者 以提高母体血氧含量及改善胎儿缺氧状态为原则,严重的胎儿缺氧或经处理无效的应迅速结束分娩。

2. 慢性胎儿窘迫者 在病因治疗的同时,结合孕周、胎儿成熟度、胎盘功能及胎儿窘迫的严重程度决定是否继续妊娠。

【护理评估】

（一）健康史

了解孕妇的年龄、生育史、内科疾病史等、本次妊娠经过、本次分娩经过等。积极寻找导致胎儿窘迫的原因。

（二）身体评估

胎儿窘迫时，孕妇自觉胎动增加或停止，早期胎动过频，如缺氧加重则胎动转弱且次数减少，进而消失。胎儿轻微或慢性缺氧时，胎心率加快，可超过 160 次/分，若严重缺氧则减慢，若胎心率<100 次/分，提示胎儿危险。

（三）心理、社会评估

因胎儿宫内缺氧，孕产妇及家人担心胎儿安全而感紧张、焦虑，对需要手术结束分娩产生犹豫及无助感。

（四）辅助检查

1. 电子胎心监护　急性胎儿窘迫时，出现频繁的晚期减速或变异减速；慢性胎儿窘迫时，NST 基线平直，CST 出现频繁晚期减速。

2. 胎盘功能检查　妊娠晚期连续多次测定尿 E_3<10 mg/24 h 或急骤减少 30％～40％，提示胎盘功能减退。

3. 胎儿头皮血血气分析　pH<7.20，提示胎儿酸中毒。

【护理诊断/问题】

1. 气体交换受损(胎儿)　与子宫、胎盘、脐带、胎儿供血供氧不足有关。

2. 焦虑　与担心胎儿安全有关。

3. 预感性悲哀　与胎儿可能死亡有关。

【护理措施】

（一）纠正胎儿缺氧

1. 吸氧　嘱产妇取左侧卧位，给予面罩间断吸 100％纯氧，10 L/min，30 分/次，间隔 5 min。

2. 严密监测胎儿情况　每 10～15 min 听胎心音 1 次或进行胎心监护，慢性胎儿窘迫进行胎动计数或监测胎盘功能及胎心音。

3. 协助医生结束分娩　经以上处理未见好转者，及时做好阴道助产手术及剖宫产手术准备，迅速结束分娩。做好抢救新生儿窒息的准备。

（二）提供心理支持

向孕产妇提供相关信息，耐心解释胎儿目前情况、产程进展、治疗措施、预期结果，以减轻其焦虑并积极配合处理。

对胎儿不幸死亡的夫妇，护士或家人多陪伴他们，鼓励他们诉说悲伤，给予产妇精神安慰和悉心照顾，帮助他们缓解心理压力，接受现实，尽快度过悲伤期。

（三）健康指导

指导孕妇休息时采取左侧卧位，改善胎盘血供；教会孕妇从 30 周开始进行胎动计数，发现异常及时就诊；加强产前检查，高危孕妇酌情提前入院待产。

第四节　新生儿窒息的护理

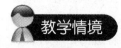教学情境

孕妇吴女士，26 岁，孕 37 周，突发腹痛伴宫缩。B 超显示：胎盘部分剥离，胎动减少，胎心缓慢。给予

复苏前准备,行急诊剖腹产。产一女婴:无呼吸,肌张力低下,全身发绀,心率 60 次/分,体温 34 ℃,有轻微的喉反射。请问:

1. 该产妇主要的护理诊断有哪些?
2. 如何为其制定合理的护理措施?

新生儿窒息是指胎儿娩出后 1 min,仅有心跳而无呼吸或未建立规律呼吸的缺氧状态,为新生儿死亡及伤残的主要原因之一。

【病因】

1. 胎儿窘迫 胎儿窘迫未得到纠正。

2. 呼吸中枢受抑制或损伤 胎儿过大或骨盆狭窄、急产、产程延长、宫缩过强或因产钳助产等原因,导致胎儿脑部长时间缺氧及颅内出血;分娩过程中产妇使用麻醉剂、镇静剂等,可抑制新生儿的呼吸中枢。

3. 呼吸道阻塞 胎儿在分娩过程中吸入的羊水、胎粪、黏液、血液等未及时清除,导致呼吸道阻塞。

4. 其他 新生儿患有呼吸道、心血管先天畸形及肺透明膜病、严重感染等。

【临床表现】

出生后 1 min 根据 Apgar 评分指标(表 5-1)将窒息分为:轻度(青紫)窒息,Apgar 评分 4～7 分;重度(苍白)窒息,Apgar 评分 0～3 分。1 min 评分课区别窒息程度,5 min 和 10 min 评分有助于判断复苏效果和预后。

表 5-1 新生儿 Apgar 评分法

体　征	评分标准		
	0分	1分	2分
皮肤颜色	青紫或苍白	躯干红,四肢紫	全身红
心率/(次/分)	无	<100	>100
弹足底或插胃管反应	无反应	有些动作,如皱眉	哭、打喷嚏
肌张力	松弛	四肢略屈曲	四肢能活动
呼吸	无	慢、不规则	正常、哭声响

【治疗要点】

以预防为主,一旦发生及时抢救,按 A(清理呼吸道)、B(建立呼吸)、C(维持正常循环)、D(药物治疗)、E(评价)方案进行复苏。

【护理评估】

(一)健康史

了解有无胎儿窘迫的诱因;有无呼吸道阻塞、呼吸中枢受抑制或损伤的因素。

(二)身体评估

评估窒息的程度:对胎儿出生后 1 min、5 min 进行 Apgar 评分。

(三)心理、社会评估

产妇担心新生儿的安危而出现焦虑、恐惧、悲伤的心理。

【护理诊断/问题】

(一)新生儿

1. 气体交换受损 与呼吸道内有羊水、黏液有关。

2. 有受伤的危险 与抢救操作及脑缺氧有关。

(二)母亲

1. 预感性悲哀 与预感失去孩子或可能留有后遗症有关。

2. 焦虑　与担心新生儿生命安危有关。

【护理措施】

（一）配合医生进行新生儿复苏

1. 清理呼吸道　胎头娩出后,立即用手挤压清除口、鼻腔中的黏液和羊水。断脐后使其仰卧在远红外线复苏台上,用吸痰管轻轻插入口、鼻、咽部,吸净黏液及羊水。如为重度窒息应在喉镜直视下气管内插管清理呼吸道。

2. 建立呼吸　①轻拍新生儿足底或按摩背部使患儿出现自主呼吸;②若无自主呼吸或心率<100次/分,立即用复苏气囊加压给氧;③若无规律性呼吸或心率<100次/分,应进行气管插管正压通气。

知识链接

气管插管操作步骤

（1）**体位**　新生儿仰卧,稍垫高患儿肩部,使颈部伸直,取头部正中位并略向后仰,尽量使患儿口、咽喉及气管在一条直线上。

（2）**插管**　术者面向患儿头颈,左手握持新生儿直接喉镜柄,无名指及小指置于儿颏,固定胎头并稍抬高下颌,右手拇指及食指分开上下颌齿龈,使口张开。将喉镜片自右侧放入口腔,沿舌面插入咽喉部。向里插时先看到舌根,继而见悬雍垂,再深入可见会厌,以喉镜片前端轻轻顶压会厌根部,使会厌翘起,即可暴露背侧(下方)的声门。右手持导管插入声门,再向气管内推1.5～2.0 cm。要求20 s内完成气管插管及1次吸引。

3. 改善循环　正压通气30 s后,心率<60次/分或心跳停止者,在保证通气的情况下应立即行胸外心脏按压。按压方法为:用双拇指或中指、食指按压患儿胸骨中下1/3交界处,按压频率为90次/分,按压深度为1～2 cm,按压与通气之比为3∶1,按压有效时可摸到颈动脉和股动脉搏动。

4. 药物治疗　心脏按压无效或患儿心率持续小于80次/分,可给予1∶10000肾上腺素0.1～0.3 mL/kg脐静脉注射或气管内滴入。并根据病情遵医嘱扩容、纠正酸中毒等。

5. 评价　复苏过程每30 s评价患儿的情况,以确定进一步采取的抢救方法。评价时先看呼吸,再查心率,继之观察皮肤颜色。

（二）保暖

在整个复苏过程中必须注意保暖。胎儿娩出后立即揩干体表的血迹及羊水,以减少散热,并将新生儿放在30～32 ℃的远红外线辐射台上进行抢救,以维持肛温36.5～37 ℃。

（三）复苏后护理

复苏后仍有再度窒息可能,仍需加强新生儿护理。保持呼吸道通畅,严密观察面色、呼吸、心率、体温及神经系统变化,做好重症护理记录。遵医嘱给予抗生素预防感染。

（四）心理护理

减轻母亲焦虑,提供情感支持、提高新生儿复苏水平以安慰产妇,抢救时避免大声喧哗,以免加重产妇焦虑;抢救无效新生儿死亡时,选择合适的语言和时机告知产妇,使产妇情绪稳定,能接受现实。

（五）健康指导

指导产妇学会观察新生儿的面色、呼吸、哭声、大小便的变化,发现异常及时就诊;指导母乳喂养;对于重度窒息复苏时间较长的新生儿,指导产妇及家人注重观察精神状态及远期表现,提防智障发生。

第五节 新生儿产伤的护理

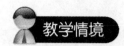 **教学情境**

张女士,28岁,孕37周,突发腹痛伴宫缩,于30 min经阴道分娩一男婴。该男婴生后双侧锁骨不对称,右肩部运动受限,可见局部肿胀,折断处有骨摩擦音。请问:

1. 该男婴主要的护理诊断是什么?

2. 如何制定合理的护理措施?

新生儿产伤是指在分娩过程中发生的机械性或缺氧性损伤。常见的新生儿产伤有颅内出血(见儿科护理)、头颅血肿和新生儿骨折、臂丛神经损伤。

【护理评估】

(一)健康史

了解有无急产、头盆不称、巨大胎儿、产程延长、手术助产或分娩处理不当等情况。

(二)身体状况评估

1. 头颅血肿 一般在出生后2～3天出现,主要是由于分娩时新生儿颅骨骨膜下血管破裂,血液积留在骨膜下所致。应注意与头皮水肿相鉴别(表5-2)。

表5-2 头颅血肿与头皮水肿的鉴别

项 目	头 颅 血 肿	头 皮 水 肿
部位	多见于顶、枕骨骨膜下	见于先露部皮下组织
范围	不超越骨缝	不受骨缝限制
出现时间	出生时不明显,多在产后2～3日明显	出生时即存在
消失时间	出生后3～8周	出生后2～3日
局部特点	有波动感	凹陷性水肿

2. 骨折

(1)锁骨骨折 最常见,多发生于单侧锁骨中部。完全性骨折时双侧锁骨不对称,骨折侧肩部运动受限或完全不能活动,可见局部肿胀,折断处有骨摩擦音。

(2)肱骨骨折 多发生于骨干中段,系横断骨折,移位明显。病侧上肢活动受限,抬举病侧上肢时,患儿疼痛啼哭,局部肿胀,折断处有骨摩擦音。

3. 臂丛神经损伤 患侧手臂下垂、内旋内收、贴身,前臂不能弯曲,有时伴有前臂小肌群瘫痪。

(三)心理、社会评估

产妇有因担心新生儿可能会出现后遗症而焦虑不安等情绪。

(四)辅助检查

X线检查可确诊。

 知识链接

产 伤 原 因

锁骨骨折常发生在巨大儿肩周径过大、肩部娩出困难时,亦可发生在臀牵引时。肱骨骨折多因臀位牵拉上肢娩出困难,强行牵拉所致。臂丛损伤发生在头位产时,当肩部不易娩出而用力拉头部时发生,或在臀位产时,胎头不易娩出,强拉锁骨上窝时发生臂丛麻痹。

【治疗要点】

1. 头颅血肿 初期可冷敷,肌内注射维生素 K$_1$;血肿较大者,应局部压迫包扎。

2. 锁骨骨折 在患儿腋下置一棉垫,将患侧上肢用绷带固定于胸部。

3. 肱骨骨折 在患儿腋下置一棉垫,使肘关节处于直角位,用绷带缚于胸侧。

4. 臂丛神经损伤 采用局部按摩或针灸疗法,可使麻痹的肌肉松弛,防止继发性挛缩。

【护理诊断/问题】

1. 焦虑 与担心新生儿出现后遗症有关。

2. 活动受限 与新生儿骨折有关。

【护理措施】

(一)心理护理

向产妇及其家属说明新生儿产伤的部位、治疗方法和护理措施,告诉产妇如能配合治疗,2 周后多能痊愈,出血或水肿压迫臂丛造成的损伤,功能可很快恢复,从而消除产妇顾虑。

(二)产伤护理

1. 头颅血肿的护理 保持安静,防止揉挤局部,勿穿刺抽吸以防感染。血肿大发展快者给予冷敷及加压包扎,遵医嘱肌内注射维生素 K$_1$,每日 10 mg,连用 3 天。并用抗生素预防感染。

2. 骨折的护理 保持患儿安静,勿压迫伤处或牵拉患肢;协助医生进行伤肢固定或悬吊牵引;注意观察骨折愈合情况。

3. 臂丛神经损伤的护理 配合医生采取以电刺激为主的综合治疗,遵医嘱用神经营养药,给予患肢功能锻炼和手法按摩,使麻痹的肌肉松弛,防止继发性挛缩。

(三)健康指导

加强新生儿护理,指导母乳喂养,教会家属对患儿进行康复训练,促使功能逐渐恢复。

第六节　胎儿监护及抢救技术实训指导(实训五)

[教学目标]

(1)通过模拟训练掌握胎心监护技术。

(2)通过模拟训练熟悉羊膜腔穿刺的护理技术。

(3)通过模拟训练掌握口对口人工呼吸、简易呼吸器人工呼吸及胸外心脏按压的方法。

(4)培养学生具有认真勤奋的学习态度,严谨求实的工作作风。

[技能训练]

(1)胎心监护技术。

(2)羊膜腔穿刺护理技术。

(3)新生儿窒息的抢救技术。

[实验学时] 1 学时。

[实验器材] 孕妇模拟人、胎心电子监护仪、孕妇腹部模型、新生儿模型、远红外线辐射抢救台、气管插管模型、成套的一次气管插管、喉镜、简易呼吸器、低压吸痰器、给氧装置。

[实验内容及方法]

1. 胎心监护技术

1)实验准备

(1)护士准备:洗手,熟练掌握胎心监护技术,并向孕妇讲解胎心监护目的、意义。

（2）用物准备：孕妇模拟人、胎心监护仪、记录本。

（3）孕妇准备：了解胎心监护的意义。

（4）环境准备：环境整洁,室温适合。

2）操作方法

（1）监护前准备：携用物至孕妇床前,核对孕妇床号及姓名,向孕妇讲解胎心监护的目的、意义及操作步骤。然后让孕妇排空膀胱后仰卧于病床上,暴露腹部,双腿略屈曲分开,放松腹肌,检查者站于孕妇右侧。

（2）将宫缩描绘探头和胎心探头直接放在孕妇的腹壁上。监测胎心率的连续变化,观察胎动、宫缩对胎心率的影响。

（3）整理用物,洗手,记录。

3）评价

（1）能说出胎心监护的目的及意义。

（2）监护过程中进行有效的人文沟通,充分体现人文精神。

（3）是否完成学习目标。

2. 羊膜腔穿刺护理技术

1）实验准备

（1）护士准备：洗手,熟练掌握羊膜腔穿刺护理技术,并向孕妇讲解羊膜腔穿刺护理技术目的、意义。

（2）用物准备：无菌腰椎穿刺针、20 mL 注射器、标本瓶、0.5％聚维酮碘溶液、0.5％利多卡因注射液、无菌棉签、无菌洞巾及无菌干纱布等。

（3）孕妇准备：了解羊膜腔穿刺的意义。

（4）环境准备：环境整洁,室温适合。

2）操作方法

（1）术前 B 超先行胎盘及羊水暗区定位并做出标记。

（2）孕妇排尿后取仰卧位,腹部皮肤用 0.5％聚维酮碘溶液消毒,铺无菌洞巾。

（3）穿刺点用 0.5％利多卡因注射液行浸润麻醉直达腹膜,用无菌腰椎穿刺针直刺入腹壁,穿刺阻力第一次消失表示进入腹腔,继续进针又有阻力表示进入子宫壁,阻力再次消失,表示已进入羊膜腔内。

（4）拔出穿刺针芯有羊水溢出,用 20 mL 注射器抽取所需羊水量送检,或直接注入药物。

（5）将针芯插入穿刺针内,迅速拔出,无菌干纱布加压穿刺点 5 min 后,胶布固定。

3）评价

（1）术中严格执行无菌操作规程。

（2）穿刺一次成功。

（3）穿刺过程中进行有效的人文沟通,充分体现人文精神。

3. 新生儿窒息的抢救技术

1）实验准备

（1）护士准备：洗手,熟练掌握新生儿窒息的抢救技术,并向孕妇讲解新生儿窒息抢救技术目的、意义。

（2）用物准备：新生儿模型、远红外线辐射抢救台、气管插管模型、成套的一次性气管插管、喉镜、简易呼吸器、低压吸痰器、给氧装置、1∶10000 肾上腺素、纳洛酮、5％碳酸氢钠等。

（3）新生准备：将新生儿置于远红外线辐射抢救台上。

（4）环境准备：环境整洁,室温适合。

2）操作方法

（1）保暖：胎儿娩出后,立即擦干新生儿身上的羊水、血液,将其置于室温 30～32 ℃或自动控温的远红外线辐射抢救台上,使新生儿取头低仰卧位。

（2）按复苏 ABCDE 进行。

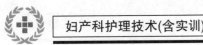

3）评价

（1）动作敏捷，程序规范，操作熟练。

（2）复苏过程中无并发症发生。

（3）新生儿复苏成功。

小　结

　　高危妊娠是指妊娠期某些并发症、合并症或致病因素，可能危害孕妇、胎儿、新生儿或可能导致难产的妊娠。重点掌握高危妊娠的监护措施；掌握高危胎儿如胎儿窘迫、高危新生儿如新生儿窒息的护理评估及其护理措施，并能为高危妊娠妇女在妊娠期间提供科学的管理和检测。

（孙自红）

 能力检测

A1 型题

*1. 高危妊娠是指（　　　）。

A. 高度危险的妊娠　　　　　　　　　　　　B. 对产妇有高度危险的妊娠

C. 对孕妇有高度危险的妊娠　　　　　　　　D. 对新生儿有高度危险的妊娠

E. 能危害母婴或导致难产的妊娠

*2. 在产程中发现胎儿窘迫，首选进行下列哪项措施？（　　　）

A. 改变体位，给产妇吸氧　　　　　　　　　B. 纠正酸中毒

C. 给予葡萄糖加维生素 C　　　　　　　　　D. 用宫缩抑制剂

E. 立即剖宫产结束分娩

3. 关于慢性胎儿窘迫下列哪项错误？（　　　）

A. 主要发生在妊娠晚期　　　　　　　　　　B. 常由胎盘功能减退引起

C. 主要表现为胎动减少　　　　　　　　　　D. 最早表现是胎心率减慢

E. 孕晚期让孕妇每天进行胎动计数可及早发现

4. 下列哪项不是胎儿窘迫的护理诊断？（　　　）

A. 胎儿气体交换受损　　　　B. 有新生儿窒息的危险　　　　C. 产妇焦虑恐惧

D. 预感性悲哀　　　　　　　E. 胎儿有外伤的危险

*5. 抢救新生儿窒息时，对新生儿采取的体位是（　　　）。

A. 侧卧位，有利于呼吸道黏液排出　　　　　B. 半卧位，有利于呼吸道通畅

C. 仰卧位，头略后仰，颈部轻度后伸　　　　D. 俯卧位

E. 仰卧位，头垫枕头

*6. 下列关于新生儿青紫窒息的叙述正确的是（　　　）。

A. 新生儿面部红润，全身皮肤青紫　　　　　B. 呼吸不规律且表浅

C. 心率 130 次/分　　　　　　D. 肌张力松弛　　　　　　　　E. 喉反射消失

*7. 抢救新生儿窒息，首选的措施是（　　　）。

A. 面罩吸氧　　　B. 清理呼吸道　　　C. 刺激呼吸　　　D. 人工呼吸　　　E. 心脏按压

*8. 下列有关高危妊娠的叙述，正确的是（　　　）。

A. 高危妊娠孕产妇产前检查是妇科的一般检查

B. 加强高危妊娠管理与提高围生期质量密切相关

C. 高危妊娠就是病例妊娠

D. 有病的新生儿均为高危妊娠的产妇所分娩

E. 高危妊娠监护不包括孕前保健咨询

9. 在子宫内的胎儿缺氧早期表现为（ ）。

A. 胎动减弱　　　B. 胎动次数减少　　C. 胎动消失　　　D. 胎动频繁　　　E. 胎动无明显变化

10. 连续测 12 h 的胎动总数，提示为胎儿窘迫的是（ ）。

A. 10 次以下　　　B. 15 次以下　　　C. 20 次以下　　　D. 25 次以下　　　E. 30 次以下

*11. 下列羊水成分中，哪项属于胎儿肺成熟度的指标？（ ）

A. 肌酐　　　　　　　　　　　B. 雌三醇　　　　　　　　　　　C. 碱性磷酸酶

D. 卵磷脂/鞘磷脂值　　　　　E. 胆红素

*12. 下述对高危孕妇的护理措施哪项是不恰当的？（ ）

A. 应安排在靠近护士站的病房内　　　B. 空气新鲜　　　　　　C. 取右侧卧位

D. 增加营养　　　　　　　　　　　　E. 间断吸氧

13. 无应激试验的目的是观察（ ）。

A. 胎心率基线的变异　　　　　　B. 宫缩对胎心率的影响　　　　　C. 子宫对胎动的反应

D. 胎儿宫内的储备能力　　　　　E. 子宫对催产素的敏感性

*14. 新生儿窒息吸氧的流量为（ ）。

A. 小于 1 L/min　　B. 小于 2 L/min　　C. 小于 3 L/min　　D. 小于 4 L/min　　E. 小于 5 L/min

15. 对高危孕妇，下列处理不妥的是（ ）。

A. 应用胎儿监测仪及时发现异常情况　　　　　　　B. 给产妇吸氧

C. 发现胎儿窘迫立即进行剖宫产　　　　　　　　　D. 决定手术后在短时间内做好术前准备

E. 做好新生儿窒息抢救工作

16. 胎盘功能检查不包括（ ）。

A. 胎儿心电图　　　　　　　　B. 孕妇血清胎盘生乳素测定　　　　C. 羊膜镜检查

D. 孕妇尿 E_3 值　　　　　　　E. 孕妇阴道脱落细胞检查

A2 型题

17. 孕妇张女士，多次孕产史不良，目前无子女，现孕 41 周。查：胎心率 131 次/分，催产素激惹试验（OCT）阳性，胎心连续出现晚期减速，提示（ ）。

A. 胎盘功能良好　　B. 胎儿发育正常　　C. 胎盘功能不良　　D. 子宫收缩异常　　E. 脐带暂时受压

18. 初产妇，临产 14 h，宫口开全，胎头颅骨最低点在坐骨棘下 3 cm，胎心率 100 次/分，首选进行哪项处理？（ ）

A. 等待自然分娩　　　　　　　B. 立即剖宫产　　　　　　　　C. 缩宫素静脉滴注

D. 立即吸氧，进行阴道助产　　E. 给予葡萄糖加维生素 C

A3 型题

（19～20 题共用题干）

新生儿出生后 1 min 内情况是：胎心率 92 次/分，无呼吸，四肢稍屈，有喉反射，但无咳嗽，躯干红，四肢青紫。

19. 该新生儿 Apgar 评分为（ ）。

A. 3 分　　　　　B. 4 分　　　　　C. 5 分　　　　　D. 6 分　　　　　E. 7 分

20. 该新生儿窒息的程度为（ ）。

A. 轻度窒息　　　B. 中度窒息　　　C. 重度窒息　　　D. 苍白窒息　　　E. 以上都不对

第六章

妊娠并发症孕妇的护理

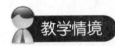

1. 掌握流产、异位妊娠、妊娠期高血压疾病、前置胎盘、胎盘早剥的护理措施。
2. 熟悉早产、双胎妊娠孕产妇的护理措施。熟悉妊娠合并症孕产妇的护理评估、护理诊断。
3. 了解妊娠并发症的治疗原则。

第一节　流　　产

教学情境

病人,女,27岁,停经67天,下腹阵痛,阴道出血量大于月经量。妇检:子宫增大如孕2个月大小,宫颈口开大,尿妊娠试验阳性。请问:

1. 应考虑孕妇出现了什么情况?
2. 应做哪些护理评估?有哪些护理诊断?如何护理?

妊娠不满28周,胎儿体重不足1000 g终止妊娠者,称流产。发生在12周以前的流产为早期流产;发生于12周至不足28周者称晚期流产。流产又分为自然流产和人工流产,本节主要阐述自然流产。自然流产的发生率占全部妊娠总数的10%~15%,多数为早期流产。流产发生时若处理不当,可引起感染或大出血,甚至危及生命。

【病因】

流产原因很多,染色体异常是早期流产的主要原因;母体内分泌功能失调,如卵巢黄体功能不全、甲状腺功能低下等,引起胚胎发育不良;严重感染、病毒或毒素可通过胎盘毒害胚胎和胎儿;高热可引起子宫收缩;全身性疾病、重度贫血、心力衰竭可致胎儿缺氧死亡;生殖器官疾病、免疫因素、身体或精神创伤,过多接触有害物质、烟酒过度等均会引起流产。宫颈内口松弛及宫颈重度裂伤导致胎膜早破是晚期流产的主要原因。

【临床类型及表现】

流产的主要表现是停经后阴道流血和下腹疼痛,按自然流产发展的不同程度可有先兆流产、难免流产、不全流产、完全流产、稽留流产、习惯性流产。

1. 先兆流产　停经后阴道少量流血,轻微下腹痛或无腹痛,可伴腰痛及下腹坠感。妇科检查宫颈口未开,胎膜未破,子宫大小与停经周数相符。B超示宫内胚胎存活。尿妊娠试验阳性。

2. 难免流产　流产不可避免。阴道流血增多如月经量,阵发性腹痛加重或出现阴道流水(破膜)。妇科检查宫颈口已扩张,有时在宫颈口内可见胚胎样组织或羊膜囊堵塞,子宫大小与停经周数相符或略小。

3. 不全流产　胚胎组织部分已排出体外,还有部分残留在子宫腔内。阴道持续流血不止,甚至导致失血性休克。妇科检查宫颈口扩张,常有胚胎组织堵塞于宫颈口或部分组织已排到阴道内,子宫小于停经周数。

4. 完全流产 胚胎组织已全部排出。阴道流血逐渐停止,腹痛逐渐消失。妇科检查宫颈口关闭,子宫接近正常大小或略大。

5. 稽留流产 胚胎或胎儿已死亡,滞留在宫腔内尚未自然排出者。早孕反应消失,腹部无继续增大,无胎动。妇科检查宫颈口未开,子宫明显小于妊娠周数,无胎心音。如死胎稽留过久,坏死组织释放凝血活酶进入母体血循环可引发弥散性血管内凝血(DIC)。

6. 习惯性流产 连续发生自然流产 3 次或 3 次以上者。每次流产多发生在同一妊娠月份,其临床特征与一般流产相同。

【处理原则】

1. 先兆流产 保胎治疗,绝对卧床休息,禁止性生活,减少刺激,必要时给予对胎儿危害小的药物。①镇静剂,适用于精神紧张者。②抑制宫缩药物,出现不规律宫缩者可用硫酸沙丁胺醇(舒喘灵)。③黄体功能不全者,给予黄体酮。④助胚胎发育药,如维生素 E、叶酸等。

2. 难免流产 一经确诊,立即促使宫腔内容物排出,促进宫缩,防止大出血及感染。

3. 不全流产 一经确诊,立即清除宫腔内残留组织。流血多有休克者,应同时输血输液纠正休克;流血时间长者,予以抗生素预防感染。

4. 完全流产 一般不需特殊处理。

5. 稽留流产 一经确诊,应尽早排空子宫腔,术前应做凝血功能检查,防止凝血功能障碍。用雌激素以提高子宫对宫缩素的敏感性,防止并发症的发生。

6. 习惯性流产 针对病因,预防为主。再次妊娠前应查明导致流产的原因,针对病因进行治疗,一旦妊娠应积极保胎。

7. 流产合并感染者 阴道流血不多,先控制感染后行清宫术;阴道流血多者,应用抗生素的同时夹出宫腔内大块残留组织,使出血量减少,待感染控制后再彻底刮宫。

各种类型的流产,若阴道流血时间过长,都有可能引起宫腔内感染,发生流产合并感染;严重者,可引起盆腔炎、腹膜炎、败血症及感染性休克等。其中以不完全流产最易发生感染。

【护理评估】

(一)健康史

询问病人月经史、孕产史、既往史;了解停经时间、早孕反应情况;有无导致流产的诱因;家族中有无遗传性和传染性疾病。

(二)身体评估

(1)阴道出血的量、持续时间、性状,有无组织物排出,是否有头晕、乏力等。

(2)腹痛发生时间、部位、程度、性质,与阴道流血的关系。

(3)测量生命体征,观察神志、面色,评估有无贫血及休克征象。

(三)心理、社会评估

由于阴道流血及腹痛,病人因担心自身和胎儿的安危,而处于紧张、焦虑或恐惧中。评估病人及家属对事件的看法、心理感受及情绪反应,评估家庭成员对病人的心理支持是否有力。

(四)辅助检查

1. 化验检查 了解有无贫血及感染;尿妊娠试验检查以协助判断流产类型。

2. B超检查 确定有无胎心搏动及胎动波等。

【护理诊断】

1. 有感染的危险 与出血致机体抵抗力下降、宫腔手术有关。

2. 预感性悲哀 与可能失去胎儿有关。

3. 潜在并发症/失血性休克 与不全流产引起阴道大量流血有关。

【护理措施】

(一)一般护理

(1)先兆流产应绝对卧床休息。将日常用品放在病人随手可及之处便于拿取。

（2）建议合理饮食，加强营养，提高机体抵抗力。给予易消化饮食并保持大便畅通。

（二）心理护理

安慰病人及家属，解释有关治疗及护理措施，解除不必要的紧张情绪。对失去胎儿的病人，加强心理支持，帮助其接受事实。

（三）妊娠不能继续者的护理

（1）严密监护生命体征、面色；注意阴道出血量，及时发现休克征象。

（2）协助医生做好刮宫术的准备，术中密切观察病人的生命体征，建立静脉通道，做好手术中的配合。

（3）术后注意观察阴道流血量及子宫收缩情况，发现异常及时报告医生。遵医嘱肌内注射缩宫素以促进子宫收缩减少出血，刮出组织物送病理检查。

（四）症状护理

（1）各项检查和手术应严格执行无菌操作。

（2）严密监测体温、血常规、阴道出血及分泌物的性质、颜色、气味等，发现感染征象及时报告医生。

（3）保持外阴清洁，每日常规擦洗外阴 2 次。

（4）合并感染者嘱半卧位，注意床边隔离，遵医嘱应用抗生素。

（五）健康指导

（1）注意休息：刮宫术后休息半个月，注意防寒保暖。

（2）预防感染：保持外阴清洁，禁止盆浴及性生活 1 个月。

（3）增加营养：进食高蛋白质、高维生素及富含铁的食物，纠正贫血，增强机体抵抗力。

（4）及时就诊。告诉病人出现以下症状应及时就诊：阴道流血超过 10 天以上，出血量超过月经量，浑浊、有异味，或伴有发热、腹痛等。

（5）注意消除流产诱因，为再次妊娠做好准备。

第二节　异 位 妊 娠

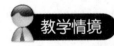

病人，33 岁，主诉停经 48 天，阴道不规则出血 7 天，左下腹疼痛 1 天。妇检：阴道后穹隆抽出不凝血液 4 mL，尿妊娠试验（＋）。请问：

1. 应做哪些护理评估？

2. 有哪些护理诊断？如何护理？

当受精卵在子宫体腔以外着床称为异位妊娠，习称宫外孕，是妇产科常见急腹症之一，起病急，进展快，病情危重，如不及时诊治可危及生命，近年来异位妊娠发生率有上升趋势。根据孕卵着床部位不同可分为输卵管妊娠、卵巢妊娠、腹腔妊娠、宫颈妊娠等（图 6-1），其中输卵管妊娠最为常见，占异位妊娠的

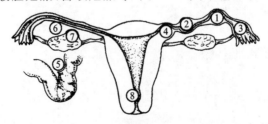

图 6-1　异位妊娠的发生部位

①输卵管壶腹部妊娠；②输卵管峡部妊娠；③输卵管伞部妊娠；④输卵管间质部妊娠；⑤腹腔妊娠；⑥阔韧带妊娠；⑦卵巢妊娠；⑧宫颈妊娠

95％左右。本节以输卵管妊娠为例阐述异位妊娠。

【病因】

慢性输卵管炎是引起异位妊娠的主要原因。此外,输卵管发育异常,盆腔肿瘤的影响、节育器放置、输卵管手术史、孕卵外游等也是可能的原因。

【病理】

输卵管管腔狭窄、管壁缺乏黏膜下组织,不能形成完好蜕膜,胚胎生长发育到一定时期必然发生以下结局。

1. 输卵管妊娠流产 多见于输卵管壶腹部妊娠。因蜕膜发育不良,囊胚最终与管壁分离,伴随局部出血,囊胚经伞部排入腹腔。出血一般不多(图6-2)。

2. 输卵管妊娠破裂 多见于输卵管峡部妊娠。输卵管妊娠破裂绒毛可向管壁侵蚀,最终穿透浆膜层,造成管壁破裂。输卵管肌层血管丰富,短时间内可发生腹腔内大出血,甚至休克(图6-3)。

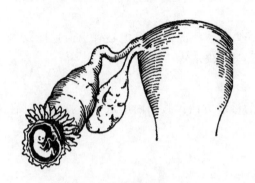

图6-2 输卵管妊娠流产

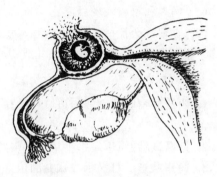

图6-3 输卵管妊娠流产

3. 陈旧性宫外孕 陈旧性异位妊娠或腹腔妊娠输卵管妊娠流产后,若胚胎死亡,内出血逐渐停止,盆腔积血机化变硬并与周围组织粘连,形成包块。

4. 继发性腹腔妊娠 偶有胚胎存活者,胚胎在腹腔内能够继续生长发育,形成继发性腹腔妊娠。

【临床表现】

(一)症状

1. 停经 病人多数有6～8周停经史。

2. 腹痛 腹痛为本病就诊的主要症状。特点为突感下腹一侧胀痛继而出现撕裂样剧痛,并迅速向全腹扩散,常伴有恶心、呕吐。因血液在子宫直肠陷凹积聚时可出现肛门坠胀感,当血液刺激膈肌时,也可引起肩胛部放射痛。发生流产或破裂之前,表现为一侧下腹隐痛或酸胀感。

3. 阴道流血 大多数表现为不规则阴道出血,呈暗红色或深褐色,出血量少时呈点滴状。

4. 晕厥和休克 病情严重者面色苍白、四肢湿冷、血压下降。休克程度与腹腔内出血量的多少及出血速度有关,与阴道流血量不成正比。

(二)体征

1. 生命体征 观察神志、面色,测量血压、脉搏等评估有无贫血及休克。

2. 腹部检查 当输卵管妊娠破裂时,下腹压痛及反跳痛,尤以患侧为甚,内出血较多时叩诊有移动性浊音。

3. 妇科检查 腹腔有内出血时,阴道后穹隆饱满、触痛,宫颈举痛或摇摆痛明显,子宫稍大而软,内出血较多时可有漂浮感,子宫一侧或后方可触及边界不清、压痛明显的包块。

【处理原则】 以手术治疗为主,非手术治疗为辅。

1. 手术治疗 适用于流产或破裂后严重内出血,行患侧输卵管切除术或保守性手术。

2. 非手术治疗 适用于尚未破裂或流产的早期病人,或内出血少、病情稳定的病人,特别是有生育要求的年轻妇女。可行化学药物或中医中药治疗。

3. 腹腔镜手术 已成为近年来治疗异位妊娠的主要方法。

【护理评估】

（一）健康史

应仔细询问月经史，了解有无输卵管炎症的病史，是否放置宫内节育器，有无输卵管手术、盆腔肿瘤等诱发输卵管妊娠的高危因素。有高危因素者予以高度重视。

（二）身体评估

(1) 三大重要症状：停经、腹痛和阴道流血。

(2) 内出血严重可有休克体征，腹膜刺激征，叩有移动性浊音，妇科检查可见宫颈举痛，阴道后穹隆饱满。

(3) 阴道后穹隆穿刺抽出暗红色不凝固血液，HCG 低于正常妊娠，B 超宫内无妊娠物。

（三）心理、社会评估

(1) 病人和家属表现恐惧。

(2) 心理社会评估：①恐惧、担心、焦虑。②自尊问题：心理-社会状况病人因担心有生命危险及面临急诊手术而紧张、恐惧；因失去胎儿或担心以后的受孕能力而悲伤、失落等。

（四）辅助检查

1. 阴道后穹隆穿刺　阴道后穹隆穿刺是一种简单可靠的诊断方法。腹腔内出血者可抽出暗红色不凝血液。

2. 妊娠试验　HCG 水平相对正常妊娠的低。

3. 超声检查　可显示妊娠囊的位置，阴道 B 超检查较腹部 B 超准确性高。

4. 子宫内膜病理检查　诊断性刮宫适用于妊娠试验和 B 超检查不能确诊者。

5. 腹腔镜检查　可明确诊断早期异位妊娠，而且可同时进行治疗。腹腔镜微创手术已成为近年来治疗异位妊娠的主要方法。在腹腔镜直视下，不仅能早期诊断异位妊娠，使其在尚未破裂或流产前得到确诊，同时可行穿刺或切开输卵管的妊娠囊，吸出胚胎后注入甲氨蝶呤或行输卵管切除术。

【护理诊断/问题】

1. 潜在并发症　出血性休克。

2. 恐惧　与担心生命安危有关。恐惧与生命受到威胁、担心手术会影响未来生育有关。

3. 预感性悲哀　与即将失去胎儿有关。

4. 自尊紊乱　与担心未来受孕能力有关。

【护理措施】

（一）一般护理

为病人提供安静舒适的环境及日常生活护理；调节饮食，加强营养，纠正贫血。

（二）心理护理

(1) 关心、体贴、安慰病人，稳定病人及家属的情绪，耐心说明病情及手术的必要性。

(2) 非手术治疗者应鼓励积极治疗，以取得理解和配合。

（三）治疗配合

1. 手术治疗病人的护理　休克病人应立即平卧、保暖、吸氧、迅速建立静脉通道；遵医嘱及时给予输血、输液，补充血容量；记录 24 h 的出入量。

2. 保守治疗病人的护理

(1) 绝对卧床，避免增加腹压的动作，保持大便通畅。

(2) 病情观察：①严密监护生命体征、面色及神志变化；②注意腹痛的转化、部位、性质及伴随症状，严密观察阴道出血情况，一旦发生腹痛及失血征象及时报告医生；③注意用药反应。

(3) 及时送检化验单，遵医嘱按时给药。

(4) 保持外阴清洁，勤换会阴垫，遵医嘱使用抗生素，预防感染。

（四）健康指导

（1）嘱病人出院后注意休息，加强营养，纠正贫血，提高抵抗力。

（2）预防感染，遵医嘱使用抗生素，保持外阴清洁，禁止盆浴和性生活1个月。

（3）保持良好的卫生习惯，积极防治生殖道炎症。

（4）有生育要求的，积极消除诱因，至少在半年之后再怀孕。一旦妊娠应及时确诊。

第三节 妊娠期高血压疾病

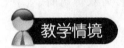 教学情境

病人，女，28岁，G_1P_0。停经36周，血压150/110 mmHg，尿蛋白（＋＋），头痛、眼花2天，孕前血压100/70 mmHg。诊断为子痫前期，入院后给予硫酸镁治疗。请问：

1. 硫酸镁治疗中可能出现何种情况？

2. 护士应采取什么护理措施？

妊娠期高血压疾病，是妊娠期特有的疾病。表现为妊娠20周以后发生高血压、蛋白尿和水肿等基本临床特征，严重时出现头痛、眼花、恶心、呕吐，甚至抽搐、昏迷，是孕产妇及围生儿死亡的主要原因之一。

【病因】

确切病因不清，目前有免疫学说、胎盘浅着床、血管内皮细胞受损、遗传因素、营养缺乏、胰岛素抵抗学说等。发病与生活环境、气温、气压变化过大，精神过度紧张或受刺激使中枢神经功能紊乱、子宫张力过高（如多胎妊娠、羊水过多、糖尿病巨大儿等）、营养不良（如贫血、低蛋白血症者）、高血压、肾炎、糖尿病及家族高血压史等、低龄或高龄初孕妇、体形矮胖等有关。

【病理】

（一）妊娠期高血压疾病的基本病理变化

全身小动脉痉挛，致全身各系统各脏器灌注减少，对母婴造成危害，甚至导致母婴死亡。

（二）主要脏器的病理变化

1. 肾脏 肾小血管痉挛，肾缺血、缺氧，使肾的有效循环血量减少，肾小球滤过率降低；肾血管通透性增加，血浆蛋白漏出形成蛋白尿。病情严重时肾实质损害致肾功能损伤。

2. 脑 脑血管痉挛，组织缺血，通透性增加，水肿、出血，久者可致脑栓塞、脑出血。

3. 心脏 冠状血管痉挛，心肌缺血，间质水肿，点状出血与坏死，可导致心力衰竭。

4. 肝小血管痉挛 门静脉周围出血、坏死，肝被膜下出血，可导致肝功能异常。

5. 子宫胎盘 重度子痫前期子宫胎盘血流灌注下降，且伴有内皮损伤，致底蜕膜血管动脉粥样硬化、胎盘绒毛变性、出血、坏死，导致胎儿窘迫、胎盘早剥，严重时母婴死亡。

【分类及临床表现】

妊娠期高血压疾病的分类及临床表现见表6-1。

表6-1 妊娠期高血压疾病的分类及临床表现

分 类		临 床 表 现
妊娠期高血压		妊娠期首次出现，血压≥140/90 mmHg，于产后12周恢复；尿蛋白（－），少数病人可伴上腹部不适或血小板减少
子痫前期	轻度	妊娠20周以后出现，血压≥140/90 mmHg，尿蛋白≥0.3 g/24 h或（＋），可伴上腹部不适、头痛等症状
	重度	血压≥160/110 mmHg，尿蛋白≥2 g/24 h或（＋＋）；血肌酐>106 μmol/L，血小板<100×10⁹/L，血 LDH 升高，血清 ALT 或 AST 升高；出现持续性头痛、视觉障碍、持续性上腹不适等症状

分　类	临 床 表 现
子痫	出现抽搐而不能用其他原因解释
慢性高血压并发子痫前期	高血压孕妇妊娠 20 周前无蛋白尿,妊娠 20 周后出现尿蛋白≥0.3 g/24 h 或尿蛋白突然增加、血压进一步升高或血小板<$100×10^9$/L
妊娠合并高血压	妊娠前或妊娠 20 周前舒张压≥90 mmHg,妊娠期无明显加重,或妊娠 20 周后首次诊断高血压并持续到妊娠 12 周后

子痫:子痫前期的孕妇抽搐而不能用其他原因解释。子痫发作典型表现为抽搐突然发生,迅速发展,先出现眼球固定、瞳孔散大、头扭向一侧、牙关紧闭,继之口角及面部肌肉开始抽动,数秒后双臂屈曲、双手紧握、肌肉强直,接着全身及四肢强烈抽动,持续 1~2 min。抽搐时无呼吸,面色青紫、意识丧失,然后抽搐停止,呼吸恢复,重者可陷入昏迷状态。子痫分产前子痫、产时子痫、产后子痫,以产前子痫多见。

【处理原则】

争取对母婴影响最小的方式终止妊娠。

1. 妊娠期高血压　休息、镇静、密切监护母婴状态、间断吸氧、改善饮食。

2. 子痫前期　休息、解痉、镇静、降压、合理扩容及必要时利尿、密切监测母婴状态。适时终止妊娠。应住院治疗,防止子痫及并发症发生。

3. 子痫　控制抽搐;纠正缺氧和酸中毒;控制血压;抽搐控制后终止妊娠;加强护理。

【护理评估】

(一)健康史

询问本次妊娠情况,孕 20 周前有无高血压、蛋白尿、水肿及其程度;妊娠后体重的变化;有无头痛、眼花、腹上区不适等自觉症状。妊娠后血压变化;是否存在妊娠期高血压疾病的易患因素。

(二)身体评估

1. 症状　了解病人妊娠后体重的变化,有无水肿及其程度,有无头晕、头痛、眼花、胸闷等子痫发作前的先兆症状;若抽搐、昏迷发生时,关注抽搐的发生情况,有无窒息、唇舌咬伤、摔伤等。

2. 体征　①监测血压:血压的高低与病情轻重直接相关。血压升高至少应出现两次以上,间隔时间不低于 6 h。②水肿、体重:评估其部位、程度;体重异常增加多为首发症状,增加量为不低于 0.5 kg/周是子痫前期的信号。注意隐性水肿。本病水肿的特点是由足踝部逐渐向上延伸的凹陷性水肿,充分休息后不能缓解。水肿在膝以下为"+",延及大腿时为"++",延及外阴及腹壁为"+++",全身水肿或伴发腹腔积液时为"++++"。水肿的程度和病情轻重不成正相关。

(三)心理、社会评估

孕妇及家属缺乏对该疾病的认识,不重视。重症者,因担心自身健康及胎儿受到伤害而出现紧张、焦虑;至抽搐发生,家属则恐慌、无措。

(四)辅助检查

1. 尿液检查　尿常规、尿比重、尿蛋白等,如尿蛋白定性>(++)或定量≥20 g/24 h 表明病情严重。如有红细胞及管型,则表明肾脏损害严重。

2. 血液检查　血电解质、二氧化碳结合力、肝肾功能,了解病损程度;血红蛋白、血细胞比容、血浆及全血黏度,了解血液浓缩情况;血小板计数、出凝血时间,了解有无凝血功能障碍及 HELLP 综合征等严重并发症。

3. 眼底检查　正常眼底动、静脉管径比例为 2∶3,若为 1∶2,甚至 1∶4,表明眼底小动脉痉挛,此检查可评估全身小动脉痉挛的程度。

4. 其他检查　心电图、B 超、胎儿电子监护、胎盘功能、胎儿成熟度等。

【护理诊断/问题】

1. 组织灌注量改变　与妊娠期高血压疾病全身小动脉痉挛有关。

2. 体液过多、水肿 与各种因素引起水、钠潴留有关。

3. 有母婴受伤的危险 与硫酸镁治疗或子痫发作抽搐有关。

4. 焦虑 与担心妊娠期高血压疾病对母婴的影响有关。

5. 知识缺乏 缺乏妊娠期高血压疾病的相关知识。

6. 潜在并发症 胎盘早剥、凝血功能障碍、脑出血、急性肾衰竭。

【护理措施】

（一）一般护理

1. 休息与活动 保证充足睡眠，每日保证 8～10 h 休息；采取左侧卧位，减轻右旋子宫对腹主动脉和下腔静脉的压迫，增加回心血量，增加子宫胎盘血液循环。

2. 饮食与营养 摄入足够的蛋白质、维生素、补足铁和钙剂；无严重水肿者可不必严格限制食盐摄入。因长期低盐饮食可引起低钠血症，甚至发生虚脱，并使食欲减退，但全身水肿者应限制食盐摄入。

3. 心情与环境 提供安静舒适的环境，保持心情舒畅，避免声光刺激。

（二）心理护理

鼓励孕妇说出内心的感受和疑虑，向病人及家属解释病情及提供相关信息，增强信心，主动配合治疗。

（三）病情观察

1. 严密监测生命体征变化 特别是血压，每 4 h 测量一次；如平均动脉压（MAP）≥140 mmHg 或舒张压≥110 mmHg 时，立即报告医生。（平均动脉压（MAP）=（收缩压+2×舒张压）÷3，当 MAP≥85 mmHg 表示有发生子痫前期的倾向，当 MAP≥140 mmHg 时，易发生脑血管意外和胎盘早剥。）

2. 重视病人自觉症状，预防子痫 一旦出现胸闷、头痛、头晕、眼花、视物不清、腹上区疼痛等，立即报告医生。

3. 加强胎儿监护 指导孕妇胎动计数，勤听胎心音，必要时进行胎心监护；间断吸氧，每日 3 次，每次 1 h，及时发现和纠正胎儿宫内缺氧；妊娠晚期密切注意有无临产先兆。

4. 预防并发症 注意子宫壁的紧张度及阴道是否有出血，早期发现胎盘早剥；记录出入量，观察呼吸，以防急性心、肾衰竭；注意皮下黏膜或注射部位是否有出血、子宫出血不凝等凝血功能障碍的现象。

（四）治疗配合

1. 水肿病人的护理 记录液体出入量，每日测体重、腹围，观察水肿变化；严重者适当限制食盐摄入；抬高下肢以促进血液回流，减轻水肿。

2. 用药护理

（1）解痉 首选硫酸镁。用药方法：静脉滴注，首次剂量 25% 硫酸镁溶液 20 mL 稀释于 25% 葡萄糖溶液 20 mL 中，缓慢静脉注射，继以 25% 硫酸镁溶液 60 mL 加入 10% 葡萄糖溶液 1000 mL 中，静脉滴注，每天总量不超过 30 g。静脉滴注硫酸镁溶液出现中毒时的最早表现，即毒性反应：因硫酸镁治疗剂量与中毒剂量非常接近，易中毒。中毒时首要表现为膝腱反射减弱或消失，继之全身肌张力减退及呼吸抑制，严重者可出现呼吸肌麻痹，呼吸、心跳骤停，危及生命。

硫酸镁用药的注意事项。①给药速度：首次剂量应缓慢静脉注射（5～10 min），静脉滴注速度以 1～1.5 g/h 为宜，最快不超过 2 g。②用药时密切观察的指标。膝腱反射必须存在；呼吸不少于 16 次/分；尿量不少于 25 mL/h。③备好解毒剂、钙剂。发现中毒症状立即停用硫酸镁，并报告医生，同时遵医嘱静脉注射 10% 葡萄糖酸钙溶液 10 mL，必要时可重复使用。

（2）镇静 ①地西泮。②冬眠合剂（哌替啶 100 mg、氯丙嗪 50 mg、异丙嗪 50 mg）。③其他镇静药物，如苯巴比妥、异戊巴比妥。

（3）降压、扩容和利尿 ①降压药物仅适用于血压≥160/110 mmHg 者，常用肼屈嗪。②扩容治疗可选用人血白蛋白、血浆、全血等。③利尿药物仅限于全身性水肿、急性心力衰竭、脑水肿等病人，可用呋塞米、20% 甘露醇溶液。

子痫前期经积极治疗 24～48 h 无明显好转者应及时终止妊娠。子痫发作时应迅速控制抽搐，纠正缺氧和酸中毒，抽搐控制后 2 h 终止妊娠。

3．子痫病人的护理

（1）迅速控制抽搐，避免严重并发症的发生。遵医嘱用药,硫酸镁为首选,必要时加用强有力的镇静药物哌替啶或冬眠合剂。

（2）专人特护,防各种意外发生:①防止受伤。抽搐时,用开口器或缠有纱布的压舌板和舌钳置于上下磨牙间以防唇舌咬伤。床边加床档以防坠伤。②保持呼吸道通畅。病人取头低侧卧位,吸氧,固定舌头以防后坠阻塞呼吸道。③昏迷者,禁食、禁水,随时吸出咽喉部黏液及呕吐物,防止窒息或吸入性肺炎,做好口腔护理。④观察生命体征,及时发现并发症。

（3）避免刺激,以免诱发抽搐:置病人于单间暗室,保持安静,避免声、光刺激。一切治疗与护理操作尽量集中进行,动作轻柔。

4．配合医生做好各项检查　定期检查尿蛋白、血肌酐、血细胞比容、血小板计数等。

5．做好终止妊娠的准备　协助医生,做好终止妊娠及抢救新生儿的准备工作。

（五）产后护理

1．预防产后出血　产后立即用缩宫素,加强宫缩,预防产后出血。

2．及时发现产后子痫　产后 24 h 至 10 日内继续监测血压,及时发现产后子痫的发生。

3．严密监护　密切观察阴道出血、子宫复旧及恶露情况,防产后凝血功能障碍的发生。

（六）健康指导

（1）妊娠期保证充足的休息和愉快的心情,取左侧卧位。

（2）定期产前检查,有妊娠期高血压疾病高危因素者,加强产前检查,发现异常及时处理,避免严重情况发生。

（3）进食富含蛋白质、维生素、铁、钙的食物及新鲜蔬果,孕 20 周起必要时每日补钙 1～2 g,减少动物脂肪及过量食盐的摄入,可有效降低妊娠期高血压疾病的发生。

第四节　前置胎盘

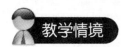 教学情境

　　孕妇,28 岁,孕 34 周,4 h 前出现无痛性无诱因阴道出血,量较少。B 超检查示:边缘性前置胎盘。查体:血压 120/80 mmHg,胎心率 140 次/分。请问:

　　1．此时适当的护理处理是什么?

　　2．针对该病人的护理措施有哪些?

　　正常妊娠胎盘附着在子宫体部的后壁、前壁或侧壁。妊娠 28 周后若胎盘附着于子宫下段,甚至胎盘下缘达到或覆盖在宫颈内口处,位置低于胎儿的先露部,称为前置胎盘。前置胎盘是妊娠晚期出血的主要原因之一,可导致孕妇产前、产时、产后出血,引起胎儿宫内窘迫、早产、新生儿窒息等,严重威胁母婴生命安全。

　　【病因】　前置胎盘的病因不明,但多次刮宫、多产、子宫内膜炎等造成的子宫内膜损伤或病变,胎盘面积过大(如多胎妊娠),受精卵的滋养层发育迟缓等都是高危因素。

　　【分类】　以胎盘边缘与宫颈内口的关系,可将前置胎盘分为 3 种类型(图 6-4)。

1．完全性(中央性)前置胎盘　胎盘组织完全覆盖宫颈内口。

2．部分性前置胎盘　胎盘组织部分覆盖宫颈内口。

3．边缘性(低置性)前置胎盘　胎盘附着于子宫下段,边缘达到宫颈内口,但未覆盖宫颈内口。

　　【临床表现】

1．症状　妊娠晚期或近临产时,发生无诱因的无痛性阴道出血为典型症状。

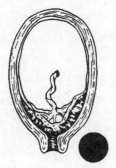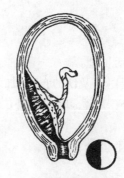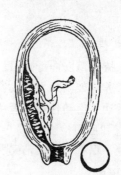

(a) 完全性前置胎盘　　　　(b) 部分性前置胎盘　　　　(c) 边缘性前置胎盘

图 6-4　前置胎盘的类型

2. 体征

(1) 失血体征　病人面色苍白,脉搏细数,四肢厥冷、血压下降。

(2) 腹部检查　先露高浮(子宫下段有胎盘占据),可致胎位异常;有时耻骨联合上可闻及胎盘杂音。

(3) 阴道检查　一般只做阴道窥镜视诊,除阴道内出血性疾病外,不应行颈管内指诊,禁止肛查。

【处理原则】　以制止出血、纠正贫血和预防感染为原则。根据孕妇的一般情况、出血量以及产道条件等综合情况制定处理方案。

1. 期待疗法　适于阴道出血不多,全身情况好,妊娠不足 36 周者。在保证孕妇安全的前提下,使胎儿能达到或接近足月,从而提高胎儿成活率。

2. 终止妊娠　为大出血或出血量虽少,但妊娠已近足月或已临产者应选择的最佳方式。剖宫产术是目前处理前置胎盘的主要手段。

【护理评估】

(一) 健康史

评估时应详细询问孕产史,既往有无子宫内膜炎症或子宫内膜损伤史,了解有无出血的高危因素。

(二) 身体评估

1. 症状　妊娠晚期或临产后无诱因、无痛性、反复的阴道出血为典型症状;注意询问阴道出血的时间、量、色、次数,有无并发症状。

前置胎盘因类型不同,其出血时间和出血量有显著差异。完全性初次出血时间早(28 周左右),次数频,量多;边缘性出血发生晚,多在近足月时或临产后,出血量比较少;部分性介于两者之间。

2. 体征

(1) 评估有无贫血及休克征象　测量生命体征,观察神志、面色。

(2) 腹部检查　子宫大小与孕周相符,腹壁柔软无压痛,胎位清楚,出血不多者胎心正常;胎先露高浮甚至胎位异常;可在耻骨联合上听到胎盘杂音。

(三) 心理、社会评估

因突发阴道流血,孕妇及家属感到恐惧、焦虑,担心母婴健康。常需剖宫产结束分娩,可出现紧张、害怕等情绪。

(四) 辅助检查

B 超检查是诊断前置胎盘安全而准确的首选方法,可确定诊断及分类,准确率达 95% 以上。产后检查胎盘与胎膜。胎膜破口距胎盘边缘少于 7 cm,前置部分的胎盘有陈旧血块或压迹。

【护理诊断】

1. 组织灌注量改变　与前置胎盘所致的出血有关。

2. 有感染的危险　与孕产妇失血致贫血、机体抵抗力下降有关。

3. 躯体移动障碍　与需绝对卧床休息有关。

4. 恐惧　与出血、担心胎儿安危有关。

【护理措施】

(一)一般护理

1. 环境 保持环境安静舒适,提供生活护理。

2. 饮食与营养 鼓励病人进食富含蛋白质及铁的食品,加强营养,纠正贫血。

3. 休息与活动 活动性出血者绝对卧床休息,以左侧卧位为宜。避免各种刺激,操作处理时动作轻柔,禁做阴道检查和肛门检查。

4. 清洁卫生 保持外阴清洁,勤换卫生垫,预防感染。

(二)心理护理

耐心解答病人的疑问,关心、体贴病人,引导病人说出焦虑的心理感受,使病人心态平稳,能积极配合护理和治疗。

(三)病情观察

1. 严密监护 密切观察生命体征、面色及神志变化,观察阴道出血的时间、次数、性状及量,有无腹痛,有异常者及时报告医生并配合做好各项处理。

2. 监护胎儿的安危 指导孕妇监测胎动,定时听胎心,有条件者行胎心电子监护。注意观察有无宫缩,及时发现和纠正胎儿窘迫。

3. 注意感染征象 测体温,查血常规,观察阴道出血的性状和气味,发现感染征象及时报告医生。

(四)治疗配合

1. 期待疗法病人的护理

(1)注意营养,减少活动,避免刺激,加强一般护理,必要时间断吸氧,每日 2 次,每次 1 h,提高胎儿的血氧供应。

(2)遵医嘱用药:①精神紧张者,给予镇静药。②宫缩抑制剂,以预防早产。③估计妊娠难以继续者,及早使用糖皮质激素,促进胎儿肺成熟,预防新生儿呼吸窘迫综合征。④给予抗生素,预防感染。

2. 终止妊娠的护理

(1)剖宫产者,做好术前及术后的护理;阴道分娩者,协助医生严密监护产程及胎心音,发现异常及时处理。

(2)做好抢救新生儿的准备,提高围生儿生存率。

3. 产后护理 胎儿娩出后立即遵医嘱给予缩宫素加强宫缩,严密监测生命体征、阴道出血及宫缩情况,防治产后出血。

(五)健康指导

(1)知识宣传教育,做好避孕工作,降低人工流产率;严格掌握剖宫产的指征,避免多次剖宫产和宫腔感染。

(2)加强产前检查妊娠期出血者,应及时就医,及早诊断及处理。

(3)期待疗法有效者避免剧烈活动及不良刺激,指导孕妇监测胎动,发现异常,随时就诊。加强营养,增强抵抗力,注意外阴清洁,防止产后感染。

第五节 胎盘早剥

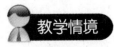 **教学情境**

30 岁女性,妊娠 34 周,2 h 前突然腹痛,呈持续性,后伴少量阴道流血,尿量减少。查体:BP90/60 mmHg,P112 次/分,子宫底剑突下 2 指,子宫硬,胎位、胎心不清。请问:

1. 应考虑什么疾病?

2. 存在哪些护理问题？如何护理？

妊娠 20 周后或分娩期，正常位置的胎盘在胎儿娩出前，部分或全部从子宫壁剥离，称为胎盘早期剥离，简称胎盘早剥，是妊娠晚期的一种严重并发症，往往起病急，进展快，病情凶险，如抢救不及时，可迅速威胁母婴生命。

【病因】

胎盘早剥确切的发生原因尚不清楚，可能与下面几种因素有关。

1. 血管病变 如妊娠期高血压疾病、慢性高血压、慢性肾炎等。

2. 机械性因素 如外伤撞击、外转胎位术、羊膜腔穿刺等。

3. 子宫静脉压突然升高 如孕妇长时间仰卧位。

4. 宫腔内压力骤减 如双胎妊娠第一胎娩出过快、羊水过多破膜时羊水急速流出。

5. 其他 嗜烟、吸毒、有胎盘早剥病史等。

【类型及病理】

主要病理变化是底蜕膜出血，形成胎盘后血肿，使胎盘自附着处剥离。按出血的方式可分为 3 种类型（图 6-5）。

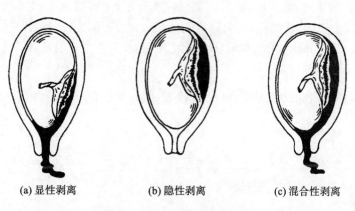

(a) 显性剥离   (b) 隐性剥离   (c) 混合性剥离

图 6-5 胎盘早剥的病理类型

1. 显性剥离 显性剥离又称外出血，血液突破胎盘边缘，沿胎膜与子宫壁之间经宫颈管向外流出。

2. 隐性剥离 胎盘边缘仍附着于子宫壁上，或胎膜与子宫壁未分离，或胎头已固定于骨盆入口，使胎盘后血肿内的血液不能外流，积聚于胎盘与子宫壁之间，称内出血。

3. 混合性剥离 由于胎盘后血肿内的血液不能外流，胎盘后血肿内的压强较大，最终血液在较大压强作用下，冲开胎盘边缘，经宫颈管外流而形成。隐性出血病人，当胎盘后血肿积血较多时，局部压力增大，可使血液向子宫肌层浸润，引起肌纤维分离、变性、断裂，严重者血液甚至达浆膜下，子宫表面呈紫蓝色淤斑，此时称子宫胎盘卒中。

【分度及临床表现】

妊娠晚期突然发生的持续性腹痛，可无阴道出血或仅有少量的阴道出血。根据病情严重程度，胎盘早剥分为以下三度。

1. Ⅰ度 剥离面不超过 1/3，以外出血为主。

（1）症状 较轻。轻度腹痛或无明显腹痛。贫血较轻。

（2）体征 不明显。子宫软，宫缩有间歇。压痛不明显或子宫大小与孕周相符。胎位清楚，胎心正常。往往是产后检查胎盘时发现胎盘母体面有凝血块及压迹。

2. Ⅱ度 剥离面＞1/3，以内出血为主。

（1）症状 突发持续性腹痛（与临产阵痛相区别），伴腰酸、腰痛，严重时可出现恶心、呕吐、面色苍白、出汗、血压下降等休克表现。阴道流血较轻或无，出血量与贫血程度或休克不相符。

（2）体征 胎盘附着处压痛明显，胎盘附着在后壁不明显。宫缩有间歇，胎位可及，胎儿存活。

3. Ⅲ度 剥离面＞1/2，内出血，多见于子痫前期，胎儿因缺氧死亡。

（1）**症状** 临床表现较Ⅱ度重，出现恶心、呕吐、面色苍白、四肢冰冷、脉搏细数、血压下降等休克症状。

（2）**体征** 休克程度与阴道流血量不成正比；检查子宫硬如板状，子宫间歇期不放松，胎位不清，胎心音消失。若病人无凝血功能障碍属Ⅲa，有凝血功能障碍属Ⅲb。

【处理原则】 一经确诊要积极抢救休克，尽快终止妊娠，做好抢救新生儿的准备，预防产后出血及感染。

【护理评估】

（一）健康史

详细了解有无妊娠期高血压疾病、慢性高血压、慢性肾炎等病史，了解本次妊娠有无创伤、羊水过多等致病因素等。

（二）身体评估

1. 症状 评估阴道流血的量、颜色；腹痛的性质、部位、时间及严重程度；是否伴有恶心、呕吐。

2. 体征

（1）评估贫血的程度，与外出血是否相符。观察有无面色苍白，血压下降、脉搏细数等休克征象。

（2）腹部检查：子宫的质地、有无压痛、压痛的部位及程度；子宫的大小；胎心音是否正常；胎位情况。轻症者，腹软，子宫大小与妊娠月份相符，无明显压痛，胎位、胎心音清楚；重症者，子宫迅速增大超过妊娠月份，子宫底升高，触诊腹部硬如板状，有压痛，以胎盘附着处最显著，拒按。胎位触不清、胎心音弱或消失。

（三）心理、社会评估

孕妇及家属担心孕妇和胎儿的安危，处于恐慌状态，因胎儿死亡或因产后出血需行子宫切除，感到忧伤、悲哀。

（四）辅助检查

1. B超检查 显示胎盘与子宫壁之间有液性暗区，并可观察有无胎心和胎动，有助于明确诊断。

2. 实验室检查 血常规、凝血功能测定等。

【护理诊断/问题】

1. 潜在并发症 胎儿多因严重宫内窘迫而死亡。孕产妇可发生子宫胎盘卒中、弥散性血管内凝血（DIC）、产后出血、肾衰竭等并发症。

2. 恐惧 与大出血、担心胎儿及自身安危有关。

3. 有感染的危险 与出血致贫血、抵抗力下降有关。

【护理措施】

（一）一般护理

（1）胎盘早剥发生时，嘱孕妇取左侧卧位休息，吸氧。

（2）妊娠终止后，为病人提供安静舒适的环境及日常生活护理。

（3）加强营养，合理膳食，纠正贫血，促早日康复。

（4）保持外阴清洁卫生，以防感染。

（二）心理护理

1. 稳定孕妇及家属的情绪 解答疑问，鼓励病人增强信心，积极配合治疗。

2. 提供情感支持 对胎儿死亡、面临子宫切除的病人，应予以同情、理解，消除心理障碍，使其尽快恢复正常心态。

（三）病情观察

1. 严密监测 密切观察生命体征、面色及神志；注意阴道出血量、颜色。

2. 监测胎儿宫内状况 监测胎动、胎心，有条件者行电子监护仪监护。

3. 注意内出血情况 观察子宫底高度、子宫壁的紧张度、压痛情况，腹痛的性质、部位、程度。

4. 并发症的早期征象 ①注意病人是否有皮下黏膜或注射部位出血、子宫出血不凝、尿血、咯血及呕血等凝血功能障碍的现象。②记24 h尿量,警惕急性肾衰竭。③胎儿娩出后,严密注意阴道出血及宫缩情况,及早发现产后出血。

（四）治疗配合

1. 防治休克的护理 立即配合医生抢救,病人取平卧位,吸氧,保暖;遵医嘱建立静脉通道。

2. 做好终止妊娠准备 剖宫产者,做好术前及术后的护理,同时做好抢救新生儿的准备。

3. 预防产后出血 胎儿娩出后遵医嘱及时给予宫缩剂,按摩子宫,严密观察阴道出血及宫缩情况。如发生子宫胎盘卒中,积极配合医生,做好输血和切除子宫的护理配合。

4. 预防感染 遵医嘱使用抗生素预防感染。

（五）健康指导

（1）加强产前检查,积极预防和及时治疗妊娠期高血压疾病等;妊娠晚期避免长时间仰卧与性生活;避免腹部受伤;正确处理羊水过多及多胎妊娠。

（2）出院后,注意休息,加强营养,纠正贫血,促使身体早日康复。保持外阴清洁,预防感染。定期复查。

第六节 早 产

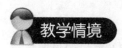

教学情境

孕妇,30岁。妊娠30周,阴道少量血性分泌物,感下腹坠痛2 h,胎心率150次/分。肛查:宫口扩张可容指尖,胎头先露,高浮。请问:

1. 应考虑什么疾病?

2. 存在哪些护理问题? 如何护理?

早产是指妊娠满28周至不满37周之间分娩,此时娩出的新生儿称早产儿。早产儿出生体重多不足2500 g,由于各器官发育尚不成熟,生活能力差,于新生儿期易发生死亡。早产是围生儿死亡的重要原因之一。因此,当孕妇有不规则宫缩、下腹坠胀和少量阴道血性分泌物的产兆时,应引起高度重视,及时实施有效的措施,提高围产儿的存活率。

【病因】 大多是早产病因不明,可能和下列因素有关。

（1）妊娠合并急、慢性疾病,子宫发育异常等。

（2）与前置胎盘、胎盘早剥、多胎妊娠、羊水过多、胎膜早破等因素有关。

（3）腹部外伤、孕晚期性生活及过度劳累等。

【临床表现】 分娩先兆和临床经过与足月妊娠相似,但胎膜早破发生率高。若子宫收缩已规律,宫口扩张3 cm以上,则早产不可避免。

【处理原则】 胎儿无宫内窘迫、胎膜未破者,及时采取抑制宫缩等措施保胎,尽可能维持妊娠至足月。有宫缩规律、胎膜破裂、宫口开大在3 cm以上者,早产已不可避免,应及早给孕妇使用地塞米松,以促进胎儿肺成熟,避免早产儿发生呼吸窘迫综合征;同时按正常分娩严密监护。

【护理评估】

（一）健康史

孕妇存在高危因素是造成早产的原因,如合并急/慢性疾病、前置胎盘、胎盘早剥、创伤、胎膜早破、绒毛膜羊膜感染、子宫过度膨胀（羊水过多、多胎妊娠）等。核实预产期,询问有无导致早产的高危因素,既往有无流产史、早产史。本次妊娠有无异常。

（二）身体评估

1. 先兆早产 妊娠满28周后出现不规律的宫缩,可伴有极少量阴道血性分泌物。先兆早产治疗后症状消失可继续妊娠。

2. 早产临产 妊娠满 28 周至不满 37 周,出现规律宫缩,伴有宫颈管的消失,宫颈口扩张。说明已临产,早产不可避免。

(三)心理、社会评估

由于提前分娩,孕妇及家属担心新生儿的健康和安全,多有焦虑不安、自责等情绪。

(四)辅助检查

B超检查了解胎儿发育及成熟情况,胎心监护、胎盘功能测定等。

【护理诊断/问题】

1. 焦虑 与早产儿存活率低有关。

2. 有围生儿受损危险 与早产儿发育不健全、生活能力差有关。

3. 自尊紊乱 与自己认为对早产的发生负有责任而又无法阻止早产有关。

【护理措施】

(一)先兆早产保胎的护理

1. 一般护理

(1)**活动与休息** 绝对卧床,取左侧卧位,以改善胎盘循环并减轻宫颈承受的压力;间断吸氧;避免一切刺激宫缩的活动,如乳房护理、性生活;增加腹压的动作如便秘等。

(2)**饮食与营养** 加强营养,进食富含蛋白质、维生素、铁、钙的食物及新鲜蔬果。

(考点:先兆早产保胎的护理。)

2. 心理护理 多陪伴孕妇,介绍保胎的相关知识,给予充分的心理支持,减轻孕妇及家属的焦虑。

3. 病情观察 严密观察宫缩,注意是否已破膜、是否有阴道出血,监测胎心音,发现异常及时报告医生。

4. 治疗配合 必要时遵医嘱给予镇静剂,如苯巴比妥、地西泮等;宫缩抑制剂,如硫酸镁、β2受体兴奋剂(沙丁胺醇、利托君)等;同时还应注意观察药物的疗效及不良反应。

(二)早产临产的护理

(1)关心产妇,帮助孕妇尽快适应早产儿母亲的角色。

(2)胎儿娩出前给予产妇地塞米松,连用 3 天,以促进胎儿肺成熟,避免发生早产儿呼吸窘迫综合征。

(3)分娩时给产妇吸氧,严密观察宫缩及胎心音,必要时协助行会阴切开术,防止早产儿颅内出血发生。

(4)做好抢救新生儿的准备。

(5)加强早产儿护理,常规给予早产儿肌内注射维生素 K1 以防治颅内出血。

(三)健康教育

(1)加强孕期保健。保持心情愉快;加强营养,保证睡眠,取左侧卧位;积极治疗妊娠合并症和并发症;避免创伤,妊娠晚期禁止性生活及重体力劳动;慎做肛查和阴道检查;注意卫生,预防生殖道感染。

(2)指导孕妇及家属识别早产征象,发现异常及时就诊。

(3)指导孕妇及家属掌握护理早产儿的技能。

(4)再次妊娠,早产概率高,应警惕早产发生。

第七节 双胎妊娠

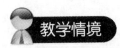

28 岁初产妇,孕 30 周,产前检查发现子宫比孕周大,羊水量较多,近几周孕妇体重增加过快,但无水

肿,腹壁可触及肢体较多。请问:

1. 对该孕妇首选辅助检查是什么?
2. 该孕妇护理措施是什么?

双胎妊娠,即一次妊娠同时有两个胎儿时称双胎妊娠。

【分类】

由两个卵子分别受精形成的双胎妊娠,称双卵双胎。

由一个受精卵分裂而成的双胎妊娠,称单卵双胎。单卵双胎由于胎盘间可有血液循环相通,因此可发生双胎输血综合征,即一个胎儿(受血胎儿)接受另一个胎儿(供血胎儿)的大量血液,使受血胎儿血量增多,心脏肥大,肝肾增大,体重增长快,羊水过多;而供血胎儿则体重低,贫血,脱水,羊水过少。

【临床表现】

(一)妊娠期

早孕反应较重;子宫增大迅速,明显大于妊娠月份;妊娠晚期出现压迫症状;妊高征、贫血、羊水过多、胎儿畸形及前置胎盘发生率高;胎位异常多。腹部检查:子宫大于单胎妊娠,扪及两个胎头,多个肢体,听到两个胎心音,相差 10 次/分以上,或两个胎心音之间间隔一个无音区。

(二)分娩期

因子宫过度膨胀,肌纤维延伸,分娩期易发生宫缩乏力、产程延长,产后出血;因常伴羊水过多,胎儿较小或胎位异常,易发生胎膜早破、脐带脱垂;第一胎娩出后,因宫腔骤然缩小,可发生胎盘早剥;第一胎为臀先露,第二胎为头先露,可发生"胎头交锁"难产。

(三)产褥期

产后严密观察生命体征、面色、宫缩和阴道流血情况,及时补充能量。督促产妇排尿,按摩子宫,促进宫缩以减少出血。

【护理评估】

(一)健康史

询问有无多胎妊娠家族史,孕前是否使用了促排卵药。

(二)身体评估

(1)询问早孕反应出现的时间及其严重程度。

(2)是否有呼吸困难、胃部胀满、水肿、静脉曲张等压迫症状,有无过度疲劳和腰部背部疼痛等不适。

(3)腹部检查发现子宫底高度明显高于正常孕周,腹部触及多个胎极,在腹部的不同部位可听到两个速率不一、相差 10 次/分以上的胎心音。

(三)心理、社会评估

部分孕妇得知多胎妊娠后感到非常高兴和骄傲。但当得知多胎妊娠属于高危妊娠且胎儿往往发育较小,难免担心自身的安全及胎儿的存活率,出现焦虑不安。

【护理诊断/问题】

1. 焦虑 与担心自身安危和胎儿存活率有关。

2. 有围生儿受伤的危险 与多胎妊娠的并发症有关。

3. 自理能力缺陷 与出现压迫症状使行动不便有关。

【护理措施】

(一)一般护理

妊娠晚期多卧床休息,取左侧卧位为宜,以达到增加子宫、胎盘的血供,促进胎儿生长的目的。有压迫症状者,可取半坐卧位。出现下肢水肿应抬高下肢;腰背部疼痛较明显,可指导做骨盆倾斜运动或局部热敷来缓解症状。进食清淡易消化饮食,少食多餐,增加铁、钙、叶酸和维生素的供给。

（二）心理护理

应告知孕妇及家属，多胎妊娠属于高危妊娠，对母婴都有一定的危险性，保持愉快心情，积极配合治疗和护理非常重要，现代护理技术和医疗设施，对双胎婴儿的健康有基本保证，不必过分担忧。指导家属准备双份或多份新生儿用物，从心理上接受将成为两个或多个孩子父母的现实。

（三）病情观察

多胎妊娠易发生妊高征、前置胎盘、胎盘早剥、羊水过多、产后出血和早产等并发症，应加强病情观察，掌握孕妇继续妊娠的能力及胎儿的安危，及时发现并处理异常情况。

（四）治疗配合

孕期适当增加产前检查次数，注意监测宫高、腹围和体重。临产后严密观察产程和胎心率的变化，协助胎儿娩出（剖宫产或阴道分娩）。胎儿娩出后，应立即肌内注射或静脉滴注缩宫素，腹部放置沙袋并用腹带紧裹腹部，防止产后出血及腹压骤降引起休克。产程中应注意脐带脱垂或胎盘早剥等并发症的发生。早产儿应重点监护。

（五）健康教育

多胎妊娠易发生多种并发症，应指导孕妇注意多卧床休息，最好取左侧卧位，加强营养，产后注意保持外阴清洁，防止感染。指导产妇母乳喂养及护理早产儿的方法，哺乳期选择工具避孕。

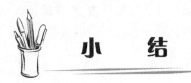

本章节讲述了妊娠过程中可能发生一系列的并发症：当妊娠早期有阴道流血时，主要见于流产和异位妊娠；妊娠晚期有阴道流血时，主要有前置胎盘和胎盘早剥；妊娠期高血压疾病是孕产妇特有的疾病；另外还可能发生羊水量的异常、双胎妊娠、妊娠时限的异常即早产和过期妊娠等。以上并发症均属于高危妊娠的范畴，严重者处理不及时可危及母婴的性命，故护士应指导孕妇在妊娠早期及早确诊，建立保健卡，有异常及时就医，加强高危妊娠的管理和监护，尤其是子痫前期和子痫病人的护理最为重要，同时积极配合医生处理，随时做好终止妊娠和抢救的准备，使母婴有良好的预后。

（余春英）

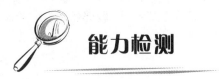

A1 型题

1. 下述何项不是前置胎盘的临床表现？（　　　）

A. 胎先露下降受阻　　　　　　　　　　　B. 无痛性阴道出血

C. 子宫下段可闻及胎盘血流音　　　　　　D. 子宫张力较高，胎心音不易闻及

E. 以上都不是

* 2. 习惯性流产是指自然流产连续发生（　　　）。

A. 2 次或 2 次以上　　　　B. 1 次或 1 次以上　　　　C. 3 次或 3 次以上

D. 4 次或 4 次以上　　　　E. 5 次或 5 次以上

3. 下列哪种流产处理前应做凝血功能检查？（　　　）

A. 先兆流产　　　B. 难免流产　　　C. 稽留流产　　　D. 不全流产　　　E. 习惯性流产

* 4. 先兆流产的处理原则是（　　　）。

A. 及时促进宫内妊娠产物排出   B. 卧床休息,减少刺激   C. 行吸宫术或刮宫术

D. 无需特殊处理   E. 以预防为主

* 5. 早产是指( )。

A. 妊娠满 24 周不满 32 周   B. 妊娠满 28 周不满 32 周

C. 妊娠满 28 周不满 37 周   D. 妊娠满 32 周不满 37 周

E. 妊娠满 37 周不满 42 周

* 6. 早产儿体重一般低于( )。

A. 1000 g   B. 1500 g   C. 2000 g   D. 2500 g   E. 3000 g

7. 一旦确诊为胎盘早剥,不管足月与否应立即( )。

A. 行阴道检查   B. 进行人工破膜   C. 应用头皮钳牵引

D. 终止妊娠   E. 用超声波进行胎盘定位

8. 下列哪项不是重度胎盘早期剥离的临床表现?( )

A. 剧烈腹痛后阴道流血   B. 阴道出血量与全身症状不成正比

C. 胎位、胎心音清晰   D. 子宫板状   E. 子宫底升高

9. 前置胎盘的预防在于( )。

A. 施行计划生育   B. 减少产褥感染

C. 避免多次施行人工流产   D. 注意经期卫生,防止子宫内膜炎

E. 避免腹部外伤

* 10. 胎盘早期剥离的发生与下述哪项有关?( )

A. 血管性疾病   B. 外伤   C. 子宫内压突然降低

D. 长期仰卧位   E. 子宫内膜病变

* 11. 重型胎盘早期剥离的典型体征是( )。

A. 内失血性休克   B. 子宫底升高   C. 胎位不清   D. 子宫质软   E. 胎心音消失

A2 型题

* 12. 王某,25 岁,初孕妇,妊娠 36 周,枕左前位,有少量阴道流血,无宫缩,胎心率 140 次/分,该例最恰当的处理是( )。

A. 期待疗法   B. 药物引产   C. 立即人工破膜   D. 行剖宫产术   E. 口服止血药物

* 13. 初产妇,35 周先兆子痫病人,突发腹痛,3 h 后胎心音、胎动消失,子宫底明显升高,子宫硬,有压痛,孕妇贫血貌,阴道少量流血,宫口开 1 指,下列何种疾病可能性大?( )

A. 胎盘早期剥离   B. 前置胎盘   C. 先兆子宫破裂

D. 胎盘边缘血窦破裂   E. 子宫破裂

14. 初产妇,妊娠 37 周,先兆子痫病人,突发腹部剧痛,阴道少量出血,休克、贫血貌,子宫硬,有压痛,头位,胎心音听不到。肛查:宫口未开。下述何种处理恰当?( )

A. 静脉滴注催产素引产   B. 人工破膜引产   C. 立即产钳结束分娩

D. 立即剖宫产   E. 内倒转术及臀牵引术

15. 病人,女,G_1P_0,妊娠 37 周,诊断为"中度妊娠期高血压综合征"住院治疗。自述因担心药物影响胎儿生长发育,不愿接受药物治疗,但又怕不服药会使病情加重,威胁胎儿安危,心情矛盾。在护理中,首先是( )。

A. 静脉测量血压 2～4 次/天   B. 安静休息   C. 观察病情变化

D. 心理护理   E. 观察并发症

* 16. 某女,G_2P_1,妊娠 36 周,出现腹痛、阴道流血,诊断为胎盘早剥。此时首要的护理措施是( )。

A. 做好阴道检查准备   B. 细致全面的了解病史   C. 立即建立静脉通道

D. 做超声检查的准备   E. 做阴道分娩的准备

17. 病人,女,妊娠 38 周,突然感觉剧烈腹痛伴有少量阴道流血。检查:血压 150/110 mmHg,子宫似足月大小,硬如板状、有压痛。胎心率 90 次/分,胎位不清。最大的可能是( )。

A. 早产　　　　　　B. 前置胎盘　　　　　C. 临产　　　　　D. 胎盘早期剥离　　E. 先兆子宫破裂

18. 初孕妇,29 岁,妊娠 20 周行产前检查。检查时腹部可触及多个小肢体,考虑为多胎妊娠。以下方法中最有助于诊断的检查是(　　　　)。

　　A. 腹部 B 超　　　　　B. 胎心监护　　　　　C. 腹部 X 线摄片　　D. 腹部 MRI 检查　　E. 腹部 CT

* 19. 病人,女,经产妇,前两次妊娠均并发妊娠期高血压疾病,巨大儿,新生儿均于分娩后不久死亡。现妊娠 30 周,出现下肢水肿和蛋白尿。本例应首先考虑母亲可患有(　　　　)。

　　A. 妊娠期高血压疾病　　　　　　　B. 甲状腺功能低下症　　　　　　C. 糖尿病

　　D. 慢性肾炎　　　　　　　　　　　E. 系统性红斑狼疮(SLE)

20. 病人,女,30 岁,G_3P_0,此次妊娠 38 周后突感下腹剧痛伴少量阴道流血。查体:血压 170/120 mmHg,子宫似足月妊娠大小,硬如板状,有压痛,胎心率 90 次/分,胎位不清,最大的可能是(　　　　)。

　　A. 前置胎盘　　　　B. 胎膜早破　　　　C. 子痫　　　　　D. 胎盘早剥　　　　E. 先兆子痫

A3 型题

(21～23 题共用题干)

初孕妇,妊娠 40 周,阴道出血 4 h,伴有持续性剧烈腹痛。检查子宫硬如木板,有压痛,胎心率 112 次/分,胎位未触清。

* 21. 诊断可能性最大的是(　　　　)。

　　A. 子宫收缩过强　　　　　　　　　B. 胎盘早期剥离　　　　　　　　C. 前置胎盘

　　D. 痉挛性子宫收缩　　　　　　　　E. 先兆早产

* 22. 为明确诊断,最有价值的辅助检查是(　　　　)。

　　A. 胎心监护　　　　　　　　　　　B. 阴道检查

　　C. 血红细胞计数及血红蛋白值　　　D. 血白细胞计数及分类

　　E. B 超

* 23. 此时最恰当的处理应是(　　　　)。

　　A. 输血、输液　　　　　　　　　　B. 静脉滴注缩宫素引产

　　C. 给予镇静药等待产程发动　　　　D. 剖宫产结束分娩

　　E. 以上都不是

(24～25 题共用题干)

王女士,30 岁,孕 15 周,阴道少量流血伴下腹隐痛 3 天,现下腹阵发性疼痛加重,阴道排出一大块肉样组织物,伴有阴道不凝状鲜红色出血,面色苍白。妇科检查:宫口已开,有组织物堵塞宫口,子宫较孕周小。

* 24. 王女士的诊断首先考虑可能为(　　　　)。

　　A. 稽留流产　　　B. 先兆流产　　　C. 难免流产　　　D. 不全流产　　　E. 感染性流产

* 25. 下列护理措施中哪项是错误的?(　　　　)

　　A. 严密监测生命体征　　　　　　　B. 通知医生后再进行抢救

　　C. 立即做好终止妊娠的准备　　　　D. 开通静脉通道,遵医嘱输血、输液治疗

　　E. 将术中刮出物送病理检查

第七章

妊娠合并症孕产妇的护理

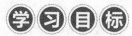

学习目标

1. 掌握妊娠合并心脏病、妊娠合并病毒性肝炎及妊娠合并糖尿病的护理评估、护理诊断和护理措施。
2. 熟悉妊娠期、分娩期、产褥期与心脏病的相互影响。
3. 了解妊娠合并贫血的护理。

第一节　妊娠合并心脏病的护理

教学情境

王女士,32岁,停经34周,呼吸困难、发绀2周。平素月经规律,妊娠早期无特殊,妊娠4个月时感到胎动。妊娠过程顺利,行产检4次,未发现异常。2周前,出现四肢末端发绀,呼吸困难,夜间不能平卧休息,活动后明显加重。体格检查:口唇及四肢末端发绀,颈静脉怒张。心率140次/分、律齐,胸骨左缘闻及3/6级收缩期粗糙杂音,广泛传导,双肺底闻及湿啰音,以右肺底为主。肝脾肋下未及。产科检查提示,宫高27 cm,腹围103 cm。双下肢水肿,杵状指。请问:

1. 该产妇最可能的医疗诊断和护理诊断有哪些? 对母婴有何影响?
2. 应采取哪些护理措施?

妊娠合并心脏病是围生期严重的妊娠合并症。因妊娠、分娩及产褥期内心脏及血流动力学的改变,均可加重心脏疾病病人的心脏负担而诱发心力衰竭,在我国孕产妇死因中高居第二位,为非直接产科死亡原因的首位。

【妊娠、分娩对心脏病的影响】

(一)妊娠期

妊娠期孕妇总循环血量于妊娠第6周开始逐渐增加,32~34周达高峰,平均增加30%~45%,此后维持较高水平,产后2~6周逐渐恢复正常。总循环血量的增加引起心排出量增加和心率加快,使心脏负荷进一步加重,易使患心脏病的孕妇发生心力衰竭而危及生命。

(二)分娩期

分娩期是孕妇血流动力学变化最显著的阶段,加之机体能量及氧的消耗增加,是心脏负担最重的时期。在第一产程,回心血量增加使心排出量增加20%左右。子宫收缩使右心房压力增高,加重心脏负担。第二产程中,除子宫收缩外,腹肌和骨骼肌的收缩使外周循环阻力增加,且分娩时产妇屏气用力动作使肺循环压力增加,腹腔压力增高,内脏血液向心脏回流增加,此时心脏前后负荷显著加重。第三产程,胎儿娩出后,腹腔内压力骤减,大量血液流向内脏,回心血量减少;继之胎盘娩出,胎盘循环停止,子宫收缩使子宫血窦内约500 mL血液进入体循环,回心血量骤增造成血流动力学急剧变化,妊娠合并心脏病的孕妇极易诱发心力衰竭。

（三）产褥期

产后 3 日内，子宫收缩和缩复使大量血液进入体循环，且产妇体内潴留的大量水分于短期内回到体循环中，血容量再度增加的同时心脏负担也相应增加。故此时易发生心力衰竭。

因此，妊娠 32～34 周、分娩期和产后最初 3 日内，由于心脏负担较重，是发生心力衰竭的高危时期，护理时应严密监护。

【心脏病对妊娠的影响】

心脏病不影响病人受孕。心脏病变较轻，心功能Ⅰ～Ⅱ级，无心力衰竭病史，且无其他并发症者，可以妊娠，必要时给予治疗。但有下列情况者一般不宜妊娠：心脏病变较重，心功能Ⅲ～Ⅳ级、既往有心力衰竭病史、肺动脉高压、严重心律失常、风湿活动期、发绀型先天性心脏病者等。如已妊娠，最好在妊娠 3 个月内终止。已发生心力衰竭者应待病情控制后，再根据孕周选择相应的终止妊娠方式。不宜妊娠的心脏病病人一旦受孕，则流产、早产、死胎、胎儿生长受限、胎儿宫内窘迫及新生儿窒息等疾病发生率明显增高，围生儿死亡率增高。心脏病孕产妇死亡的主要原因是心力衰竭和严重感染。

【心脏病病人心功能分级】

我国目前采用纽约心脏病协会（NYHA）的心功能分级法，主要根据病人的症状将心脏功能分为4 级。

Ⅰ级：一般体力活动不受限。

Ⅱ级：一般体力活动稍受限，休息时无自觉症状。

Ⅲ级：一般体力活动明显受限，轻微活动也感心慌、气短等不适，休息时无症状。

Ⅳ级：不能进行任何体力活动，即使在休息状态下也出现心力衰竭症状，体力活动后加重。

【早期心力衰竭的临床表现】

妊娠合并心脏病者，若出现下列症状和体征应考虑为早期心力衰竭：轻微活动后即感胸闷、心悸、气短；休息时心率每分钟超过 110 次；夜间常感胸闷，需坐起呼吸，或到窗口呼吸新鲜空气；肺底部有少量湿啰音，咳嗽后不消失。

【治疗原则】

（一）非妊娠期

根据所患有的心脏病类型、病情程度及心功能状态，确定病人是否可以妊娠。对不宜妊娠者，应指导其采取正确的避孕措施。

（二）妊娠期

不宜妊娠者，应在妊娠 12 周前行人工流产术。妊娠超过 12 周者应由内科医师和产科医师一起密切监护，正确评估母婴情况，积极防治各种可能引起心力衰竭的诱因，动态观察心脏功能，减轻心脏负荷，适时终止妊娠。妊娠期心力衰竭的治疗与未孕者基本相同，原则上是待心力衰竭控制后再行产科处理，应放宽剖宫产的指征。

（三）分娩期

心功能Ⅰ～Ⅱ级，胎儿不大，胎位正常，宫颈条件良好者，在严密监护下可经阴道分娩，第二产程需尽量缩短产程、避免产妇用力屏气。心功能Ⅲ～Ⅳ级，胎儿偏大，宫颈条件不佳，有其他并发症者，选择剖宫产术终止妊娠。

（四）产褥期

产妇应充分休息且需严密监护，按医嘱应用广谱抗生素预防感染，心功能Ⅲ级或以上者不宜哺乳。

【护理评估】

（一）健康史

（1）孕妇就诊时，应详细、全面地了解其产科病史和既往病史，包括：有无不良孕产史、心脏病史及与心脏病有关的疾病史、相关检查、心功能状态及诊疗经过、病情有无加重趋势。了解孕妇对妊娠的适应情况及药物使用情况。

（2）判定有无诱发心力衰竭的潜在因素，妊娠期有无呼吸道感染、贫血、妊娠并发症、过度疲劳等；了解分娩期及产褥期的适应情况。对孕产妇的主诉及临床表现给予正确评估。

（二）身体状况

1. 判定心功能状况 根据 NYHA 分级方案和 AHA 的客观指标，确定孕产妇的心功能状况。

2. 评估与心脏病有关的症状和体征 如呼吸状况、心率、有无活动受限、发绀、心脏增大、肝大、水肿等。尤其注意评估有无早期心力衰竭的表现。对于存在诱发心力衰竭因素的孕产妇，更须及时识别心力衰竭指征。

（三）心理、社会状况

随着妊娠的进展，心脏负担逐渐加重，由于缺乏相关知识，孕产妇及家属的心理负担较重，甚至产生恐惧心理而不能合作。如分娩顺利，母子平安，产妇则逐渐表现出情感性和动作性护理婴儿的技能；如分娩不顺利则心情抑郁，少言寡语。因此应重点评估孕产妇及家属的相关知识掌握情况、母亲角色的获得及心理状况。

（四）辅助检查

心电图检查提示各种严重的心律失常；X 线检查显示心脏有无扩大；超声心动图反映各心腔大小的变化，心瓣膜结构及功能情况；胎儿电子监护预测宫内胎儿储备能力，评估胎儿健康。

【护理诊断/问题】

1. 知识缺乏 与缺乏妊娠合并心脏病的自我护理知识有关。

2. 活动无耐力 与心排出量下降有关。

3. 自理能力缺陷 与心功能不全需绝对卧床休息有关。

4. 潜在并发症 心力衰竭、感染。

【护理措施】

（一）非妊娠期

根据心脏病的种类、病变程度、心功能状态及是否手术矫治等具体情况，决定是否适合妊娠。对不宜妊娠者，指导病人采取有效措施严格避孕。

（二）妊娠期

1. 加强孕期保健 定期产前检查或家庭随访，早期发现诱发心力衰竭的各种潜在危险因素。孕 20 周前每 2 周检查 1 次，孕 20 周后每 1 周检查 1 次，并根据病情需要增加检查次数。重点评估孕产妇心脏功能及胎儿宫内情况。心功能 Ⅰ～Ⅱ级者，应在妊娠 36～38 周入院待产。心功能 Ⅲ级或以上者，应立即入院治疗。

2. 预防心力衰竭

（1）注意休息，避免劳累 心脏病孕妇应保证每晚 10 h 以上的睡眠时间及每日 2 h 午休时间。休息时采取左侧卧位或半卧位。

（2）合理营养 指导孕妇摄入高热量、高维生素、易消化、低盐低脂饮食且富含多种微量元素如铁、锌、钙等，应少量多餐，防止体重增加过多，整个妊娠期体重增加不应超过 10 kg。

（3）预防感染 预防和治疗诱发心力衰竭的各种因素，尤其是上呼吸道感染。指导孕妇注意口腔卫生，保持会阴部清洁，预防泌尿系统感染。如有早期感染症状，尽快就医。

（4）动态观察心脏功能 定期进行心电图、超声心动图等检查，判断心功能变化。

（5）自我监护的技巧 指导孕妇及家庭成员掌握妊娠合并心脏病的相关知识，例如：每日测心率、呼吸；称体重及胎动计数；若出现咳嗽、咳粉红色泡沫痰等症状，应取半卧位或坐位，并立即住院，以便及时治疗。

（6）促进家庭适应 向孕妇及其家人提供妊娠进展信息，使其了解孕妇目前身心状况，减轻焦虑，避免过度劳累和情绪激动。

3. 协助正确使用药物 护理人员要告知孕妇坚持服药的重要性和必要性，指导孕妇正确使用药物。

妊娠前服用洋地黄类药物的孕妇,妊娠期仍应坚持服药,注意药物的剂量、副作用等。若有异常症状如心律失常等,应立即停药,及时就医。

(三)分娩期

1. 协助选择分娩方式　于妊娠晚期,应提前选择好适宜的分娩方式。心功能Ⅰ~Ⅱ级、胎儿不大、胎位正常、宫颈条件良好者,可考虑在严密监护下经阴道分娩。心功能Ⅲ级及Ⅲ级以上或有产科指征者,行剖宫产术。

2. 心理护理　耐心倾听病人诉说,鼓励、安慰病人;向病人介绍主管医师及责任护士;教病人用听音乐、深呼吸等方法,缓解紧张情绪,消除恐惧心理;耐心向产妇及家属解释目前健康状况,如心功能及胎儿情况等,告知医疗护理计划,让产妇增强自信心,积极配合医疗及护理;及时与家属联系,减轻家属主要成员的焦虑,让其心情愉快地去陪伴产妇,增加产妇的安全感、舒适感。

3. 严密观察产程进展

(1)第一产程护理　专人护理,鼓励产妇左侧卧位,上半身抬高30°,间歇吸氧;严密观察生命体征,每15 min 测量1次;密切观察产程进展,注意子宫收缩、胎心、胎动情况,有异常及时报告医师并做好剖宫产术前准备;宫缩时指导病人做深呼吸或腹部按摩,减轻不适,对宫缩痛较强者按医嘱使用镇静剂如地西泮、哌替啶等;给予抗生素,预防感染。

(2)第二产程护理　避免产妇屏气用力;密切观察母婴情况,及时监测生命体征及胎心率;配合医师行会阴切开及阴道助产术,缩短第二产程;做好新生儿抢救准备。

(3)第三产程护理　胎儿娩出后,立即在腹部放置重1~2 kg 的沙袋,持续24 h,以防腹压骤降诱发心力衰竭;预防产后出血,按摩子宫,静脉或肌内注射缩宫素10~20 U,禁用麦角新碱,以免静脉压增高诱发心力衰竭;出血多者,遵医嘱输血,但应严格控制输血速度。

(四)产褥期

1. 预防心力衰竭　产后72 h 内密切观察生命体征及心功能变化。保证充足的睡眠,必要时遵医嘱给予小剂量镇静剂,如地西泮口服。在心功能允许的情况下,鼓励早期下床适当活动,以减少血栓形成。预防便秘,注意饮食清淡、合理,多吃蔬菜、水果。

2. 预防感染　注意外阴清洁,用消毒会阴垫。遵医嘱产后继续使用抗生素1周或更长时间。

3. 判断心功能　心功能Ⅰ~Ⅱ级者,可以哺乳,但应避免劳累;心功能Ⅲ级及以上者,不宜哺乳,应时回奶。嘱定期产后复查。

第二节　妊娠合并病毒性肝炎的护理

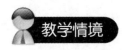

初孕妇29岁,妊娠36周,近2周恶心、呕吐、食欲下降,右季肋部胀痛。检查:皮肤无黄染,肝区叩痛(＋),胎心率144次/分,头浮,血清转氨酶中度升高,HBsAg(＋)。请问:

1. 该孕妇所患疾病对母婴有哪些影响?

2. 应采取哪些护理措施?

妊娠合并急性病毒性肝炎严重威胁孕产妇生命安全,死亡率占孕产妇间接死因的第二位,仅次于妊娠合并心脏病。按病原分为甲、乙、丙、丁、戊型5种肝炎,以乙型肝炎多见。

【妊娠对病毒性肝炎的影响】

妊娠加重了肝脏负担,使孕妇易感染病毒性肝炎,也使原有的肝炎病情加重,易发展为重症肝炎。

妊娠期新陈代谢明显增加,肝内糖原储备降低;妊娠期产生的大量雌激素需在肝内灭活再排出;胎儿的代谢产物需在母体肝脏内解毒;妊娠期某些并发症、分娩时体力消耗、出血及手术等加重了对肝脏的损害,易发生急性肝坏死。

【病毒性肝炎对妊娠、分娩的影响】

（一）对母体的影响

妊娠早期合并病毒性肝炎,可使早孕反应加重;妊娠晚期则易并发妊娠高血压疾病,可能与患肝炎时醛固酮的灭活能力下降有关;分娩时因肝功能受损,凝血因子合成功能降低,易发生产后出血。妊娠合并肝炎的孕妇发生重症肝炎的可能性增高,而重症肝炎又使孕产妇死亡率增高。

（二）对胎儿、新生儿的影响

妊娠早期合并病毒性肝炎,其胎儿畸形发生率约高出正常 2 倍;由于肝炎病毒可经胎盘感染胎儿,易导致流产、早产、死胎、死产及新生儿死亡,使围生儿死亡率明显增高。

（三）母婴传播

1. 甲型肝炎病毒（HAV） 主要经粪-口途径传播,不能通过胎盘感染胎儿,妊娠期妇女患病不必终止妊娠。但分娩时可经接触母血或经粪-口途径感染新生儿。

2. 乙型肝炎病毒（HBV） 可经消化道、输血或血液制品、注射用品等多种途径感染,而母婴传播是其主要传播途径。包括:①垂直传播,HBV 通过胎盘引起宫内传播;②产时传播,是母婴传播的主要途径,胎儿通过产道接触母血、羊水等传播;③产后接触母体唾液或乳汁传播。

3. 丙型肝炎病毒（HCV） 存在母婴传播。

4. 丁型肝炎病毒（HDV） 母婴传播较少见。

5. 戊型肝炎病毒（HEV） 目前已有母婴间传播的报道,传播途径及临床表现与甲型病毒性肝炎相似,易急性发作,且多为重症。

【临床表现】

常出现消化道症状,如食欲减退、恶心、呕吐、腹胀、肝区痛,而非妊娠反应或其他原因引起。乏力、畏寒、发热,部分病人出现黄疸,小便为深黄色。体检皮肤、巩膜黄染。可触及肝肿大,肝区有叩击痛。

【治疗原则】

孕期病毒性肝炎处理与非孕期相同,主要为注意休息,增加营养,积极用中西医结合方案,进行保肝治疗。妊娠早期患急性肝炎如为轻症,积极治疗后可继续妊娠,如患慢性活动性肝炎,对母婴危害大,可治疗后人工终止妊娠;妊娠中、晚期应积极防治妊娠期高血压疾病,尽量避免终止妊娠,若经治疗后病情继续发展,可考虑终止妊娠。重症肝炎以剖宫产结束分娩为宜。

【护理评估】

（一）健康史

评估有无与肝炎病人密切接触史或半年内曾输血、注射血制品史,有无肝炎病家族史及当地流行史等。重症肝炎应评估其诱发因素,同时评估病人的治疗用药情况及家属对肝炎相关知识的了解程度。

（二）身心状况

妊娠期出现不能用早孕反应或其他原因解释的消化系统症状,如食欲减退、恶心、呕吐、腹胀等,部分病人有乏力、畏寒、发热、皮肤及巩膜黄染。妊娠早、中期可触及肝大,并有肝区叩击痛,妊娠晚期受增大子宫影响,肝脏极少被触及。

评估孕妇及家人对疾病的认知程度及家庭社会支持系统是否完善。由于担心感染胎儿,孕妇会产生焦虑、矛盾及自卑心理,应给予重点评估。

（三）辅助检查

1. 血常规检查 急性期白细胞常稍低或正常,淋巴细胞相对增多,偶可有异常淋巴细胞,但一般不超过 10%;慢性肝炎白细胞常减少;急性重症肝炎则白细胞总数及中性粒细胞百分比均可显著增加;部分慢性肝炎病人血小板可减少。

2. 肝功能检查 血清酶测定:丙氨酸转移酶（ALT）升高,特别是当数值很高（大于正常值 10 倍以上）、持续时间较长时,对肝炎的诊断价值很大;凝血酶原时间及其活动度的测定可用于判定重症肝炎,如注射维生素 K 后仍明显异常,常表示肝细胞组织严重受损。

3. 血清病原学检测

(1)甲型肝炎 急性期病人血清中抗 HAV-IgM 阳性有诊断意义。

(2)乙型肝炎 HBsAg 阳性是 HBV 感染的特异性标志,慢性肝炎、无症状携带者可长期检出 HBsAg。

(3)丙型肝炎 血清中出现抗 HCV 抗体可诊断为 HCV 感染。

4. 超声检查 肝脏超声检查有助于肝炎诊断。

【护理诊断/问题】

1. 潜在并发症 肝性脑病、产后出血。

2. 营养缺乏 与肝炎病人食欲不振、恶心、呕吐有关。

3. 知识缺乏 缺乏有关病毒性肝炎感染途径、传播方式、母婴危害及预防保健等知识。

【护理措施】

(一)非妊娠期

重视围婚期保健,提倡生殖健康,夫妇一方如患有肝炎者应使用避孕套避免交叉感染。已患肝炎的育龄妇女应避孕。患急性肝炎应于痊愈后半年,最好 2 年后在医师指导下妊娠。

(二)妊娠期

1. 一般护理 每日保证 9 h 睡眠和适当午睡,避免体力劳动;提供高蛋白质、高维生素、足量糖类、低脂肪饮食,多摄入富含纤维素的蔬菜和新鲜水果,保持大便通畅;提供安静、舒适的家庭环境。

2. 心理护理 向孕妇及家属讲解肝炎的相关知识,争取病人及家属的理解与配合,帮助产妇消除自卑心理;关心、安慰、鼓励孕妇,消除其紧张、恐惧心理,提高自我照顾能力。

3. 定期产前检查 加强产前检查,检查时防止交叉感染,应有专门诊室,严格执行消毒隔离制度。所用器械用 0.5%过氧乙酸浸泡后再消毒;密切观察消化道症状、黄疸情况及肝功能,警惕病情恶化;遵医嘱使用保肝药物,避免应用可能损害肝脏的药物;合并妊娠期高血压疾病时应更谨慎。

4. 重症肝炎病人的护理 限制蛋白质摄入,每日蛋白质摄入量应少于 0.5 g/kg,增加糖类。减少氨及毒素的吸收,保持大便通畅;严禁肥皂水灌肠,必要时可给予醋灌肠;有肝昏迷前驱症状时,按医嘱使用谷氨酸钠、六合氨基酸注射液等;防止 DIC 发生,临产前 1 周开始按医嘱使用维生素 K_1 和维生素 C,密切观察出血倾向,进行凝血功能检查,若有异常,应按医嘱补充凝血因子,如输新鲜血、纤维蛋白原等;发生 DIC 时可遵医嘱酌情使用肝素,但产前 4 h 至产后 12 h 内不宜应用肝素,以免发生产后出血。

(三)分娩期

1. 正确处理产程 密切观察产程进展,避免各种不良刺激,满足其生活需要,提供无痛分娩措施,防止并发症的发生;宫口开全后行阴道助产术,缩短第二产程,必要时配合医生行阴道助产术。

2. 预防感染 将产妇安置在隔离待产室和产房;严格执行操作程序,避免软产道损伤及新生儿产伤等引起的母婴传播;凡接触过肝炎产妇的器械、物品均需用 0.5%过氧乙酸浸泡消毒后按相关规定处理。

3. 预防产后出血 产前备新鲜血液;临产后按医嘱给予维生素 K_1 肌内注射;第二产程胎肩娩出后立即遵医嘱静脉注射缩宫素 20 U,以减少产后出血。产后仍需密切观察子宫收缩及阴道出血情况,加强护理,防止产后出血。

(四)产褥期

1. 继续护肝 遵医嘱继续用保肝药物治疗;继续选用对肝脏损害小的抗生素,如头孢菌素或氨苄西林等;回奶避免使用雌激素,可口服生麦芽或用皮硝外敷乳房。

2. 新生儿护理 指导新生儿喂养,HBsAg 阳性产妇可以母乳喂养,HBeAg 阳性产妇不宜母乳喂养,应指导人工喂养;新生儿出生后 6 h 和 1 个月时各肌内注射 1 mL 乙型肝炎免疫球蛋白,出生后 24 h 内、1 个月、6 个月分别注射乙型肝炎疫苗 30 μg、10 μg、10 μg。

第三节 妊娠合并贫血的护理

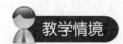

初产妇,孕32周,自觉头晕、乏力及食欲差半个月。查体:胎位、胎心及骨盆外测量均正常,血红蛋白80 g/L,红细胞比容25%。医生诊断该孕妇为妊娠合并贫血,请问:

1. 该孕妇最可能患何种类型贫血?

2. 应采取哪些护理措施?

贫血是由多种病因引起,通过不同的病理过程,使人体外周血红细胞容量减少,低于正常范围下限的一种常见的临床症状。常以血红蛋白浓度作为诊断标准,如血红蛋白<100 g/L,红细胞计数<3.5×10^{12}/L或血细胞比容<0.30,即可诊断妊娠期贫血。WHO最近资料表明,50%以上孕妇合并贫血,而缺铁性贫血最为常见,占妊娠期贫血的95%。由于胎儿生长发育及妊娠期血容量增加,对铁的需要量增加,尤其在妊娠后半期,孕妇对铁摄取不足或吸收不良,均可引起贫血。

【贫血对妊娠影响】

(一)对孕妇的影响

贫血孕妇的抵抗力低下,对分娩、手术和麻醉的耐受能力差,即使是轻度或中度贫血,孕妇在妊娠和分娩期间的风险也会增加。重度贫血可导致贫血性心脏病、妊娠期高血压疾病性心脏病、产后出血、失血性休克、产褥感染等并发症的发生,危及孕产妇生命。

(二)对胎儿的影响

因孕妇骨髓和胎儿在竞争摄取孕妇血清铁的过程中,胎儿组织占优势。而铁通过胎盘由孕妇运至胎儿是单向性运输,因此,胎儿缺铁程度不会太严重。若孕妇缺铁严重时,经胎盘供氧和营养物质不足,容易导致胎儿生长受限、胎儿宫内窘迫、早产、死胎或死产等不良后果。

【临床表现】

轻者无明显症状,或只有皮肤、口唇黏膜和睑结膜稍苍白;重者可有乏力、头晕、心悸、气短、食欲不振、腹胀、腹泻、皮肤黏膜苍白、皮肤毛发干燥、指甲脆薄以及口腔炎、舌炎等。

【治疗原则】

补充铁剂,去除病因,治疗并发症。如血红蛋白<60 g/L,接近预产期或短期内需行剖宫产术者,应少量多次输血,以浓缩红细胞为最好,输血时注意避免因加重心脏负担诱发急性左心衰竭。同时积极预防产后出血和产褥感染。

【护理评估】

(一)健康史

评估既往有无月经过多等慢性失血性病史,有无长期偏食、孕早期呕吐、胃肠功能紊乱导致的营养不良病史等。

(二)身心状况

轻度贫血者多无明显症状,严重贫血者可表现为头晕、乏力、耳鸣、心悸、气短、面色苍白、倦怠、食欲不振、腹胀、腹泻等症状,甚至出现贫血性心脏病、胎儿生长受限、胎儿窘迫、早产、死胎等并发症的相应症状。体检皮肤黏膜苍白,毛发干燥无光泽易脱落,指(趾)甲扁干、脆薄易裂或反甲(指甲呈勺状),并可伴发口腔炎、舌炎等,部分孕妇出现脾脏轻度肿大。

评估孕妇及家人对缺铁性贫血病症的认知情况,以及家庭、社会支持系统是否完善等。

（三）辅助检查

1. 血象　外周血涂片为小细胞低色素性贫血。血红蛋白<100 g/L,红细胞<3.5×10¹²/L,血细胞比容<0.30,红细胞平均体积<80 fL,红细胞平均血红蛋白浓度<32%,白细胞计数及血小板计数均在正常范围内。

2. 血清铁测定　血清铁浓度能灵敏反映缺铁状况,正常成年妇女血清铁为7～27 μmol/L,孕妇血清铁<6.5 μmol/L,可诊断为缺铁性贫血。

3. 骨髓象　红系造血呈轻度或中度增生活跃,以中、晚幼红细胞增生为主,骨髓铁染色可见细胞内外铁均减少,以细胞外铁减少明显。

【护理诊断/问题】

1. 潜在并发症　贫血性心脏病、胎儿生长受限等。

2. 活动无耐力　与贫血引起的疲倦有关。

3. 有受伤的危险　与贫血引起的头晕、眼花等症状有关。

【护理措施】

（一）妊娠前期

妊娠前积极治疗慢性失血性疾病,改变长期偏食、挑食等不良饮食习惯,适度增加营养,鼓励进食含铁丰富的食物,如动物肝脏、瘦肉、蛋类、葡萄干及菠菜、甘蓝等深色蔬菜,并注意饮食的搭配。必要时补充铁剂,以增加铁的储备。

（二）妊娠期

1. 一般护理　建议贫血孕妇适当活动,避免过劳;建议孕妇摄取高铁、高蛋白质及高维生素 C 食物;保持病房清洁干燥,注意与其他患感染性疾病孕产妇隔离,必要时使用抗生素预防感染。

2. 正确服用铁剂　遵医嘱补充铁剂,应首选口服制剂,补充铁剂的同时服维生素 C 及稀盐酸可促进铁的吸收。铁剂对胃黏膜有刺激作用,能引起恶心、呕吐、胃部不适等症状,指导饭后或餐中服用铁剂。由于铁与肠内硫化氢作用而形成黑色便,应予以解释。对于妊娠末期重度缺铁性贫血或口服铁剂胃肠道反应较重者,可采用深部肌内注射法补充铁剂。

3. 加强产前检查　妊娠晚期应重点复查血常规,注意评估胎儿宫内发育情况。

（三）分娩期

保持病房清洁干燥,注意与其他患感染性疾病孕产妇隔离,必要时使用抗生素预防感染。临产前给予止血药维生素 K₁、安络血、维生素 C 等药物并准备新鲜血;严密观察产程,第二产程酌情给予阴道助产;预防产后出血,胎儿前肩娩出时,立即遵医嘱肌内注射或静脉注射宫缩剂,加强宫缩,减少出血。

（四）产褥期

密切观察子宫收缩及阴道流血,继续应用抗生素预防和控制感染,补充铁剂,纠正贫血。严重贫血或有严重并发症者,不宜哺乳。

第四节　妊娠合并糖尿病的护理

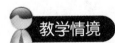

初产妇,30 岁,现妊娠 35 周,妊娠 32 周时超声检查发现羊水过多,胎儿大于妊娠周数,未见明显畸形。孕妇近期来有多饮、多食、多尿症状,经检查确诊该孕妇患妊娠合并糖尿病。请问:

1. 该病对胎儿有哪些影响?

2. 应采取哪些护理措施?

糖尿病是一组以慢性血糖水平增高为特征的代谢疾病群。由于胰岛素分泌缺陷和(或)胰岛素作用缺陷而引起糖、蛋白质、脂肪代谢异常。久病可引起眼、肾、神经、血管、心脏等组织的慢性进行性病变,导致功能缺陷及衰竭。妊娠合并糖尿病包括两种类型,即妊娠前已有糖尿病和妊娠后才发生或首次发现的糖尿病。后者又称妊娠期糖尿病(gestational diabetes mellitus,GDM)。糖尿病孕妇中80%以上为GDM,糖尿病合并妊娠者不足20%。GDM病人多数于产后血糖恢复正常,但将来患糖尿病的风险增加。糖尿病孕妇的临床经过复杂,对母婴危害较大,必须予以重视。

【妊娠对糖尿病的影响】

1. 妊娠期 比较容易发生酮症酸中毒。血容量增加,血液稀释,胰岛素相对不足;胎盘分泌的激素(胎盘生乳素、雌激素、孕激素等)在周围组织中具有抗胰岛素作用;胎盘生乳素还具有脂解作用,使脂肪分解成糖类及脂肪酸。

2. 分娩期 容易发生酮症酸中毒。因宫缩大量消耗糖原以及产妇进食减少所致。

3. 产褥期 容易发生低血糖。原因是胎盘排出及全身内分泌激素逐渐恢复到非妊娠期水平,使胰岛素的需要量相应减少。

【糖尿病对母婴的影响】

糖尿病对母婴的危害及其程度取决于糖尿病病情及血糖控制水平。

(一)对孕妇的影响

高血糖可使胚胎发育异常,糖尿病妇女自然流产发生率达15%～30%,多发生在孕早期。糖尿病孕妇妊娠期高血压疾病发生率为正常妇女的3～5倍,当并发肾脏疾病时,其发生率高达50%以上。糖尿病孕妇抵抗力下降,易合并感染,以泌尿系统感染最为常见,且感染后易引发酮症酸中毒。羊水过多的发生率较非糖尿病孕妇高10倍以上,可能与胎儿高血糖、高渗出利尿导致胎尿排出增多有关。糖尿病孕妇巨大胎儿发生率高,导致头盆不称、宫缩乏力增加,剖宫产率升高。经阴道分娩时难产的概率增加,从而导致一系列的产伤。糖尿病孕妇葡萄糖利用不足,能量不够,导致子宫收缩乏力,产后出血率增加。

(二)对胎儿、新生儿的影响

巨大儿、胎儿生长受限、低体重儿、早产、死胎、死产等发生率升高。新生儿低血糖、低血钙、新生儿呼吸窘迫综合征发生率高,新生儿死亡率高。

【临床表现】

凡孕妇妊娠期有"三多"症状,即多饮、多食、多尿,反复发作的外阴阴道假丝酵母菌感染,体重增加过快、羊水过多或巨大胎儿者应警惕糖尿病。

【治疗原则】

妊娠前应判断糖尿病的类型和程度,确定能否妊娠。不宜妊娠者,应严格避孕,若已妊娠应及早人工终止;允许妊娠者,应在内科、产科医生的密切监护下,积极控制血糖在正常或接近正常范围;选择合适的分娩时间和分娩方式,防止并发症的发生。

【护理评估】

(一)健康史

评估糖尿病病史及糖尿病家族史,有无复杂性外阴阴道假丝酵母菌病、不明原因反复流产、死胎、巨大儿等不良孕产史等,本次妊娠经过、病情控制及目前用药情况,有无胎儿偏大或羊水过多等潜在高危因素。同时,注意评估有无肾、心血管系统及视网膜病变等合并症情况。

(二)评估糖尿病的严重程度及预后

根据病人糖尿病的发病年龄、病程长短以及有无血管病变等进行分期(White分类法),有助于判断病情的严重程度及预后。

(三)身体状况

1. 妊娠期 评估孕妇有无糖代谢紊乱症候群,即"三多"症状;评估孕妇有无外阴瘙痒、皮肤疖肿、毛囊炎等;评估糖尿病孕妇有无产科并发症,如低血糖、高血糖、妊娠期高血压疾病、酮症酸中毒、感染等;确定胎儿宫内发育情况,注意有无巨大儿或胎儿生长受限。

2. 分娩期 重点评估孕妇有无低血糖及酮症酸中毒症状,如心悸、出汗、面色苍白、饥饿感或出现恶心、呕吐、视力模糊、呼吸快且有烂苹果味等;评估静脉输液的性质与速度;严密监测产程的进展、子宫收缩、胎心音、母体生命体征等有无异常。

3. 产褥期 评估产妇有无低血糖或高血糖症状,有无产后出血及感染征兆,评估新生儿状况。

（四）心理、社会状况

由于糖尿病疾病的特殊性,应评估孕妇及家人对疾病知识的了解程度,认知态度,有无焦虑、恐惧心理,社会及家庭支持系统是否完善等。如不幸新生儿有畸形或生命危险甚至死亡,应评估产妇及家属对此事件的反应。

（五）辅助检查

1. 尿糖测定 尿糖阳性者除妊娠期生理性糖尿外,需做空腹血糖及糖耐量试验确诊。

2. 空腹血糖测定 两次或两次以上空腹血糖≥5.8 mmol/L,可诊断为糖尿病。

3. 糖筛查试验 应在妊娠24～28周进行,50 g葡萄糖粉溶于200 mL水中,5 min内服完,其后1 h血糖≥7.8 mmol/L为糖筛查阳性,应检查空腹血糖。空腹血糖正常者再行口服葡萄糖耐量试验。

4. 口服葡萄糖耐量试验（OGTT） 我国多采用75 g糖耐量试验,即空腹12 h后,口服葡萄糖75 g,其正常上限为:空腹5.6 mmol/L,1 h 10.3 mmol/L,2 h 8.6 mmol/L,3 h 6.7 mmol/L,其中任何两项或两项以上超过正常值,即可诊断为妊娠期糖尿病。仅一项异常诊断为糖耐量异常。

【护理诊断/问题】

1. 焦虑 与担心身体状况、胎儿预后有关。

2. 知识缺乏 缺乏糖尿病饮食控制及胰岛素使用的相关知识。

3. 有感染危险 与糖尿病病人白细胞多功能缺陷有关。

4. 有胎儿受伤危险 与巨大儿、早产、手术产等有关。

5. 潜在并发症 低血糖、产后出血。

【护理措施】

（一）非妊娠期

糖尿病妇女在妊娠前应详细咨询医师,确定病情严重程度。妊娠前已有严重的心血管病史、肾功能减退、眼底有增生性视网膜炎等不宜妊娠,若已妊娠应尽早终止;器质性病变较轻、血糖控制良好者,可在积极治疗、密切监护下继续妊娠。

（二）妊娠期

1. 一般护理 指导孕妇充分休息、适当运动、合理饮食。理想的饮食控制目标:餐后1 h血糖值低于8 mmol/L,建议孕妇每日摄入热量150 kJ/kg(36 kcal/kg);补充维生素、钙及铁;适当限制食盐摄入量。

2. 心理护理 态度和蔼地与病人交流,鼓励糖尿病孕产妇说出自己的担心和释放焦虑;糖尿病孕妇担心自己无法完成母性任务,如妊娠失败、婴儿死亡或产下畸形儿等,自尊心会受到打击,护士应表示理解与同情,协助澄清错误观点;及时告知医护计划,让病人充满信心,调动产妇积极性,主动积极配合护理。

3. 指导孕妇正确控制血糖

(1) 饮食控制 保证充足热量和蛋白质的摄入,最好少食多餐,让孕妇血糖在正常范围内且无饥饿感。

(2) 运动治疗 适当的运动可降低血糖,方式可选择极轻度运动(如散步)和轻度运动(如中速步行),每日至少1次,每次20～40 min,于餐后1 h进行。

(3) 遵医嘱用药 遵医嘱选用短效和中效胰岛素,忌用口服降糖药,不用磺脲类降糖药,以免导致胎儿、新生儿低血糖,巨大胎儿,胎儿畸形等。

(4) 病情监测 糖尿病允许妊娠者,孕期应加强监护,需内科、产科医护人员密切合作,共同监测糖尿病病情和产科方面的变化。

(5) 定期产前检查 糖尿病病情较轻者,应每隔1～2周检查1次,除全面检查外,应注意血糖、尿常规、尿素氮、眼底等变化,有特殊情况时增加检查次数。

4. 加强胎儿监护 了解胎儿的健康状况:测量子宫底高度、腹围,及时发现巨大胎儿;B超监测胎儿生长发育情况;指导孕妇自测胎动,若12 h胎动数少于10次,应及时告知医护人员;胎儿电子监护,了解胎儿宫内储备能力。

(三)分娩期

1. 选择合适的分娩时间及分娩方式

(1)分娩时间选择 若血糖控制良好,孕期无合并症,胎儿宫内状态良好,一般可等待至妊娠38~39周终止妊娠。

(2)分娩方式选择 剖宫产术适用于巨大儿、胎盘功能不良、糖尿病病情严重、胎位异常或有其他产科指征者。若胎儿发育正常,宫颈条件较好,则适宜阴道分娩。

2. 分娩中的监测和处理

(1)促使胎肺成熟 引产或剖宫产前按医嘱静脉滴注地塞米松10~20 mg,连用2日,减少新生儿呼吸窘迫综合征的发生。

(2)密切观察产程 注意观察宫缩、胎心变化,有条件者给予连续胎心监护,避免产程延长,如产程进展缓慢或出现胎儿宫内窘迫,应及时通知医生,并做好阴道助产或剖宫产准备。

(3)防止低血糖 剖宫产或阴道分娩当日晨胰岛素的用量一般仅为平时的一半,应每2 h监测血糖、尿糖和尿酮体,以便及时调整胰岛素的用量,使血糖不低于5.6 mmol/L;阴道分娩时鼓励孕妇进食,保证热量供应。

(4)预防产后出血 按医嘱于胎肩娩出后,给予缩宫素20 U肌内注射。

(四)产褥期

1. 产妇的护理 防止低血糖,产后密切观察有无低血糖表现,如发现出汗、脉搏快等症状。产后需重新评估胰岛素的需要量,分娩后24 h内胰岛素减至原用量的1/2,48 h减少到原用量的1/3;遵医嘱继续应用广谱抗生素,预防感染,适当推迟创口拆线时间。

2. 新生儿的护理 无论体重大小均按早产儿护理,注意保暖、吸氧、早开奶。密切观察有无低血糖、低血钙、高胆红素血症及新生儿呼吸窘迫综合征等症状,新生儿娩出30 min开始定时滴服25%葡萄糖液,预防新生儿低血糖。

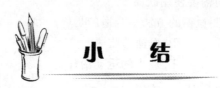

小　结

妊娠合并症的孕妇,妊娠可使病人原有疾病加重,反之合并症也影响着孕妇及胎儿,导致围生儿患病率、死亡率、产妇手术产、分娩并发症等增加。护理评估中应重点评估病人的病情变化情况,同时要做好妊娠期、分娩期及产褥期病人的护理。

(官　林)

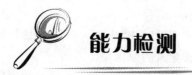

能力检测

A1型题

1. 下列对妊娠合并心脏病孕妇的处理,不合适的是( )。

A. 妊娠4个月起,限制食盐的摄入

B. 妊娠4个月起,服用铁剂及维生素

C. 休息时,易采取左侧卧位　　　　　　　　　D. 加强体育锻炼,增加机体的抵抗力

E. 心脏病变轻,既往无心力衰竭史,可以妊娠

2. 下列关于妊娠合并心脏病病人的分娩处理,不正确的是(　　　　)。

A. 使用抗生素预防感染　　　　　　　　　　　B. 严密观察产妇的生命体征

C. 产后出血时,立即静脉注射麦角新碱　　　　D. 不要让产妇屏气

E. 尽可能缩短第二产程

*3. 下列关于妊娠合并心脏病的叙述不正确的是(　　　　)。

A. 是孕产妇死亡的主要原因之一　　　　　　　B. 妊娠 32～34 周时血容量达到最高峰

C. 第二产程心脏的负担最重　　　　　　　　　D. 产后 2～3 天心脏负担减轻

E. 产后 3 日,尤其是 24 h 内仍是发生心力衰竭的危险时期

*4. 妊娠心脏病病人中,下列不属于早期心力衰竭的体征是(　　　　)。

A. 休息时心率大于 110 次/分　　　　　　　　B. 休息时呼吸大于 20 次/分

C. 肝脾大,有压痛　　　　　　　　　　　　　D. 阵发性夜间呼吸困难

E. 肺底部出现少量持续性湿啰音,咳嗽后不消失

*5. 妊娠期糖尿病对胎儿、新生儿的影响不包括(　　　　)。

A. 巨大儿发生率增加　　　　　　　　　　　　B. 畸形发生率增加

C. 容易发生新生儿低胰岛素血症　　　　　　　D. 容易发生新生儿呼吸窘迫综合征

E. 易发生早产、流产

6. 妊娠合并急性病毒性肝炎,下列不正确的是(　　　　)。

A. 原则上肝炎病人不宜妊娠　　　　　　　　　B. 早孕期不宜终止妊娠,以免增加肝负担

C. 妊娠继续时,注意防止妊娠期高血压综合征(妊高征)

D. 分娩时注意缩短第二产程　　　　　　　　　E. 防止产后出血

7. 下列关于妊娠合并糖尿病分娩后的处理,不正确的是(　　　　)。

A. 所生婴儿一律按早产儿处理

B. 预防产褥期感染,保持皮肤清洁

C. 一般不主张母乳喂养

D. 产后长期避孕,但是最好不用药物避孕及宫内避孕器具

E. 大部分 GDM 病人分娩后不再需要使用胰岛素

8. 下列对妊娠期糖尿病病人控制血糖的方法不合适的是(　　　　)。

A. 饮食治疗　　　　　　　B. 血糖的监测　　　　　　　　　C. 胰岛素治疗

D. 服用磺脲类药物　　　　E. 适当的运动治疗

*9. 糖尿病对妊娠的影响不正确的是(　　　　)。

A. 受孕概率增加　　　　　　　　　　　　　　B. 羊水过多的发生率增加

C. 妊高征的发生率增加　　　　　　　　　　　D. 泌尿生殖道的感染机会增加

E. 易发生流产

10. 病毒性肝炎对妊娠造成的影响不正确的说法是(　　　　)。

A. 受孕率低　　　　　　　B. 晚期妊高征发生率增加　　　　C. DIC 发生率增加

D. 产后出血发生率增加　　E. 可使妊娠反应加重

11. 下列与妊娠合并糖尿病无关的是(　　　　)。

A. 羊水过多　　　B. 巨大胎儿　　　C. 妊娠呕吐　　　D. 真菌性阴道炎　　　E. 胎儿宫内发育受限

12. 妊娠合并心脏病,在分娩期使用抗生素的原则是(　　　　)。

A. 无感染征象不一定用抗生素　　　　　　　　B. 有胎膜早破为预防感染给予抗生素

C. 有胎膜早破时应给抗生素

D. 产程开始应给抗生素,维持至产后 1 周预防亚急性心内膜炎

E. 以上都正确

13. 妊娠合并心脏病,于分娩期为减轻心脏负担应(   )。

A. 无论是否有产科指征,到预产期都应做剖宫产

B. 第一产程加强护理,第二产程避免使用腹压,并采用人工助产术缩短产程

C. 为缩短产程,应静脉滴注催产素加强宫缩

D. 胎盘娩出后,不能使用杜冷丁以免发生产后出血而导致心力衰竭

E. 以上都正确

* 14. 妊娠合并心脏病最多见的是(   )。

A. 风湿性心脏病　　B. 先天性心脏病　　C. 冠心病　　　D. 肺源性心脏病　　E. 高血压性心脏病

15. 下列关于妊娠合并心脏病病人分娩时的处理哪项是正确的?(   )

A. 胎儿娩出后肌内注射麦角新碱,减少产后出血

B. 自然分娩,不需手术助产

C. 分娩时鼓励产妇屏气用力,以缩短产程

D. 胎儿娩出后,腹部放置砂袋并包扎腹带

E. 以上都正确

16. 妊娠合并心脏病什么时候开始使用抗生素预防感染合适?(   )

A. 无论什么时候使用均可　　　　　　　　　　　B. 产后立即给予抗生素

C. 分娩期开始使用至产后一周　　　　　　　　　D. 分娩期开始持续至整个产褥期

E. 妊娠期开始用

17. 妊娠合并心脏病产后什么时候结扎为宜?(   )

A. 产后 24 h 内　　　　　　　　B. 产后 3 天左右　　　　　　　　　　C. 产后一周左右进行

D. 产后 1 个月内　　　　　　　　E. 产后 6 个月

* 18. 妊娠合并心脏病什么时候入院为宜?(   )

A. 妊娠早期即开始　　　　　　　　　　　　　　B. 妊娠 32 周或临产前

C. 应在预产期前 1~2 周入院　　　　　　　　　　D. 正式临产后

E. 任何时候都适宜

19. 妊娠合并肝炎产后的正确处理为(   )。

A. 用四环素预防感染　　　　　　　　　　　　　B. 鼓励母乳喂养

C. 注射维生素 K 预防出血　　　　　　　　　　　D. 产妇分娩后回普通病房休息

E. 以上都正确

20. 不会通过胎盘传给胎儿的肝炎病毒类型是(   )。

A. 甲型肝炎病毒　　B. 乙型肝炎病毒　　C. 丙型肝炎病毒　　D. 丁型肝炎病毒　　E. 以上都是

A2 型题

21. 28 岁初孕妇,妊娠 36 周合并急性乙型肝炎,经门诊收入院治疗。下列哪项治疗措施错误?(   )

A. 静脉滴注葡萄糖液内加维生素 C　　　　　　　B. 每日肌内注射维生素 K_1 10 mg

C. 注意休息,避免过劳　　　　　　　　　　　　D. 给予静脉滴注红霉素预防感染

E. 加强母婴监护

22. 29 岁初产妇正患重症病毒性肝炎。现妊娠 38 周,临产 3 h,宫口开大 2 cm。下列哪项处置错误?(   )

A. 静脉滴注葡萄糖液内加维生素 C　　B. 肌内注射维生素 K1　　　　　　C. 输新鲜血

D. 经阴道手术助产　　　　　　　E. 剖宫产

A3 型题

(23~24 题共用题干)

孕妇 30 岁,妊娠前患风湿病,无心力衰竭史。现停经 16 周,一般状态良好,日常工作无不适。

* 23. 下述可继续妊娠的情况是(   )。

A. 心功能Ⅲ级   B. 心房纤颤   C. 肺动脉高压

D. 冠心病心功能Ⅰ级   E. 房室传导阻滞

*24. 不易引起心力衰竭的因素为( )。

A. 上呼吸道感染   B. 心律失常   C. 重度贫血

D. 产褥感染   E. 每日休息 10 h 以上

(25~27 题共用题干)

一孕妇妊娠足月合并黄疸,因臀部胎膜早破行急诊剖宫产术。术后实验室检查结果如下:HBsAg(+)、HBsAb(-)、HBcAb(+)、HBeAg(+)、HBeAb(-)。

*25. 病人应接受的治疗为( )。

A. 注射高效价乙型肝炎疫苗免疫球蛋白

B. 注射血清免疫球蛋白

C. 注射乙型肝炎疫苗

D. 注射乙型肝炎疫苗及高效价乙型肝炎疫苗免疫球蛋白

E. 无需上述治疗

*26. 新生儿应接受的治疗为( )。

A. 注射高效价免疫球蛋白   B. 注射乙型肝炎疫苗

C. 注射乙型肝炎疫苗及高效价免疫球蛋白

D. 注射血清免疫球蛋白   E. 无需上述治疗

*27. 该产妇术后发生阴道流血,失血量超过 1000 mL,其最可能的原因是( )。

A. 子宫收缩乏力   B. 胎盘残留   C. 羊水栓塞   D. 血小板减少   E. 凝血功能障碍

第八章

异常分娩产妇的护理

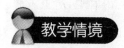

学习目标

1. 掌握子宫收缩乏力的护理评估措施。
2. 熟悉子宫收缩过强、产道异常及胎位异常的护理评估及护理措施。
3. 能配合进行会阴切开缝合术、阴道助产术及剖宫产术。

影响产妇分娩过程能否顺利进行取决于产力、产道、胎儿和产妇的精神心理状态四个因素，其中任何一个或一个以上因素发生异常，或这些因素之间不能相互适应而使分娩过程受阻，称为异常分娩，又称难产。由于分娩是个动态变化的过程，在分娩过程中，顺产和难产在一定条件下可以相互转化：若处理得当，难产可以转变为顺产；若处理不当，顺产可以转变为难产。因此，要了解异常分娩的各种因素及它们之间的关系，发现问题，及时处理，以保证母婴安全。

第一节 产力异常

教学情境

李女士，初产妇，孕38周余，规律宫缩18 h。产科检查：枕右前位，胎心率168次/分，宫缩30 s/(6~8) min，骨盆外测量正常，宫口开大4 cm。胎先露在坐骨棘水平以下0.5 cm。请问：

1. 该产妇产程进展是否正常？属于哪类情况？
2. 该产妇产力是否正常？对胎儿有何影响？应采取哪些护理措施？

产力是分娩的动力，在无其他因素影响和作用下，有效的产力可使宫口扩张，胎先露下降，产程不断进展。产力异常主要是子宫收缩力异常，在分娩过程中，子宫收缩的节律性、对称性及极性不正常或强度、频率有改变，称为子宫收缩力异常。临床上分为子宫收缩乏力和子宫收缩过强两类，每类又分为协调性子宫收缩和不协调性子宫收缩。

一、子宫收缩乏力

【病因】

（一）产道与胎儿因素

临产后，当头盆不称或胎位异常时，胎儿先露部下降受阻，不能紧贴子宫下段及宫颈内口，因而不能引起反射性子宫收缩，是导致继发性子宫收缩乏力的最常见原因。

（二）子宫因素

子宫壁过度膨胀，如多胎妊娠、巨大胎儿、羊水过多等可使子宫肌纤维失去正常收缩能力；经产妇子宫肌纤维变性及结缔组织增生影响子宫收缩；子宫发育不良、子宫畸形、子宫肌瘤等，均能引起宫缩乏力。

（三）精神心理因素

初产妇，尤其是35岁以上高龄初产妇，由于对分娩精神过度紧张使大脑皮层功能紊乱，导致宫缩异常。

（四）内分泌失调

临产后,产妇体内雌激素、缩宫素、前列腺素等分泌不足等,均可影响子宫肌纤维收缩能力,导致子宫收缩乏力。

（五）药物影响

临产后不适当地使用大量镇静剂、镇痛剂及麻醉剂,致使子宫收缩受到抑制。

（六）其他

营养不良、贫血和其他慢性疾病所致体质虚弱者、饮食和睡眠不足、产妇过度疲劳、膀胱直肠充盈、前置胎盘影响先露下降等均可导致子宫收缩乏力。

【临床表现】

（一）协调性子宫收缩乏力（低张性子宫收缩乏力）

表现为子宫收缩具有正常的节律性、对称性和极性,但收缩力弱,持续时间短,间歇期长且不规律,宫缩小于 2 次/10 分。当子宫收缩达极限时,子宫体隆起不明显,用手指压子宫底部肌壁仍可出现凹陷,导致产程延长或停滞。

根据其在产程中出现的时间可分为原发性子宫收缩乏力和继发性子宫收缩乏力。

（二）不协调性子宫收缩乏力（高张性子宫收缩乏力）

多见于初产妇,表现为子宫收缩的极性倒置,宫缩失去了正常的节律性、对称性和极性,宫缩不是起自两侧子宫角,宫缩的兴奋点来自子宫的一处或多处,节律不协调。宫缩时,子宫底部表现不强,而是中段或下段强,宫缩间歇期子宫壁不能完全松弛,表现为子宫收缩不协调,这种宫缩不能使宫口扩张和先露下降,属无效宫缩,并容易使产妇自觉宫缩强,持续腹痛,拒按,精神紧张,烦躁不安,体力消耗,产程延长或停滞,严重者出现脱水、电解质紊乱、肠胀气、尿潴留。由于胎儿-胎盘循环障碍,出现胎儿宫内窘迫,严重威胁胎儿生命。

（三）产程曲线异常

产程进展的标志是宫口扩张和胎先露下降。子宫收缩乏力导致产程曲线异常,可有以下 8 种。

1. 潜伏期延长 从临产规律宫缩开始至宫颈口扩张 3 cm 称为潜伏期。初产妇潜伏期正常约需 8 h,最大时限 16 h,超过 16 h 称潜伏期延长。

2. 活跃期延长 从宫颈口扩张 3 cm 开始至宫颈口开全称活跃期。初产妇活跃期正常约需 4 h,最大时限 8 h,超过 8 h 称活跃期延长。

3. 活跃期停滞 进入活跃期后,宫颈口不再扩张达 2 h 以上,称活跃期停滞。

4. 第二产程延长 第二产程初产妇超过 2 h,经产妇超过 1 h 尚未分娩,称第二产程延长。

5. 第二产程停滞 第二产程达 1 h 胎头下降无进展,称第二产程停滞。

6. 胎头下降延缓 活跃晚期至宫口扩张 9～10 cm,胎头下降速度＜1 cm/h,称胎头下降延缓。

7. 胎头下降停滞 胎头停留在原处不下降达 1 h 以上,称胎头下降停滞。

8. 滞产 总产程超过 24 h。

以上 8 种产程进展异常,可以单独存在,也可以合并存在(图 8-1)。

（四）辅助检查

1. 多普勒胎心监测仪 可及时发现心率过快、减慢或是心律不齐。协调性子宫收缩乏力病人胎心变化出现较晚,不协调性子宫收缩乏力病人胎心变化出现较早。

2. 胎儿电子监护仪 监测宫缩的节律性、强度和频率改变情况,根据临床表现描述区别是协调性子宫收缩乏力还是不协调性子宫收缩乏力。

3. 血液、尿液生化分析 p_{CO_2} 降低,电解质异常;尿酮体阳性。

4. Bishop 评分 利用 Bishop 宫颈成熟度评分法(表 8-1)估计人工破膜加强宫缩的效果。该评分法满分为 13 分,若产妇得分不高于 3 分人工破膜失败,应改用其他方法,得分高于 9 分视为成功。4～6 分

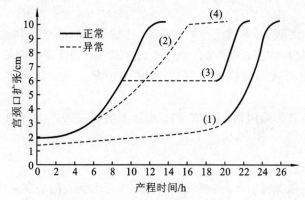

(1)潜伏期延长 (2)活跃期延长 (3)活跃期停滞 (4)第二产程延长

图 8-1 宫颈扩张曲线

的成功率约为 50%,7~9 分的成功率约为 80%。

表 8-1 Bishop 宫颈成熟度评分法

指 标	分 数			
	0	1	2	3
宫口开大/cm	0	1~2	3~4	5~6
宫颈管消退/(%)(未消退为 2~3 cm)	0~30	40~50	60~70	80~100
胎先露位置(坐骨棘水平为 0)	-3	-2	-1~0	+1~+2
宫颈硬度	硬	中	软	—
宫口位置	后	中	前	—

【对母婴的影响】

(一)对产妇的影响

1. 体力消耗 由于产程延长,产妇休息不好,进食少,严重时可引起脱水、酸中毒、低血钾症。精神与体力消耗,可出现疲乏无力、肠胀气、排尿困难等,以加重宫缩乏力。

2. 产伤 由于第二产程延长,膀胱被压迫于胎先露部(尤其是胎头)和耻骨联合之间,可导致组织缺血、水肿、坏死,形成膀胱阴道瘘或尿道阴道瘘。

3. 产后出血 产后宫缩乏力影响胎盘剥离、娩出和子宫壁的血窦关闭,容易引起产后出血。

4. 产后感染 产程进展慢、滞产、胎膜早破、产后出血、多次肛查或阴道检查等可增加感染机会。

(二)对胎儿、新生儿的影响

由于产程延长,不协调性子宫收缩乏力导致胎盘血液循环受阻,供氧不足,或者胎膜早破及脐带受压或脱垂等均可发生胎儿窘迫、新生儿窒息和死亡。同时,因产程延长,增加手术产机会,产伤增加,新生儿颅内出血发病率和死亡率增加。

【治疗原则】

1. 协调性子宫收缩乏力 不论是原发性还是继发性,首先应寻找原因,针对原因治疗。

2. 不协调性子宫收缩乏力 原则上是恢复子宫收缩的生理极性和对称性,然后按协调性子宫收缩乏力处理,须注意在子宫收缩恢复其协调性之前,严禁使用缩宫素。

【护理评估】

(一)健康史

认真评估产前检查的一般资料,了解产妇的身体发育状况、身高、骨盆测量值、胎儿大小及头盆关系;注意既往史、妊娠和分娩史;评估临产后产妇的休息、进食及排泄情况;重点评估临产时间、宫缩频率、宫缩强度及胎心、胎动、宫口扩张与胎先露下降情况,以了解产程的进展程度。

（二）身心状况

评估产妇的血压、脉搏、呼吸、心率以及产妇的神志，评估子宫收缩的节律性、持续时间、间隔时间、强度、极性等的变化情况。对使用缩宫素的产妇，注意产妇对缩宫素的反应。评估胎儿的胎产式、胎先露、胎方位及胎儿的大小。通过肛查或阴道检查，了解宫颈扩张情况及尾骨活动度，了解是否存在骨盆狭窄情况。

评估产妇的精神状态及其影响因素，了解产妇及家属对分娩是否产生焦虑、恐惧，其次评估产妇是否有良好的支持系统。

（三）辅助检查

多普勒胎心监测仪检测胎儿宫内状况，协调性子宫收缩乏力病人胎心变化出现较晚，不协调性子宫收缩乏力病人胎心变化出现较早。根据产程图，了解产程进展情况，发现产程延长的病人要及时处理。

【常见护理诊断/问题】

1. 疲乏 与孕妇体力消耗、产程延长、水及电解质紊乱有关。

2. 焦虑 与产程延长、宫缩乏力、担心自身及胎儿安危有关。

3. 感染 与产程延长、破膜时间较长、多次阴道检查及手术产有关。

4. 有体液不足的危险 与产程延长、过度疲惫影响摄入有关。

5. 有胎儿受伤的危险 与产程延长、手术产有关。

【护理措施】

（一）一般护理

提供安静、舒适的环境，取左侧卧位使产妇充分休息，消除其恐惧与紧张的心理。鼓励产妇进易消化、清淡、高热量的食物，适当饮水。指导产妇深呼吸、听音乐、与人交流、腹部和背部按摩等形式减轻和缓解疼痛。

（二）心理护理

向产妇和家属解释难产的有关知识，鼓励产妇和家属说出他们的担忧，及时回答他们提出的问题，耐心疏导，消除紧张情绪。将产程进展情况和护理计划告知产妇，鼓励产妇树立信心，与医护人员配合。

（三）观察病情

1. 严密观察产程进展 观察宫缩的强度、频率、对称性、极性及胎心率情况，了解宫口扩张与胎先露程度、是否破膜等，必要时行胎儿电子监护，发现异常及时报告医生。

2. 观察产妇一般情况 观察产妇的精神状况，监测生命指征，注意有无肠胀气、膀胱充盈以及酸中毒等情况。

（四）症状护理

1. 协调性子宫收缩乏力者 有明显头盆不称不能从阴道分娩者，应积极做剖宫产的术前准备。估计可经阴道分娩者遵医嘱做好以下护理。

1）第一产程的护理

（1）改善全身情况

① 保证休息：关心和安慰产妇，消除精神紧张与恐惧心理。对产程时间长、产妇过度疲劳或烦躁不安者按医嘱给予镇静剂，如地西泮 10 mg 缓慢静脉注射或哌替啶 100 mg 肌内注射。

② 补充营养：鼓励产妇多进易消化高热量饮食，对摄入量不足者需补充液体，不能进食者每天液体摄入量不少于 2500 mL，按医嘱给予 10% 葡萄糖 500 mL 内加维生素 C 2 g 静脉滴注。伴有酸中毒时应补充 5% 的碳酸氢钠，同时注意纠正电解质紊乱。

（2）加强子宫收缩 如经上述处理子宫收缩仍乏力，则按医嘱可选择以下方法加强子宫收缩。

① 人工破膜：宫颈扩张 3 cm 或以上，无头盆不称、胎头已衔接者，可行人工破膜，破膜后，胎头直接紧贴子宫下段及宫颈内口，引起反射性子宫收缩，加速产程进展。

② 静脉滴注缩宫素：适用于协调性子宫收缩乏力、胎心良好、胎位正常、头盆相称者。将缩宫素 2.5～

5 U加入葡萄糖液500 mL内,从4～5滴/分开始,根据宫缩进行调整,通常不超过40滴/分,以子宫收缩达到持续40～60 s、间歇2～4 min为好。

缩宫素静脉滴注,必须专人监护,监测宫缩、听胎心率及测量血压。如出现宫缩持续1 min以上或胎心率有变化,应立即停止滴注。如发现血压升高,应减慢滴注速度。

③ 保持膀胱和直肠的空虚状态:初产妇宫口开大不足3 cm,胎膜未破者,可给予温肥皂水灌肠,以促进肠蠕动,排出粪便和积气,刺激子宫收缩。自然排尿有困难者可先行诱导法,无效时应予以导尿,因排空膀胱能增宽产道。经上述处理后,子宫收缩力可加强。

(3)剖宫产术的准备　如经上述处理产程仍无进展,或出现胎儿宫内窘迫、产妇体力衰竭等,应立即做好剖宫产的术前准备。

2)第二产程的护理　第一产程经过各种方法处理后,宫缩一般可转为正常,进入第二产程。此时应做好阴道助产和抢救新生儿的准备,仔细观察宫缩、胎心及胎先露下降情况。

3)第三产程的护理　继续与医生合作,预防产后出血及感染。按医嘱于胎儿前肩娩出时肌内注射缩宫素10 U,并同时给予缩宫素10～20 U静脉滴注,防治产后出血。凡破膜时间超过12 h、总产程超过24 h、肛查次数多或阴道助产者,按医嘱应用抗生素预防感染。并密切观察子宫收缩、阴道出血情况及生命体征的各项指标。

2. 不协调性子宫收缩乏力者

(1)镇静　按医嘱给予哌替啶100 mg或吗啡10～15 mg肌内注射,确保产妇充分休息。多数产妇均能恢复为协调性宫缩,然后按协调性宫缩的方法处理,在未恢复协调性宫缩之前严禁使用缩宫素。

(2)减轻疼痛　医护人员要关心病人,耐心细致地向产妇解释疼痛的原因,指导产妇宫缩时做深呼吸、腹部按摩,稳定情绪,减轻疼痛。若宫缩仍不协调或伴胎儿窘迫、头盆不称等,应及时通知医生,并做好剖宫产术和抢救新生儿的准备。

(五)健康指导

(1)鼓励产妇增加营养,提高身体素质,让产妇了解宫缩乏力与饮食及休息的关系,预防宫缩乏力。

(2)宫缩乏力、产程延长的病人,易发生产褥感染,指导病人勤换内衣及每日擦洗外阴,保持清洁。教会病人观察恶露的性状,发现异常及时向医护人员报告。

二、子宫收缩过强

【病因】

病因目前尚不清楚,但与以下几种因素有关。

(1)急产几乎都发生于经产妇,其主要原因是软产道阻力小。

(2)缩宫素使用不当,如产妇对缩宫素过于敏感、剂量过大、误注子宫收缩剂而使分娩受阻、胎盘早剥血液浸润子宫肌层等均可导致子宫强直性收缩。

(3)产妇的精神过度紧张,疲乏无力、产程延长、粗暴地多次宫腔内操作等,均可引起子宫壁某部肌肉呈痉挛性不协调性宫缩过强。

【临床表现】

(一)协调性子宫收缩过强

表现为子宫收缩的节律性、对称性和极性均正常,仅子宫收缩力过强、过频(10 min内有5次或以上的宫缩且持续达60 s或更长),如产道无阻力,无头盆不称及胎位异常,往往产程进展很快,宫颈口在短时间内迅速开全,分娩在短时间内结束,造成急产,即总产程不超过3 h,多见于经产妇。产妇往往有痛苦面容,大声喊叫。由于宫缩过强及过频易致产道损伤、胎儿缺氧、胎死宫内或新生儿外伤等。

(二)不协调性子宫收缩过强

1. 强直性子宫收缩　并非子宫肌组织功能异常,而是宫颈口以上部分的子宫肌层由于外界因素引起强直性痉挛性收缩。宫缩间歇期短或无间歇,产妇持续性腹痛、拒按、烦躁不安。胎方位触不清,胎心音听不清。有时可在脐下或平脐处见一环状凹陷,即病理性缩复环。导尿时有血尿等先兆子宫破裂的征象。

2. 子宫痉挛性狭窄环 子宫壁局部肌肉呈痉挛性不协调性收缩所形成的环状狭窄,持续不放松,称子宫痉挛性狭窄环(图 8-2)。狭窄环可发生在宫颈、宫体的任何部位,多在子宫上下段交界处,也可在胎体的某一狭窄部,如胎颈、胎腰处。孕妇持续性腹痛、烦躁,宫颈扩张慢,胎先露下降停滞,胎心率不规则。阴道检查时在宫腔内可触及较硬而无弹性的狭窄环。此环特点是不随宫缩上升,不同于病理性缩复环。

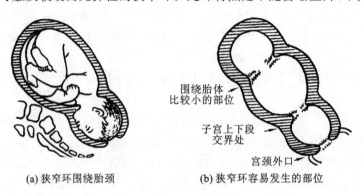

(a) 狭窄环围绕胎颈　　　　(b) 狭窄环容易发生的部位

图 8-2　子宫痉挛性狭窄环

【对母婴的影响】

1. 对母体的影响 宫缩过强,产程过快,可导致初产妇宫颈、阴道及会阴撕裂伤。若有梗阻则可发生子宫破裂危及母婴生命,接产时来不及消毒可致产褥感染。由于子宫痉挛性狭窄环使产程延长,产妇极度痛苦,导致产妇衰竭,手术产机会增多。产后子宫肌纤维缩复不良易发生胎盘滞留或产后出血。

2. 对胎儿、新生儿的影响 宫缩过强、过频影响子宫胎盘的血液循环,使胎儿宫内缺氧,易发生胎儿窘迫、新生儿窒息或死亡。由于胎儿娩出过快,胎头在产道内受到的压力突然解除而导致新生儿颅内出血。若来不及消毒分娩,新生儿易发生感染。如果新生儿坠地,可导致骨折、外伤等。

【治疗原则】

1. 协调性子宫收缩过强 有急产史的产妇,应提前住院待产,以免先兆临产后发生意外。若临产后则不宜灌肠,提前做好接生及新生儿窒息的抢救准备工作,胎儿娩出时嘱产妇勿向下屏气。若发生急产,新生儿应肌内注射维生素 K_1 预防颅内出血,并尽早肌内注射破伤风抗毒素 1500 U 和抗生素预防感染。产后仔细检查宫颈、阴道、外阴,如有撕裂应及时缝合,并给予抗生素预防感染。

2. 不协调性子宫收缩过强 正确对待发生急产的高危人群和急产征兆,若出现强直性子宫收缩,应给予恰当处理,预防并发症。抑制宫缩;若属梗阻性原因,应立即行剖宫产术。对于子宫痉挛性狭窄环,应寻找原因,及时给予纠正。停止一切刺激,如无胎儿窘迫征象,可给予镇静剂如哌替啶或吗啡,若处理无效或伴有胎儿窘迫征象,均应行剖宫产术。

【护理评估】

(一)健康史

详细查看产前检查记录如产妇身高、骨盆测量值、胎位、胎儿大小,了解有无妊娠合并症,经产妇有无急产史及产程进展中是否滥用过缩宫素,是否有过粗暴检查等情况。重点评估临产时间、宫缩频率、强度及胎心、胎动情况。

(二)身心状况

产妇临产后突感腹痛难忍,产科检查可发现产妇宫缩持续时间长、宫体硬,间歇时间短,胎方位触不清。若产道无梗阻,则胎头下降迅速,产程进展快;若产道有梗阻,则可在脐下或平脐处见一环状凹陷,即病理性缩复环,此时,子宫下段菲薄、压痛明显,有血尿出现是先兆子宫破裂的征象。

(三)心理、社会状况

了解产妇目前的状况,有无思想准备,尤其周围无医护人员和家属的情况下,产妇是否有恐惧和极度无助感,是否担心胎儿和自身的安危。

【护理诊断/问题】

1. 疼痛 与子宫收缩过强、过频有关。

2. 焦虑 与担心自身及胎儿安危有关。

3. 有新生儿受损的危险 与子宫收缩过强有关。

4. 潜在并发症 子宫破裂、产后出血、软产道裂伤、胎儿窘迫等。

【护理措施】

（一）一般护理

最好采取左侧卧位休息，进高热量、易消化饮食，补充水和电解质。产妇要求解大小便时，先判断宫口大小及胎先露下降情况，以防发生意外，并做好接产及抢救新生儿的准备工作。

（二）心理护理

有产兆后提供缓解疼痛、减轻焦虑的支持性措施。指导产妇深呼吸，帮助背部按摩。密切观察产程进展及产妇、胎儿状况，与产妇交谈分散产妇的注意力，减轻产妇的紧张和焦虑，鼓励产妇增加分娩自信心，发现异常及时通知医生并配合处理。

（三）症状护理

1. 妊娠期 有急产史的孕妇应提前住院待产；有产兆的产妇嘱其卧床休息，宜取左侧卧位，不能灌肠，并嘱产妇不要用力屏气；做好接生及抢救新生儿的准备工作。

2. 临产期 提供心理支持性措施，宫缩过强时按医嘱应用宫缩抑制剂，如 25% 硫酸镁 20 mL 加入 25% 葡萄糖 20 mL 缓慢静脉推注，时间不少于 5 min，或用肾上腺素 1 mg 加入 5% 葡萄糖 250 mL 静脉滴注。如果有梗阻，则停止一切刺激，如停用缩宫素，禁止阴道内操作等，若无胎儿窘迫征象，可给予适当的镇静剂，如哌替啶 100 mg 或吗啡 10 mg 肌内注射，一般可消除异常宫缩，恢复正常的宫缩后，可采用阴道助产术或等待自然分娩。若经过上述处理，症状不能缓解，或出现胎儿窘迫征象的病人，应做好剖宫产术的准备。

3. 分娩期 分娩时尽可能采取会阴侧切术，预防会阴撕裂；随时发现宫颈、阴道、会阴撕裂伤时应及时进行修补。

4. 产褥期 严密观察子宫复旧、阴道出血、会阴伤口以及生命指征等情况。新生儿按医嘱肌内注射维生素 K_1，预防颅内出血，若新生儿出现意外，协助产妇及家属顺利度过哀伤期。

（四）健康指导

有急产史的孕妇宜提前 2 周住院待产，以防发生损伤和意外。指导产妇产后 42 日到门诊选择合适的避孕措施。

第二节 产道异常

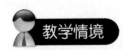教学情境

张××，初产妇，孕 40 周，规律宫缩 8 h。查体：一般状态良好，宫缩 40 s/4 min，强度中，胎位 LOA，胎心率 156 次/分，跨耻征阳性。骨盆测量：骶耻外径 17 cm，坐骨棘间径 8 cm，坐骨结节间径 7 cm。内诊：宫口开大 3 cm，先露头 S-3。请问：

1. 该产妇能否自然分娩？为什么？

2. 应采取哪些护理措施？

产道包括骨产道（骨盆腔）和软产道，是胎儿娩出的通道。产道异常可使胎儿娩出受阻，临床上以骨产道异常为多见。骨产道异常又称狭窄骨盆，是指骨盆径线过短或形态异常，使骨盆腔小于胎先露部能通过的限度，阻碍了胎先露的下降，从而影响产程顺利进展。

一、骨产道异常

【分类及临床表现】

(一)骨盆入口平面狭窄

常见于扁平骨盆,其入口平面呈横扁圆形,骶耻外径<18 cm,入口前后径<10 cm,对角径<11.5 cm。我国妇女常见于以下两种类型:单纯扁平骨盆(图 8-3)和佝偻病性扁平骨盆(图 8-4)。由于骨盆入口平面狭窄,于妊娠晚期或临产后胎头衔接受阻,不能入盆。

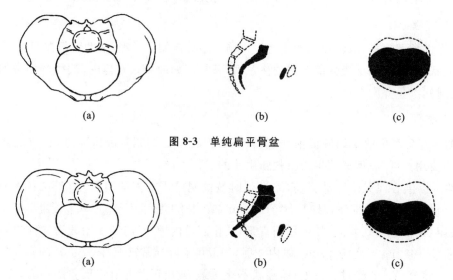

(a)   (b)   (c)

图 8-3 单纯扁平骨盆

(a)   (b)   (c)

图 8-4 佝偻病性扁平骨盆

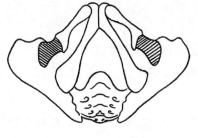

图 8-5 漏斗形骨盆

(二)中骨盆及骨盆出口平面狭窄

常见于漏斗形骨盆(图 8-5),即骨盆入口平面各径线正常,两侧骨盆壁向内倾斜,状似漏斗,特点是中骨盆及骨盆出口平面明显狭窄,使坐骨棘间径、坐骨结节间径缩短,耻骨弓角度<90°,坐骨结节间径与出口后矢状径之和小于 15 cm。临产后胎先露入盆不困难,但胎头下降至中骨盆及骨盆出口平面时不能顺利转为枕前位,形成持续性的枕横位或枕后位,产程进入活跃期晚期和第二产程以后进展缓慢,甚至停滞。

(三)骨盆三个平面均狭窄

骨盆外形属女性骨盆,但骨盆入口、中骨盆及骨盆出口平面的每条径线均小于正常值 2 cm 或更多,又称均小骨盆,多见于身材矮小、体型匀称的妇女。若产妇产力好、胎儿小、胎位正常者可借助胎头极度俯屈和变形,经阴道分娩。若胎儿为中等大小以上者经阴道分娩很困难,应尽早行剖宫产术。

(四)畸形骨盆

骨盆失去正常形态称畸形骨盆。一种为骨软化症骨盆,其骨盆入口平面呈凹三角形,现已罕见。另一种为骨关节病所致的偏斜骨盆。一般均行剖宫产术结束分娩。

【对母婴的影响】

(一)对母体的影响

1. 骨盆入口平面狭窄　影响胎先露部衔接,容易发生胎位异常,由于胎先露部在骨盆入口平面之上,下降受阻,引起继发性子宫收缩乏力,导致产程延长或停滞。也可由子宫收缩过强,出现病理性缩复环,若不及时处理,可危及产妇生命。

2. 中骨盆平面狭窄　影响胎头内旋转及俯屈,容易发生持续性枕横位或枕后位而造成难产。胎头长时间嵌顿于产道内,压迫软组织引起局部缺血、水肿、坏死、脱落,与产后形成生殖道瘘。由于易发生胎膜早破、产程延长及手术助产机会增加,感染发生率高。若出现子宫收缩乏力者可引起产后出血。严重梗阻性难产如不及时处理,可导致先兆子宫破裂,甚至子宫破裂,危及产妇生命。

(二)对胎儿、新生儿的影响

(1)头盆不称容易发生胎膜早破、脐带脱垂,导致胎儿窘迫、胎死宫内、新生儿窒息和死亡等。

(2)产程延长,胎头下降受阻、受压、缺血、缺氧易发生颅内出血。

(3)手术助产机会增多,易发生新生儿产伤及感染,围生儿死亡率增加。

【治疗原则】

应明确狭窄骨盆的类别和程度,了解胎位、胎儿大小、胎心、宫缩强弱、宫颈扩张程度、破膜与否,结合年龄、产次、既往分娩史综合判断,决定分娩方式。

【护理评估】

(一)健康史

查阅产妇产前检查的有关资料,尤其是骨盆测量提示产道异常及妇科检查的记录,曾经的处理情况及身体反应。重点询问孕妇既往分娩史,以及有无佝偻病、脊髓灰质炎、脊柱或髋关节核以及外伤史等。

(二)身体状况

1. 一般检查 注意观察孕妇的体型,步态,有无跛足,有无脊柱和髋关节畸形,米氏菱形窝是否对称,是否有尖腹及垂腹等。测量身高,身高小于 145 cm 者应警惕均小骨盆。

2. 腹部检查

(1)腹部形态 测量子宫底高度及腹围,估计胎儿大小。

(2)胎位检查 产前四步触诊判断胎位是否正常。

(3)胎头跨耻征检查 主要目的为估计头盆关系。此项检查在初产妇预产期前2周或经产妇临产后胎头尚未入盆时有一定的临床意义。具体方法为:孕妇排空膀胱,仰卧,两腿伸直。检查者将手放在耻骨联合上方,将浮动的胎头向骨盆腔方向推压,如胎头低于耻骨联合平面,表示胎头可以入盆,头盆相称,称为跨耻征阴性;如胎头与耻骨联合在同一平面,表示可疑头盆不称,称为跨耻征可疑阳性;如胎头高于耻骨联合平面,表示头盆明显不称,称为跨耻征阳性(图8-6)。对出现跨耻征阳性的孕妇,应让其取两腿屈曲半卧位,再次检查胎头跨耻征,如转为阴性,提示骨盆倾斜度异常,而不是头盆不称,仍有经阴道分娩的可能。

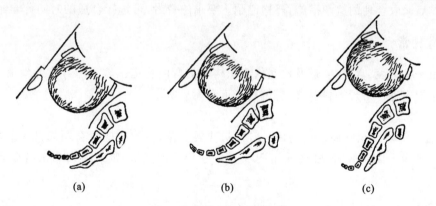

(a)　　　　　　　　(b)　　　　　　　　(c)

图 8-6 检查头盆相称程度

3. 骨盆测量 进行骨盆外测量,必要时配合医生行骨盆内测量,了解有无骨盆狭窄。

(三)心理、社会状况

了解产妇的精神状态和情绪的变化,有无紧张、恐惧的心理。评估本次妊娠的经过及反应的同时,了解孕妇接受产前教育的情况,妊娠早、中、晚期的发展经过是否顺利,是否担心分娩的结果、胎儿的安危,以及产妇参与社会活动的能力和社会支持系统的情况。

(四)辅助检查

B超检查判断胎先露与骨盆的关系、测量胎头双顶径、胸径、腹径、股骨长度,预测胎儿重量,判断能否顺利通过骨产道。

【护理诊断/问题】

1. 焦虑 与担心分娩结果有关。

2. 潜在并发症 子宫破裂、胎儿窘迫。

3. 有感染的危险 与胎膜早破，产程延长，手术操作有关。

4. 有新生儿窒息的危险 与产道异常，产程延长有关。

【护理措施】

(一)一般护理

让产妇充分休息，取左侧卧位；鼓励进食、补充营养、水分。必要时按医嘱补充水、电解质、维生素C，以保持良好体力。

(二)心理护理

为产妇及家属提供心理支持。详细解答产妇及家属提出的疑问，并解释当前的情况与进展；向产妇及家属讲述产道异常对胎儿的影响，使产妇及家属消除对未知的焦虑，以得到良好的配合；向产妇及家属讲清阴道分娩的可能性及优点，提供最佳服务，以增强其自信心和安全感，缓解恐惧心理，顺利度过分娩期。

(三)治疗配合

(1)有明显头盆不称，不能从阴道分娩者，按医嘱做好剖宫产的术前准备与护理。

(2)有轻度头盆不称，在严密监视下可以试产，试产过程一般不用镇静剂、镇痛药，少肛查，禁灌肠。试产2~4 h，胎头仍未入盆，并有胎儿窘迫者，则停止试产，及时配合医师行剖宫产术结束分娩。

(四)症状护理

胎儿娩出后，按医嘱使用缩宫素和抗生素，预防产后出血和感染。保持外阴清洁，勤换内裤，每日擦(冲)洗会阴2次。若病人有留置导尿管，必须保证导尿管通畅，以防发生生殖道瘘，并定期更换导尿管和引流袋。胎头在产道压迫时间过长或经手术产的新生儿均应按产伤处理，严密观察有无颅内出血或其他症状，延期哺乳，防止并发症。

(五)健康指导

指导产妇产后采取合理的避孕措施，严格避孕。要求绝育者，可选择合适的时间行输卵管结扎术。

二、软产道异常

软产道是由子宫下段、宫颈、阴道及盆底软组织构成的弯曲管道。软产道异常导致的难产较少见，容易忽视。妊娠早期应进行常规妇科检查，了解软产道有无异常。

【临床表现及处理】

1. 外阴异常 外阴组织坚韧、水肿和瘢痕，会阴伸展性差，分娩时应行会阴切开术或剖宫产术，避免会阴严重裂伤。严重会阴水肿者，临产前用50%硫酸镁局部湿热敷，临产后在严密消毒下多点针刺皮肤放液。

2. 阴道异常

(1)阴道横隔和纵隔 若隔膜薄，分娩时隔膜断裂或被推向一侧，不影响分娩；若隔膜厚影响胎儿娩出者，可剪断隔膜或行剖宫产术。

(2)阴道壁囊肿或肿瘤 阴道壁囊肿行囊肿穿刺术，阴道肿瘤影响分娩者行剖宫产术。

(3)阴道壁尖锐湿疣 行剖宫产术，预防新生儿患喉乳头状瘤。

3. 宫颈异常

(1)宫颈坚韧 高龄初产妇多见，宫颈不易扩张。可静脉注射地西泮10 mg，或在宫颈两侧注射0.5%利多卡因5~10 mL。无效者行剖宫产术。

(2)宫颈水肿 多因滞产或枕后位时产妇过早运用腹压所致。嘱产妇抬高臀部，减轻胎头对宫颈的压力；宫颈两侧或水肿明显部位注射0.5%利多卡因5~10 mL，静脉注射地西泮10 mg；宫口近开全时，用手上推水肿的宫颈前唇,使其越过胎头。经处理无效影响分娩者,行剖宫产术。

第三节 胎 位 异 常

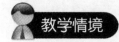

34 岁初产妇,妊娠 38 周临产,臀位,估计胎儿体重 4000 g。骨盆测量:髂棘间径 24 cm,髂嵴间径 27 cm,骶耻外径 18.5 cm,出口横径 8.5 cm。请问:

1. 该产妇能否经阴道分娩? 有哪些护理诊断?

2. 应配合医师进行哪些护理措施?

胎位异常是造成难产的常见因素之一。分娩时除枕前位是正常胎位(约占 90%)外,其余均是异常胎位(约占 10%)。其中胎头位置异常居多,有持续性枕横位、持续性枕后位、面先露、额先露等,总计占 6%~7%。臀先露占 3%~4%,肩先露极少见。虽然少见,却是胎儿宫内窘迫和围生儿死亡的原因之一。

一、臀先露

臀先露是最常见的异常胎位,是指胎儿以臀、膝、足为先露,以骶骨为指示点,在骨盆的前方、后方和侧方构成的六种不同的胎位,即骶左前、骶右前、骶左后、骶右后、骶左横、骶右横。因胎头比胎臀大,且分娩时后出胎头娩出困难,易造成脐带脱垂、胎膜早破、胎儿窘迫、窒息、新生儿产伤等并发症,同时围生儿死亡率增高,是枕先露的 3~8 倍。

【分类】

根据胎儿下肢姿势不同将其分为单臀先露或腿直先露、完全臀先露或混合臀先露、不完全臀先露。其中以单臀先露或腿直先露最多见,其次完全臀先露或混合臀先露较多见,而不完全臀先露较少见。

【临床表现】

孕妇常感肋下或上腹部有圆而硬的胎头,由于胎臀不能紧贴子宫下段及宫颈,常导致子宫收缩乏力,宫颈扩张缓慢,致使产程延长,手术产机会增多。

1. 腹部检查 子宫呈纵椭圆形,胎体纵轴与母体纵轴一致。在子宫底部可触到圆而硬、按压时有浮球感的胎头;在耻骨联合上方可触到不规则、软而宽的胎臀,胎心在脐左(或右)侧听得最清楚。

2. 肛门检查或阴道检查 当肛查为宫颈部分扩张或开全时,行肛查或阴道检查。如触及软而宽且不规则的胎臀、外生殖器、胎足等可确定为臀位。

3. B 型超声检查 可以准确探清胎臀的类型及胎儿大小、姿势、是否畸形等,以明确诊断。

【对母婴的影响】

1. 对母体的影响 因胎臀不规则,不能紧贴子宫下段及宫颈内口而造成胎膜早破或继发性子宫收缩乏力;产程延长,常需手术助产,因而产后出血、产褥感染以及软产道损伤的机会增加。臀位行阴道助产分娩时,由于过度牵引易导致宫颈撕裂,严重者可导致子宫破裂。

2. 对胎儿、新生儿的影响 由于产程延长和手术助产的机会增多,常引起胎儿窘迫、胎死宫内、新生儿窒息、产伤甚至新生儿死亡等。胎臀不规则,导致胎膜早破,使早产儿及低体重儿增多;因脐带脱垂、受压致胎儿窘迫或死亡;由于后出胎头牵出困难,可发生新生儿窒息、颅内出血等,臀位发生脐带脱垂和颅内出血均是头先露的 10 倍,使围生儿的发病率和死亡率均有升高。胸锁乳突肌损伤导致的斜颈及脑幕撕裂等。

【治疗原则】

1. 妊娠期 胎位异常者,应定期进行产前检查,妊娠 30 周以前臀先露多能自行转为头先露,妊娠 30 周后仍为臀先露应予以矫正,可在医师指导下行胸膝卧位(图 8-7)或者外倒转术。

2. 分娩期 根据产妇的年龄、骨盆类型、胎产式、胎产次、胎儿大小、胎儿是否存活、臀位类型以及有

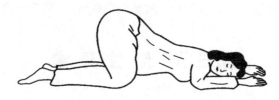

图 8-7　胸膝卧位

无合并症等综合分析,采取对产妇和胎儿以最小的损伤为原则决定分娩方式。对于骨产道异常、软产道异常、胎儿体重大于 3500 g、高龄初产妇、胎儿窘迫、有难产史及不完全臀位的病人可做好择期剖宫产的术前准备。

【护理评估】

（一）健康史

详细查看产前检查的资料,如骨盆测量值、胎位,估计胎儿的大小,有无羊水过多,是否为双胞胎,是否前置胎盘等。仔细询问既往分娩史,有无头盆不称及难产史。了解有无分娩畸形儿、巨大儿等家族史。评估产程进展和胎头下降等情况。

（二）身心状况

询问孕妇有无肋下硬物感。行腹部检查评估胎方位,臀先露时在子宫底部可触到圆而硬、按压时有浮球感的胎头;在耻骨联合上方可触到不规则、软而宽的胎臀,胎心在脐左(或右)侧听得最清楚。当宫颈部分扩张或开全时,可行肛查或阴道检查判断胎方位。无论肛查或阴道检查,次数不宜太多;阴道检查应尽量避免,若须操作应严格消毒,防止感染。产妇因产程延长极度疲惫、失去信心而易产生急躁情绪,同时亦担心自身及胎儿的安危而焦虑。

（三）辅助检查

B 超检查可以准确探清胎臀的类型、姿势、是否畸形,估计胎儿大小,以明确诊断。

【护理诊断/问题】

1. 有新生儿窒息的危险　与分娩因素异常有关。

2. 恐惧　与惧怕难产或担心胎儿发育异常的结果有关。

3. 焦虑　与不了解产程进展有关。

4. 潜在并发症　胎膜早破、产后出血及胎儿窘迫等。

【护理措施】

（一）一般护理

让产妇充分休息,鼓励产妇进食,饮水,必要时按医嘱静脉补液,维持电解质平衡,以保持产妇良好的营养状况。正确指导产妇用力,避免体力消耗。

（二）心理护理

将产程进展情况及时告知产妇与家属,不能经阴道分娩者,向产妇及家属解释行剖宫产术的必要性及术前、术后注意事项,鼓励产妇与医护人员配合,增强其自信心。针对产妇及家属的疑问、焦虑和恐惧,护理人员应给予充分的解释,消除产妇和家属的精神紧张状态。

（三）症状护理

（1）有胎位异常、头盆不称、胎儿窘迫、难产史以及确诊为巨大儿的产妇,按照医嘱做好剖宫产术的术前准备。

（2）对选择阴道分娩的孕妇应做好以下护理。

① 第一产程:防止胎膜早破,孕妇在待产过程中,肛查应少于 10 次,禁灌肠。如胎膜早破,应立即听胎心音、观察羊水的颜色和量,并及时通知医生,行肛查或阴道检查确定有无脐带脱垂现象。

② 第二产程:配合医生做好阴道助产及新生儿抢救的准备,必要时行阴道助产术,同时做好肩难产的准备。

③ 第三产程:检查新生儿出生有无产伤,检查胎盘、胎膜的完整性及软产道的损伤情况。预防产后出血和感染,按医嘱给予缩宫素和抗生素。

（四）健康指导

指导产妇出院后注意休息,加强营养,并制订新生儿喂养和随访的计划。若无新生儿存活,指导产妇再次妊娠时应加强孕期保健,以利于及早发现胎位异常以便及时纠正,减少难产的发生。

二、持续性枕后位、持续性枕横位

在分娩过程中,胎头枕部持续不能向前旋转,直至分娩后期仍然位于母体骨盆的后方或侧方,致使分娩发生困难者,称为持续性枕后位或持续性枕横位。骨盆形态及大小异常、胎头俯屈不良,使枕后位的胎先露部不易紧贴宫颈及子宫下段,导致协调性子宫收缩乏力而使内旋转受阻。反之,子宫收缩乏力,影响胎头下降、俯屈及内旋转,形成持续性枕后位或持续性枕横位,二者互为因果关系。此外,头盆不称、前置胎盘、膀胱充盈、子宫颈肌瘤等亦可影响胎头内旋转,导致持续性枕后位或持续性枕横位。

【临床表现】

1. 症状 因枕骨持续位于骨盆后方压迫直肠,产妇自觉肛门坠胀及有排便感,致使宫口尚未开全而过早使用腹压,容易导致宫颈前唇水肿和产妇疲劳,影响产程进展。持续性枕后位常致第二产程延长。若阴道口虽已见到胎发,但经历多次宫缩屏气却不见胎头继续顺利下降时,应考虑持续性枕后位。

2. 体征 行腹部检查在子宫底部触及胎臀,胎背偏向母体侧方或后方,胎心音在脐下一侧偏外方听得最响亮。肛查或阴道检查时,如为持续性枕后位,可感到盆腔后部空虚。

3. B超检查 可协助判断胎位。

【对母婴的影响】

1. 对产妇的影响 因胎头枕部持续位于骨盆后方或侧方,导致继发性子宫收缩乏力,使产程延长,出现产程曲线异常,如活跃期延长、活跃期停滞及第二产程延长等。因宫缩乏力、产程延长或手术助产导致产妇软产道损伤、产后出血及感染概率增加。胎头长时间压迫软产道,可发生缺血、坏死,形成生殖道瘘。

2. 对胎儿、新生儿的影响 由于第二产程延长和手术助产的机会增多,常引起胎儿窘迫和新生儿窒息,使围生儿死亡率增高。

【治疗原则】

骨盆无异常、胎儿不大时,可试产。试产失败或头盆不称者可行剖宫产术。

【护理评估】

（一）健康史

详细查看产前检查的资料,如骨盆测量值、胎位,估计胎儿的大小,了解有无异常分娩史。评估产程进展和宫缩情况以及有无引起持续性枕后位、持续性枕横位的因素存在。

（二）身体状况

仔细观察第一产程产妇有无过早屏气动作,评估产妇有无宫颈水肿表现。评估在子宫底部是否可触及胎臀、胎背偏向母体侧方或后方、胎心音是否在脐下一侧偏外方听得最响亮。可行肛查或阴道检查判断胎方位,也可借助胎儿耳廓及耳屏方向判定胎位。

（三）心理、社会状况

评估产妇的精神状态及其影响因素,了解产妇是否对分娩失去信心。评估产妇及其家属对持续性枕后位、持续性枕横位有关知识的了解程度及心理反应,产妇是否担心自身及胎儿的安危。

（四）辅助检查

通过B超检查可协助判断胎位。

【护理诊断/问题】

1. 潜在并发症 软产道损伤、产后出血和感染等。

2. 焦虑 与不了解产程进展情况或惧怕难产有关。

3. 有胎儿受损的危险　与胎位异常、脐带脱垂、手术助产等有关。

【护理措施】

（一）一般护理

保证产妇充分营养和休息。在产程进展过程中，补充水分和能量，必要时按医嘱给予哌替啶和地西泮及静脉补液，以保持良好的产力。同时要求产妇定时排尿，避免膀胱充盈阻碍胎先露下降。

（二）心理护理

在产程进展过程中提供可增加舒适感的措施，如身体放松、背部按摩等。鼓励产妇与医护人员配合，增强其自信心，安全顺利地度过分娩期。

（三）症状护理

1. 试产的护理　严密观察胎心音及产程进展，嘱产妇不要过早使用腹压，教会产妇放松技巧，防止宫颈水肿；宫口开大 3～4 cm 产程停滞的病人，若无禁忌证可行人工破膜；让产妇向胎腹的方向侧卧，以利于胎头枕部转向前方。在试产过程中出现胎儿窘迫，应做好剖宫产术准备并配合手术。

2. 需做阴道助产术或剖宫产术者　要做好相应的术前准备。手术后及有软产道裂伤病人，均按医嘱给予抗生素预防感染。

三、肩先露

肩先露是指胎体纵轴与母体纵轴垂直，先露部为肩。肩先露以肩胛骨为指示点，约占妊娠足月总数的 0.25%，是对母婴最不利的胎位。前置胎盘、早产儿、骨盆狭窄、羊水过多、子宫异常或肿瘤及腹壁松弛的多产妇等均可引起肩先露。足月活胎不能经阴道娩出，若不及时处理，可危及母婴生命。

【临床表现及对母婴的影响】

肩先露孕妇，在临产后由于先露部不能紧贴子宫下段，缺乏直接刺激，常出现宫缩乏力和胎膜早破。破膜后胎儿脐带和上肢容易脱出，导致胎儿窘迫甚至死亡。

腹部检查子宫呈横椭圆形，胎体纵轴与母体纵轴垂直。子宫底部及耻骨联合上方较空虚，在母体腹侧一侧触到胎头，另侧触到胎臀。胎心音在脐周两侧听得最清楚。若胎膜已破、宫口已扩张者，阴道检查可触到肩胛骨或肩峰、锁骨、肋骨及腋窝。

【治疗原则】

妊娠后期发现肩先露应及时纠正，若再次纠正失败，则需提前住院，择期行剖宫产术。分娩期应根据胎产次、胎儿大小、胎儿是否存活、宫口扩张程度及有无并发症决定分娩方式。除死胎和早产儿胎体可折叠娩出外，足月活胎不能经阴道分娩。

【护理评估】

1. 健康史　详细查看产前检查的资料，如骨盆测量值，估计胎儿的大小，有无羊水过多、骨盆狭窄、盆腔肿瘤、前置胎盘等。仔细询问既往分娩史，评估产程进展情况。

2. 身心状况　仔细观察产程曲线，了解有无宫缩乏力、产程延长。评估胎膜是否完整，查看有无脐带、胎手脱出。评估子宫的形态是否呈横椭圆形，胎心音是否在脐周两侧听得最清楚。胎膜已破、宫口已扩张者，阴道检查评估是否可触到肩胛骨、肩峰、锁骨、肋骨或腋窝。

产妇及家属常缺乏肩先露的相关知识，往往延误抢救时间导致母婴死亡。若产妇及家属了解肩先露的危害，易因担心自身及胎儿的安危而产生焦虑和恐惧情绪。

3. 辅助检查　B超检查可以准确探清是否肩先露，并能明确判断具体胎位。

【护理诊断/问题】

1. 有感染的危险　与产程延长、胎膜早破及手术操作有关。

2. 恐惧　与惧怕难产或担心胎儿安危有关。

3. 焦虑　与不了解产程进展有关。

4. 潜在并发症　子宫破裂、胎儿窘迫、死亡。

【护理措施】

（一）一般护理

让产妇充分休息，按医嘱静脉补液，维持电解质平衡，做好手术准备。防止胎膜早破，禁止灌肠，如有胎膜早破，观察是否有脐带脱垂现象。

（二）心理护理

鼓励产妇诉说自己内心的感受，耐心疏导。护士在护理过程中，应给予充分的解释，消除产妇的紧张情绪。向产妇及家属说明肩先露足月活胎不能经阴道分娩的原因，使产妇和家属配合医师治疗。

（三）治疗配合

1. 纠正胎位 妊娠30周以后协助纠正胎位，方法同臀先露。

2. 协助选择合适的分娩方式 足月活胎均应行剖宫产术。出现先兆子宫破裂或子宫破裂征象，无论胎儿死活，应立即行剖宫产术。若胎儿已死、无先兆子宫破裂征象、宫口近开全，可在全麻下行断头术或碎胎术。

第四节　异常分娩的护理技术实训指导（实训六）

［教学目标］

（1）通过模拟训练熟练掌握会阴切开缝合术的方法。

（2）通过模拟训练熟悉阴道助产术的方法。

（3）通过模拟训练熟悉剖宫产术的护理配合。

（4）培养学生认真、仔细、规范操作的工作态度。

［技能训练］

（1）会阴切开缝合术的方法、适应证及护理措施。

（2）阴道助产术的适应证、禁忌证、具体操作方法及护理措施。

（3）剖宫产术的适应证、术前准备、术中配合及术后护理。

［实验学时］　2学时。

［实验器材］　产妇模型、自制胎儿模型、护理床、会阴切开缝合包、产钳、胎头吸引器、剖宫产手术包。

［实验内容及方法］

一、会阴切开缝合术的护理配合

会阴切开缝合术是产科最常用的手术。阴道分娩时，为了避免会阴严重裂伤，减少会阴阻力，以利于胎儿娩出，缩短第二产程，多行会阴切开术，以初产妇多见。常用术式有会阴斜侧切开及会阴正中切开两种（图8-8）。

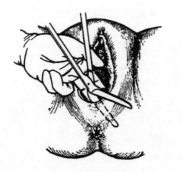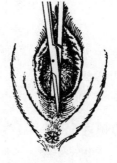

(a) 会阴斜侧切开　　　　　　　　(b) 会阴正中切开

图8-8　会阴斜侧切开及会阴正中切开

（一）适应证

（1）需行阴道助产术者,如产钳术、胎头吸引术、臀位助产术等。

（2）会阴坚韧,可能严重撕裂者。

（3）需缩短第二产程者,如初产妇宫口已开全,胎头拨露;继发性子宫收缩乏力、胎儿较大导致第二产程延长;产妇有妊娠期高血压疾病、妊娠合并心脏病等。

（4）预防早产儿因会阴阻力引起颅内出血者。

（二）物品准备

会阴切开缝合包1个,内有:侧切剪刀1把、20 mL注射器1个、长穿刺针头1枚、弯止血钳4把、巾钳4把、持针器1把、2号圆针和三角针各1枚、治疗巾4块、无菌纱布10块、1号丝线1团、0号肠线1根等。

（三）麻醉

可用阴部神经阻滞麻醉或局部浸润麻醉。一般多选用局部浸润麻醉,但行产钳术或臀位助产术时应行阴部神经阻滞麻醉。

（四）操作步骤

1. 会阴侧斜切开术　常做左侧斜会阴切开术。常规消毒铺巾后,以左手中指、食指伸入阴道内,撑起左侧阴道壁,右手持侧切剪刀自会阴后联合正中偏左0.5 cm处向左下方,于宫缩时作会阴全层剪开,切口长3～4 cm。出血处用压迫法或结扎法进行止血。

2. 会阴正中切开术　常规消毒铺巾后,沿会阴正中向下切开,切口常不超过2～3 cm,不得损伤肛门括约肌（图8-8）。特点是出血少,易对合,术后恢复好。适用于胎儿不大,接生人员有较大把握保护会阴者,且不宜在阴道助产时选用。

3. 缝合　待胎盘娩出后彻底检查软产道,若软产道无裂伤,则缝合会阴切口。缝合前阴道内放无菌纱布,用无损伤0号肠线连续缝合阴道黏膜,缝针应超过切口顶端0.5 cm,然后间断缝合肌层或皮下组织,不留死腔。皮肤用1号丝线间断缝合,两切缘对齐。缝合完毕取出阴道内纱布,常规做肛门指检,检查有无缝线穿透直肠黏膜。

（五）注意事项

（1）术前需向产妇解释会阴侧切的目的,取得产妇积极配合。

（2）术中密切观察产程进展,指导产妇屏气用力,掌握会阴切开时机。

（3）术后注意事项如下。

① 因会阴侧切一般取左侧切口,嘱产妇右侧卧位为佳,保持外阴清洁、干燥,及时更换会阴垫,以免恶露浸渍切口影响愈合。

② 每日擦洗切口2次,并观察有无渗血、红肿、硬结或脓性分泌物,如发现异常立即报告医生。

③ 会阴切口处肿胀、疼痛明显者,可用50%硫酸镁溶液湿热敷或95%乙醇湿敷,配合切口理疗,如超短波、红外线照射等,促进切口愈合。

④ 一般术后3～5日拆线。如发现感染,应遵医嘱立即拆线,彻底清创、引流,换药。

（六）评价

（1）产妇在手术过程中未出现难以忍受的疼痛。

（2）能说出会阴切开术的适应证。

（3）操作步骤正确。

二、阴道助产术的护理配合

【胎头吸引术】

胎头吸引术是利用负压原理,将胎头吸引器放置并吸附于胎头,通过牵引协助胎儿娩出的助产手术。目前常用的有直筒状、牛角形或扁圆形胎头吸引器（图8-9）。

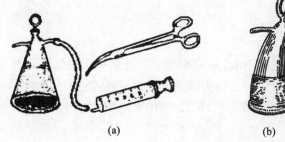
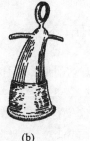
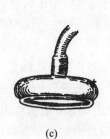

(a)　　　　　　　　　　　(b)　　　　　(c)

图 8-9　常用的胎头吸引器

（一）适应证

（1）需缩短第二产程者，如产妇患心脏病、子痫前期或胎儿宫内窘迫等。

（2）宫缩乏力致第二产程延长者，或胎头拨露达半小时胎儿仍未能娩出者。

（3）曾有剖宫产史或子宫壁有瘢痕者，不宜过度屏气加腹压。

（二）禁忌证

（1）不能或不宜经阴道分娩者，如明显头盆不称、软产道阻塞、面先露、尿瘘修补术后等。

（2）宫口未开全，胎头先露部未达阴道口者。

（三）物品准备

胎头吸引器 1 个，50 mL 注射器 1 个，止血钳 1 把，治疗巾 2 块，无菌纱布 4 块。新生儿吸引器 1 台，一次性吸引管 1 根，吸氧面罩 1 个，供氧设备，抢救药品等。

（四）操作步骤

1. 术前准备　产妇取膀胱截石位，导尿排空膀胱，常规消毒铺巾。阴道检查确认宫口已开全，明确胎方位。如为初产妇应先行会阴侧切术。

2. 手术步骤

（1）放置胎头吸引器　左手食指、中指撑开阴道后壁，右手持涂好润滑剂的胎头吸引器头端，沿阴道后壁放入；再以左手食指、中指掌面往外拨开右侧阴道壁，使胎头吸引器头端侧缘滑入阴道内；然后手指向上撑起阴道前壁，使胎头吸引器上缘滑入；最后以右手食指、中指撑起左侧阴道壁，胎头吸引器完全滑入阴道内并与胎头贴紧。以右手食指沿胎头吸引器边缘检查一周，确认无阴道壁和宫颈组织夹于胎头吸引器及胎头之间，调整胎头吸引器横柄与胎头矢状缝方向一致，作为旋转胎头方向的标记。

（2）抽吸空气形成负压　用空针抽出胎头吸引器内空气 150 mL，使胎头吸引器内变成负压，用血管钳夹住橡皮连接管，等候 2～3 min，确认胎头吸引器与胎头吸牢。

（3）牵引　根据胎方位，按分娩机转进行牵引，待宫缩屏气时，顺骨盆轴方向，使胎头俯屈、仰伸、旋转娩出。在胎头娩出过程中保护好会阴。

（五）注意事项

（1）给产妇介绍胎头吸引器助产的目的及方法，鼓励产妇配合。

（2）牵拉前检查胎头吸引器有无漏气。

（3）牵拉时用力要均匀，按分娩机转辅助牵引，牵拉时间不超过 20 min。

（4）胎头吸引器负压要适当，负压过大易使胎头受损、压力不足容易滑脱。滑脱两次者应改行剖宫产。

（5）术后仔细检查软产道有无裂伤，及时处理。

（6）密切观察新生儿有无产伤，检查胎儿头皮有无血肿、头皮损伤及颅内出血征象。

（7）进行新生儿 Apgar 评分，评分低者，警惕颅内出血发生，及时行新生儿复苏抢救。

（8）新生儿静卧 24 h，避免搬动，3 天内禁止洗头。

（9）按医嘱给予维生素 K_1 10 mg，预防颅内出血。

（六）评价

（1）能说出胎头吸引术的适应证和禁忌证。

（2）能及时准备好操作物品。

（3）能积极有效地配合医师进行手术。

【产钳术】

产钳术是应用产钳牵拉胎头以娩出胎儿的手术。根据放置产钳时胎头所在位置分为：①出口产钳，指不用分开小阴唇即能看到胎儿头皮；②低位产钳，指胎头颅骨已达骨盆底，胎头已达坐骨棘下 3 cm；③中位产钳；④高位产钳。目前临床上仅仅行出口产钳术及低位产钳术。产钳由左右两叶组成，每叶又分钳叶、钳胫、钳锁扣及钳柄 4 个部分（图 8-10）。

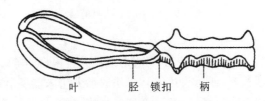

叶　　胫　锁扣　　柄

图 8-10　常用产钳及其结构

（一）适应证

（1）同胎头吸引术。

（2）胎头吸引术失败者。

（3）臀先露后出胎头娩出困难者。

（二）禁忌证

（1）同胎头吸引术。

（2）明显头盆不称者，胎头颅骨最低点未达到坐骨棘水平。

（3）确定死胎、胎儿畸形者，应尽可能做穿颅术，以免损伤产道。

（三）物品准备

会阴切开缝合包 1 个，无菌产钳 1 把，吸氧面罩 1 个，麻醉药、抢救药品等。

（四）操作步骤

1. 术前准备　产妇取膀胱截石位，常规消毒、铺巾、导尿，阴道检查明确胎方位及胎先露位置。先行会阴左侧切术。

2. 手术步骤

（1）放置产钳　手术者左手持无菌产钳左叶钳柄，将左叶沿右手掌面伸入手掌与胎头之间，在右手引导下将钳叶缓缓向胎头左侧及深部推进，将钳叶置于胎头左侧，钳叶与钳柄处于同一水平面上，由助手持钳柄固定。然后手术者右手持右叶钳柄，左手四指伸入阴道右壁与胎头之间，引导钳叶至胎头右侧，达左叶产钳对应位置。

（2）产钳合拢　产钳右叶在上，左叶在下，两钳叶柄平行交叉，扣合锁住，钳柄对合，并在宫缩间隙略放松钳锁。扣合时应注意，切勿强行扣合，并避免夹住宫颈、脐带及胎儿肢体等。

（3）牵拉产钳　宫缩时术者将合拢的产钳先向外、下牵拉，然后再平行牵拉，当胎头着冠后逐步将钳柄上提，使胎头仰伸娩出。牵拉时不可用力过大、过猛，钳柄不能左右摇摆，牵拉有困难时应及时查找原因。

（4）取下产钳　当胎头双顶径越过骨盆出口时，即松开产钳，先取出右叶，再取出左叶，钳叶应顺胎头缓慢滑出。

（五）注意事项

（1）术前向产妇及家属介绍产钳助产的目的，消除产妇紧张情绪，使其能积极配合。准备手术物品及新生儿急救物品。查清胎方位。

（2）术中密切观察产妇宫缩及胎心音变化，指导产妇正确运用腹压。根据需要给产妇吸氧、补充能量。

（3）术后常规检查软产道，并注意新生儿有无产伤、子宫收缩、阴道流血及排尿情况。新生儿护理同胎头吸引术。

（七）评价

（1）能说出产钳术的适应证和禁忌证。

（2）能及时准备好操作物品。

（3）能为医师操作提供有效的配合。

（4）操作过程中能与产妇进行有效的沟通，得到产妇积极配合。

三、剖宫产术的护理配合

剖宫产术（cesarean section）为经腹切开子宫取出成活胎儿及其附属物的手术。手术应用恰当可使母婴转危为安，但有出血、感染和损伤周围脏器的危险，故应慎重而行。

（一）适应证

（1）产道异常如骨盆狭窄、头盆不称、软产道异常，有瘢痕组织或盆腔肿瘤阻碍先露下降者。

（2）产力异常如子宫收缩乏力经处理无效者。

（3）胎位异常如持续性枕后位、持续性枕横位不能经阴道分娩者；初产妇臀位，胎儿较大，产力不佳应适当放宽指征。

（4）属高危孕产妇，有严重内外科合并症或产科并发症者。

（5）胎儿宫内窘迫或胎盘功能明显减退，不能短期内阴道分娩者。

（二）禁忌证

死胎及胎儿畸形，一般不应行剖宫产术终止妊娠。

（三）麻醉

以连续硬膜外麻醉为主，特殊情况用全麻或局麻。

（四）物品准备

剖宫产手术包一个，内有：25 cm 不锈钢盆 1 个，弯盘 1 个，卵圆钳 6 把，刀柄 1、7 号各 1 把，解剖镊 2 把，小无齿镊 2 把，大无齿镊 1 把，18 cm 弯形止血钳 6 把，10 cm、12 cm、14 cm 直止血钳各 4 把，阿里斯钳 4 把，巾钳 1 把，持针器 3 个，吸引器头 1 个，阑尾拉钩 1 个，腹腔双头拉钩 1 个，刀片 3 个，手术刀柄 3 个，双层剖腹单 1 块，手术衣 6 件，治疗巾 10 块，纱布垫 6 块，纱布 20 块，手套 10 副，1、4、7 号丝线团各 1 个，铬制肠线 2 根或可吸收缝线 2 根。

（五）手术方式

1. 子宫下段剖宫产　切口在子宫下段，在膀胱腹膜反折下面，此处宫壁薄，出血少，容易愈合；感染、粘连及再次孕产子宫破裂机会相对减少，由于有以上优点，因而目前已广泛应用于临床。

2. 子宫体部剖宫产　即古典式剖宫产术，切口在子宫体部，其特点是操作简单，但切口处宫壁厚、出血多，术后与腹腔脏器易粘连、感染，切口愈合亦不如子宫下段剖宫产式，再次妊娠瘢痕裂开可能性大，故仅用在急于娩出胎儿或胎盘前置不能做子宫下段剖宫产术者。

3. 腹膜外剖宫产　剖宫产术各步骤未进入腹腔，均在腹膜外进行，需分离推开膀胱暴露子宫下段，手术较复杂。因可避免手术对腹腔内脏器功能干扰及感染扩散，此术式具有术后肠蠕动恢复快等优点，故对于胎膜早破、严重宫腔感染者尤为适用。但未进入产程者、紧急抢救产妇及胎儿者不宜采用。

（六）手术配合

1. 术前准备

（1）心理护理　向病人及家属讲解剖宫产术的必要性，消除病人紧张情绪，以取得病人家属的配合。

（2）测量生命体征　如有异常及时报告医生。

（3）密切观察胎心音　产妇去手术室前听胎心音，并做好记录。

（4）备皮　同一般腹部手术。

（5）导尿　安置导尿管。

妇产科护理技术(含实训)

（6）输血准备 核实交叉配血情况，协助医生联系好血源。

（7）注射基础性麻醉药物 术前半小时注射。

2. 术中配合 注意观察产妇生命体征，配合医生顺利完成手术过程。必要时按医嘱输血、给予宫缩剂。如因胎头下降太深，取胎头困难，助手可在台下戴消毒手套，自阴道向上推胎头，以利于胎儿娩出。

3. 术后护理 按一般腹部手术后常规护理及产褥期产妇的护理，应该注意以下几点。

（1）密切观察产妇子宫收缩及阴道流血情况。

（2）鼓励产妇术后勤翻身、早下床活动以防脏器粘连等并发症。

（3）保持外阴清洁、干燥，每日擦洗外阴2次。

（4）出院指导：强调避孕措施，术后避孕2年以上；在评估产妇母乳喂养条件的基础上，鼓励产妇坚持母乳喂养；产后坚持做产后保健操，以帮助身体的恢复。产后42日来院复查。

（七）评价

（1）能说出剖宫产手术的适应证和禁忌证。

（2）能及时做好术前准备。

（3）能为医师操作提供有效的术中配合。

（4）术后能为产妇提供良好的护理。

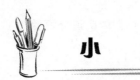

分娩是个动态变化的过程，顺产和难产在一定条件下可以相互转化，要充分了解影响分娩的各种因素及它们之间的关系，护理评估中应重点评估产程进展、骨盆各径线的长度、胎方位等，发现问题，及时制定并提供有效的护理措施，保证母儿安全，同时做好分娩期卫生宣教。

（官 林）

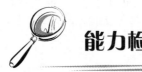

A1 型题

*1. 宫缩乏力，行人工破膜加速产程进展适用于（ ）。

A. 臀位，宫口开大3 cm以上　　　　　　B. 横位，宫口开大2 cm

C. 头先露，已衔接，宫口开大4 cm　　　　D. 头盆不称

E. 胎头未衔接

*2. 下列应用催产素中的注意事项何项正确？（ ）

A. 专人守护，严密观察宫缩及胎心音　　　B. 用药后宫缩愈强效果愈好

C. 可用于不协调宫缩　　　　　　　　　　D. 如出现胎儿窘迫，只要调整催产素的量即可

E. 可用于急产

3. 下列哪项符合痉挛性狭窄环的临床表现？（ ）

A. 狭窄环多出现于子宫上下段交界处　　　B. 狭窄环往往在胎儿最大部分

C. 宫缩时不影响先露下降　　　　　　　　D. 是子宫先兆破裂的征象

E. 是子宫破裂的征象

*4. 骨盆入口狭窄主要是指（ ）。

A. 坐骨棘间径<10 cm　　　　　　　　　　B. 髂棘间径<23 cm

142

C. 骶耻外径<17.5 cm   D. X 线或超声测量入口前后径>10 cm

E. 髂嵴间径<25 cm

5. 持续性枕后位的形成下列描述正确的是(　　)。

A. 胎头以枕横径入盆,在下降过程中保持不变

B. 肛门检查大囟门在骨盆的后方   C. 枕横径与骨盆的横径一致

D. 产程后期枕部不能旋转至枕前位者   E. 对分娩没有影响

6. 胎位异常的正确护理是(　　)。

A. 嘱产妇朝胎肢方向侧卧,有利于儿头前转

B. 宫口未开全,嘱产妇向下用力   C. 协助医生多进行阴道检查

D. 可以多次的进行手转胎头   E. 可以灌肠

7. 臀先露对胎儿预后最差的是(　　)。

A. 腿直臀先露   B. 混合臀先露   C. 单足先露   D. 双足先露   E. 单臀先露

8. 下列有关骨产道狭窄,正确的是(　　)。

A. 胎头低于耻骨联合平面的为跨耻征阴性,显示骨盆入口狭窄

B. 骨盆入口狭窄是引起持续性枕横位的原因

C. 骨盆出口横径与后矢状径之和小于 15 cm 可以试产

D. 身高低于 150 cm、孕晚期悬垂腹、胎位异常,此种情况则应注意骨盆是否异常

E. 以上都正确

9. 出现病理性缩复环最常见的情况是(　　)。

A. 胎儿畸形   B. 宫缩乏力   C. 头盆不称   D. 臀位   E. 急产

10. 使用催产素的禁忌应除(　　)外。

A. 胎儿窘迫   B. 宫缩乏力   C. 巨大儿   D. 胎儿脑积水   E. 异常孕产史

*11. 下列关于协调性子宫收缩乏力,正确的是(　　)。

A. 子宫收缩极性倒置   B. 易发生胎儿窘迫

C. 不宜静脉滴注催产素   D. 产程常延长

E. 以上都正确

*12. 协调性子宫收缩乏力的临床表现应除(　　)外。

A. 有节律性   B. 有间歇性

C. 子宫下段收缩比子宫底强   D. 宫缩达到高峰时子宫也不硬

E. 无节律性

13. 关于急产可能造成的后果不正确的是(　　)。

A. 会阴、阴道裂伤   B. 软产道组织受压缺血、坏死   C. 子宫颈裂伤

D. 新生儿颅内出血   E. 新生儿破伤风

14. 下列各种类型的子宫收缩乏力,正确的是(　　)。

A. 第二产程延长是指初产妇宫口开全后,宫缩弱,超过 1 h 尚未分娩

B. 继发宫缩乏力常见于头盆不称、中骨盆狭窄、持续性枕横位

C. 活跃期停滞是指宫口开大 3～5 cm 后,宫缩弱,宫口不继续扩张

D. 潜伏期延长是宫口开大 2～3 cm 到 7～8 cm 的时间延长,宫缩弱

E. 以上都正确

15. 关于不协调性子宫收缩乏力,下列哪项正确?(　　)

A. 比协调性子宫收缩乏力多见   B. 宫缩力弱

C. 产妇多无不适感觉   D. 强镇静药疗效显著

E. 可以使用缩宫素增强宫缩

*16. 处理不协调性子宫收缩乏力的首选措施是(　　)。

A. 肌内注射大剂量盐酸哌替啶   B. 行人工破膜

C. 静脉滴注催产剂加强宫缩　　　　　　　　　　D. 静脉补充能量

E. 休息

* 17. 测孕妇坐骨结节间径<8 cm时,还应测量(　　)。

　　A. 耻骨弓角度　　　B. 出口前矢状径　　C. 出口后矢状径　　D. 坐骨棘间径　　E. 骶耻内径

18. 持续性枕后位的特点是(　　)。

　　A. 发生原因之一是胎头仰伸　　　　　　　　　B. 产妇过早感觉肛门坠胀而使用腹压

　　C. 不易发生宫颈水肿　　　　　　　　　　　　D. 肛查觉盆腔前部空虚

　　E. 以上都正确

A2 型题

19. 初产妇,孕39周,宫口开全2 h频频用力,未见胎头拨露。检查:子宫底部为臀,腹部前方可触及胎儿小部分,未触及胎头。肛查胎头已达棘下2 cm,矢状缝与骨盆前后径一致,大囟门在前方,诊断为(　　)。

　　A. 骨盆入口头盆不称　　　　　　B. 原发性子宫收缩乏力　　　　　　C. 持续性枕后位

　　D. 持续性枕横位　　　　　　　　E. 第二产程停滞

20. 28岁初产妇,妊娠39周,主诉肋下有块状物。腹部检查:子宫呈纵椭圆形,胎先露部较软、不规则,胎心音在脐上偏左,应为哪种胎先露?(　　)

　　A. 肩先露　　　　B. 臀先露　　　　C. 复合先露　　　　D. 枕先露　　　　E. 面先露

A3 型题

(21～23题共用题干)

农民,26岁,经产妇,孕42周,临产25 h。检查:阴道口脱出一上肢,恰好与接生者的右手相握,子宫呈葫芦状,子宫下段压痛,胎心音不清,抬头在母体右侧,子宫口全开,血尿。

21. 与诊断无关的是(　　)。

　　A. 滞产　　　　　B. 过期妊娠　　　C. 忽略性肩先露　　D. 泌尿系统感染　　E. 死产

22. 此时应采取的措施为(　　)。

　　A. 麻醉下行内倒转术　　　　　　B. 断头术或碎胎术　　　　　　　C. 外倒转术

　　D. 剖宫产术　　　　　　　　　　E. 肢体还纳术

* 23. 采取上述处理的理由是(　　)。

　　A. 宫口全开,可行内倒转术　　　　　　　　　B. 出现先兆子宫破裂的症状

　　C. 因手已脱出阴道,而且胎儿已死亡　　　　　D. 死胎者应争取阴道分娩

　　E. 经产妇横位不应行剖宫产术

A4 型题

(24～27题共用题干)

初产妇,孕足月规律宫缩16 h,肛查宫口开大6 cm,宫缩转弱,25～30 s/5～6 min,2 h后,肛查宫口仍开大6 cm,S−0.5。

* 24. 产程曲线异常属于(　　)。

　　A. 潜伏期延长　　B. 活跃期延长　　C. 活跃期停滞　　D. 胎头下降延缓　　E. 第二产程停滞

* 25. 此种异常情况,最可能的原因是(　　)。

　　A. 扁平骨盆　　　B. 均小骨盆　　　C. 中骨盆狭窄　　D. 宫颈水肿　　　E. 宫颈肌瘤

* 26. 首选的处理措施是(　　)。

　　A. 催产素静脉点滴　　　　　　　B. 杜冷丁肌内注射　　　　　　　C. 立刻剖宫产

　　D. 阴道检查　　　　　　　　　　E. 鼓励产妇进食,休息

* 27. 如果胎儿电子监测CST示"晚期减速",羊水Ⅱ度粪染,适宜的处理是(　　)。

　　A. 产钳尽快娩出胎儿　　　　　　B. 会阴侧切尽快娩出胎儿　　　　C. 剖宫产术

　　D. 静脉点滴催产素　　　　　　　E. 吸氧,等待自然分娩

第九章 分娩期并发症产妇的护理

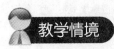

学习目标

1. 掌握胎膜早破、产后出血、子宫破裂及羊水栓塞的护理措施。
2. 熟悉胎膜早破、产后出血、子宫破裂及羊水栓塞定义，以及其发生发展的过程。
3. 能依据临床表现作出护理诊断，并及时处理，了解其防治方法。

第一节 胎膜早破产妇的护理

教学情境

王女士，24岁，既往 G_1P_0（前一次妊娠12周时经吸宫术终止妊娠），此次为第二次妊娠，孕25周。她在看电视时突然感到裤子内有漏液，虽然有点担心，但她还是照常上床睡觉休息，夜间有两次因为液体涌出而醒来，一直无疼痛感觉。次日上午因担心有问题而前来就诊。请问：

1. 根据上述情况你能判断出该孕妇可能出现了什么问题？
2. 应采取的护理措施有哪些？

在临产前胎膜自然破裂，称为胎膜早破（premature rupture of membranes PROM），是常见的分娩期并发症，可造成脐带脱垂、早产、宫内感染、产褥感染率升高。

【病因】

导致胎膜早破的因素很多，往往是多种因素作用的结果，常见因素有以下几种。

1. 生殖道病原微生物上行性感染 引起胎膜炎，胎膜局部张力下降而破裂。

2. 机械性刺激 创伤、妊娠后期性交可引起胎膜炎，精液中的前列腺素可诱发子宫收缩使胎膜破裂。

3. 羊膜腔压力升高 常见于双胎妊娠及羊水过多。

4. 胎先露部高浮 头盆不称、胎位异常，胎先露部不能衔接，胎膜受压不均，导致破裂。

5. 营养因素 缺乏维生素C、锌及铜，可使胎膜张力下降而破裂。

6. 宫颈内口松弛 因先天性或创伤使宫颈内口松弛，前羊水囊楔入，受压不均及胎膜发育不良，致使胎膜早破。

7. 细胞因子 IL-1、IL-6、IL-8升高，可激活溶酶体酶，破坏羊膜组织，导致胎膜早破。

【临床表现】

（一）症状

孕妇突感有较多液体自阴道流出，液体内可混有胎脂和胎粪，继而少量间断性排出。腹压增加如咳嗽、打喷嚏、负重时，液体流出量增多。

（二）体征

肛诊或阴道检查时，触不到前羊膜囊，将胎先露部上推可见流液量增多。羊膜腔感染时，子宫有压痛，孕妇体温增高。如果出现胎心率异常、头盆不称、胎位异常，应仔细检查有无脐带脱垂。

1. 脐带先露 胎膜未破,肛诊在胎先露前方触及有搏动感的条索状物,为脐带先露。

2. 脐带脱垂 胎膜已破,行阴道检查能看到或者触及到部分脐带,为脐带脱垂。

【治疗原则】

1. 预防原则 预防胎膜早破应加强围生期卫生宣传与指导,妊娠后减少性生活次数,积极治疗与预防下生殖道感染。避免突然增加腹压。补充足量的维生素、钙、锌、铜等营养素。宫颈内口松弛者,于妊娠14～16周行宫颈环扎术并卧床休息。

2. 期待疗法 妊娠胎膜早破处理应根据孕周而定,孕28～35周不伴感染,采用期待疗法。绝对卧床,避免不必要的检查,严密观察体温、脉搏、子宫收缩、胎心率变化,破膜12 h以上,可考虑预防性应用抗生素。同时抑制子宫收缩。

3. 终止妊娠 孕28～35周者可等待自然分娩。孕35周以上,胎肺成熟,宫颈成熟,可引产,自然分娩,有剖宫产指征者,可行剖宫产术。

【护理评估】

(一)健康史

应详细询问有无外伤史、性交史及有无阴道炎、宫颈炎等病史,以及孕妇的生育史、本次妊娠情况,妊娠周数、胎膜破裂时间。

(二)身体评估

孕妇突感较多液体自阴道流出,可湿透衣裤,继而少量间断流出,腹压增加时液体流出增多。肛诊将胎先露部上推时可见大量液体流出。此时,以试纸测试阴道流液 pH＞7.0,可确认胎膜早破。合并胎儿窘迫时可见羊水呈黄色,混有胎粪。

(三)心理、社会评估

孕妇及家属因担心对胎儿的不利影响而感到恐惧、焦虑,胎龄小时延长妊娠对胎儿有利但有感染的危险,而尽快分娩胎儿存活率低,家属及产妇在决定方案时产生了矛盾心理,极力想得到医护人员的支持和帮助。

【护理诊断/问题】

1. 有受伤的危险 与胎膜早破引起脐带脱垂有关。

2. 焦虑 与担忧胎儿、新生儿安危有关。

3. 有感染的危险 与破膜时间长引起宫内感染有关。

4. 潜在并发症 早产。

【护理措施】

(一)一般护理

孕妇需住院治疗,绝对卧床休息,病房保持安静整洁,护士随时巡视并指导孕妇取左侧卧位,抬高臀部。

(二)心理护理

因胎膜早破引起早产和剖宫产,新生儿的生命和健康可能受到威胁,孕妇及家属产生焦虑、担心情绪,影响孕妇休息,应做好心理疏导工作,安慰孕妇及家属,详细解释病情变化,做好心理准备,减轻心理负担。

(三)治疗配合

1. 保持外阴清洁 每日2次外阴护理,放置吸水性好的会阴垫于外阴,勤换会阴垫,及时更换内衣裤,避免不必要的肛诊和阴道检查。

2. 预防感染 对破膜时间12 h以上的产妇,遵医嘱给予抗生素,以预防感染发生。

3. 抑制宫缩 对妊娠不满35周的产妇,遵医嘱给予宫缩抑制剂(如硫酸镁等药物),以预防早产。

4. 促胎肺成熟 同时给予促进胎肺成熟的药物(如肌内注射地塞米松),防止早产儿呼吸窘迫综合征发生。

（四）症状护理

1. 临床观察 破膜后即听胎心，若发现异常，立即给氧，密切观察宫缩及羊水性状、气味，测体温、血常规，如有异常及时汇报医生，协助处理。

2. 卧床休息 向孕妇说明卧床休息的必要性，帮助孕妇分析目前状况，保持镇静以减轻紧张心理。胎先露未衔接者应绝对卧床休息，以侧卧位为宜，必要时可抬高臀部防止脐带脱垂。

（五）健康教育

加强产检工作，做好孕期保健和宣教，防治下生殖道感染。孕期营养均衡，摄入足量维生素和锌、钙、铜等微量元素。避免久站和过度劳累，进行性生活指导，妊娠后三个月禁止性生活。

第二节 产后出血产妇的护理

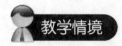

张女士，27 岁，孕 37^{+5} 周，预产期 7 月 23 日。该产妇于 7 月 7 日中午 12:40 因孕 37^{+5} 周，双胎临产行剖宫产术，手术顺利，术后安返病房。于 14:00 阴道出血量多，伴暗红色血块，约 800 mL，辅以输血、输液治疗，晚 20:40 测量体温 37.1 ℃、脉搏 90 次/分、呼吸 20 次/分、血压 160/100 mmHg。神志清楚，精神欠佳，呼吸平稳，重度贫血貌，无头痛、头晕。产科情况：子宫底脐平，收缩欠佳，轮廓尚清晰。请问：

1. 根据以上描述你认为该产妇发生了什么情况？
2. 该产妇的首要护理问题是什么？针对首要护理问题应采取哪些护理措施？

胎儿娩出后 24 h 内出血量超过 500 mL 者称为产后出血（postpartum hemorrhage），多发生在产后 2 h 内，是产科最常见的严重并发症，是目前我国孕产妇死亡的重要原因。如果产妇在短时间内大量失血可发生失血性休克，休克时间过长可引起腺垂体缺血性坏死、功能减退，发生希恩综合征（Sheehan syndrome），因此抢救必须争分夺秒。

【病因】

（一）宫缩乏力

宫缩乏力是产后出血的主要原因，占产后出血总数的 70%～80%。正常情况下胎盘娩出后，胎盘剥离面开放的血窦，受子宫肌纤维的收缩和缩复作用，闭合形成血栓而止血。产妇全身因素及子宫局部因素可影响产后宫缩和缩复功能，从而引起产后出血。

1. 全身因素 产妇有全身急性或慢性疾病，如血液系统疾病，或者产妇精神紧张，体力消耗过多，产程延长，难产，临产后过多使用镇静剂和麻醉剂均可导致子宫收缩乏力。

2. 局部因素

1）子宫过度膨胀 影响肌纤维缩复，如羊水过多、多胎妊娠、巨大儿等。

2）子宫肌壁损伤 有剖宫产史，子宫肌瘤剔除术后，产次过多或过频均可导致子宫肌纤维损伤。

3）子宫肌纤维发育不良 如子宫畸形、妊娠合并子宫肌瘤等，影响子宫平滑肌正常收缩。

4）子宫肌壁水肿 妊娠高血压疾病、前置胎盘、胎盘早剥、宫腔感染等均可引起子宫肌壁水肿或渗血。

（二）胎盘因素

胎儿娩出后 30 min，胎盘尚未娩出称为胎盘滞留，包括以下几种类型。

1. 胎盘剥离不全 常见于子宫收缩乏力，第三产程过早牵拉脐带或者按压子宫，影响胎盘正常剥离，使剥离面血窦开放而出血。

2. 胎盘剥离后滞留 因子宫收缩乏力、膀胱过度充盈等因素，使已经剥离的胎盘不能及时排出，滞留于子宫腔内，影响子宫收缩而出血。

3. 胎盘嵌顿　子宫收缩药物使用不当,引起宫颈内口附近的平滑肌出现环形收缩,使剥离的胎盘嵌顿于宫腔。

4. 胎盘粘连或植入　胎盘全部或部分与子宫壁粘连,不能自行剥离者称为胎盘粘连,常因多次刮宫或者宫腔感染导致子宫内膜生长发育不良而发生,分为完全性和部分性。胎盘完全粘连时可无出血,部分粘连因剥离部分的子宫内膜血窦开放,子宫收缩不良而发生大出血。

粘连胎盘绒毛仅穿入子宫肌壁表层,而胎盘植入则指胎盘绒毛穿入子宫壁肌层,临床上比较少见。完全性植入因胎盘未剥离不出血,部分性植入会发生致命性大出血。

5. 胎盘或胎膜残留　部分胎盘小叶或副胎盘残留于宫腔,影响子宫收缩而出血。部分胎膜残留宫腔也可引起出血。

（三）软产道损伤

常因子宫收缩力过强,产程进展过快,胎儿过大、保护会阴或助产手术不当,使会阴、阴道、宫颈甚至子宫下段裂伤而引起出血。

（四）凝血功能障碍

较少见,但是后果严重,可因凝血功能障碍发生难以控制的大出血,包括妊娠合并凝血功能障碍和妊娠并发凝血功能障碍两种情况。

1. 妊娠合并凝血功能障碍　包括白血病、再生障碍性贫血、血小板减少、重症肝炎等疾病。
2. 妊娠并发凝血功能障碍　妊娠高血压疾病的子痫前期、胎盘早剥、羊水栓塞、死胎滞留等。

【临床表现】

产后出血的主要临床表现为阴道流血过多及因失血引起休克等相关症状和体征。

（一）症状

如果为短时间内大量出血,产妇可出现眩晕、口渴、烦躁不安等症状,随后出现面色苍白、脉搏细速、心慌、出冷汗等休克体征。如果子宫出血是潴留在子宫腔或阴道内,产妇可出现打哈欠、呼吸急促、烦躁不安、血压下降等表现,并很快进入昏迷状态。若有软产道损伤导致阴道壁血肿的产妇则出现尿频、排尿痛、肛门坠胀感。

（二）体征

1. 软产道损伤　胎儿娩出后立即发生阴道流血,应考虑软产道损伤。出血是持续性自凝的鲜红血液,子宫收缩良好,轮廓清晰。会阴阴道裂伤可上延至阴道穹隆、阴道旁间隙,甚至深达盆壁。阴道深部近穹隆处严重撕裂,伴阴道疼痛,其血肿可向上扩展至阔韧带内。

2. 宫缩乏力　多在分娩过程中已有宫缩乏力,延续至胎儿娩出。呈间歇性出血,颜色暗红,有血凝块,宫缩加强后出血量减少。有时出血量不多,血液积存于宫腔,阴道内形成大的血凝块,腹部加压时大量血凝块和暗红色血液自阴道流出。腹部检查,子宫体软,轮廓不清,触不到子宫底。

3. 胎盘因素　多表现为胎盘娩出前阴道大量流血,胎儿娩出后的出血多为胎盘胎膜残留伴宫缩乏力。

4. 凝血功能障碍　持续的阴道流血,无血凝块,不易止血,常伴有全身不同部位的出血。

【防治要点】

1. 加强预防　产前对有产后出血危险的孕产妇,如贫血、妊娠高血压疾病（妊高征）产妇应加强监护,积极治疗。

2. 产时处理　应正确处理各产程,当胎肩娩出后立即肌内注射缩宫素以加强宫缩减少出血;正确处理第三产程,在胎盘娩出前不应过早揉挤子宫或牵拉脐带,以免干扰正常宫缩。

3. 产后观察　产妇应继续留在产房观察 2 h,严密观察宫缩、阴道出血情况及生命体征,一旦发生产后出血,应立即查明病因,以迅速止血、补充血容量、纠正失血性休克及控制感染为原则。

【护理评估】

（一）健康史

注意收集与诱发产后出血相关的因素,如巨大儿、双胎、妊高征、前置胎盘、胎盘早剥、重症肝炎及有血液系统疾病,临产后使用过多的镇静剂,产程延长等。

（二）身体评估

胎儿娩出后有多量的阴道流血和失血性休克。由于出血的原因不同,可根据出血时间、性质进行评估。

1. 软产道撕裂 胎儿娩出后阴道立即有持续不断、鲜红色血液自阴道流出。出血量的多少与裂伤的深度及是否伤及血管有关。

2. 胎盘滞留 胎盘部分剥离或剥离后嵌顿,伴出血,血液呈暗红色,间歇性出血,子宫下段出现痉挛性狭窄环。

3. 子宫收缩乏力 宫缩时出血量少,松弛时出血量多,血色暗红或有凝血块。子宫软或宫腔内有积血,子宫底上升,当按摩压迫子宫底时,大量血块被挤出。

4. 凝血功能障碍 常发生于妊娠合并症和并发症之后,出血量多少不等,血不凝,持续不断,常伴有注射部位或其他多部位的出血点。

5. 失血性休克 休克前常表现为眩晕、口渴、打哈欠、烦躁不安等,继而出现面色苍白、出冷汗、脉搏细速、胸闷、呼吸急促、血压下降,进入休克状态。

（三）心理、社会评估

发生产后出血时,产妇和家属会感到恐慌、不安,把全部希望寄托于医护人员,希望得到紧急救护。

【护理诊断/问题】

1. 恐惧 与担心出血危及生命有关。

2. 组织灌注量改变 与大量出血有关。

3. 有感染的危险 与大量出血机体抵抗力下降有关。

4. 潜在并发症 失血性休克。

【护理措施】

（一）一般护理

保持环境清洁,注意室内消毒,在抢救过程中,如人工剥离胎盘、宫腔内填塞纱布条时,应严格执行无菌操作。严密观察生命体征和阴道出血情况,每日测体温4次,做好会阴伤口护理,保持伤口清洁,用消毒液每日冲洗会阴2次,用会阴垫。观察恶露量、颜色、气味,必要时遵医嘱给予抗生素。指导产妇母乳喂养。

（二）心理护理

耐心、认真地做好产妇和家属的解释工作,鼓励产妇放松心情,给予同情、安慰和心理支持,家属可陪伴产妇,使产妇缓解紧张情绪,增加安全感。采用各种措施积极抢救,及时治疗,待产妇病情稳定后,鼓励产妇配合康复治疗。

（三）治疗配合

1. 宫缩乏力

（1）协助医生按摩子宫（图9-1）,在按摩子宫的同时遵医嘱立即静脉、肌内或宫体注射缩宫素,必要时可用麦角新碱以加强宫缩,心脏病病人慎用。

（2）在无手术条件情况下,配合医生采用宫腔填塞纱布条压迫止血,填塞后应严密观察血压、脉搏等生命体征,注意子宫底高度及子宫大小变化。

（3）对于前置胎盘、DIC所致的严重产后出血,同时迫切希望保留生育功能者,可采用结扎子宫动脉止血。

（4）对难以控制并危及产妇生命的产后出血,在积极输血补充血容量的同时,可行子宫次全切除术或子宫全切术。

2. 胎盘剥离不全 胎盘粘连或胎盘残留的产妇,协助医生在无菌条件下立即行人工剥离胎盘术,取出胎盘。对胎盘植入不易剥离的产妇,应配合医生做好切除子宫的术前准备。

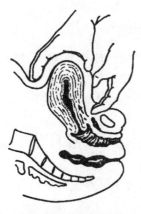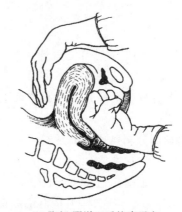

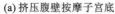

(a)挤压腹壁按摩子宫底	(b)腹部-阴道双手按摩子宫

图 9-1　按摩子宫方法

3. 软产道损伤　配合医生检查软产道裂伤处,调整灯光照明以便暴露裂伤部位,查明解剖层次,逐层缝合,防止血肿产生。

4. 凝血功能障碍　配合医生找出病因,遵医嘱使用改善凝血功能的药物,输入新鲜血液或成分输血。

（四）症状护理

对产后出血的产妇,嘱产妇取平卧位,给予保暖、吸氧。严密观察面色、血压、脉搏、呼吸。估计阴道出血量,检查子宫底高度、硬度及膀胱充盈情况。遵医嘱输液,输血,补充血容量,纠正酸中毒,协助医生抢救。

（五）健康教育

做好产检工作,对妊娠合并凝血功能障碍、重症肝炎等不宜妊娠的产妇应及早终止妊娠。为产妇做好解释疏导工作,避免产妇生产时过度紧张。做好母乳喂养指导,产褥期禁止性生活、盆浴,防止晚期产后出血。

第三节　子宫破裂产妇的护理

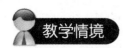

李女士,27 岁,G_3P_1,因 39^{+2} 周规律腹痛 4 h 16:35 入院,入院后查宫口开 3 cm,头 S2,当班医生静脉滴注 0.5% 缩宫素注射液后,17:05 宫口开全,宫缩 30～45 s/3～4 min,17:16 发现胎心音变慢,前羊水清,17:20 顺产一男活婴,重 2950 g,血性羊水,重度窒息,抢救后转儿科,5 min 后胎盘自娩完整,此时有大量的鲜血流出,检查软产道,发现宫颈 3 点处破裂直达腹腔。请问:

1. 根据上述情况对该产妇能作出哪些护理诊断?

2. 应采取的护理措施有哪些?

子宫破裂(rupture of uterus)是指宫体部或子宫下段于妊娠晚期或分娩期发生的破裂,是产科极严重的并发症,威胁母儿生命。其发病率为判断一个地区产科质量标准之一。随着城乡妇幼卫生保健网的建立和完善,子宫破裂的发病率已明显降低。

子宫破裂按发生的原因可分为自然破裂和创伤性破裂;按发生时间分为妊娠期破裂和分娩期破裂;按破裂程度分可为完全性破裂和不完全性破裂;按发生部位分为宫体部破裂和子宫下段破裂。

【病因】

1. 胎先露下降受阻　如骨盆狭窄、头盆不称、肩胎先露(图 9-2)等。

2. 子宫因素 如曾行剖宫产术、子宫修补术、子宫肌瘤剔除术的瘢痕子宫,子宫畸形,发育不良等。

3. 手术创伤 多发生于一些不适当的粗暴的阴道助产术,如宫口未开全时行产钳术、臀位牵引术;胎盘植入时的强行剥离;内倒转术、毁胎术操作不当时均可引起子宫破裂。

4. 宫缩剂使用不当 如未正确掌握缩宫素引产的适应证或缩宫素剂量过大。

【临床表现】

子宫破裂多发生在分娩期,分为先兆子宫破裂和子宫破裂 2 个阶段,损伤性的破裂和瘢痕性的破裂一般在先兆子宫破裂阶段表现不很明显。

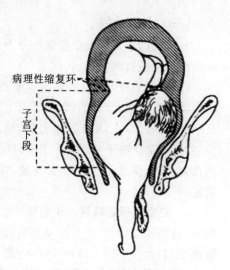

图 9-2 肩胎先露

(一) 先兆子宫破裂

1. 症状 产妇烦躁不安,大声呼叫,下腹疼痛,胎动频繁,排尿困难及血尿。

2. 体征 腹部检查时,子宫上下段交界处可见环状凹陷,此凹陷会逐渐上升并达到脐平或脐部以上而形成病理性缩复环(图 9-3),子宫压痛明显,胎心音听不清。

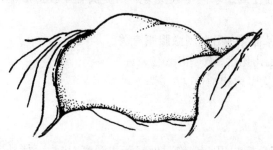

图 9-3 先兆子宫破裂

(二) 子宫破裂

1. 症状 产妇突感撕裂状剧烈腹痛,随后宫缩停止,腹痛可暂时缓解,但很快又感到全腹持续性疼痛,阴道有少量鲜红色血液流出。

2. 体征 产妇出现休克征象,脉搏加快,微弱,呼吸急促,血压下降,全腹压痛及反跳痛,胎心音消失,曾扩张的宫口回缩。产妇剧烈腹痛和休克,使产妇及家属出现恐惧表现,当知晓胎儿已死亡,而且自己不能再怀孕时,会产生悲伤情绪。

【防治要点】

(一) 预防

减少子宫破裂发生的关键在于预防。加强产前检查,及时纠正异常胎位,有剖宫产史或子宫手术史产妇,应提前住院待产。密切观察产程,严格掌握缩宫素引产指征和使用方法,缩宫素引产应有专人监护。

(二) 治疗

1. 先兆子宫破裂 子宫破裂应按不同病情进行处理,先兆子宫破裂者应立即采取有效措施抑制宫缩,尽快行剖宫产术,防止子宫破裂。

2. 子宫破裂 一旦子宫破裂,无论胎儿是否存活,迅速剖宫取出胎儿及附属物,同时,进行大量输血、抗休克治疗,根据子宫破裂的程度行子宫修补术或子宫切除术,术后给予大量抗生素以防感染。

【护理评估】

(一) 健康史

仔细评估引起子宫破裂的因素,如骨盆狭窄、头盆不称、胎位异常、软产道阻塞、瘢痕子宫、宫缩剂使用不当、产科手术实施不当、腹部外伤等。

(图中标注)病理性缩复环

子宫下段

（二）身体评估

分娩期的子宫破裂根据病程分为先兆子宫破裂和子宫破裂,而子宫破裂又分为不完全性子宫破裂与完全性子宫破裂两类。

1. 先兆子宫破裂　产妇下腹部剧烈疼痛,烦躁不安、大声呼叫,呼吸、脉搏加快,排尿困难或血尿,因胎先露下降受阻、宫缩加强,使子宫下段逐渐变薄拉长,宫体增厚变短,形成病理性缩复环,此环逐渐上升至平脐或脐部以上,由于宫缩过频,胎儿供血受阻,胎动频繁,胎心率异常。

2. 不完全性子宫破裂　子宫肌层部分或全层破裂,浆膜层完整,宫腔与腹腔不相通,胎儿及其附属物仍在宫腔内,多见于子宫瘢痕破裂,仅在破口处明显压痛,伴有胎心音变化,而腹痛等先兆破裂征象不明显。

3. 完全性子宫破裂　子宫壁全层破裂,宫腔与腹腔相通,继先兆破裂症状后,产妇突感下腹部撕裂样剧痛,宫缩骤然停止,产妇感觉腹痛骤减,但很快又出现持续性全腹疼痛,伴面色苍白、出冷汗、呼吸表浅、脉搏细弱、血压下降等休克症状,全腹压痛及反跳痛阳性,腹壁下可清楚扪及胎体,子宫位于胎儿侧方,胎心音、胎动消失,阴道可见鲜血流出,胎先露上升,扩张的宫口缩小。

（三）心理、社会评估

由于疼痛难忍产妇常烦躁不安、恐惧、焦虑、担心自身和胎儿的安危,盼望尽早结束分娩,对于胎儿的死亡感到悲哀、自责,家属会催促或恳求医护人员为产妇提供有效救护措施,挽救胎儿及产妇的生命。

【护理诊断/问题】

1. 疼痛　腹痛,与强烈宫缩及内出血刺激腹膜有关。

2. 恐惧　与剧烈腹痛、胎儿死亡、子宫切除有关。

3. 组织灌流量改变　与大量内出血有关。

【护理措施】

（一）一般护理

做好产检工作,宣传孕期分娩知识。分娩时做好产程观察,注意保持外阴清洁,预防感染。

（二）心理护理

向产妇及家属讲明病情,让产妇保持安静,不要躁动,配合抢救。对胎儿死亡或子宫切除产妇和家属的悲伤情绪,给予精神安慰和理解同情,告知产妇保持乐观情绪,有利于产后恢复。

（三）对症护理

1. 先兆子宫破裂　密切观察产妇腹痛情况,遵医嘱停止缩宫素静脉滴注,并给予抑制宫缩药物,例如,肌内注射哌替啶 100 mg,以减弱宫缩。

2. 子宫破裂　对已发生子宫破裂大出血的产妇,应立即通知医生,迅速建立静脉输液通道,补充血容量,测血型、备血、尽快输血,给予氧气吸入,协助医生做好剖腹探查或子宫切除术前准备。术后遵医嘱给予抗生素预防感染。

（四）健康教育

做好孕期保健,定期产检。如有子宫瘢痕、难产史、子宫发育不良、子宫畸形,应及早去医院就诊,提前2周入院待产,选择合适的分娩方式。对子宫修补术产妇,告知产后避孕 2 年后方可怀孕,以便子宫更好恢复。一般可选用药物和避孕套避孕。

第四节　羊水栓塞产妇的护理

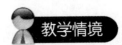

陈女士因孕 39 周第一胎、不规则腹痛 14 h,已见红、破水,于某日 10:30 入院。入院诊断:宫内孕 39

周,左枕前位临产,妊娠高血压。入院后宫缩不规律,给予1‰催产素静脉滴注。12:38 在侧切、胎吸下娩出一女婴。产后出血200 mL,给予催产素20 U肌内注射,子宫收缩好,血压112/68 mmHg。产后30 min血压开始下降,子宫收缩好,压迫子宫底,阴道流出约200 g血块,立即补液、止血、吸氧。产后1 h产妇开始出现意识障碍,血压为0 mmHg,阴道持续流出多量不凝血,先后两次行清宫术及腹部加压,未清出胎盘及胎膜样组织。产后10.5 h产妇意识逐渐清醒,血压回升。产后21 h产妇呕吐咖啡色物,无尿,皮肤出现淤血斑。请问:

    1. 根据上述情况你认为该产妇可能并发了什么问题?

    2. 其首要护理问题是什么?应采取哪些护理措施?

    羊水栓塞(amniotic fluid embolism),是指在分娩过程中羊水进入母体血循环引起的肺栓塞导致出血、休克、弥散性血管内凝血和急性肾衰竭等一系列病理改变,是严重的分娩并发症,发病急,病情凶险,产妇死亡率高达70%～80%。

【病因】

    羊水栓塞是由羊水中的有形物质(如胎儿毳毛、角化上皮、胎脂、胎粪等)进入母体血液循环引起,分为以下几个因素。

    1. 过强宫缩或强直性宫缩   使宫腔内压增高,是羊水栓塞的好发因素。

    2. 宫体或宫颈损伤和血管开放   常见病因有胎膜早破、前置胎盘、胎盘早剥、宫颈裂伤或子宫胎盘有开放血管等,从而导致宫腔压力过高使羊水由开放的血窦进入母体血液循环。

    3. 其他   中期妊娠引产、剖宫产术、死胎、巨大胎儿等是发生羊水栓塞的诱因。

【病理生理】

    羊水进入母体血液循环后,发生一系列复杂的病理生理反应,主要表现在肺动脉高压、过敏性休克、弥散性血管内凝血、急性肾衰竭等。

    1. 肺动脉高压   羊水中的有形物质直接形成栓子,经肺动脉进入肺循环阻塞肺小血管,同时阻塞心、脑和其他脏器小血管。羊水中的促凝物质,启动凝血过程,在毛细血管内形成纤维蛋白和血小板微血栓,阻塞肺毛细血管,同时引起迷走神经兴奋,产生血管活性物质,使肺内小血管痉挛,造成肺动脉高压继而出现急性右心衰竭。

    2. 过敏性休克   羊水中的有形成分成为致敏原,进入母体循环作用于母体,引起Ⅰ型变态反应,导致急性过敏性休克,血压骤降,心肺衰竭。

    3. 弥散性血管内凝血(DIC)   妊娠时母体多种凝血因子和纤维蛋白原明显增加,血液呈高凝状态。羊水中含有的大量促凝物质进入母体后,激活内源性凝血系统,使血管内产生大量的微血栓,消耗大量的凝血因子和纤维蛋白原,导致DIC发生。同时羊水中又含有纤溶激活酶,可激活纤溶系统,血液由高凝状态迅速转入纤溶状态,发生血液不凝,导致全身有广泛性出血倾向,发生严重的产后大出血。

    4. 急性肾衰竭   由于休克、DIC的发生,导致肾血管急性缺血、缺氧,出现急性肾衰竭。

【临床表现】

    羊水栓塞临床经过分为3个阶段。

    1. 急性休克期   发生在宫缩较强时,产妇开始出现烦躁不安、恶心、呕吐、气急等先兆症状,继而出现呛咳,呼吸困难,发绀,肺底部出现湿啰音,心率加快,面色苍白,四肢厥冷,血压下降等,严重者产妇甚至仅惊叫一声或打一个哈欠,就于数分钟内迅速死亡。

    2. 出血期   病人度过第一阶段,继而发生DIC,出现难以控制的全身广泛性出血,大量阴道出血,切口渗血,全身皮肤黏膜出血,甚至出现消化道大出血。

    3. 急性肾衰竭期   羊水栓塞后期病人出现少尿或无尿和尿毒症的表现。

【防治要点】

    羊水栓塞一旦出现,应立即抢救。最初阶段主要是抗休克,抗过敏,解除肺动脉高压,纠正缺氧及心力衰竭。出血阶段应早期抗凝,补充凝血因子,晚期抗纤溶同时也补充凝血因子。少尿或无尿阶段要及时应用利尿剂,预防及治疗肾衰竭。

【护理评估】

(一)健康史

应仔细评估与其发生有密切相关的诱因,如宫缩剂的应用不当,胎膜早破,引产时的剥膜或人工破膜,子宫收缩过强,前置胎盘,胎盘早期剥离,子宫破裂等。

(二)身体评估

1. 症状

(1)急性休克期　主要表现为胎儿娩出前后短时间内或中期妊娠引产中,病人突然发生烦躁不安、寒战、呕吐等先兆症状,随之有呛咳、呼吸困难、胸闷发绀、心率快、血压下降,很快发生抽搐昏迷等。

(2)出血期　主要表现为休克后不久出现出血倾向而血液不凝,此时出血可有以下特征:①自发的出血,无产科原因;②多部位出血,包括阴道出血、黏膜、鼻、皮下和注射针孔出血;③不可控制的出血,难以止血,血液呈不凝状态。

(3)急性肾衰竭期　在休克及出血的同时伴有少尿、无尿和尿毒症的征象,由于休克低血容量、肾脏微血管栓塞,肾脏缺血而引起。

2. 体征　检查肺部是否出现湿啰音、血液是否不凝。羊水栓塞对胎儿威胁也很大,胎儿均出现宫内窘迫现象,胎心音变慢甚至消失,胎死宫内。

(三)心理、社会评估

本病起病急,病情险恶,产妇危在旦夕,医护人员组织抢救,家属及亲人见此情景毫无思想准备,无法理解,感到恐惧,尤其为产妇和胎儿的生命安全感到焦虑不安,若抢救无效也可能对医护人员产生责怪。家属通常无法接受这样的结果,在情绪上会比较激动,甚至否认、愤怒。

【护理诊断/问题】

1. 气体交换受损　与肺动脉高压,肺水肿有关。

2. 恐惧　与病情险恶有关。

3. 组织灌流量改变　与 DIC 有关。

4. 潜在并发症　产后出血。

【护理措施】

(一)预防原则

1. 产前检查　若发现胎儿异常、胎位异常、产道异常的产妇应加强产检,提前入院待产。同时对前置胎盘、胎盘早剥的产妇及时采取应对措施。

2. 慎用缩宫素　严格掌握使用缩宫素引产的指征和使用方法,防止宫缩过强。静脉点滴缩宫素应有专人负责,过强时应立即停药并给予宫缩抑制剂。

3. 人工破膜　要在宫缩间歇时进行,破口要小,位置要低,注意控制羊水流出的速度。行羊膜腔穿刺术时用细针穿刺,技术要熟练,穿刺次数不应超过 3 次。

4. 注意诱发因素　避免产伤、子宫破裂、宫颈裂伤,对子宫收缩过强、羊水过多、已破膜的产妇应注意观察。急产或宫缩过强按情况使用宫缩抑制剂。

(二)心理护理

向产妇及家属讲解和分析此次发病的可能因素,尽量给予解释并陪伴在旁,帮助其缓解哀伤的情绪,消除思想忧虑,提供情绪上的安慰和支持。

(三)急救护理

一旦发生羊水栓塞的临床表现,应立即进行抢救。

1. 解除肺动脉高压

(1)供氧　嘱产妇取半卧位或抬高头肩部卧位,加压吸氧,必要时协助医生行气管插管和气管切开,有条件时使用呼吸机,以维持有效呼吸,防止肺水肿。

(2)遵医嘱给解痉药　解除肺血管痉挛及气管痉挛,常用药物如下:①阿托品,心率慢时应用,直至病人面色潮红,微循环改善;②罂粟碱,与阿托品合用扩张肺小动脉效果更佳,30~90 mg 加于 25％ 葡萄糖溶液 20 mL 中静脉推注,能解除平滑肌张力,扩张肺、脑血管及冠状动脉;③氨茶碱,250 mg 加入 25％ 葡萄糖溶液 20 mL 缓慢静脉推注,具有解除肺血管痉挛、松弛冠状动脉平滑肌和支气管平滑肌的作用,同时还有利尿的作用。

2. 抗过敏 遵医嘱给予地塞米松或氢化可的松抗过敏治疗。

3. 抗休克治疗

(1) 遵医嘱给予低分子右旋糖酐补充血容量纠正休克。

(2) 5％碳酸氢钠 250 mL 静脉滴注纠正酸中毒。

(3) 毛花苷丙纠正心力衰竭,呋塞米等利尿剂消除肺水肿,防治急性肾衰竭。

(4) 使用升压药物,如多巴胺或间羟胺。

4. 防治凝血功能障碍 观察阴道出血、全身皮肤出血、穿刺部位出血等情况。遵医嘱应用肝素、抗纤溶药物、凝血因子。

5. 防治肾衰竭及感染 为防止肾衰竭,注意肾血灌注量,在血容量不足后仍出现少尿时,可给予20％甘露醇 250 mL 静脉点滴,注意检查电解质。应用肾毒性小的大剂量广谱抗生素预防感染。

（四）对症护理

1. 做好手术准备 对呼吸和循环衰竭已改善的产妇,待病情好转后结束分娩,遵医嘱做好术前准备。

2. 产科处理 其对抢救是否成功极为重要。第一产程发病、胎儿不能娩出者,应行剖宫产结束分娩。第二产程发病者,抢救产妇的同时做好阴道助产娩出胎儿。对产后子宫出血不止者,应在纠正休克的同时,做好腹部子宫切除术的术前准备。

（五）健康教育

待病人病情稳定后制订康复计划,补充营养,加强锻炼,讲解保健知识,嘱病人产后 42 天门诊复查。有生育要求的病人嘱其一年后方可怀孕,并向其讲解避孕措施。

第五节 分娩期并发症护理技术实训指导（实训七）

[教学目标]

(1) 通过模拟训练掌握人工胎盘剥离术的护理配合。

(2) 通过模拟训练掌握胎膜早破护理技术。

(3) 培养学生具有认真刻苦的学习态度,严谨求实的工作作风。

(4) 培养学生人文关怀及良好的沟通能力。

[技能训练]

(1) 人工胎盘剥离术的护理配合的技能操作。

(2) 胎膜早破护理技术的技能操作。

[实验学时] 1学时。

[实验内容及方法]

（一）人工胎盘剥离术的护理配合

1. 适应证

(1) 胎盘滞留:胎儿娩出后 30 min 胎盘仍未剥离。

(2) 胎盘剥离不全:胎儿娩出后胎盘部分剥离引起子宫出血,经按摩子宫、使用宫缩剂、牵拉脐带等方法,胎盘不能排出者。

(3) 胎儿娩出后,胎盘娩出前有活动性出血者。

(4) 前置胎盘或胎盘早期剥离,胎儿娩出后仍有活动性出血者。

2．操作方法

(1)产妇取膀胱截石位,排空膀胱,再次消毒外阴,接生者更换手套。

(2)接生者一手紧握腹部子宫底,另一手的手指并拢呈圆锥形沿脐带进入宫腔,找到胎盘边缘。

(3)进入宫腔后手背紧贴子宫壁,插入胎盘与子宫壁之间,以手掌的尺侧缘慢慢将胎盘自宫腔分离,另一手在腹部按压子宫底。

(4)根据产妇情况进行麻醉。一般情况下产妇不需要麻醉,对于宫口紧、手不能伸入者可遵医嘱肌内注射阿托品 0.5 mg 及哌替啶 50～100 mg,必要时全身麻醉。

3．手术配合

(1)严密观察产妇一般情况,及时做好输血准备。

(2)产妇身旁有专人观察,配合医师尽快完整娩出胎盘、胎膜。

(3)严格执行无菌操作规程,动作轻柔。

(4)术后密切观察子宫收缩和阴道流血情况,对宫缩不良者及时按摩子宫并注射宫缩剂。

(5)仔细检查胎盘、胎膜是否完整,若胎盘有缺损应根据缺损的多少和子宫收缩、阴道出血情况决定是否清宫,应尽量减少宫腔内操作次数和时间。

(6)术后注意观察有关发热、阴道分泌物异常等体征,必要时遵医嘱给予抗生素。

4．评价

(1)人工胎盘剥离术方法正确。

(2)会检查胎盘。

(二)胎膜早破护理技术

1．适应证

(1)胎膜早破期待疗法。

(2)胎膜早破终止妊娠。

2．操作方法

(1)一般护理要求　室内保持良好通气,温度 18～20 ℃,湿度 50%～60%,紫外线灯消毒空气每日 2次,减小感染概率。每日更换清洁被套及床单,保持床单元平整干燥、无碎屑。合理营养指导,少量多餐,给予高蛋白质、高维生素、易消化、色彩对比强的膳食,以增强食欲,提高机体免疫力。日间给予孕妇 4 h一次的皮肤抚触,做好口腔护理、头发护理、寝前护理,适当更换卧姿,提供立即的护理措施,提高人体舒适度。

(2)会阴擦洗　1∶5000 高锰酸钾溶液擦洗会阴每日 2 次。使用消毒会阴垫、便盆,大便后立即冲洗。及时更换污染的中单和消毒卫生纸,保持会阴部清洁。

(3)按要求协助体位　胎先露未衔接者,绝对卧床休息,协助其采取头低臀高位,减缓羊水流出率,防止脐带脱垂。

3．观察胎儿及并发症发生　观察胎儿及胎动变化,定时观察羊水流出率、胎心率、产妇生命体征,进行胎动计数并记录。注意有无胎儿窘迫或脐带受压的特殊胎心率出现,及时报告医师。阴道检查确定有无隐性脐带脱垂,如有脐带脱垂或脐带先露,及时报告医师,应在数分钟内结束分娩。妊娠大于 36 周的孕妇,80% 极有可能在 24 h 内自然分娩,必须严密观察进入产程的征象,观察宫缩状况及宫颈成熟状态。

4．抗生素和催产素的使用　遵医嘱及时使用抗生素抗感染,使用催产素静脉滴注引产。

5．心理支持　向产妇及家属说明病程及其治疗护理程序,评估其焦虑程度,说明胎膜虽破裂,但羊膜功能仍存在,仍会继续制造羊水;说明早产或剖宫产新生儿的健康存活受到一定的威胁,让产妇及家属有较好的心理准备。

6．评价

(1)会阴擦洗熟练。

(2)会协助体位。

(3)会观察胎儿和并发症的发生。

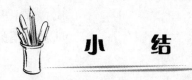

小 结

胎膜早破、产后出血、子宫破裂及羊水栓塞是常见的分娩期并发症,发生时需紧急处理,否则危及生命,上述四种分娩期并发症各有明显的临床特征,不难区分。在具体护理工作中,应重点熟悉其临床表现,并及时采取措施,做到早发现、早处理,同时做好宣教工作并进行预防。

(左 媛)

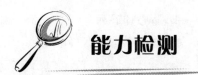

能力检测

A1 型题

* 1. 产后出血是指胎儿娩出 24 h 内出血量达( )。

A. 200 mL   B. 300 mL   C. 400 mL   D. 500 mL   E. 600 mL

2. 产后出血最常见的原因是( )。

A. 胎盘嵌顿   B. 凝血功能障碍   C. 宫颈裂伤   D. 子宫收缩乏力   E. 胎盘剥离不全

* 3. 诊断子宫先兆破裂的主要症状是( )。

A. 子宫出现痉挛性收缩   B. 子宫呈葫芦形,腹部压痛明显

C. 出现排尿困难及血尿   D. 产妇突然感觉剧烈腹痛

E. 产妇烦躁不安,脉快

4. 胎膜早破是指( )。

A. 潜伏期胎膜自然破裂   B. 早产者临产后发生的胎膜破裂

C. 活跃期发生的胎膜破裂   D. 临产前胎膜自然破裂

E. 第一产程未发生的胎膜破裂

5. 头先露孕妇,胎儿窘迫可出现的征象是( )。

A. 胎动 11 次/12 h   B. 胎心音不清楚   C. 羊水胎粪污染

D. 羊水过少   E. 羊水过多

6. 正常分娩时,为预防产后出血,静脉注射宫缩剂的正确时间是( )。

A. 胎肩娩出时   B. 胎头拨露时   C. 胎头娩出后   D. 胎头着冠时   E. 胎盘娩出后

* 7. 胎膜早破最严重的并发症是( )。

A. 产时感染   B. 早产   C. 脐带脱垂   D. 宫缩乏力   E. 产后出血

8. 下面哪种胎位最易发生脐带脱垂?( )

A. 面先露   B. 完全臀先露   C. 足先露   D. 肩先露   E. 额先露

9. 胎儿急性宫内缺氧的早期胎动特点是( )。

A. 频繁   B. 减少   C. 消失   D. 减弱   E. 不变

10. 关于子宫破裂的叙述,下列哪项正确?( )

A. 在平脐处见到缩复环为子宫破裂先兆

B. 出现先兆子宫破裂征象且宫口已开全,行剖宫产术

C. 子宫破裂后可见子宫收缩过强

D. 因不发生胎盘剥离,婴儿死亡率低

E. 子宫破裂后疼痛立刻消失

* 11. 完全性子宫破裂者典型的临床表现是（　　）。

　　A. 子宫缩小，腹壁下清楚扪及胎体 　　　　　　　　B. 产程中出现肉眼血尿

　　C. 子宫出现病理性缩复环 　　　　　　　　　　　　D. 胎动消失，伴阴道大量流血

　　E. 产妇大声喊叫，腹痛难忍

12. 产后出血的定义是（　　）。

　　A. 胎盘娩出后 24 h 内阴道流血量大于 500 mL

　　B. 胎盘娩出后 12 h 内阴道流血量大于等于 500 mL

　　C. 胎儿娩出后 24 h 内阴道流血量大于 500 mL

　　D. 胎盘娩出后 24 h 内阴道流血量大于等于 500 mL

　　E. 胎儿娩出后 24 h 内阴道流血量大于等于 500 mL

13. 急性胎儿宫内窘迫的表现是（　　）。

　　A. 胎盘功能减退 　　　　　　　B. 胎心音遥远 　　　　　　　　C. 胎心率 130 次/分

　　D. 胎动进行性减少 　　　　　　E. 胎心率 180 次/分

14. 产科最严重的并发症是（　　）。

　　A. 产后出血 　　　　B. 胎膜早破 　　　　C. 子宫破裂 　　　　D. 脐带脱垂 　　　　E. 羊水栓塞

15. 下列新生儿窒息的抢救措施中，不正确的是（　　）。

　　A. 首先用乙醇擦胸刺激呼吸

　　B. 窒息严重的患儿，可用咽喉镜气管插管吸出黏液

　　C. 重度窒息新生儿需给予 5% 碳酸氢钠纠正酸中毒

　　D. 吸尽黏液及羊水后，拍打新生儿脚掌促使啼哭

　　E. 在呼吸通畅的基础上行人工呼吸，同时吸氧

16. 易引起子宫破裂的胎位是（　　）。

　　A. 单臀位 　　　　B. 枕横位 　　　　C. 枕右后位 　　　　D. 枕后位 　　　　E. 横位

17. 预防羊水栓塞的正确措施是（　　）。

　　A. 发现宫缩过强时，易行人工破膜缓解宫缩 　　　　B. 认真观察产程，随时做好手术准备

　　C. 人工破膜口宜大，便于羊水迅速流出 　　　　　　D. 人工破膜宜在宫缩的间歇期

　　E. 产程中避免使用催产素

18. 提示胎儿窘迫的现象是（　　）。

　　A. 胎动活跃 　　　　　　　　　　　　　　　　　　B. 胎心率 160 次/分

　　C. 头先露者，羊水中含有胎粪 　　　　　　　　　　D. 臀先露者，羊水中含有胎粪

　　E. 胎心率 120 次/分

19. 分娩期产妇，一旦发生子宫先兆破裂情况，首选的措施是（　　）。

　　A. 停止一切操作，抑制宫缩 　　　　　　　　　　　B. 阴道助产，尽快结束分娩

　　C. 立即通知值班医师 　　　　　　　　　　　　　　D. 备血，即刻术前准备

　　E. 吸氧，开放静脉

* 20. 下列抢救新生儿窒息的原则及程序，正确的是（　　）。

　　A. 建立呼吸，清理呼吸道，预防感染，改善循环

　　B. 清理呼吸道，建立呼吸，预防感染，改善循环

　　C. 清理呼吸道，建立呼吸，改善循环，预防感染

　　D. 建立呼吸，清理呼吸道，改善循环，预防感染

　　E. 改善循环，清理呼吸道，建立呼吸，预防感染

21. 产后出血病人的处理原则是（　　）。

　　A. 输血，抗凝，抗感染 　　　　　　　　　　　　　B. 输血，吸氧，按摩子宫

　　C. 切除子宫，扩容，抗感染 　　　　　　　　　　　D. 纠酸，扩容，抗感染

　　E. 止血，扩容，抗休克，抗感染

A2 型题

22. 吴女士,妊娠 35 周,胎膜早破入院,检查先露未入盆。下列护理措施中错误的是( )。

   A. 嘱绝对卧床休息　　　　　　　B. 取头高足低位　　　　　　　　C. 观察阴道流液情况

   D. 指导孕妇自测胎动　　　　　　E. 禁止灌肠

23. 某产妇 25 岁。足月顺产,当胎儿娩出后即发生阴道持续性出血,量约 500 mL,呈鲜红色,很快凝成血块,查宫缩良好。其出血原因为( )。

   A. 胎盘残留　　　B. 胎盘剥离不全　　C. 子宫收缩乏力　　D. 软产道裂伤　　E. 凝血功能障碍

24. 某产妇足月分娩,胎盘娩出后,阴道出血量达 500 mL 以上,经诊断为宫缩乏力引起的出血,出血还在继续。该产妇应急处理不妥的是( )。

   A. 在医生指导下处理　　　　　　B. 立即按摩子宫　　　　　　　　C. 压出宫腔内积血

   D. 输液,做好输血准备　　　　　E. 注射宫缩剂

25. 胎盘娩出后,持续阴道出血,检查胎盘完整,子宫软,轮廓不清。其首选治疗措施为( )。

   A. 按摩子宫,止住出血　　　　　　　　B. 按摩子宫,同时肌内注射缩宫素

   C. 监视生命体征,注意观察尿量　　　　D. 宫腔探查

   E. 阴道内填塞纱布条止血

26. 某初产妇,妊娠 36 周,2 天来阴道持续流液,阴道检查触不到前羊水囊,液体不断从宫颈口流出,临床诊断为胎膜早破。该孕妇不可能出现的并发症是( )。

   A. 胎儿窘迫　　　B. 早产　　　C. 流产　　　D. 宫腔感染　　　E. 脐带脱垂

27. 胎儿娩出后 3 min,产妇出现多量阴道活动性出血,最可能的是( )。

   A. 凝血功能障碍　　B. 宫颈裂伤　　C. 子宫收缩乏力　　D. 胎盘部分剥离　　E. 阴道静脉破裂

28. 胎儿娩出 8 min 时,产妇出现阴道大量流血,用手在产妇耻骨联合上方按压子宫下段时出现外露子宫回缩,此时最佳的处理方法是( )。

   A. 等待胎盘剥离　　　　　　　　　　　B. 按压子宫底用手牵拉脐带

   C. 静脉滴注催产素　　　　　　　　　　D. 按摩子宫

   E. 徒手剥离胎盘后取出

A3 型题

(29～30 题共用题干)

某初产妇,妊娠 36 周,2 天来阴道持续流液,阴道检查触不到前羊水囊,液体不断从宫口流出,临床诊断为胎膜早破。

* 29. 该产妇不可能出现的并发症是( )。

   A. 胎儿窘迫　　　B. 早产　　　C. 流产　　　D. 宫腔感染　　　E. 脐带脱垂

* 30. 下列不能预防该产妇胎膜早破发生的是( )。

   A. 妊娠最后 2 个月禁止性生活　　　B. 加强产前检查　　　　　　　C. 孕期活动适度

   D. 积极灌肠预防便秘　　　　　　　E. 胎位异常应休息

(31～32 题共用题干)

初产妇,26 岁。孕足月出现规律宫缩 1 h 后来院,由于宫缩过强,立即将产妇放在产床上,未来得及消毒及保护会阴,胎儿急速娩出,正处理胎儿时,见阴道有较多血液流出。腹部检查:子宫收缩良好。

* 31. 该产妇出血原因可能是( )。

   A. 会阴阴道裂伤　　B. 尿道、膀胱损伤　　C. 子宫收缩乏力　　D. 子宫破裂　　　E. 凝血功能障碍

* 32. 以下可以预防该产妇产后出血的措施是( )。

   A. 胎儿娩出后肌内注射缩宫素　　　　　　B. 胎儿娩出后,立即肌内注射缩宫素

   C. 胎儿娩出后,立即徒手取出胎盘　　　　D. 注意保护会阴

   E. 胎头娩出后,即注射缩宫素,加强宫缩

A4 型题

(33～35 题共用题干)

初产妇,26 岁,妊娠 41 周,规律宫缩 10 h 入院。查体:髂棘间径 25 cm,骶耻外径 20 cm,粗隆间径 26 cm,坐骨结节间径 7.5 cm。枕右前位,胎心率 134 次/分。肛诊宫口开大 4 cm,头先露 S0。1 h 后产妇呼叫腹痛难忍,检查宫缩 1～2 min 一次,持续 45 s,胎心率 102 次/分,子宫下段压痛明显。肛诊宫口开大 5 cm,先露 S+1。

* 33. 此时产程受阻的原因是(　　)。

A.扁平骨盆　　　　B.中骨盆狭窄　　　C.骨盆出口狭窄　　D.漏斗形骨盆　　　E.均小骨盆

* 34. 此时最可能的诊断是(　　)。

A.协调性子宫收缩过强　　　　　　　　　B.不协调性子宫收缩过强

C.不协调性子宫收缩乏力　　　　　　　　D.先兆子宫破裂

E.胎盘早剥

* 35. 应立即采取的措施是(　　)。

A.即刻做宫缩应激试验,若异常行剖宫产术　　　B.停催产素静脉滴注,继续观察产程

C.立即肌内注射盐酸哌替啶或地西泮　　　　　　D.立即行剖宫产术

E.继续观察,不做处理

第十章 产褥期并发症产妇的护理

第一节 产褥感染产妇的护理

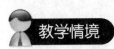

病人,女,26岁,已婚。现产后7天,突然畏寒、高热、腹胀、下腹剧痛,伴恶心、呕吐。查体:T 39 ℃,P 120次/分,R 25次/分,Bp 100/60 mmHg。神志清,急性面容,右肺呼吸音低,两肺无干、湿啰音。脐周及下腹部肌紧张,有压痛及反跳痛。妇科检查:阴道见暗红色血液,宫颈口未闭,宫体孕8周大小,轻压痛,双侧附件无特殊。请问:

1. 该病人最可能的医疗诊断和护理诊断有哪些?
2. 如何制定护理措施?

【概述】

(一)概念

产褥感染(puerperal infection)是指分娩期及产褥期生殖道受病原体侵袭,引起局部或全身的感染。发病率约为6%。产褥病率(puerperal morbidity)是指分娩24 h以后的10日内,每日用口表测量4次体温,其中有2次体温不低于38 ℃。造成产褥病率的最常见原因为产褥感染,其他原因包括生殖道以外的感染如泌尿系统感染、急性乳腺炎、上呼吸道感染及血栓性静脉炎等。

(二)病因

1. 诱发因素

(1)女性生殖系统的自然防御能力在妊娠期及分娩期降低,受病原体感染后易致病。

(2)产妇伴有贫血、产程延长、胎膜早破、产道损伤、产后出血、胎盘残留、手术分娩或器械助产等情况,使其抵抗力下降或为细菌入侵繁殖创造条件。

2. 病原体 产褥感染以混合感染多见,以厌氧菌为主。许多非致病菌在特定环境下可以致病。

3. 感染途径

(1)外源性感染 病人与污染的衣物、用具、各种手术器械、物品等接触过;临近预产期性交、阴道异物等将病原体带入阴道并繁殖;产褥期不注意卫生,如不洁的外阴垫、内裤、床单、便盆等都可能是感染的来源。

(2)内源性感染 正常孕产妇生殖道或其他部位寄生的病原体,当出现感染诱因时可致病。

【病理及临床表现】

根据产褥感染的病理及临床表现,临床上可分为以下几种类型。

（一）急性外阴、阴道、宫颈炎

外阴炎病人有局部灼热、疼痛、下坠感,切口边缘红肿、发硬并有脓性分泌物。阴道、宫颈感染病人则表现为黏膜充血、水肿、溃疡及脓性分泌物增多,宫颈分泌物细菌培养阳性。

（二）急性子宫内膜炎、子宫肌炎

轻者可有下腹疼痛及压痛、低热、恶露增多伴臭味及子宫复旧不良;重者有头痛、高热、寒战、心率快、白细胞增多,下腹部压痛轻重不一,恶露多少不一,宫腔分泌物细菌培养阳性。

（三）急性盆腔结缔组织炎、急性输卵管炎

病原体沿淋巴管道和血液循环到达子宫周围组织引起急性盆腔结缔组织炎,波及输卵管可形成输卵管炎。产妇出现持续高热、寒战、下腹疼痛及下坠感,子宫复旧不良,压痛明显。严重者侵及整个盆腔形成冰冻骨盆。

（四）急性盆腔腹膜炎及弥漫性腹膜炎

炎症进一步扩散至腹膜,可引起盆腔腹膜炎,继而发展为弥漫性腹膜炎。病人出现严重全身中毒症状及腹膜炎症状和体征,如高热、恶心、呕吐与腹胀及腹部压痛、反跳痛,因产妇腹壁松弛,腹肌紧张多不明显。可在子宫直肠陷凹形成局限性脓肿,若脓肿波及肛管与膀胱,则出现腹泻、里急后重与排尿困难。

（五）血栓性静脉炎

胎盘剥离面的感染性血栓,经血行播散可引起盆腔血栓性静脉炎。病人多于产后1～2周继子宫内膜炎之后出现寒战、高热,症状可持续数周或反复发作。盆腔静脉炎向下扩散可继发下肢血栓静脉炎,病变多发生于股静脉、腘静脉及大隐静脉。病人多于产后2～3周出现弛张热,病变下肢持续性疼痛,局部静脉压痛或触及硬条索状物,血液回流受阻引起下肢水肿,皮肤发白,习称股白肿。

（六）脓毒血症及败血症

感染血栓脱落进入血液循环可引起脓毒血症,出现肺、脑、肾脓肿或肺栓塞。当大量病原体进入血液循环并繁殖引起败血症,可出现严重全身中毒症状及感染性休克症状,如持续高热、寒战、脉搏细速、血压下降、呼吸急促及尿量减少等,可危及生命。

【治疗原则】

1. 支持疗法 加强营养,给予足够量蛋白质、维生素,增强全身抵抗力。纠正贫血和水、电解质紊乱。

2. 抗生素的应用 依据细菌培养和药敏试验结果,首选广谱、高效抗生素并进行综合治疗。抗生素在使用过程应注意足量、足疗程。必要时短期加用肾上腺糖皮质激素,提高机体应激能力。

3. 清除病灶及残留物 会阴部或腹部伤口感染应及时拆除缝线,行切开引流。及时清除宫腔残留物,对盆腔脓肿可经腹或后穹隆切开排脓或穿刺引流。

4. 血栓性静脉炎的治疗 使用大量抗生素,同时可加用肝素和尿激酶,用药期间严密监测凝血功能。同时还可口服双香豆素、阿司匹林或双嘧达莫等。

【护理评估】

（一）健康史

详细询问病史,了解有无贫血、营养不良、妊娠晚期性生活以及泌尿生殖道感染的病史。认真评估是否存在产褥感染的诱因,如胎膜早破、产程延长、手术助产、软产道裂伤及产后出血等。

（二）身心状况

认真评估产妇全身状况、伤口愈合及子宫复旧情况,了解子宫底的高度、硬度和有无压痛及其疼痛程度。观察恶露的量、颜色、性状及气味。通过观察产妇的语言及行为,了解产妇的情绪与心理状态,是否存在烦躁、焦虑、沮丧及恐惧等情绪。

（三）辅助检查

1. 血常规 白细胞计数增高,以中性粒细胞增高明显;血沉加快。

2. 后穹隆穿刺 急性盆腔腹膜炎时,直肠子宫陷凹脓肿形成,后穹隆穿刺有脓液。

3. 分泌物培养 宫颈分泌物、宫腔分泌物及后穹隆穿刺物做细菌培养,有助于诊断。

4. 影像学检查 B超、彩色超声多普勒、CT和MRI等检测手段,可以对感染形成的炎性包块、脓肿作出定位及定性诊断。

5. 其他检查 检测血清C-反应蛋白有助于早期诊断感染。

【护理诊断/问题】

1. 体温过高 与产褥感染有关。

2. 急性疼痛 与产褥感染有关(伤口疼痛、腹部疼痛、高热致头痛)。

3. 焦虑 与疾病、母子分离和不能照顾新生儿有关。

【护理措施】

(一)一般护理

(1)保持安静、清洁和舒适的休息环境,保证产妇充足的休息和睡眠。

(2)取半卧位,有利于恶露排出及局限炎症;给予高蛋白质、高热量和高维生素饮食。

(3)保证足够液体摄入,必要时静脉输液,防止水、电解质失衡。

(二)心理护理

(1)鼓励产妇倾诉不良情绪,给予相关解释,并让其了解产褥感染相关知识。

(2)提供母婴接触机会,减轻或解除产妇及其家属焦虑及紧张情绪。

(3)鼓励家属及亲友为产妇提供良好的社会支持。

(三)病情观察

观察并记录产妇生命体征,恶露的量、颜色、性状及气味,会阴伤口及子宫复旧情况,腹部体征及病人全身中毒症状等。

(四)治疗配合

1. 支持治疗 根据医嘱进行支持治疗,体温高于39 ℃病人应及时采取有效的物理降温措施,且注意维持水、电解质平衡。

2. 抗感染治疗 遵医嘱正确应用抗生素。协助产妇保持床单及衣物清洁,防止交叉感染。

3. 手术配合 配合医生做好清宫术、脓肿切开引流术及后穹隆穿刺术等手术准备及护理。

4. 会阴护理 帮助产妇做好会阴护理,注意保持外阴清洁干燥,及时更换会阴垫。外阴伤口用1∶5000的高锰酸钾温水溶液擦洗,每日2次,按由前向后顺序。红外线照射伤口,每次15～20 min,每日2次。若伤口有脓性分泌物,应提前拆线,酌情扩创换药。

5. 母乳喂养指导 使用对新生儿有影响的抗生素时,应暂停哺乳,并指导产妇及时挤出乳汁,避免引起乳腺炎,停用抗生素后可考虑继续哺乳。

(五)健康指导

(1)加强孕期保健及卫生宣传教育工作。协助产妇了解导致产褥感染的相关因素及预防知识。教会其观察并发症的症状及预防措施;告知正在实施的治疗、检查及护理操作的目的和意义,以减少病人紧张、焦虑情绪,取得其主动配合。

(2)指导产妇产后饮食、休息、用药及定时复查等自我康复保健护理,无特殊情况应尽早下床活动。指导禁忌母乳喂养者定时挤奶,维持泌乳。

(3)指导孕妇建立良好的个人卫生习惯,保持会阴清洁干燥,及时更换会阴垫。

第二节　产后泌尿系统感染产妇的护理

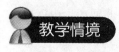

胡女士,28岁,初产妇。3天前经阴道分娩一足月男婴,新生儿体重3500 g,分娩过程中行会阴侧切

术。产妇产后因会阴部伤口疼痛惧怕排尿,今日产后3天产妇突然出现尿频、尿急、尿痛,排尿时有烧灼感,膀胱部位压痛。查体:T 38.0 ℃。请问:

1. 该病人最可能的医疗诊断和护理诊断有哪些?

2. 应如何制定护理措施?

【概述】

产后有 2‰～4‰ 的产妇会发生泌尿系统感染,引起感染的病原体绝大部分为革兰氏阴性杆菌,以大肠杆菌为多见,其他有变形杆菌、产气杆菌和葡萄球菌等。

(一)感染途径

主要为上行性感染,即细菌从尿道外口侵入,首先感染膀胱,随后再沿输尿管上行感染肾盂、肾盏。

(二)病因

(1)女性尿道短、直,尿道口与阴道口、肛门相邻,产后局部污染物如恶露、粪便等,处理不当易造成上行感染引起膀胱炎、肾盂肾炎。

(2)分娩过程中,膀胱受压引起黏膜充血、水肿、挫伤,容易发生膀胱炎。

(3)分娩过程中安插尿管或过多的阴道检查、无菌技术执行不彻底,可导致细菌侵入,造成感染。

(4)分娩时膀胱受压迫导致膀胱肌失去收缩力,不能将膀胱内的尿液完全排出,引起尿潴留而引起膀胱炎。产后尿道和膀胱张力降低,对充盈不敏感,或因会阴部伤口疼痛使产妇不敢排尿,造成尿潴留而引起细菌感染。

【临床表现】

1. 症状

(1)膀胱炎症状 多在产后2～3日出现,病人主要表现为尿频、尿急、尿痛,排尿时有烧灼感或排尿困难;也有表现为尿潴留或膀胱部位压痛或下腹部胀痛不适;也可伴有低热,但通常没有全身症状。

(2)肾盂肾炎感染 多由下泌尿道感染上行所致,较常发生在右侧,也可能两侧均受累,病人症状通常发生在产后第2～3日,也可发生在产后3周,主要表现为单侧或双侧腰部疼痛、高热、寒战、恶心、呕吐、周身酸痛等,同时伴有尿频、尿急、尿痛、排尿未尽感及膀胱刺激症状。

2. 体征

(1)膀胱炎病人可有轻度发热,体温在 37.8～38.3 ℃,膀胱部位有压痛。

(2)肾盂肾炎病人有高热,体温常达 40 ℃,并表现为单侧或双侧的肾区叩痛阳性。

【治疗原则】

1. 支持疗法 增加蛋白质和维生素的摄入,纠正电解质平衡紊乱,有效增强机体抵抗力。

2. 局部病灶处理 及时清除宫腔内残留物;切口感染或盆腔脓肿形成,应及时拆线引流或切开引流。

3. 合理应用抗生素 病原体未明确时,应选用高效、广谱抗生素;继而根据药敏试验和细菌培养结果调整用药方案,必要时短期加用糖皮质激素。

4. 其他 血栓性静脉炎时,可加用肝素钠、双香豆素、阿司匹林等。

【护理评估】

(一)健康史

首先要评估病人过去是否有泌尿系统感染的病史,本次分娩情况,如是否有产程过长、排尿困难、手术助产、安放尿管的经历;并了解产后第一次自解小便时间、尿量、膀胱功能恢复情况。

(二)身心状况

评估病人产后出现泌尿系统感染的症状,是否有尿频、尿急、尿痛及尿潴留等;是局限于下泌尿道膀胱炎,还是已经上行感染发生肾盂肾炎。要了解病人体温、排尿形态的改变及全身症状。由于严重感染时产妇症状明显,易产生焦虑、恐惧等心理问题,并可因母婴分离而不安,因不能亲自照顾婴儿而产生内疚感。

(三)辅助检查

尿常规检查可见白细胞、红细胞;可有蛋白尿、管型尿;中段尿培养细菌数 $>10^5$/mL。做血尿素氮及肌酐检查,以确定肾功能有无受损。

【护理诊断/问题】

1. 排尿障碍 与泌尿系统感染有关。

2. 知识缺乏 缺乏预防泌尿系统感染的相关知识。

【护理措施】

(一)一般护理

(1)仔细评估产妇产后子宫底的高度、恶露量并识别尿潴留的临床表现。采取各种方法使产妇自解小便,例如,提供排尿所需要的环境,协助产妇如厕,用温水冲洗会阴,加压于耻骨联合上方、听流水声或针灸疗法等。

(2)指导产妇注意会阴部的清洁,每次便后冲洗会阴部,以防逆行感染。

(3)急性感染期病人应卧床休息,摄取营养丰富、易消化、少刺激的食物。同时,鼓励产妇多饮水,每日需饮水 3000～4000 mL,以达到膀胱自身冲洗的目的。

(二)心理护理

鼓励病人说出对疾病的认识,确定其主要的心理问题。向病人和家属解释有关产后泌尿系统感染产妇的护理的相关知识,说明积极配合治疗的必要性。

(三)病情观察

观察尿频、尿急、尿痛情况。密切观察病人的体温、排尿形态的改变及全身症状。警惕病人是否存在腰部疼痛、高热、寒战、恶心、呕吐、周身酸痛等下泌尿道感染上行症状。

(四)治疗配合

(1)按医嘱给予敏感有效的抗生素,症状减轻后仍需持续用药,直至感染症状完全消除,须复查尿常规,必要时行尿培养直至确定无菌为止;预防转为慢性。

(2)按医嘱必要时使用抗痉挛药和止痛药,以缓解病人不适,对发热及其他症状给予对症护理。

(五)健康指导

指导产妇养成定时排尿的习惯,保证摄入充足的液体。督促产妇每 4 h 一次定时排空膀胱,有助于除去感染尿液,避免膀胱过度膨胀,有利于恢复正常的排尿功能。给予病人健康教育和出院指导,减少泌尿系统感染的复发概率。

第三节 产褥期抑郁症的护理

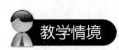
教学情境

陈某,33 岁,工人。2011 年 4 月 10 日初诊。产后失眠焦虑 2 个月余。今年 2 月 5 日分娩第一胎,分娩过程中产钳助产,出血颇多,产后失眠焦虑,自恐不能继续生存,对婴儿亦不知所措,失望悲伤,胡言乱语。服大量镇静剂后神情疲惫、目光昏暗、畏光。请问:

1. 该病人最可能的医疗诊断和护理诊断有哪些?

2. 应如何制定护理措施?

【概述】

产褥期抑郁症(postpartum depression)是指产妇在产褥期内出现的抑郁症状,是产褥期精神综合征中最常见的一种类型。产褥期抑郁症不仅影响家庭功能和产妇的亲子行为,严重者还可危及产妇及婴儿的健康与安全。有关其发病率,国内资料并不少见,国外报道发生率高达 30%。

产褥期抑郁症的病因目前尚不清楚,可能与神经内分泌和精神因素两方面有关。妊娠后期体内雌激素、孕激素显著提高,皮质类固醇、甲状腺素不同程度增加。分娩后上述激素迅速撤退,致脑组织和内分泌系统的儿茶酚胺减少,影响高级脑活动。产妇经过妊娠分娩,身体疲惫、精神紧张,神经系统机能状态不佳,进一步导致内分泌机能状态的不稳定。

【临床表现】

产褥期抑郁症多在产后 2 周内发病,产后 4～6 周症状明显。产妇多表现为疲劳、焦虑、易激惹、注意力不集中、恐惧、压抑、沮丧、失眠、乏力、感情淡漠,以及过度担忧自身和婴儿健康。严重者常失去生活自理及照顾婴儿的能力,有时会陷入错乱或嗜睡状态,甚至出现伤害婴儿或自杀行为。

【治疗原则】

评估病情,识别病因,缓解压力,对症处理。

1. 心理治疗　积极采用支持性心理治疗,如倾听、理解、安慰、鼓励和宣泄等,或根据病人的心理状态、个性特征及发病原因等给予个体化的心理辅导,解除致病的心理因素(如对新生儿性别不理想、婚姻关系紧张、既往有精神障碍史等)。给予产妇更多关心和照顾,尽量调整好家庭关系,避免不良精神刺激,减少心理压力。

2. 药物治疗　选用抗抑郁症药物,以不进入乳汁为宜。常用药物如下。

(1) 5-羟色胺再吸收抑制剂:例如,帕罗西汀每日 20 mg,一次口服,连续用药 3 周后,根据病情增减剂量,一次增减 10 mg,间隔不得少于 1 周;舍曲林以 50 mg/d 为开始剂量,逐渐增至 200 mg/d 口服;氟西汀以 20 mg/d 为开始剂量,根据病情可逐渐增至 80 mg/d 口服。

(2) 三环类抗抑郁药:例如,阿米替林,以 50 mg/d 为开始剂量,分 2 次口服,逐渐增至 150～300 mg/d,分 2～3 次口服。

【护理评估】

(一) 健康史

(1) 全面评估是否存在抑郁症、精神病的个人史和家族史。

(2) 有无重大精神创伤史。

(3) 本次妊娠过程心理状况及分娩情况是否顺利,有无难产、滞产、手术产及产时、产后并发症。

(4) 婴儿健康状况。

(5) 家庭婚姻关系和社会支持因素等。

(二) 身心状况

(1) 评估产妇的心理状况和情绪变化,是否存在孤独、焦虑和恐惧感。

(2) 观察产妇日常活动和行为,评估是否存在自我照顾困难及照顾婴儿困难等。

(3) 询问产妇对本次分娩的实际体验与感受。

(4) 观察母婴之间接触和交流情况,了解产妇对婴儿的喜恶程度及对婴儿有无混乱、失望或愤怒的情绪。

(5) 了解产妇与配偶及其他家庭成员的关系,评估产妇的人际交往能力与社会支持系统。

(三) 辅助检查

必要时可应用心理测量仪,例如,用产褥期抑郁量表等对产妇的心理状况进行评估,评估产妇心理障碍的严重程度。产褥期抑郁症至今尚无统一的诊断标准,美国精神学会(1994)在《精神疾病的诊断和统计手册》一书中,制定了产褥期抑郁症的诊断标准,详见表 10-1。

表 10-1　产褥期抑郁症的诊断标准

(1) 在产后 2 周内出现下列 5 条或 5 条以上的症状,必须具备①②两条	(2) 在产后 4 周内发病
① 情绪抑郁	
② 对全部或多数活动明显缺乏兴趣或愉悦	
③ 体重显著下降或增加	
④ 失眠或睡眠过度	

续表

⑤ 精神运动性兴奋或阻滞
⑥ 疲劳或乏力
⑦ 遇事皆感毫无意义或自责感
⑧ 思维能力减退或注意力涣散
⑨ 反复出现死亡想法

【护理诊断/问题】

1. 个人应对无效 与产妇的抑郁行为有关。

2. 家庭作用改变 与抑郁导致家庭功能改变有关。

3. 有对自己或婴儿施行暴力行为的危险 与产后严重的心理障碍有关。

【护理措施】

（一）一般护理

为产妇提供安静、舒适环境,保证其充足的休息和睡眠。指导产妇采取深呼吸、背部按摩等方式进行自我放松。鼓励、指导丈夫及家属参与新生儿护理活动,培养新家庭观念。

（二）心理护理

鼓励产妇诉说心理问题,表达内心感受,找出并解除产妇致病的不良因素,对其进行心理疏导。协助产妇与婴儿进行交流,接触,为婴儿提供照顾,促进其适应母亲角色,培养自信心。鼓励丈夫及家属多给予关心、理解和照顾,帮助其尽量调整好家庭关系。解除不良的诱发因素,减少或避免精神刺激,缓解生活中的应激性压力,减轻其躯体症状。

（三）病情观察

高度警惕产妇的伤害性行为,注意安全保护,避免各种危险因素。尤其当产妇出现严重行为障碍时,避免产妇与婴儿独处。

（四）治疗配合

重症病人应请心理医生或精神科医生协助治疗,遵医嘱给予抗抑郁药治疗或抗精神病治疗,同时配合医生对产妇进行心理治疗。做好出院指导与家庭随访工作,为产妇提供心理咨询机会。

（五）健康指导

（1）重视孕妇的精神关怀。利用孕妇学校等多种渠道普及有关妊娠、分娩知识,完善自我保健。在妊娠、分娩及产褥期对产妇给予更多关心和爱护,减轻孕妇的紧张及焦虑情绪。

（2）应定期密切观察有抑郁症及精神疾病家族史的孕妇。指导家人给予更多的关爱和照顾,避免一切不良刺激。

（3）指导产妇出院后保证充足的营养、休息和睡眠,教会产妇各种自我放松技巧,鼓励产妇增强自信心,提高自我价值意识。并做好家庭随访工作。

（4）宣传有关产褥期抑郁症的相关知识。

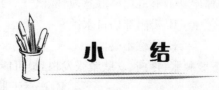

小 结

本章重点介绍了产褥感染和产后泌尿系统感染及产褥期抑郁症等产褥期并发症的概念、病因、病理、临床表现、护理评估、护理措施及健康教育等。由于产褥期并发症病情均较严重,因此应注意以预防为主,尤其是产褥感染、产褥期抑郁症等疾病。近年来,产褥期抑郁症导致产后母亲自杀或伤害婴儿的案例日益增多,引起了医疗界及社会的广泛关注,因此熟悉产褥期抑郁症的病因分析并协助医师进行干预和诊疗是非常重要的。

(叶　芬)

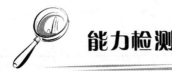能力检测

A1 型题

*1. 关于产褥感染护理外叙述,下列哪一项不妥?(　　)

A.防止交叉感染,进行床边隔离　　　　　　　　　B.产妇平卧,臀部抬高

C.体温超过 38 ℃应停止哺乳　　　　　　　　　　D.保证营养摄入

E.保持外阴清洁

*2. 导致产褥病率的主要原因是(　　)。

A.手术切口感染　B.乳腺炎　　　　C.上呼吸道感染　D.泌尿系统感染　E.产褥感染

3. 下列关于产褥感染的说法错误的是(　　)。

A.一般在产后 3～7 天出现症状

B.血栓性静脉炎(股白肿)多在产后 1～2 周出现症状

C.股白肿是最常见的炎症反应

D.急性宫颈炎主要表现为局部伤口感染

E.急性外阴炎主要表现为局部伤口感染

*4. 关于产褥感染的护理,下列叙述不正确的是(　　)。

A.产妇出院后严格消毒所用卧具和用具　　　　　B.进行床边隔离

C.高热病人,可用物理方法降温　　　　　　　　D.产妇取平卧位

E.产妇体温达 39 ℃时,应暂停哺乳

5. 产褥感染最常见的病理及临床表现是(　　)。

A.急性子宫内膜炎　　　　　　B.腹膜炎　　　　　　　　　C.急性输卵管炎

D.血栓性静脉炎　　　　　　　E.急性盆腔结缔组织炎

6. 下列哪项不是产褥感染的原因?(　　)

A.产道本身存在细菌　　　　　　　　　　　　B.妊娠末期性交、盆浴

C.医护人员的手、呼吸道及各种手术器械的接触

D.缩宫素的使用　　　　　　　　　　　　　　E.产程延长及手术助产

A2 型题

7. 产妇张女士,产后 1 天,会阴切口处疼痛剧烈并有肛门坠胀感,体温 37 ℃,其最主要的护理问题为(　　)。

A.舒适的改变　　　B.体温过高　　　C.疼痛　　　D.母乳喂养中断　E.焦虑

8. 某产妇,产后如会阴切口处疼痛剧烈或有肛门坠胀感应怀疑(　　)。

A.会阴部伤口血肿　　　　　B.会阴部伤口水肿　　　　　　C.产后出血

D.胎盘残留　　　　　　　　E.体位不妥

9. 某产妇,产后 3 周出现寒战、下肢肿胀、疼痛、皮肤紧张发白,最可能的诊断是(　　)。

A.子宫内膜炎　　　　　　　　　　　　　　B.产后下肢血栓性静脉炎

C.急性盆腔结缔组织炎　　　　　　　　　　D.急性盆腔腹膜炎

E.子宫肌炎

*10. 李某,女,28 岁,产后 8 日,发热、腹痛 5 日入院。T 39.2 ℃,BP 90/60 mmHg,急性痛苦病容,下腹压痛。妇科检查:子宫如妊娠 4 个月大,触痛明显。子宫右侧触及有压痛实性肿块。李某应诊断

为（　　）。

    A.急性子宫内膜炎   B.急性子宫肌炎

    C.急性盆腔结缔组织炎   D.急性盆腔腹膜炎

    E.血栓性静脉炎

11. 王某,初产妇,第一胎,产钳助产,分娩过程中出血颇多,产后失眠焦虑,自恐不能继续生存,对婴儿亦不知所措,失望悲伤,胡言乱语。下列哪项护理措施不恰当?（　　）

    A.为产妇提供安静、舒适环境,保证充足的休息和睡眠

    B.允许产妇与婴儿独处

    C.应遵医嘱给予抗抑郁药治疗或抗精神病治疗

    D.协助产妇与婴儿进行交流,接触

    E.指导产妇采取深呼吸、背部按摩等方式进行自我放松

12. 初产妇,28 岁,产后 3 天突然出现尿频、尿急、尿痛,排尿时有烧灼感,膀胱部位压痛。查体: T 38.0 ℃。该产妇最可能的诊断是（　　）。

    A.产后肾盂肾炎   B.产后膀胱炎   C.产褥感染   D.产后尿道炎   E.急性外阴炎

* 13. 某产妇,产后第 6 日,发热达 40 ℃,恶露多而浑浊,有臭味,子宫复旧不佳,有压痛。下述哪项护理不妥?（　　）

    A.取半卧位   B.床边隔离   C.物理降温   D.抗感染治疗   E.坐浴 1～2 次/日

A3 型题

（14～16 题共用题干）

产钳助产产妇,产后 4 天,体温 38 ℃,双乳稍胀,无明显压痛,子宫脐下 2 指,轻压痛,恶露多而浑浊,有臭味,余无异常发现。

14. 该产妇首先考虑的疾病为（　　）。

    A.子宫内膜炎   B.产后宫缩痛   C.乳房炎

    D.急性盆腔结缔组织   E.慢性盆腔炎

15. 在护理中,告知该产妇取哪种卧位最为恰当?（　　）

    A.俯卧位   B.平卧位   C.半卧位   D.头低足高位   E.侧卧位

16. 在护理中,应采取哪种隔离?（　　）

    A.保护   B.床旁   C.呼吸道   D.严密   E.消化道

第十一章

妇科护理病史采集及检查的护理

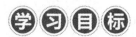

1. 掌握妇科护理病史采集的方法和内容。
2. 掌握盆腔检查的注意事项及护理配合。
3. 熟悉盆腔检查的方法。
4. 了解盆腔检查结果的记录。
5. 能熟练地应用护理程序对病人进行护理评估、诊断、计划、实施和评价。

第一节 妇科护理病史采集

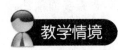

王女士,35 岁。近 1 年来感月经量明显增多,医生以子宫肌瘤收入院。入院后护士对病人进行了详细的病史询问、身体评估和心理评估,作出护理诊断,制订了护理计划并实施。请问:

1. 针对该病人应如何进行病史采集?
2. 病史的询问应包含哪些方面?

【妇科护理病史采集方法】

采集病史时,应态度和蔼、语言亲切、耐心细致地询问病情。妇科护理人员不仅要考虑病人讲述病情的真实性,遇有不愿意说出实情者,更应耐心启发。询问病史应有目的性,切勿遗漏关键性的病史内容。对危重病人,在初步了解病情后,应立即抢救,以免贻误治疗。对外院转诊者,应当索要病人的病情介绍作为重要参考资料。对不能亲自口述的危重病人,可询问最了解其病情的家属、亲友、护送转诊的医务人员或发病现场的目击者。并应注意病史的可靠性和某些场合下的保密性。对未婚病人有的需进行直肠-腹部诊和相应的化验检查,明确病情后再补充询问与性生活有关的问题。

【病史内容】

1. 一般项目 包括病人姓名、性别、年龄、籍贯、职业、民族、住址、入院日期、病史记录日期、病史陈述者、可靠程度。若非病人陈述,应注明陈述者与病人的关系。

2. 主诉 促使病人就诊的主要症状及持续时间,力求简明扼要。若病人有几种主要症状,则还应按照其发生时间的顺序书写,例如:停经 52 日后,阴道流血 5 日,腹痛 1 h。若病人无任何自觉症状,而仅为妇科普查时发现妇科疾病,主诉应写为:普查发现"子宫肌瘤"3 日。

3. 现病史 即病人本次疾病的发生、演变、诊疗、护理等方面的详尽情况,为病史的主要组成部分,应按时间顺序书写。

4. 既往史 即病人过去的健康状况和疾病情况。内容包含以往一般健康状况、疾病史、传染病史、预防接种史、手术外伤史、输血史、药物过敏史。应按全身各系统依次询问。

5. 月经史 包括初潮年龄、月经周期及经期长短、经量、颜色、经期伴随症状。如初潮年龄 12 岁,月经周期28~30天,经期5~6天,47岁绝经,可简写为$12\frac{5\sim6}{28\sim30}47$。常规询问末次月经(LMP)及其经量和持续时间。若其流血情况不同于以往正常月经时,还应问明末次前月经(PMP)。已绝经病人应询问绝经年龄,绝经后有无阴道流血、白带增多或其他不适。

6. 婚育史 婚次及每次结婚年龄,是否近亲结婚,配偶健康状况,有无冶游史、性病史及双方同居情况等。足月产、早产、流产次数及现存子女数,例如,足月产1次,无早产,流产1次,现存子女1人,可简写为1-0-1-1(足-早-流-存),或用孕2产1(G_2P_1)表示。分娩方式,有无难产史,新生儿出生情况,产后有无大量出血或感染史。自然流产或人工流产情况,末次分娩或流产日期,采用何种计划生育措施及其效果。

7. 个人史 生活及居住情况,出生地和曾经居留地区,有无烟、酒等特殊嗜好。

8. 家族史 父母、兄弟、姊妹及子女健康状况。家族成员中有无遗传性疾病、可能与遗传有关的疾病及传染病。

第二节 妇科检查的护理配合

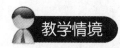

李女士,28岁,已婚,因停经56天,近2周来淋漓阴道流血伴下腹痛前来就诊。妇科检查:右下腹压痛、反跳痛阳性,肌紧张不明显。宫颈轻度举痛,子宫正常大小,子宫右后方可触及鸡卵大小边界不清的包块,压痛明显。体温37.5 ℃,血压、脉搏正常,尿HCG阳性。经做相关检查,诊断为"右侧输卵管妊娠"。请问:

1. 该病人进行妇科检查时应注意哪些问题?

【护理评估】

(一)生理评估

生理评估是指妇科护士通过系统地运用视、触、叩、听、嗅等手段,对病人各系统进行检查。除急诊外,应按下列先后顺序进行。

1. 全身体格检查 常规测量体温、脉搏、呼吸、血压、体重和身高。其他检查项目包括病人的神志、精神状态、面容、体态、全身发育及毛发分布情况、皮肤、浅表淋巴结、头部器官、颈、乳房、心、肺、脊柱及四肢情况。

2. 腹部检查 视诊主要观察腹部是否隆起或凹陷,腹壁有无瘢痕、皮疹、妊娠纹、静脉曲张、腹壁疝、腹直肌分离等。触诊主要了解腹壁厚度、质地,肝、脾、肾有无增大及压痛,腹部是否有压痛、反跳痛或肌紧张,能否触及包块。若触及包块应当描述其位置、大小、形状、质地、活动度、表面是否光滑,有无凹凸不平,以及有无压痛等。叩诊时注意鼓音和浊音分布区,有无移动性浊音。必要时听诊了解肠鸣音情况。若合并妊娠,应检查子宫底高度、子宫大小、胎位、胎心音及胎儿大小等。

3. 盆腔检查 盆腔检查为妇科检查所特有,又称妇科检查,包括外阴、阴道、宫颈、宫体及双侧附件的检查。

1)检查基本要求

(1)检查者应关心体贴病人,态度严肃、语言亲切、检查仔细,动作轻柔。检查前告知病人盆腔检查可能引起不适,不必紧张。

(2)除尿失禁病人外,病人检查前应排空膀胱。大便充盈者应在排便或灌肠后检查。

(3)每检查一人,应更换一次性臀垫,以防交叉感染。

(4)病人取膀胱截石位,臀部置于台缘,上半身略抬高,两手平放于身旁。检查者面向病人,立于病人两腿之间。不宜搬动的危重病人可在病床上检查。

(5) 避免于经期行盆腔检查,但若为阴道异常流血则必须检查。检查前必须严格消毒外阴,并使用无菌手套及器械,以防发生感染。

(6) 对未婚病人禁做双合诊及阴道窥器检查,应限于行直肠-腹部诊。若确有检查必要时,应先必须征得病人及家属同意,方可以食指缓慢放入阴道内扪诊。男医师对未婚者进行检查时,需有其他女医护人员在场,以减轻病人紧张心理和避免发生不必要的误会。

(7) 疑有盆腔内病变的腹壁肥厚、高度紧张不合作或未婚病人,若盆腔检查不满意时,可行 B 超检查,必要时可在麻醉下进行盆腔检查。

2) 检查方法及步骤(详见第四节有关内容)

(1) 外阴部检查　观察外阴发育及阴毛多少和分布情况,有无皮炎、溃疡、赘生物或肿块,注意皮肤和黏膜色泽或色素减退及质地变化,有无增厚、变薄或萎缩。然后分开小阴唇,暴露阴道前庭及尿道口和阴道口。观察尿道口周围黏膜色泽及有无赘生物。未婚者的处女膜完整未破,其阴道口勉强可容食指;已婚者的阴道口能容两指通过;经产妇的处女膜仅余残痕或可见会阴侧切瘢痕。检查时还应让病人用力向下屏气,观察有无阴道前后壁脱垂、子宫脱垂或尿失禁等。

(2) 阴道窥器检查(图 11-1)　临床上常用鸭嘴形阴道窥器。应根据病人阴道大小和阴道壁紧张度情况,选用适当大小的阴道窥器。

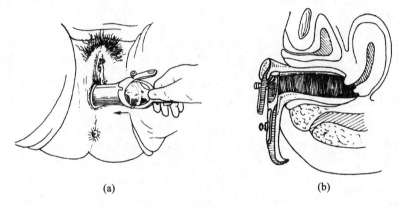

(a)　　　　　　　　(b)

图 11-1　阴道窥器检查

(3) 双合诊　盆腔检查中最重要的项目。检查者一手的两指或一指放入阴道,另一手在腹部配合检查,称为双合诊。目的在于检查阴道、宫颈、宫体、输卵管、卵巢和宫旁结缔组织及骨盆腔内壁有无异常(图11-2、图11-3)。

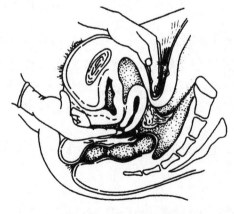

图 11-2　双合诊检查子宫

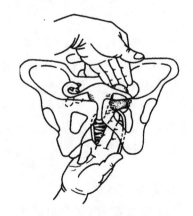

图 11-3　双合诊检查附件

(4) 三合诊　经直肠、阴道、腹部联合检查称为三合诊(图11-4)。方法:一手食指放入阴道,中指插入直肠以替代双合诊时的两指,其余检查步骤与双合诊时相同。此法能更清楚地了解位于骨盆后部及直肠子宫陷凹部肿物与子宫或直肠的关系,也可查清极度后屈的子宫、阴道直肠膈、宫颈旁、宫骶韧带的病变。

(5) 直肠-腹部诊　一手食指伸入直肠,另一手在腹部配合检查,称为直肠-腹部诊(图11-5)。此法适

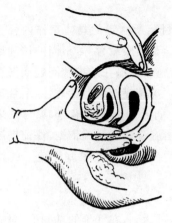

图 11-4 三合诊

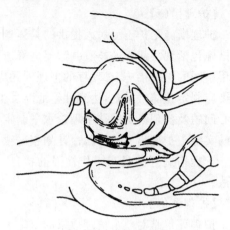

图 11-5 直肠-腹部诊

用于未婚、阴道闭锁或因其他原因不宜行双合诊的病人。

3）记录 通过盆腔检查,应将检查结果按解剖部位先后顺序记录。

（1）外阴 发育情况及婚产式（未婚、已婚未产或经产式）。有异常发现时应详加描述。

（2）阴道 是否通畅,黏膜情况,分泌物量、色、性状及有无臭味。

（3）宫颈 大小、硬度,有无糜烂、撕裂、息肉、腺囊肿,有无接触性出血、举痛等。

（4）宫体 位置、大小、硬度、活动度、有无压痛等。

（5）附件 有无块状物、增厚或压痛。若扪及块状物,记录其位置、大小、硬度、表面光滑与否、活动度、有无压痛以及与子宫及盆腔关系。左、右两侧情况分别记录。

（二）心理、社会评估

妇科病人由于疾病或手术涉及性生活、婚姻、生育等家庭方面的问题,常影响夫妻生活甚至家庭,所以妇科病人思想顾虑多、包袱重、压力大。故对病人进行心理、社会评估不容忽视,主要包含以下几方面的内容。

1. 病人对健康问题及医院环境的感知 病人对疾病的认知程度一般取决于其病程长短和文化程度。多数病人比较缺乏相关疾病的知识,产生不同表现:有的过度紧张,产生恐惧心理;有的仅了解手术方案,对手术后影响不了解。

2. 病人对疾病的反应 可根据量化评估表,评估病人患病前后的应激方法、面对压力时的解决方式、处理问题过程中遭遇到的困难。尽可能确定导致病人疾病的社会、心理因素,并采取心理护理措施,帮助病人预防、减轻或消除心理因素对健康的影响。

3. 病人的精神、心理状态 评估发病后病人的定向力、意识水平、注意力、仪表、举止、语言、行为、情绪、沟通交流能力、思维、记忆和判断能力有无改变。病人有无焦虑、恐惧、否认、绝望、自责、沮丧、悲哀、愤怒等情绪变化。

4. 人格类型 评估病人属于依赖或是独立型,紧张或是松弛型,主动或是被动型,内向或是外向型,为针对提出的护理问题制定护理措施提供相关依据。

【常见护理诊断/问题】

护理诊断可以按照马斯洛（Maslow）的基本需要层次分类,也可以按照戈登（Gordon）的 11 个功能性健康型态分类。我国目前使用的是北美护理诊断协会（NANDA）认可的护理诊断。确认护理相应的护理诊断后,根据这些护理诊断的轻重缓急制订护理计划、提出护理目标、实施护理措施及评价护理效果。

【护理目标】

护理目标的确定有利于护理措施的制定和实施。常见的护理目标包括:病人能叙述子宫切除的必要性并积极配合手术前的准备;病人在手术前焦虑程度减轻或缓解;病人能列举应对化疗药物副反应的措施;病人住院期间不发生院内交叉感染;病人夜间可睡眠 8 h 等。

【护理措施】

护理措施是护士为病人提供的具体护理活动,为协助病人达到预期目标所制定的具体工作内容。护理措施包括观察病人,减轻症状,促进舒适,预防方法,心理疏导,用药指导和健康教育等,不同的护理诊断采用不同的护理措施,对现存的护理问题应制定减少、去除相关因素的措施。对潜在的护理问题如潜在的感染应制定预防性措施,达到杜绝危险发生的目的并监测疾病发生情况。护理措施要有针对性,结合病人身心问题及护理人员的技术理论水平制定出切实可行的护理措施。要让病人理解护理措施,参与护理措施的实施。护理措施要与医疗计划相一致。护理措施要有科学性,每项措施都应有措施依据,保证措施安全。护理措施还应具有操作性强的特色,例如,教会病人坐浴,一定是适应于病人在家庭环境下的操作方法。

【护理评价】

护理评价是对整个护理效果的鉴定。评价的目的是检查护理目标是否达到,在评价的基础上,对病人的健康要重新评估,如原来提出的问题是否正确,问题是否解决,是否又出现新的健康问题。在评价过程中注意总结经验教训,不断改进和提高护理计划的质量。

第三节 妇科常用特殊检查及护理配合

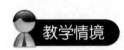

刘女士,34 岁,已婚。因外阴瘙痒,阴道分泌物增多 2 周,来院就诊。妇科检查:外阴已婚已产型,阴道壁充血水肿,宫颈糜烂,表面覆盖大量白色黏稠分泌物。宫体大小正常,轻度前倾前屈,质地中等,无压痛。请问:

1. 为确诊应让病人接受哪些妇科特殊检查?

2. 护士该如何配合医生进行检查?

【生殖道脱落细胞检查】

(一)阴道脱落细胞检查

阴道上皮细胞受到卵巢性激素的影响发生周期性变化,可以反映体内性激素水平,从而了解卵巢的功能。

1. 用物准备 阴道窥器、刮片、无菌干燥棉签、干棉球、玻片、装有固定液(95％乙醇溶液)的小瓶、0.9％氯化钠溶液。

2. 检查方法

(1)已婚妇女 受检者取膀胱截石位,阴道窥器扩张阴道,用刮片在阴道侧壁上 1/3 处轻轻刮取少许分泌物,薄而均匀地涂在玻片上,干燥后置于 95％乙醇溶液内固定,染色后镜检。

(2)未婚妇女 将无菌干燥棉签蘸 0.9％氯化钠溶液浸湿,然后轻轻伸入阴道,在阴道侧壁上 1/3 处轻轻涂卷后缓慢取出,将棉签横放在玻片上往一个方向滚涂,置于 95％乙醇溶液内固定,染色后镜检。

3. 护理配合

(1)取材前 24 h 内禁止阴道检查、阴道冲洗、阴道上药及性交等刺激,以免影响结果。

(2)向受检者说明检查的意义和步骤,解除病人思想顾虑,取得其配合。

(3)准备用物齐全,所用器具必须消毒,不残留任何化学制剂或润滑剂。

(4)协助病人采取正确体位。取材时应轻、稳、准,以免损伤组织。

(5)制作涂片时应薄而均匀,不可来回滚涂,防止细胞破坏。

(6)准确标记涂片,然后立即用 95％乙醇溶液或 10％甲醛溶液固定,及时送检并收集结果,及时将检查结果反馈医生。

4. 结果及临床意义 阴道鳞状上皮细胞的成熟度与体内雌激素水平成正比,雌激素水平越高,阴道上皮细胞越成熟,所以,阴道鳞状上皮细胞各层细胞的比例,可反应体内雌激素水平。在妇科内分泌疾病(如闭经、功血)等临床检查方面有重要意义。

(二)宫颈刮片

宫颈刮片是筛查早期宫颈癌的重要方法,具有简便易行、结果可靠的优点。

1. 护理配合

(1)取材前 24 h 内禁止阴道检查、阴道冲洗、阴道上药及性交等刺激。

(2)向受检者说明检查的意义和步骤,解除病人思想顾虑,取得其配合。

(3)准备用物齐全,所用器具必须消毒、干燥及无菌,不残留任何化学制剂或润滑剂。

(4)协助受检者采取正确体位。取材时应轻、稳、准,以免损伤组织引起出血。

(5)制作涂片时应薄而均匀,不可来回滚涂,防止细胞破坏。

(6)准确标记涂片,然后立即用 95% 乙醇溶液或 10% 甲醛溶液固定,及时送检并收集结果。及时将检查结果反馈医生,以免贻误治疗。

2. 结果及临床意义

(1)生殖道炎症诊断方面的意义 对细菌性阴道病、衣原体性宫颈炎、单纯疱疹病毒Ⅱ型感染、人乳头瘤病毒感染均有诊断价值。

(2)妇科肿瘤诊断方面的意义 肿瘤细胞核增大、深染及核分裂异常等;肿瘤细胞形态大小不等,形态各异,排列紊乱等。

【宫颈或颈管活体组织检查】

宫颈或颈管活体组织检查,是自宫颈病变处或可疑部位取小部分组织进行病理学检查,可作为诊断的最可靠依据。

(一)宫颈活体组织检查

1. 适应证

(1)疑有宫颈癌或慢性特异性炎症,需进一步明确诊断者。

(2)宫颈脱落细胞学涂片检查巴氏Ⅲ级及Ⅲ级以上者;宫颈脱落细胞学涂片检查巴氏Ⅱ级经抗感染治疗后复查仍为巴氏Ⅱ级者;TBS 分类鳞状上皮细胞异常者。

(3)阴道镜检查时阳性或反复可疑阳性者。

2. 禁忌证

(1)生殖道急性或亚急性炎症。

(2)月经期或接近月经期。

(3)患血液病有出血倾向者。

(4)妊娠期原则上不做活检,但临床高度怀疑宫颈恶性病变者仍应检查。

3. 护理要点

(1)月经期或近月经期不宜行宫颈活检,以防出血过多和感染。

(2)术前应向病人详细讲解手术目的、过程和注意事项,以取得病人积极配合。

(3)术中陪伴病人,给予其心理安慰和支持。

(4)嘱病人手术 24 h 后自行取出带尾棉球或带尾纱布卷,注意阴道流血情况,若出血多立即就诊。

(5)保持会阴清洁,术后 1 个月禁止性生活及盆浴。

(二)诊断性宫颈锥切术

1. 适应证

(1)宫颈刮片细胞学检查多次找到恶性细胞,而宫颈多处活检及分段诊刮病理检查均未发现癌灶者。

(2)宫颈活检为原位癌或镜下早期浸润癌,而临床可疑为浸润癌,为明确病变累及程度及决定手术范围者。

(3)宫颈活检证实有重度不典型增生者。

2. 禁忌证 同宫颈局部活组织检查。

3. 护理要点

(1)术前向病人说明手术的目的、意义及操作过程,耐心解答病人疑虑和恐惧,取得病人配合。

(2)术中配合医生准确做好标本标记。

(3)术后遵医嘱使用抗生素预防感染,保持会阴部清洁。

(4)嘱病人术后2个月内禁止盆浴和性生活,注意观察阴道出血状况,若出血多,立即就诊。术后6周到门诊探查宫颈管有无狭窄。

【基础体温测定】

妇科临床中将基础体温测定主要运用于判断卵巢功能状况,常用于测定有无排卵,确定排卵日期,黄体功能和诊断早孕。

1. 方法 清晨醒后不进行任何活动,将口表置于舌下测口腔体温5 min,测得结果记录在基础体温单上,描成曲线。一般至少连续测3个月经周期。测量过程中如遇可能影响体温的因素也应记录在体温单上,以便临床参考。

2. 护理配合

(1)向病人说明检查目的、方法及要求,做好解释说明工作,取得病人的配合。

(2)指导病人正确的测量及记录方法。

3. 结果及意义

(1)基础体温呈双相型:提示有排卵,如月经前体温下降,则未受孕。

(2)基础体温上升持续18天可协助诊断早孕,若超过20天,早孕诊断准确率可达100%。

(3)基础体温呈单相型:提示无排卵。

【输卵管通畅检查】

输卵管通畅检查主要是检查输卵管是否通畅,了解子宫腔和输卵管腔形态及输卵管阻塞部位。常用方法有输卵管通液术、子宫输卵管造影术。

(一)输卵管通液术

1. 适应证

(1)女性不孕症,男方精液正常,疑有输卵管阻塞者。

(2)检验和评价输卵管绝育术、输卵管成形术或输卵管再通术的效果。

(3)有疏通输卵管黏膜轻度粘连的作用。

2. 禁忌证

(1)生殖器官急性炎症或慢性炎症急性或亚急性发作。

(2)月经期或不规则阴道流血。

(3)严重的全身性疾病如心、肺功能异常等无法耐受手术者。

(4)体温>37.5 ℃。

(5)可疑妊娠。

3. 物品准备 阴道窥器1个,宫颈导管1根,弯盘1个,卵圆钳1把,宫颈钳1把,长镊子1把,子宫探针1根,宫颈扩张器2~4号各1根,纱布6块,治疗巾1块,孔巾1块、棉签和棉球若干,20 mL注射器1支,0.9%氯化钠溶液20 mL,庆大霉素8万U 1支,地塞米松5 mg,氧气,抢救用品等。

4. 操作方法

(1)病人排尿后取膀胱截石位,双合诊检查子宫大小及位置,常规消毒外阴及阴道,铺无菌孔巾。

(2)放置阴道窥器充分暴露宫颈,消毒阴道穹隆及宫颈。用宫颈钳钳夹宫颈前唇。沿宫腔方向置入宫颈导管,并使其与宫颈外口紧密相贴。

(3)将0.9%氯化钠及抗生素溶液缓慢推注入宫腔,推注时观察有无阻力及有无液体反流、病人有无下腹疼痛等。

(4)取出宫颈导管及宫颈钳,消毒宫颈、阴道,取出阴道窥器。

5. 护理配合

1）术前配合

（1）耐心向受检者解释检查目的、意义及方法，解除病人的思想顾虑并取得其配合。

（2）指导病人在月经干净后 3～7 天进行检查，术前 3 天禁止性生活。

（3）指导病人自解小便排空膀胱。术前 30 min 肌内注射阿托品 0.5 mg。

2）术中配合

（1）准备并提供手术需要物品并配合医师进行操作，操作中关注病人的感受如下腹疼痛的性质及程度并及时报告医师。

（2）注入药液温度以接近体温为宜。

3）术后护理

（1）安排受检者卧床休息，术后留院观察 30 min，若未见异常方可允许病人回家休息。

（2）嘱病人术后保持外阴清洁、2 周内禁止盆浴及性生活，遵医嘱使用抗生素。

6. 结果及临床意义

（1）输卵管通畅 可顺利推注 20 mL 药液且无阻力，压力维持在 60～80 mmHg 或以下，或开始推注时稍有阻力，随后阻力消失，无药液回流，病人也无不适感，提示输卵管通畅。

（2）输卵管阻塞 勉强注入 5 mL 药液即感阻力，压力表所示压力值持续上升而不下降，病人感觉下腹胀痛，停止推注后药液又回流至注射器内，提示输卵管阻塞。

（3）输卵管通而不畅 推注药液时感到有阻力，但再经加压注入又能推进，说明输卵管有轻度粘连已被分离，病人感轻微腹痛。

（二）子宫输卵管造影术

子宫输卵管造影是通过导管向宫腔及输卵管注入造影剂，行 X 线透视及摄片，根据造影剂在输卵管及盆腔内的显影情况了解输卵管是否通畅及其阻塞部位和宫腔形态。

1. 适应证

（1）了解输卵管是否通畅及其形态、阻塞部位。

（2）了解宫腔形态，确定有无子宫畸形及畸形类型，有无子宫黏膜下肌瘤、子宫内膜息肉、宫腔粘连及宫腔异物等。

（3）内生殖器结核非活动期。

（4）不明原因的习惯性流产，了解宫颈内口是否松弛，宫颈及子宫有无畸形。

2. 禁忌证

（1）内、外生殖器官急性炎症或慢性炎症急性或亚急性发作。

（2）碘过敏者。

（3）严重的全身性疾病如心、肺功能异常等，无法耐受手术者。

（4）产后、流产、刮宫术后 6 周内。

（5）妊娠期、月经期。

3. 物品准备 阴道窥器 1 个、宫颈导管 1 根、弯盘 1 个、卵圆钳 1 把、宫颈钳 1 把、长镊子 1 把、子宫探针 1 根、宫颈扩张器 2～4 号各 1 根、纱布 6 块、治疗巾 1 块、孔巾 1 块、棉签、棉球若干，10 mL 注射器 1 支，40%碘化油 40 mL 或 76%泛影葡胺 1 支，氧气，抢救用品等。

4. 操作方法

（1）病人排尿后取膀胱截石位，双合诊检查子宫大小及位置，常规消毒外阴及阴道，铺无菌孔巾。

（2）放置阴道窥器充分暴露宫颈，消毒阴道穹隆及宫颈。用宫颈钳钳夹宫颈前唇，用子宫探针探查宫腔深度。沿宫腔方向置入宫颈导管，并使其与宫颈外口紧密相贴。

（3）将充满 40%碘化油的宫颈导管置入宫颈管内，排出空气，缓慢注入 40%碘化油，在 X 线透视下观察碘化油流经输卵管及宫腔情况并摄片。

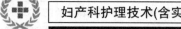

（4）取出宫颈导管及宫颈钳,消毒宫颈、阴道,取出阴道窥器。

5．护理要点

1）术前准备

（1）术前详细询问病人相关病史及过敏史并做碘过敏试验,结果阴性者方可进行此项检查。

（2）耐心向病人解释该检查的目的、意义及方法,消除其思想顾虑,取得其配合。

（3）嘱病人在月经干净 3～7 天进行检查为宜,检查前 3 天禁止性生活。

2）术中配合

（1）准备好手术需要物品并配合医师进行操作。

（2）术中严密观察病人,若出现咳嗽,应警惕是否发生油栓,协助病人取头低足高位,立即配合医师停止操作并处理。

3）术后护理

（1）安排病人术后卧床休息,留院观察 30 min,如未见异常方可允许离院。

（2）嘱病人术后注意休息,保持外阴清洁、2 周内禁止盆浴及性生活,遵医嘱使用抗生素。

6．结果及临床意义

（1）正常子宫、输卵管　宫腔显影呈倒三角形,双侧输卵管显影形态柔软;24 h 后 X 线显示盆腔内可见散在碘化油。

（2）宫腔异常　若为宫腔结核,子宫失去原有的倒三角形,内膜呈锯齿状;若为子宫黏膜下肌瘤,可见宫腔充盈缺损;子宫畸形也有相应的显示。

（3）输卵管异常　若为输卵管结核,其显示的形态不规则、僵直或呈串珠状,有时可见钙化点;输卵管有积水,输卵管远端呈气囊状扩张;若输卵管发育异常,可见过长或过短的输卵管、异常扩张的输卵管、输卵管憩室等。若 24 h 后摄片未见盆腔内散在的碘化油,提示输卵管不通。

【阴道后穹隆穿刺术】

阴道后穹隆顶端与直肠子宫陷凹贴近,在消毒无菌条件下,用穿刺针经阴道后穹隆刺入直肠子宫陷凹处,抽取盆腔在此处的积存物进行肉眼观察、化验和病理检查。

（一）适应证

（1）怀疑有腹腔内出血时,如异位妊娠、黄体破裂等。

（2）怀疑盆腔内有积液、积脓时,可做穿刺抽液检查以了解积液性质。若为盆腔脓肿,行穿刺引流及局部注入广谱抗生素。

（3）盆腔肿块位于直肠子宫陷凹内,经后穹隆穿刺直接抽吸肿块内容物做涂片,行细胞学检查以明确性质。

（4）在 B 型超声引导下行卵巢子宫内膜异位囊肿或输卵管妊娠部位注药治疗。

（5）在 B 型超声引导下经后穹隆穿刺取卵,用于各种助孕技术。

（二）禁忌证

（1）盆腔严重粘连,较大肿块占据直肠子宫陷凹部位,并凸向直肠者。

（2）怀疑有肠管和子宫后壁粘连者。

（3）临床已高度怀疑恶性肿瘤者。

（4）异位妊娠准备采用非手术治疗时,应避免穿刺以免引起感染。

（三）护理要点

（1）向病人解释检查的目的及意义,解除病人的思想顾虑,取得其配合。协助病人取膀胱截石位。

（2）及时准确地为医师提供用物,协助医师完成手术。术中应严密观察并记录病人生命体征的变化,重视病人主诉,尤其注意病人有无面色苍白及剧烈腹痛等。

（3）术后整理用物,协助病人休息,注意观察阴道流血情况,嘱病人保持外阴的清洁。

（4）观察抽出液性状并及时送检。若抽出物为暗红色、不凝固血液,应立即协助医师迅速抢救并做好剖腹探查的术前准备。

（四）结果及临床意义

1. 血液

（1）新鲜血液　放置后迅速凝固提示刺伤血管，应立即改变进针方向，或重新穿刺。

（2）陈旧性暗红色血液　放置 10 min 以上不凝固表明有腹腔内出血，多见于异位妊娠、卵巢黄体破裂或其他腹腔脏器破裂如脾破裂等。

（3）小血块或不凝固陈旧性血液　多见于陈旧性宫外孕。

（4）巧克力色黏稠液体　多为卵巢子宫内膜异位囊肿破裂。

2. 脓液　提示盆腔及腹腔内有化脓性病变或脓肿破裂。脓液应行细胞学涂片、细菌培养、药物敏感试验。必要时应行切开引流术。

3. 炎性渗出物　提示盆腔或腹腔内有炎症，应行细胞学涂片、细菌培养、药物敏感试验。

4. 腹腔积液　应送常规化验。肉眼若为血性腹腔积液，多疑为恶性肿瘤。

【诊断性刮宫术】

诊断性刮宫术即刮取子宫内膜和内膜病灶行活组织病理检查协助诊断。

1. 适应证

（1）子宫异常出血或阴道排液。

（2）功能失调性子宫出血或闭经。

（3）女性不孕症。

（4）因功能失调性子宫出血或宫腔内有组织残留致长期多量出血时。

2. 禁忌证

（1）急性阴道炎、急性宫颈炎或急性、亚急性盆腔炎。

（2）术前体温高于 37.5 ℃。

3. 物品准备　无菌刮宫包 1 个（无菌孔巾 1 块、阴道窥器 1 个、宫颈钳 1 把、长持物钳 1 把、子宫探针 1 根、无齿卵圆钳 1 把、有齿卵圆钳 1 把、4～8 号宫颈扩张器各 1 根、中号刮匙 1 把、弯盘 1 个），纱布、棉球若干，棉签数根，装有固定液的标本瓶 2～3 个，95％乙醇溶液，抢救药品、吸氧设备 1 套，输血、输液用物 1 套。

4. 操作方法

（1）病人排空膀胱后取膀胱截石位。常规消毒外阴及阴道，铺无菌孔巾。双合诊查清子宫位置、大小及附件情况。

（2）阴道窥器暴露宫颈，用棉球拭净阴道宫颈分泌物，再次消毒宫颈及宫颈管，用宫颈钳水平钳夹宫颈前唇或后唇，用子宫探针探测宫腔深度及方向。

（3）按子宫屈曲方向，用宫颈扩张器自 4 号开始逐号扩张宫颈直至能将中号刮匙送入宫腔内。

（4）用小刮匙由从子宫底向宫颈内口方向沿宫腔前壁、侧壁、后壁、子宫底和两侧宫角部刮取组织，刮宫时要特别注意刮子宫角部。

（5）为区分子宫内膜癌及宫颈管癌，应行分段诊刮。将宫颈管刮出物和宫腔刮出物分别装入标本瓶中，用 95％乙醇溶液固定后送病理检查。

5. 护理要点

（1）告知病人术前 5 天禁止性生活，向病人解释诊断性刮宫的目的、意义和过程，解除其思想顾虑。

（2）出血、穿孔和感染是刮宫的主要并发症，术前应遵医嘱做好输液、配血的准备，备好各种抢救物品，防止术中出现紧急情况时进行抢救。

（3）长期阴道流血者，术前、术后遵医嘱使用抗生素。

（4）术中为病人提供心理支持，教会病人深呼吸等放松技巧，帮助其转移注意力，以减轻疼痛。协助医师完成操作同时严密观察病人生命体征，如有异常立即报告医师，协助处理。

（5）将刮出的可疑病变组织，放入标本瓶中做好标记，及时送检并做好记录。

（6）术后观察病人 1 h，注意腹痛和阴道出血情况，确认无异常方可允许其回家休息。

（7）嘱病人术后保持外阴部清洁，2 周内禁止性生活及盆浴。按医嘱服用抗生素 3～5 天。

(8) 嘱病人 1 周后到门诊复查并了解病理检查结果。

【内镜检查术】

内镜检查是利用连接于摄像系统和冷光源的腔镜,窥探人体体腔及脏器内部。

(一) 阴道镜检查

利用阴道镜将宫颈阴道部上皮放大 10～40 倍,观察肉眼看不到的较微小病变。在可疑部位进行活组织检查,能提高确诊率。

1. 适应证

(1) 宫颈刮片细胞学检查巴氏Ⅱ级以上,或 TBS 提示上皮细胞异常,或持续阴道分泌物异常。

(2) 有接触性出血,肉眼观察宫颈无明显病变者。

(3) 肉眼观察宫颈可疑癌变者,行可疑病灶指导性活组织检查。

(4) 慢性宫颈炎长期治疗无效者,为了排除有无癌变。

(5) 可疑为阴道腺病、阴道恶性肿瘤者,为了明确诊断。

2. 禁忌证　生殖道急性或亚急性炎症,月经期,检查部位出血者。

3. 物品准备　阴道镜设备 1 台、阴道窥器 1 个、弯盘 1 个、宫颈钳 1 把、卵圆钳 1 把、宫颈活检钳 1 把、尖手术刀 1 把(配手术刀片)、标本瓶 4～6 个、纱布、棉球、棉签若干等。

4. 操作方法

(1) 病人排尿后取膀胱截石位,阴道窥器充分暴露阴道及宫颈。用棉球轻轻拭去宫颈分泌物。

(2) 调整好阴道镜高度,将镜头置于距宫颈 15～20 cm 的位置对准宫颈,打开光源,调节焦距至物像清晰为止。

(3) 先用 10 倍低倍镜在白光下粗略观察宫颈大小、外形、颜色及血管形态等,再增大倍数仔细观察。

(4) 为观察更精密,可借助于以下方法。

① 用 3‰ 醋酸棉球涂擦宫颈阴道部,柱状上皮在醋酸作用下迅速肿胀、发白,呈葡萄状改变,而使鳞-柱状上皮处非常清晰,以此鉴别宫颈鳞状上皮和柱状上皮。

② 用复方碘溶液棉球涂擦宫颈阴道部,可使富含糖原的正常鳞状上皮着色,呈棕褐色。若为非典型增生,癌变上皮内糖原少而不被碘着色。

③ 若需精密观察血管时,应加绿色滤光镜片,并放大 20 倍。

(5) 在不着色的可疑病变部位取活组织,装入有固定液的标本瓶内送病理检查。

5. 护理要点

(1) 检查前准备。

① 检查前 24 h 内避免性交及阴道冲洗、双合诊等操作和治疗,以减少对检查部位的刺激。

② 向受检者讲解检查的目的、方法、过程、所需时间及可能出现的不适,减轻其心理压力,以消除其顾虑。

(2) 术中配合医生调整光源,及时提供所需物品,给予受检者心理支持。

(3) 术后将标本装入标本瓶中,正确标记,及时送检。

6. 结果及临床意义

1) 正常图像

(1) 宫颈阴道部鳞状上皮　粉红色,光滑。涂醋酸后不变色,涂碘溶液为深棕色。

(2) 宫颈阴道部柱状上皮　肉眼见表面呈绒毛状,色红,镜下见许多小乳头,涂醋酸后,乳头迅速肿胀呈葡萄状,涂碘不着色。

2) 异常图像　碘试验均为阴性,包括白色上皮、白斑、点状结构、镶嵌及早期宫颈浸润癌等图像。

(二) 宫腔镜检查

宫腔镜检查可直视下观察宫颈管、宫颈内口、子宫内膜和输卵管开口,针对病变组织直接取材,同时也可在直视下行宫腔内的手术治疗。

1．适应证

1）宫腔镜检查适应证

（1）异常子宫出血的诊断。如绝经后子宫出血，为排除子宫内膜癌者。

（2）宫腔粘连的诊断。

（3）宫内节育器的定位及取出。

（4）评估超声检查的异常宫腔回声及占位性病变，评估异常的子宫输卵管造影。

（5）检查不明原因不孕的宫内因素。

2）宫腔镜治疗适应证

（1）子宫黏膜下肌瘤。

（2）子宫内膜息肉。

（3）宫腔粘连分离。

（4）子宫纵隔切除。

（5）子宫内异物取出。

2．禁忌证　急性、亚急性生殖道炎症，活动性子宫出血，早孕欲继续妊娠者，浸润性宫颈癌，近期有子宫穿孔或子宫修补术史，严重心肺功能不全等。

3．物品准备　弯盘1个，阴道窥器1个，宫颈钳1把，敷料钳1把，卵圆钳1把，宫腔探针1根，宫腔刮匙1把，4～8号宫颈扩张器各1根，小药杯1个，纱球2个，纱布数块，棉签数根，5％葡萄糖溶液500 mL，庆大霉素8万U，地塞米松5 mg。

4．操作方法

（1）病人取膀胱截石位，外阴、阴道常规消毒铺巾后放置阴道窥器充分暴露宫颈，消毒阴道和宫颈2遍。

（2）用宫颈钳夹宫颈前唇，用宫腔探针探查宫腔的屈度和深度后适当扩张宫颈至大于镜体外鞘直径半号。

（3）将镜管顺宫腔方向送入宫颈内口，在100 mmHg左右的压力下将5％葡萄糖溶液注入，行宫腔冲洗至洗出液清亮。再继续注入5％葡萄糖溶液50～100 mL，使宫腔扩张。

（4）观察宫腔移动镜管，依次观察宫腔全貌，宫底、宫腔前后壁、输卵管开口，在退出过程中观察宫颈内口和宫颈管，然后将镜管缓慢退出。

5．护理要点

1）术前准备

（1）检查时间一般于月经干净后1周内检查为宜。

（2）术前需进行全身检查、妇科检查、宫颈脱落细胞学和阴道分泌物检查，全面评估病人一般情况，排除禁忌证。

（3）术前应详细向病人介绍检查目的、意义及操作过程，以取得知情合作。检查前禁食。

2）术中配合

（1）陪伴病人，注意观察其生命体征、有无腹痛等，并消除其紧张、恐惧心理。

（2）做好医师术中用物的传递。

3）术后护理

（1）术后嘱病人卧床1 h，严密观察其生命体征、有无腹痛等。

（2）告知病人：检查后2～7天阴道可能有少量血性分泌物，需保持会阴清洁。2周内禁性交、盆浴。

（3）遵医嘱使用抗生素3～5天。

（三）腹腔镜检查

腹腔镜常用于检查临床诊断较困难的妇科病及原因不明的腹痛等。在腹腔镜下还可行输卵管通液术、绝育术、盆腔异物取出术、异位子宫内膜粘连松解及小病灶电灼等手术。

1．适应证

（1）怀疑子宫内膜异位症。

（2）治疗无效及不明原因的急、慢性腹痛和盆腔痛。

（3）对不孕、不育病人明确或排除盆腔疾病及判断输卵管通畅程度，并观察排卵情况。

（4）不明原因的盆腔积液。

（5）疑有内生殖器官畸形。

（6）月经紊乱疑有多囊卵巢。

2. 禁忌证　严重心肺功能不全，盆腔肿块过大，弥漫性腹膜炎或腹腔大出血，腹腔内广泛粘连，膈疝，凝血系统功能障碍，妊娠 3 个月以上，脐部皮肤有感染，过于肥胖者。

3. 护理要点

1）术前

（1）心理护理：向病人及家属解释本次检查的目的和方法，消除其紧张和恐惧心理，使其积极配合手术。

（2）备皮：同腹部手术范围备皮。

（3）测生命体征，复核各项辅助检查结果，排除禁忌证。

（4）嘱术前排空膀胱。

2）术中

（1）协助医师，帮病人摆好体位。

（2）术中关心病人，指导病人配合操作。

（3）为医师提供术中用品，密切观察病人生命体征，协助医师顺利完成操作。

3）术后

（1）用无菌创可贴覆盖穿刺口，安置病人休息，按麻醉要求采取必要体位。

（2）严密观察病人脉搏、呼吸、血压等情况，若发现异常，应立即报告医师及时进行处理。

（3）观察穿刺口情况。嘱术后 2 周内禁止盆浴和性生活，按医嘱给予抗生素预防感染。

（4）鼓励病人早期活动，以尽早排尽腹腔内气体。排气后仍可因腹腔残留气体而感到肩痛和上腹部不适，一般无需处理，必要时可采取床尾抬高位以缓解不适。

【超声检查】

妇产科常用的超声检查主要有 B 超检查和彩色多普勒超声检查。

（一）B 超检查

1. 适应证

（1）子宫肌瘤。

（2）子宫腺肌病和腺肌瘤。

（3）盆腔炎。

（4）卵巢肿瘤。

（5）监测卵泡发育。

（6）探测宫内节育器。

（7）介入超声的应用。

2. 操作方法

（1）经腹部 B 超检查　检查前适度充盈膀胱，受检者取仰卧位，暴露下腹部，检查区皮肤涂耦合剂。检查者手持探头以均匀适度的压力滑行探测观察。

（2）经阴道 B 超检查　检查前，探头需常规消毒，套上一次性使用的橡胶套（常用避孕套），套内外涂耦合剂。受检者需排空膀胱，取膀胱截石位，将探头轻柔地放入其阴道内，根据探头与监视器的方向标记，把握探头的扫描方向。

3. 护理要点

（1）向受检者说明检查的意义，消除其紧张心理。

（2）经腹 B 超检查通常需要在憋尿情况下进行，在检查前 30 min 至 1 h 需要饮水 1000 mL 左右，并且要憋尿憋到最大限度。

（3）经阴道B超检查不需憋尿，但不适合阴道出血者及生殖道传染病病人。对其他一些宫颈、阴道、外阴疾病者也要谨慎选用，以防感染、出血。

（4）检查完毕帮助受检者擦去耦合剂，膀胱充盈者嘱其尽快排尽尿液。

（二）彩色多普勒超声检查

利用彩色多普勒超声能很好地判断盆腔、腹腔肿瘤的边界及肿瘤内部血流的分布，尤其对滋养细胞肿瘤及卵巢恶性肿瘤，其内部血流信息明显增强，有助于诊断。彩色超声探头也包括腹部和阴道探头，受检前的准备以及体位与B超检查相同。

第四节　妇科病人护理技术实训指导（实训八）

[教学目标]

（1）能进行阴道窥器检查、双合诊和三合诊检查的护理配合。

（2）熟练掌握阴道分泌物检查及宫颈刮片检查的方法。

（3）熟练掌握宫颈活组织检查术及护理。

（4）熟练掌握经阴道后穹隆穿刺术及护理。

（5）培养学生具有认真勤奋的学习态度，严谨求实的工作作风。

（6）培养学生人文关怀及良好的沟通能力。

[技能训练]

（1）双合诊和三合诊检查。

（2）阴道窥器检查。

（3）白带检查。

（4）宫颈刮片检查。

（5）宫颈活组织检查术。

（6）经阴道后穹隆穿刺术。

[实验学时]　2学时。

[实验器材]　妇科检查模型、阴道窥器、宫颈活检钳、宫颈刮板、玻片、一次性注射器、标本瓶、固定液、无菌手套、一次性臀垫。

[实验内容及方法]

1. 双合诊和三合诊检查

1）实验准备

（1）护士准备　告知病人检查目的；在检查床上铺一次性臀垫；关心体贴病人，检查时认真仔细、动作轻柔，保护病人隐私；男护理人员给病人进行检查时，应有其他女医护人员在场，以避免不必要的误会。

（2）用物准备　妇科检查模型、阴道窥器、长镊子、一次性臀垫、无菌手套、玻片、无菌试管、无菌长棉签、液体石蜡、消毒碘液。

（3）病人准备　排空膀胱，排便或灌肠；取膀胱截石位，臀部置于检查床边缘，两手放于身体两侧或放于胸部，使腹肌放松以便于检查。

（4）环境准备　环境整洁，室温适合，能保证病人隐私。

2）操作步骤

（1）双合诊

① 检查者戴无菌手套，右手食指与中指两指蘸润滑剂，顺阴道后壁轻轻插入，检查阴道通畅度和深度，再扪触宫颈大小、形状、硬度及外口情况，观察有无接触性出血。

② 随后将阴道内两指放在宫颈后方，左手掌心朝下手指平放在病人腹部平脐处，当阴道内手指向上向前方抬举宫颈时，腹部手指往后往下按压腹壁，并逐渐向耻骨联合部移动，通过内、外手指同时分别抬举和按压，相互协调，即可扪清子宫的位置、大小、形状、软硬度、活动度及有无压痛。

③ 扪清子宫情况后,将阴道内两指由宫颈后方移至一侧穹隆部,尽可能往上向盆腔深部扪触;与此同时,另一手从同侧下腹壁髂嵴水平开始,由上往下按压腹壁,与阴道内手指相互对合,以触摸该侧子宫附件区有无肿块、增厚或压痛。若扪及肿块,应查清其位置、大小、形状、软硬度、活动度、与子宫的关系及有无压痛等。

④ 整理用物,洗手,记录。

(2)三合诊

检查者一手食指放入阴道,中指插入直肠以替代双合诊时的两指外,其余检查步骤与双合诊时相同。

3)评价

(1)病人未出现特殊不适。

(2)检查的手法正确。

(3)操作过程中进行有效的沟通,充分体现人文精神。

2. 阴道窥器检查

1)实验准备

(1)护士准备　向病人解释检查的目的、意义及操作步骤。护士洗手,选用适当大小的阴道窥器。注意阴道窥器的结构特点,以免漏诊。

(2)用物准备　妇科检查模型、阴道窥器、一次性臀垫、液体石蜡。

(3)病人准备　未婚者未经本人同意,禁用阴道窥器检查。其他准备同双合诊。

(4)环境准备　环境整洁,室温适合,保护病人隐私。

2)操作步骤

(1)放置和取出:当放置阴道窥器时,应先将其前后两叶前端并合表面涂润滑剂以利于插入,避免损伤。若取阴道分泌物做细胞涂片检查时,则不应用润滑剂。放置阴道窥器时,检查者用左手将两侧阴唇分开,右手持阴道窥器斜行沿着阴道后侧壁缓慢插入阴道内,插入后逐渐旋转至前方,摆正后缓慢张开两叶,暴露宫颈、阴道壁及穹隆部,然后旋转至一侧以暴露侧壁。

(2)视诊:

① 检查阴道。观察阴道前后壁和侧壁及穹隆黏膜颜色、皱襞多少,是否有阴道隔或双阴道等先天畸形,有无溃疡、赘生物或囊肿等。注意阴道内分泌物量、性质、色泽,有无臭味,分泌物异常者应做滴虫、假丝酵母菌、淋菌及线索细胞等检查。

② 检查宫颈。暴露宫颈后,观察宫颈大小、颜色、外口形状,有无出血、糜烂、撕裂、外翻、腺囊肿、息肉、赘生物,宫颈管内有无出血或分泌物。同时可采集宫颈分泌物标本。

(3)整理用物,洗手,记录。

3)评价

(1)护士检查手法正确,病人未出现特殊不适。

(2)操作过程中进行有效的沟通,充分体现人文精神。

3. 白带检查

1)实验准备

(1)护士准备　向受检者说明检查的意义和步骤,解除其疑虑和思想顾虑,取得其配合;准备用物齐全,所用器具必须消毒、干燥及无菌,不残留任何化学制剂或润滑剂;协助受检者采取正确的体位。

(2)用物准备　妇科检查模型、阴道窥器、一次性臀垫、无菌棉签、玻片、无菌试管、生理盐水(0.9%氯化钠溶液)、10%氢氧化钾溶液。

(3)病人准备　取材前24 h内禁止阴道冲洗、阴道检查、阴道上药及性交等刺激,以免影响结果。

(4)环境准备　环境整洁,室温适合,保护病人隐私。

2)操作步骤

(1)已婚妇女:受检者取膀胱截石位,用阴道窥器扩张阴道,取无菌棉签在阴道后穹隆处轻轻擦取少许分泌物,然后将棉签置于装有少许0.9%氯化钠溶液或10%氢氧化钾溶液的试管内,及时送检。

(2)未婚妇女:将无菌棉签用0.9%氯化钠溶液浸湿,然后伸入阴道,在阴道后穹隆处轻轻擦取少许分泌物后缓慢取出,余处理同已婚妇女。

(3) 将标本保温并及时送检。

3) 评价

(1) 取材时动作应轻、稳、准,未引起组织损伤。

(2) 及时送检并收集结果,能及时将检查结果反馈医生。

(3) 操作过程中进行有效的沟通,充分体现人文精神。

4. 宫颈刮片检查

1) 实验准备

(1) 护士准备 向受检者说明检查的意义和步骤,解除其疑虑和思想顾虑,取得其配合;准备用物齐全,所用器具必须消毒、干燥及无菌,不残留任何化学制剂或润滑剂;协助受检者采取正确的体位。

(2) 用物准备 妇科检查模型、阴道窥器、一次性臀垫、宫颈刮片、无菌干棉球、无菌棉签、玻片、95%乙醇溶液或10%甲醛溶液、装固定液的小瓶。

(3) 病人准备 取材前24 h内禁止阴道冲洗、阴道检查、阴道上药及性交等阴道内刺激,以免影响结果。

(4) 环境准备 环境整洁,室温适合,保护病人隐私。

2) 操作步骤

(1) 受检者取膀胱截石位,阴道窥器扩张阴道,先用无菌干棉球轻轻擦拭去宫颈表面黏液。

(2) 将宫颈刮片置于宫颈外口鳞-柱状上皮交界处,以宫颈外口为中心轻轻旋刮一周。

(3) 将刮取物涂于玻片上,准确标记。

(4) 清理用物,及时送检标本。

3) 评价

(1) 取材时动作应轻、稳、准,未引起组织损伤出血。

(2) 标本标记准确、送检及时、结果有效,能及时收集检查结果并反馈医生。

(3) 操作过程中关心、关爱病人,充分体现人文精神。

5. 宫颈活组织检查术

1) 实验准备

(1) 护士准备 术前向病人讲解手术目的、过程和注意事项,以取得病人积极配合;准备用物齐全,所用器具必须消毒、干燥及无菌;协助病人采取正确的体位。

(2) 用物准备 妇科检查模型,阴道窥器,宫颈钳,宫颈活检钳,无齿长镊子,带尾线的棉球或带尾纱布卷,消毒棉球、棉签若干,一次性臀垫,一次性手套,装有固定液(95%乙醇溶液)标本瓶。

(3) 病人准备 术前排空膀胱,在护士协助下摆好体位。

(4) 环境准备 环境整洁,室温适合,保护病人隐私。

2) 操作步骤

(1) 协助病人取膀胱截石位。

(2) 放置阴道窥器充分暴露宫颈,用消毒棉球拭净宫颈表面黏液及分泌物,然后消毒宫颈和阴道。

(3) 选择宫颈外口鳞-柱状上皮交接处或肉眼糜烂较深或特殊病变处,用宫颈活检钳钳取小块组织。可疑宫颈癌病人选择在宫颈3、6、9、12点钟4处取材。或在碘不着色区取材。

(4) 取材结束后,将带尾线的棉球填塞于宫颈局部压迫止血,嘱病人24 h后自行取出。

(5) 将所取组织做好部位标记,注明钳取部位,送病理科检查。

(6) 清理用物。

(7) 术后对病人进行健康教育,嘱咐病人保持会阴部清洁,术后1个月内禁止性生活及盆浴。

3) 评价

(1) 操作时动作应轻、稳、准,未引起病人特殊不适及组织严重损伤。

(2) 标本标记准确,送检及时,结果有效,能及时收集检查结果并反馈医生。

(3) 操作过程给病人提供心理支持。

6. 经阴道后穹隆穿刺术

1）实验准备

（1）护士准备　术前向病人解释检查目的及意义,取得病人配合;准备用物齐全,所用器具必须消毒、干燥及无菌;协助病人取膀胱截石位。

（2）用物准备　妇科检查模型、阴道窥器、弯盘、卵圆钳、宫颈钳、18号腰椎穿刺针、10 mL注射器、无菌试管、无菌治疗洞巾、无菌纱布、无菌棉球。

（3）病人准备　术前排空膀胱或导出尿液,在护士协助下摆好体位。

（4）环境准备　环境整洁,室温适合,保护病人隐私。

2）操作步骤

（1）病人排空膀胱,取膀胱截石位,消毒外阴,铺无菌治疗洞巾。

（2）盆腔检查了解子宫、附件情况。

（3）放置阴道窥器充分暴露宫颈及阴道后穹隆并消毒。

（4）用宫颈钳钳夹宫颈后唇并水平向前提拉,充分暴露阴道后穹隆,再次消毒后穹隆。

（5）穿刺部位选在后穹隆中央或稍偏病侧。穿刺针于宫颈后唇与阴道后壁黏膜交界处稍下方平行宫颈管刺入,当针穿过阴道壁有落空感时,进针深度约为2 cm,立即抽吸,必要时适当改变进针方向或深浅度,若无液体抽出,可以边退针边抽吸。

（6）抽吸完毕后拔出针头,取出宫颈钳,局部以无菌棉球压迫片刻,血止后取出阴道窥器。

（7）将所取组织分别放在标本瓶内,观察抽出液性状并及时送检。

（8）整理用物协助病人休息,注意观察阴道流血情况,嘱病人保持外阴部清洁。

3）评价

（1）穿刺轻、稳、准,未引起组织严重损伤。

（2）护士严密观察并记录病人生命体征变化,重视病人的主诉,尤其注意病人有无面色苍白及剧烈腹痛等,并及时向医师汇报,协助医师处理。

（3）标本标记准确、送检及时、结果有效,能及时收集检查结果并反馈医生。

（4）操作过程为病人提供心理支持。

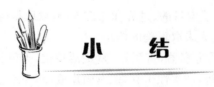

小　结

妇科常用特殊检查及护理是妇产科护士日常的具体实践工作,在临床工作中具有十分重要的意义。它包括双合诊和三合诊检查、阴道窥器检查、白带检查、宫颈刮片检查、宫颈活组织检查术、经阴道后穹隆穿刺术等。护士应熟悉各项妇科检查的目的及步骤,积极做好检查前各项准备工作;积极配合医师进行操作,严密观察并记录病人生命体征变化,重视病人的主诉,为病人提供心理上的支持;积极为病人提供健康教育,促进病人的健康。

（叶　芬）

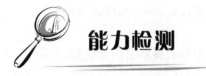

A1 型题

*1. 宫颈活检的护理要点,下列说法正确的是（　　）。

A.月经期不宜检查,月经前期可行检查　　　　　　B.在碘着色区域钳取宫颈组织留检

C. 术后 24 h 后病人自行取出棉球　　　　　　　　　　D. 术后禁性生活和盆浴 2 周

E. 生殖器急性炎症在积极抗感染下行检查

* 2. 下列关于妇科护理评估的说法错误的是(　　　)。

A. 正常月经期应避免盆腔检查

B. 盆腔检查为身体检查常规项目,不是妇科特有的

C. 护士要恪守为病人保守秘密的承诺

D. 男性医务人员对未婚女性进行盆腔检查时需有第三者在场

E. 应避免于经期做盆腔检查,但若为阴道异常流血则必须检查

* 3. 下列关于双合诊的说法错误的是(　　　)。

A. 了解子宫情况　　　　　　　　B. 了解宫颈情况　　　　　　　　C. 了解附件情况

D. 了解子宫直肠陷凹情况　　　　E. 了解宫旁结缔组织以及骨盆腔内壁情况

4. 未婚妇女的妇科检查方法可用(　　　)。

A. 阴道窥器检查　　B. 双合诊检查　　C. 肛腹诊检查　　D. 三合诊检查　　E. 阴道镜检查

5. 下列说法哪项正确?(　　　)

A. 询问病史时一定要追问本人　　　　　　　　B. 对病人的难言之隐一定要追问明白

C. 过去病史中应询问有无药物过敏史　　　　　D. 家族史可不必详细询问

E. 昏迷病人,待其清醒后再询问病史

6. 病史的主要组成部分为(　　　)。

A. 月经史及婚育史　　　　　　　B. 主诉　　　　　　　　　　　　C. 现病史

D. 过去史　　　　　　　　　　　E. 个人史及家族史

* 7. 足月产 3 次,流产 1 次,无早产,现存子女 2 人,应缩写为(　　　)。

A. 3-0-1-2　　　　B. 3-1-2-0　　　　C. 1-2-3-0　　　　D. 2-1-0-3　　　　E. 2-3-0-1

8. 妇科检查时,下述哪项不对?(　　　)

A. 盆腔检查前应首先排空膀胱　　　　　　　　B. 每检查一个病人应更换臀垫

C. 行双合诊前应消毒外阴　　　　　　　　　　D. 避免月经期行双合诊检查

E. 未婚者禁双合诊检查

9. 发现子宫后壁直肠子宫陷凹、宫骶韧带病变应选用(　　　)。

A. 双合诊　　　　　B. 三合诊　　　　　C. 直肠腹部诊　　　D. 腹部扣诊　　　E. 肛诊

10. 关于双合诊检查,下述哪项正确?(　　　)

A. 双合诊不是盆腔检查的主要方法　　　　　　B. 检查前可以不必排空膀胱

C. 在正常情况下可以摸到卵巢　　　　　　　　D. 在正常情况下可以摸到输卵管

E. 检查方法是一手放入阴道,另一手按下腹部,双手配合进行

11. 关于妇科检查,下述哪项不正确?(　　　)

A. 检查前必须排空膀胱　　　　　　　　　　　B. 阴道出血者可暂不检查

C. 未婚妇女主要采用双合诊检查　　　　　　　D. 宫颈癌病人必须行三合诊检查

E. 子宫极度后位者要行双合诊检查

12. 在询问病史时下列错误的是(　　　)。

A. 主诉是简单明确地指出主要症状和病期

B. 现病史包括主要疾病发生、发展、治疗全过程

C. 家族史主要了解父母、兄弟、姐妹及子女的健康状况

D. 家族史还应包括其爱人父母

E. 过去史主要了解病人以往健康状况,曾患何种疾病

13. 在为妇科病人进行体格检查时正确的是(　　　)。

A. 体格检查应包括全身检查、腹部检查、盆腔检查

B. 看是否处女应行双合诊检查处女膜

C. 一般妇科检查前应常规消毒外阴

D. 双合诊发现一侧 3 cm×2 cm×1 cm 囊性肿物时,均考虑卵巢肿瘤

E. 检查处女膜时发现残余处女膜为已婚未产型

*14. 妇科检查注意事项中正确的是(　　)。

A. 月经期也可常规进行盆腔检查

B. 在做盆腔检查时,臀垫不必每人一换

C. 除尿瘘外,检查时均取膀胱截石位

D. 男医师对未婚者检查时,可无须其他人陪护

E. 对肥胖妇女检查困难时,可令病人憋气用力

A2 型题

15. 病人,女,32 岁,月经不规律,无明显诱因出现右下腹痛。查体:右下腹腹肌稍紧,右附件区压痛明显,为明确诊断,应首先进行的检查为(　　)。

A. 血常规　　　　B. 腹腔镜检查　　　C. 尿妊娠试验　　　D. 诊刮　　　　E. B 超检查

16. 病人,女,35 岁,妇科体检发现左侧附件有一包块,4 cm×5 cm 大小,光滑,囊性与子宫无粘连,活动良好,该病人月经正常,无阴道不规则出血。该病人首先应考虑的诊断是(　　)。

A. 子宫肌瘤　　　B. 卵巢囊肿　　　C. 早孕　　　　D. 宫外孕　　　E. 附件炎

A3 型题

(17~18 题共用题干)

病人,女,50 岁。不规则阴道流血,性生活时亦容易出血,脓血性阴道排液半年。妇科检查:宫颈为菜花样组织,子宫增大、变软,活动差。

17. 该病人最可能的诊断应为(　　)。

A. 宫颈炎　　　B. 输卵管癌　　　C. 卵巢癌　　　D. 宫颈癌　　　E. 子宫内膜癌

18. 为确诊宫颈癌,首选的检查是(　　)。

A. 宫颈刮片细胞学检查　　　　B. 阴道镜检查　　　　C. 分段诊断性刮宫

D. 宫颈和宫颈管活组织检查　　E. 碘试验

第十二章 女性生殖系统炎症病人的护理

第一节 概 述

教学情境

周女士,38岁。以阴道分泌物增多、气味异常一周来院就诊。妇科检查:阴道黏膜充血水肿,可见大量脓性分泌物,初步诊断为阴道炎。病人自述非常注意个人卫生,经常进行阴道冲洗,询问感染原因。请问:

1. 导致该病人发生阴道炎的原因有哪些?
2. 针对目前情况,如何对该病人进行护理?

【女性生殖器官自然防御功能】

女性生殖系统具有自然防御功能,但由于外阴与尿道、肛门邻近,易受污染;外阴及阴道又是性交、分娩及各种宫腔操作的必经之道,易受到损伤及感染。此外,妇女在特殊生理时期、大量应用抗生素或体内激素发生变化等各种原因导致机体免疫力下降时,病原体容易侵入女性生殖系统而发病。

(一)外阴

两侧大阴唇自然合拢,遮掩阴道口、尿道口。

(二)阴道

(1)由于盆底肌肉的作用,阴道口闭合,阴道前后壁紧贴。

(2)阴道自净作用。雌激素使阴道上皮增生变厚并富含糖原,增加对病原体的抵抗力,糖原在阴道杆菌的作用下分解为乳酸,维持阴道正常的酸性环境($pH \leqslant 4.5$,多在$3.8 \sim 4.4$),抑制嗜碱性病原体的繁殖。

(三)子宫

(1)宫颈内口平时紧闭;宫颈黏膜分泌黏液形成黏液栓,堵塞宫颈管;宫颈阴道部表面覆以复层鳞状上皮,均可增强局部抗感染能力。

(2)子宫黏膜周期性剥脱,可及时消除宫内感染。

(四)输卵管

输卵管上皮细胞的纤毛向宫腔方向摆动及输卵管本身蠕动,均有利于阻止病原体入侵。

【病原体】

常见的细菌包括葡萄球菌、链球菌、淋病奈瑟菌、大肠杆菌、厌氧菌。

1. 葡萄球菌 革兰氏阳性球菌,是产后、手术后生殖系统炎症及伤口感染常见的病原菌,其中以金黄色葡萄球菌致病力最强,脓液色黄、稠厚、无臭味,常伴转移性脓肿。

2. 链球菌 革兰氏阳性球菌,以乙类溶血性链球菌的致病力最强,感染易扩散,并引起败血症,脓液较稀薄,呈淡红色,量较多,一般不发生转移性脓肿。

3. 淋病奈瑟菌 革兰氏阴性双球菌。特点是侵袭生殖泌尿系统黏膜的柱状上皮和移行上皮,主要感染下生殖道,10%~17%的病人发生上生殖道的感染。

4. 大肠杆菌 革兰氏阴性菌,脓液不臭,与其他病菌混合感染时,产生稠厚脓液,并有粪臭味。

5. 厌氧菌 主要有革兰氏阴性脆弱类杆菌、革兰氏阳性消化链球菌、革兰氏阳性消化球菌等。容易形成脓肿、感染性血栓静脉炎,脓液有粪臭味并有气泡。

此外还有原虫、真菌、支原体、衣原体、螺旋体等。

【传染途径】

1. 沿生殖器黏膜上行蔓延 葡萄球菌、淋病奈瑟菌、衣原体多沿此途径蔓延。

2. 经血液循环播散 此途径为结核杆菌的主要传播途径。

3. 经淋巴系统蔓延 此途径是产褥感染、流产后感染及放置宫内节育器后感染的主要途径,多见于链球菌、大肠杆菌、厌氧菌感染。

4. 直接蔓延 腹腔其他脏器感染后直接蔓延至内生殖器引起感染,如阑尾炎引起右侧输卵管炎。

第二节　外阴部炎症病人的护理

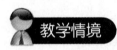

尚女士,32 岁。发现外阴肿物一周,伴局部疼痛。病人平素喜穿塑身衣,有垫卫生护垫的习惯。一周前发现外阴有肿物,疼痛,行动时加重,故来就诊。检查可见肿物鸽卵大小,位于大阴唇下 1/3 处,局部皮肤发红、皮温高,触之有波动感。请问:

1. 该病人初步诊断是什么?

2. 目前的主要护理措施有哪些?

【病因】

(一)外阴炎

经血、阴道分泌物、炎症分泌物、尿液、粪便刺激;穿紧身化纤内裤、经期卫生巾的使用导致局部透气性差;糖尿病病人。

(二)前庭大腺炎

由葡萄球菌、链球菌、大肠杆菌等病原体侵入前庭大腺引起。

【临床表现】

(一)外阴炎

1. 症状 外阴瘙痒、疼痛、有烧灼感,于活动、性交、排二便时加重。

2. 体征 局部皮肤黏膜充血、肿胀、糜烂,常有抓痕,偶见溃疡、皮肤增厚、皲裂、苔藓样变。

(二)前庭大腺炎

1. 症状 前庭大腺脓肿多发生于一侧。局部肿胀、疼痛、有灼热感,行走受限,可出现发热等全身症状。前庭大腺囊肿小且无感染者可无自觉症状。囊肿大者,可有外阴坠胀感或性交不适,局部反复摩擦可致囊肿表面皮肤增厚。

2. 体征 大阴唇局部皮肤红肿、发热、压痛明显。脓肿形成时疼痛加剧,脓肿直径3~6 cm,触及有波动感,囊肿多呈椭圆形,大小不等,位于外阴部后下方,可向大阴唇外侧突起。

【治疗原则】

（一）外阴炎

病人应保持外阴清洁、干燥,消除病因,局部应用药物治疗,可用 0.1‰ 聚维酮碘或 1∶5000 高锰酸钾坐浴,每日 2 次,每次 15～30 min。还可选用中药水煎熏洗外阴部。

（二）前庭大腺炎

做细菌培养和药敏试验,确定病原体,有针对性地选择抗生素。脓肿形成后行切开引流及造口术,并放置引流条,每日换药 1 次。1∶5000 氯己定(洗必泰)棉球擦洗外阴,每日 2 次。伤口愈合后,用 1∶8000 呋喃西林溶液坐浴,也可选用清热解毒的中药煎汤局部热敷或坐浴。前庭大腺囊肿者可行囊肿造口术,方法简单,损伤小,术后能保留腺体功能。

【护理评估】

（一）健康史

评估有无诱因存在及其病程经过、治疗过程。

（二）身心状况

1. 外阴炎 评估有无外阴瘙痒、疼痛、烧灼感、外阴红肿、抓痕、溃疡、粗糙。评估病人心理状况,是否存在烦躁、焦虑等情绪。

2. 前庭大腺炎 评估局部红肿热痛程度、肿物性状。评估有无行动受限、体温升高。评估病人精神状态,是否影响正常生活。

【护理诊断/问题】

1. 疼痛 与局部炎性刺激有关。

2. 有皮肤完整性受损的危险 与炎症、手术或脓肿破溃有关。

【护理措施】

（一）一般护理

前庭大腺炎急性期嘱病人卧床休息。禁止性生活,饮食清淡,忌辛辣。保持外阴清洁、干燥。

（二）心理护理

关怀、理解病人,耐心听取病人诉说,解释炎症发生原因及预防治疗措施,增强治疗疾病的信心。

（三）治疗配合

(1) 观察外阴病变处红、肿、热、痛、渗出物情况。前庭大腺炎病人注意病变部位皮肤颜色、肿胀、疼痛程度、分泌物性状及其体温变化。

(2) 帮助查找原发病因。

(3) 按医嘱给予抗生素及止痛剂。协助病人坐浴,坐浴后涂抗生素软膏或紫草油。

(4) 前庭大腺脓肿切开引流或囊肿造口术者,配合医生做好术前准备和术后护理。

（四）健康指导

注意个人卫生,选用棉质内裤,尤其在经期、孕期、分娩期、产褥期等特殊时期,每晚温水清洗外阴,勿用刺激性药物或肥皂擦洗。避免搔抓,防止破溃或继发性感染。

第三节 阴道炎病人的护理

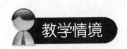
教学情境

刘女士,36 岁。反复白带增多 3 个月,伴外阴瘙痒。检查:白带量多,呈浅黄色,有异味。曾使用洁尔

阴清洗局部,效果不明显,故来院就诊。请问:

1. 根据病史,该病人应考虑哪些常见阴道疾病?
2. 若该病人白带稀薄有泡沫,分泌物检查滴虫(＋),应采取哪些护理措施?

一、滴虫性阴道炎

【概述】

（一）病原体

阴道毛滴虫(简称滴虫)是一种厌氧性寄生原虫,适宜在 25～40 ℃的潮湿环境中生长繁殖,3～5 ℃可存活 21 日,46 ℃可生存 20～60 min,在半干燥的环境中能存活 10 h,故滴虫在脱离人体后也容易传播。滴虫适宜在 pH 值为 5.5～6.0 的环境中繁殖,pH 值在 5 以下或 7.5 以上时其生长受到抑制。滴虫有嗜血和耐碱的特性,月经来潮后,阴道 pH 值升高,有利于滴虫的繁殖。

（二）感染途径

主要通过性交直接传播,也可经公共泳池、公共浴室、坐便器、衣物或污染的器械、敷料传播。

【临床表现】

潜伏期 4～28 天。

1. 症状　白带增多及外阴瘙痒,可伴有烧灼感、疼痛和性交痛。典型白带为灰黄色、稀薄、泡沫状。如伴尿道感染时,有尿频、尿急、尿痛或血尿。

2. 体征　阴道黏膜和宫颈阴道部明显充血,并有出血点,阴道内有大量白带,呈黄白色、灰黄色稀薄泡沫样液体或为黄绿色脓性分泌物。

阴道内有滴虫存在而无炎症反应者称为带虫者。

【治疗原则】

消灭滴虫,恢复阴道自净作用,切断传染途径,阻止传播。①局部治疗:0.5％醋酸溶液或 1％乳酸溶液冲洗阴道后,每晚将甲硝唑 200 mg 置于阴道后穹隆部,10 次为一个疗程。②全身治疗:甲硝唑 400 mg,每日 2～3 次,7 日为一个疗程。初患,甲硝唑 2 g 顿服,可收到同样效果。

【护理评估】

（一）健康史

评估有无不洁性交史、既往阴道炎病史,评估发病与月经周期的关系。

（二）身心状况

评估有无典型临床症状,评估阴道黏膜局部病损情况。评估疾病是否影响病人正常行动、生活,性伴侣同时治疗存在障碍,从而导致焦躁、情绪低落等负面情绪。

（三）辅助检查

悬滴法,将 1 小滴温生理盐水滴于玻片上,于阴道后穹隆处取少许白带,混于生理盐水中,在低倍镜下寻找滴虫。对于有症状的病人,悬滴法的阳性率可达 80％～90％。症状典型而悬滴法未见滴虫者可选用培养法。

【护理诊断/问题】

1. 组织完整性受损　与阴道炎症有关。

2. 知识缺乏　缺乏预防、治疗滴虫性阴道炎的相关知识。

【护理措施】

（一）一般护理

注意个人卫生,保持外阴部清洁、干燥,尤其在经期、孕期、产褥期。

（二）心理护理

解释疾病发生的相关知识,增强自我防护意识。理解病人痛苦,消除心理压力,帮助树立治愈信心。

（三）治疗配合

（1）告知病人取分泌物前 24～48 h 避免性交、阴道操作或上药。分泌物取出后注意保暖，及时送检。

（2）告知病人甲硝唑用药注意事项：①胃肠道反应，建议饭后服用；②偶见头痛、皮疹、白细胞减少，一旦出现应停药；③能通过胎盘进入胎儿体内，并可由乳汁排泄，妊娠期、哺乳期妇女禁用；④甲硝唑会抑制酒精在体内氧化产生肝毒性，用药期间禁酒。

（3）治疗期间禁止性生活，性伴侣同时治疗。临床治愈后，仍应每次月经后复查白带，连续 3 次均阴性，方为治愈。

（四）健康指导

积极开展普查普治，消灭传染源，禁止病人及带虫者进入公共泳池、公共浴室。病人的内裤及洗涤用物煮沸消毒 5～10 min，坐便器等用后消毒。医疗单位做好消毒隔离，以免交叉感染。

二、外阴阴道假丝酵母菌病

【概述】

（一）病原体

主要为白假丝酵母菌。白假丝酵母菌最适宜的 pH 值为 5.5，对热的抵抗力不强，加热至 60 ℃ 1 h 后即可死亡，但对干燥、日光、紫外线及化学制剂等抵抗力较强。

白假丝酵母菌为条件致病菌，寄生于阴道、口腔和胃肠道，只有在全身及阴道局部细胞免疫能力下降时大量繁殖才出现症状，常见发病诱因有妊娠、糖尿病、大量雌激素治疗及长期应用抗生素。此外，应用避孕药、穿紧身化纤内裤及肥胖均利于其繁殖。

（二）感染途径

主要为内源性传染。少部分病人通过性行为或接触污染的衣物、巾单感染本病。

【临床表现】

1. 症状　外阴、阴道奇痒，阴道分泌物增多，典型白带为白色干酪样或豆渣样。病人严重时坐卧不宁、痛苦万分。

2. 体征　阴道黏膜充血水肿并附着白色膜状物，擦拭后露出红肿黏膜。

【治疗原则】

1. 消除病因　积极治疗糖尿病，长期应用广谱抗生素、雌激素及皮质类固醇激素者应停药。

2. 改变阴道酸碱度　选用 2%～4%碳酸氢钠阴道灌洗，每日 1 次。

3. 抗真菌治疗　①局部用药：选用咪康唑、制霉菌素、克霉唑等栓剂置于阴道内。②全身用药：对不耐受局部用药者、未婚女性及不愿采用局部用药者可选用口服药物。常用药物有氟康唑、伊曲康唑等。

【护理评估】

（一）健康史

评估有无发病诱因，如妊娠、糖尿病、大量雌激素治疗及长期应用抗生素存在。

（二）身心状况

评估有无典型临床症状，评估阴道黏膜局部病损情况。局部不适影响睡眠、工作及性生活，疾病反复发作等情况造成病人心理障碍。

（三）辅助检查

1. 悬滴液检查　玻片上用 1 滴 10%氢氧化钾溶液与少许分泌物混合，在低倍镜下检查可见芽孢和假菌丝，阳性率为 60%。

2. 革兰氏染色法　革兰氏染色法是目前首选的检查方法，阳性率为 80%。

3. 培养法　临床有症状但悬滴法阴性者可采用此法。

【护理诊断/问题】

1. 组织完整性受损　与真菌刺激局部有关。

2. 知识缺乏　缺乏预防、治疗外阴阴道假丝酵母菌病的相关知识。

【护理措施】

（一）一般护理

注意外阴卫生,保持外阴清洁干燥,选择透气性好的棉质内裤,每天用温水清洗外阴,避免使用刺激性洗液。治疗期间勤换内裤,内裤应煮沸消毒。非月经期不使用卫生护垫。

（二）心理护理

加强健康教育,向病人讲解疾病原因,消除顾虑积极就医。嘱其坚持按医嘱规范治疗,即可治愈。

（三）治疗配合

（1）观察病人阴道分泌物的量及性状,瘙痒程度,有无并发症。
（2）配合医生查找病因,积极治疗糖尿病,停用广谱抗生素、皮质类固醇激素。
（3）指导病人正确用药,教会其阴道栓剂的正确用法。妊娠合并外阴阴道假丝酵母菌病者以局部治疗为主,禁止口服唑类药物。
（4）避免复发。性伴侣有症状者同时治疗。

（四）健康指导

积极普及发病病因、诱因、医疗护理相关知识,帮助病人养成良好个人卫生习惯,尤其是经期、妊娠期间。

三、老年性阴道炎

【病因】

妇女绝经后,手术切除卵巢或盆腔放射治疗后,卵巢功能衰退或丧失导致雌激素水平降低,阴道壁萎缩,黏膜变薄,上皮细胞糖原含量减少,阴道自净作用减弱,致病菌侵入繁殖引起炎症。

【临床表现】

1. 症状　阴道分泌物增多及外阴瘙痒,有灼热感。阴道分泌物稀薄,呈淡黄色,严重感染者呈血样或脓性白带,可伴有性交痛、尿频、尿痛等症状。

2. 体征　阴道上皮皱襞消失,菲薄,黏膜充血,有时形成浅表溃疡,严重时造成阴道狭窄甚至闭锁,形成阴道积脓或宫腔积脓。

【治疗原则】

1. 抑制细菌生长　0.5%醋酸溶液或者1%乳酸溶液阴道灌洗,每日1次。冲洗后应用甲硝唑或诺氟沙星等抗生素阴道置药。

2. 增加阴道抵抗力　雌激素制剂局部给药,己烯雌酚0.125～0.25 mg,每晚阴道置药,7日为一个疗程。

【护理评估】

（一）健康史

评估病人年龄、月经史、绝经时间,有无手术切除卵巢或放化疗等治疗史。

（二）身心状况

评估白带性状、量、气味,有无瘙痒。评估阴道黏膜局部改变。病人因局部不适导致心情抑郁,又因年龄大羞于启齿,多延误治疗。

（三）辅助检查

1. 阴道分泌物检查　显微镜下可见大量白细胞及基底层细胞,无滴虫及念珠菌。

2. 宫颈防癌涂片检查　与子宫恶性肿瘤相鉴别。

3. 局部活组织检查　导致阴道溃疡者注意与阴道癌相鉴别。

【护理诊断/问题】

1. 知识缺乏　缺乏围绝经期保健知识。

2. 有感染的危险 与局部分泌物增多、阴道溃疡有关。

【护理措施】

（一）一般护理

保持外阴清洁,穿棉质宽松内裤,减少摩擦。

（二）心理护理

稳定病人情绪,耐心倾听并了解其发病及治疗过程中的困惑,细心解释,鼓励其坚持治疗。

（三）治疗配合

（1）观察白带性状、量、气味,有无外阴瘙痒,阴道黏膜皱襞的情况。

（2）指导病人正确用药,在排除乳腺癌、子宫内膜癌后可口服小剂量雌激素。

（四）健康指导

（1）注意保持外阴清洁,勤换内裤。穿透气性好的棉质内裤,减少刺激。

（2）外阴瘙痒时禁止用刺激性药物及肥皂水擦洗或用手搔抓。

（3）雌激素口服可增加黏膜抵抗力,但不能长期服用,乳腺癌及子宫内膜癌病人禁用。

第四节 淋病和外阴尖锐湿疣病人的护理

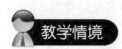

曹女士,28 岁,孕 9^{+5} 周。阴道分泌物增多一周,伴尿频。担心影响胎儿故来就诊。检查见白带量多,脓性黏稠。分泌物涂片见革兰氏阴性双球菌。初步诊断:妊娠 9^{+5} 周,淋病。请问:

1. 本病对该病人及胎儿可能会造成哪些不良影响?

2. 针对目前情况应如何护理?

一、淋病

【概述】

（一）定义

淋病指由革兰氏染色阴性的淋病奈瑟菌(简称淋菌)引起的以泌尿生殖系统化脓性感染为主要表现的性传播疾病。近年来其发病率居我国性传播疾病首位,任何年龄均可发生。

（二）病原体

淋菌喜温暖潮湿,不耐干燥,在潮湿、温度为 35～36 ℃、pH 值为 7.0～7.5 的环境中最适生长,在完全干燥的环境中 1～2 h 即死亡,但若附着于微湿的衣裤、毛巾、被褥中能生存 18～24 h。一般消毒剂或肥皂液均能使其迅速灭活。

（三）感染途径

1. 性交直接传播 此途径为主要的传播途径,多为受感染的男性传播给女性。在发生不洁性交之后,淋菌很快黏附在生殖道的黏膜上。

2. 母婴传播 孕妇感染后,未及时治疗,可通过垂直传播使胎儿感染。

3. 其他途径 接触染菌的物品或医疗器械等。

【临床表现】

1. 症状 潜伏期 3～7 天,60%～70% 病人无症状,易被忽视或致他人感染。感染初期病变局限于下生殖道,若病情发展可累及上生殖道,病理分为急性和慢性两种。急性淋病最早症状为尿痛、尿频、排尿困难,白带增多呈黄色脓性。若侵入输卵管、卵巢可致急性盆腔炎,病人自觉下腹两侧剧痛,有寒战、高热、恶心、呕吐。急性期未治疗或治疗不彻底可转为慢性。临床表现为慢性尿道炎、慢性宫颈炎、输卵管积水。淋菌可长期潜伏在尿道旁腺、前庭大腺深处反复发作。

2. 体征 急性期外阴红肿、烧灼,宫颈感染时宫颈充血、水肿,有脓性分泌物。

【治疗原则】

尽早彻底治疗,遵循及时、足量、规范用药原则。

1. 急性淋病 选择头孢菌素类、青霉素类,加用红霉素、阿奇霉素、甲硝唑或多西环素。青霉素过敏者选择大观霉素。同时治疗性伴侣。盆腔脓肿者可采用手术疗法。

2. 慢性淋病 采用支持疗法、对症处理、物理疗法及手术治疗等综合治疗方案。

【护理评估】

(一)健康史

评估有无不洁性交史,详细评估发病过程及治疗情况。

(二)身心状况

评估局部有无红肿、异常分泌物,评估全身症状。本病多由不洁性生活引起,病人害羞或担心夫妻关系受损不愿进行正规治疗,导致延误治疗,反复发作造成身心负担。若因此不孕或影响到新生儿健康会出现自卑、自责等负面情绪。

(三)辅助检查

分泌物涂片检查:急性期可见多核白细胞内、外均有革兰氏阴性双球菌。分泌物培养也可检出淋菌。

【护理诊断/问题】

1. 恐惧 与不了解疾病的发展和预后有关。

2. 自尊紊乱 与社会对性传播疾病的病人不认同有关。

【护理措施】

(一)一般护理

急性期应绝对卧床,半卧位以利于引流及局限炎症。高热者补液,防止脱水及电解质紊乱。

(二)心理护理

强调及时、彻底治疗的必要性,解释所用药物的作用和效果。尊重病人,为病人保密,关怀、安慰病人,解除病人求医的顾虑,树立治愈的信心。

(三)治疗配合

(1)观察病人体温变化、腹痛程度、有无肛门坠胀或便意感。

(2)严密床边隔离,防止交叉感染。

(3)遵医嘱给予抗生素、镇静剂及止痛药。淋病孕妇禁用喹诺酮类药物,新生儿常规使用1%硝酸银液滴眼,预防淋菌性眼炎。

(四)健康指导

(1)治疗期间禁止性生活,定期随访。治疗后7日复查宫颈分泌物,以后每月查1次,连续3次阴性,方能确定治愈。因淋病病人易合并感染滴虫和梅毒,随访应同时监测滴虫、梅毒血清反应。

(2)教会病人自行消毒隔离的方法,可采用煮沸消毒法对病人的内裤、毛巾煮沸5~10 min,接触过的物品及器具宜用1%石炭酸溶液浸泡。

二、外阴尖锐湿疣

【概述】

(一)定义

外阴尖锐湿疣由人乳头瘤病毒(HPV)感染外阴引起的鳞状上皮增生性疣状病变。外阴尖锐湿疣多同时伴有阴道、宫颈尖锐湿疣,且易与多种性传播疾病并存。

（二）病原体

人乳头瘤病毒感染导致本病发生。温暖、潮湿的外阴皮肤易于 HPV 的生长;妊娠、糖尿病、影响细胞免疫功能的全身疾病时,尖锐湿疣生长迅速,且不易控制。

（三）感染途径

性交直接传播为本病主要的传播途径,也可通过产道分娩传播或接触污染过的衣物和用品感染。

【临床表现】 潜伏期为 3 周～8 个月,平均 3 个月。病人以年轻妇女居多。临床症状常不明显,部分病人有外阴瘙痒、烧灼痛或性交后疼痛。典型体征是初起为微小散在的乳头状疣、柔软,其上有细小的指样突起,或为小而尖的丘疹,质稍硬,孤立、散在或呈簇状,粉色或白色。病灶逐渐增大、增多,互相融合成鸡冠状或菜花状,顶端可有角化或感染溃烂。

【治疗原则】 去除外生疣体,改善症状和体征。

1. 局部药物治疗 用药前局部涂以 1% 的丁卡因行表面麻醉以减轻疼痛。选用 33%～50% 三氯醋酸、1% 酞丁安膏、10%～25% 足叶草脂或 5% 氟尿嘧啶软膏等药物外用。

2. 物理或手术治疗 物理治疗方法有微波、激光、冷冻。巨型尖锐湿疣可通过微波刀或手术切除。病灶广泛或巨大病灶堵塞产道时,应行剖宫产结束分娩。

【护理评估】

（一）健康史

评估有无不洁性交史,详细评估发病过程及治疗情况。

（二）身心状况

评估疣体数量、大小、质地、有无破溃感染、瘙痒及疼痛。本病多由不洁性生活引起,病人害羞或担心夫妻关系受损多不愿就医进行正规治疗,导致延误治疗。若因此影响到妊娠及新生儿健康会出现自卑、自责等负面情绪。

【护理诊断/问题】

1. 焦虑 与缺乏疾病的发展和预后知识有关。

2. 自尊紊乱 与社会对性传播疾病的病人不认同有关。

【护理措施】

（一）心理护理

尊重病人,耐心、诚恳对待病人,帮助解除思想顾虑,鼓励其尽早进行正规治疗。

（二）治疗配合

（1）讲解治疗的必要性和治疗的方法及过程,使病人能较好地配合医护人员,提高治疗效果。

（2）配合医生采用药物、物理或手术方式进行治疗。

（三）健康指导

（1）避免不洁的性交或滥交,以防感染性病。

（2）保持外阴清洁,治疗各种容易引起白带增多的妇科疾病,妊娠期间白带往往增多,故更要注意外阴清洁。外阴部瘙痒或出现异常赘生物时,应立即到医院检查以明确诊断。

（3）病人不与他人共用浴巾,避免在公共浴池淋浴或盆浴。改坐厕为蹲厕。

（4）病人的衣裤均应煮沸消毒,疾病未愈前要进行隔离,并避免性生活。同时治疗性伴侣。

第五节　慢性宫颈炎病人的护理

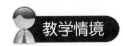

　　秦女士,38岁。性交后阴道有少量血性分泌物1个月。病人担心患宫颈癌前来就诊。妇科检查:宫颈重度糜烂,乳突型;有接触性出血,白带量多。请问:

　　1. 初步诊断该病人是什么疾病?

　　2. 为与宫颈癌相鉴别可选择哪些辅助检查?

　　3. 针对目前情况应如何护理?

【概述】

　　宫颈炎是妇科常见病,包括宫颈阴道部炎症和宫颈管黏膜炎症,后者好发。临床上以慢性宫颈炎多见。

　　(一)病因

　　(1)分娩、流产或手术损伤宫颈后,病原菌侵入而感染致急性病变,如治疗不及时、不彻底可导致慢性宫颈炎。

　　(2)卫生不良或雌激素缺乏,局部抵抗力差也易引起慢性宫颈炎。

　　(二)病理

　　1. 宫颈糜烂　本病最常见的病理改变。宫颈阴道部为呈细颗粒状的红色区。

　　(1)根据糜烂深浅程度分为以下3型。①单纯型糜烂:炎症初期,糜烂面平坦。②颗粒型糜烂:糜烂面呈凹凸不平的颗粒状。③乳突型糜烂:糜烂面高低不平更明显,呈乳头状突起。

　　(2)根据糜烂面积大小分为以下3度(图12-1)。①轻度(Ⅰ度)糜烂:糜烂面积小于整个宫颈面积的1/3。②中度(Ⅱ度)糜烂:糜烂面积占整个宫颈面积的1/3～2/3。③重度(Ⅲ度)糜烂:糜烂面积占整个宫颈面积的2/3以上。

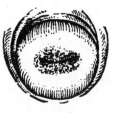 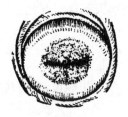 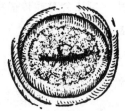

(a) Ⅰ度　　　　　　　(b) Ⅱ度　　　　　　　(c) Ⅲ度

图 12-1　宫颈糜烂分度

　　2. 宫颈肥大　由于慢性炎症长期刺激,宫颈组织充血、水肿,腺体和间质增生,宫颈不同程度地增大。

　　3. 宫颈息肉　慢性炎症的长期刺激使宫颈管局部黏膜增生,逐渐自基底部向宫颈外口突出而形成息肉。

　　4. 宫颈腺囊肿　在宫颈糜烂愈合的过程中,腺体分泌物引流受阻潴留形成囊肿。

　　5. 宫颈管黏膜炎　病变局限于宫颈管内的黏膜及黏膜下组织。

【临床表现】

　　1. 症状　白带增多,呈乳白色黏液状或淡黄色脓性,可有血性白带或性交后出血。伴发症状可有腰骶部疼痛、下腹坠胀、尿急、尿频等。因白带黏稠脓性不利于精子穿透可致不孕。

2. 体征 宫颈有不同程度的糜烂、囊肿、肥大或息肉。

【治疗原则】

慢性宫颈炎以局部治疗为主,根据病理类型采用不同的治疗方法,在治疗前先做宫颈刮片细胞学检查,排除早期宫颈癌。

1. 物理疗法 用物理方法将宫颈糜烂面单层柱状上皮破坏,使其坏死脱落后,为新生的鳞状上皮覆盖。常用的方法有宫颈激光、冷冻、红外线凝结等。此方法是目前治疗宫颈糜烂最常用的方法,其效果较好、疗程最短。

2. 手术疗法 宫颈息肉可手术摘除,宫颈肥大、宫颈糜烂较深者且累及宫颈管者可宫颈锥形切除,宫颈腺体囊肿以微波或电灼破坏囊壁。

3. 药物治疗 适宜于糜烂面积小、炎症浸润较浅者,局部涂硝酸银、铬酸、中药等。

【护理评估】

(一)健康史

评估年龄、月经史、婚育史,有无急性生殖道炎症发生,评估妇科手术史、宫颈损伤史。

(二)身心状况

评估白带性状,有无腰骶部疼痛、下腹坠胀、尿急、尿频等伴发症。评估宫颈局部病理改变类型、程度。病程长,用药效果不理想,易复发,精神负担较重。担心癌变,导致心理压力增加。

(三)辅助检查

常规做宫颈刮片细胞学检查,必要时做阴道镜检查及组织检查以明确诊断,排除宫颈上皮内瘤样病变或早期宫颈癌。

【护理诊断/问题】

1. 组织完整性受损 与宫颈糜烂、炎症刺激有关。

2. 焦虑 与缺乏相关知识、病程长、担心宫颈癌有关。

【护理措施】

(一)一般护理

嘱病人注意个人卫生,勤换内裤,保持外阴清洁。

(二)心理护理

本病病程长、迁延不愈,病人多有焦虑、悲观情绪,应给予关怀,解释疾病的预防知识和目前采取治疗方案的具体措施、注意事项等,消除顾虑,减轻心理压力,树立治疗信心。

(三)治疗配合

(1)观察病人慢性宫颈炎的临床表现 进行局部治疗的病人应注意观察阴道分泌物的量、颜色、气味及性状的变化,若出现异常出血或可疑感染,应立即报告医生协助处理。

(2)物理治疗 包括电烙、电熨、激光、冷冻等。①禁忌证:急性生殖系统炎症。②治疗时间:月经干净后3～7天。③注意事项:治疗后阴道分泌物增多,术后1～2周脱痂时可有少许出血,保持外阴干燥清洁;术后8周禁盆浴、性交和阴道冲洗;物理治疗有引起术后出血、宫颈管狭窄、不孕、感染的可能,故术前病人应知情同意;术后定期复查。

(3)药物疗法 可选用中药配方制成粉末局部喷涂,有一定疗效。

(4)手术疗法 宫颈息肉者可行息肉摘除术,协助医生将切除息肉送病理组织学检查。疑有癌前病变者,可考虑行子宫切除术,根据术式做好相应准备。

(四)健康指导

向病人传授防病知识,积极治疗急性宫颈炎;定期开展妇科病普查;减少宫颈裂伤,有裂伤应及时缝合。针对不同治疗的病人详细解释相关注意事项。

第六节 慢性盆腔炎病人的护理

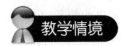

林女士,40 岁。下腹坠痛 13 年,伴经量增多。14 年前曾患产褥感染,自行口服抗生素(药名不详)治疗。平素月经量较多,经期、劳累及性交后腹痛加重。妇科检查:子宫后位,活动受限,有压痛;左侧附件区片状增厚,有压痛。初步诊断:慢性盆腔炎。请问:

1. 该病人的护理诊断有哪些?
2. 针对目前情况应如何护理?

【概述】

(一)定义

慢性盆腔炎指女性上生殖道及其周围组织的慢性炎症,大多发生在性活跃期妇女。

(二)病因

急性盆腔炎治疗不彻底或因病人体质差迁移所致,亦可无急性盆腔炎病史,如阑尾炎导致右侧附件炎。

(三)病理

1. 慢性子宫内膜炎 产后胎盘、胎膜残留或子宫复旧不良者极易感染;绝经后雌激素降低,内膜菲薄,也易感染,严重者宫颈粘连导致宫腔积脓。

2. 慢性输卵管炎、输卵管积水 输卵管轻度或中度肿大,与周围组织粘连。若伞端及峡部粘连闭锁,或积脓吸收后,浆液性液体继续自管壁渗出至管腔,可形成积水。积水输卵管表面光滑,管壁甚薄,呈腊肠或曲颈的蒸馏瓶状,可游离或与周围组织粘连。

3. 输卵管卵巢炎及输卵管卵巢囊肿 输卵管炎症波及卵巢,相互粘连形成输卵管卵巢炎。若伞端与卵巢粘连并贯通,或输卵管卵巢脓肿的脓液吸收后由渗出物替代可形成囊肿(图 12-2)。

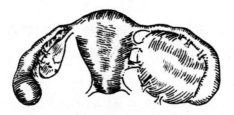

图 12-2 输卵管积水(左)、输卵管卵巢囊肿(右)

4. 慢性盆腔结缔组织炎 多由慢性宫颈炎发展而来。蔓延至宫骶韧带处,使纤维组织增生、变硬;若蔓延广泛,可使子宫固定,宫颈旁组织增厚,形成冰冻骨盆。

【临床表现】

1. 症状 下腹坠痛及腰骶部酸痛,劳累、性交后、月经前后加剧;月经异常,不孕,部分病人有神经衰弱症状。

2. 体征 子宫多后位,活动受限,输卵管增粗或宫旁组织片状增厚、压痛或盆腔一侧或两侧触及囊性肿物,活动多受限。

【治疗原则】

根据病变部位以及病人主诉采用综合治疗为宜,包括中药治疗、物理治疗、药物治疗、手术治疗,并应注意增强局部和全身的抵抗力。

1. 中药治疗 慢性盆腔炎以湿热型居多,治疗以清热利湿、活血化瘀为主。用药方法除口服外,中药保留灌肠亦有效果。

2. 物理疗法 可促进盆腔局部血液循环,改善组织的营养状态,提高新陈代谢,以利于炎症的吸收和消退。常用的有短波、超短波、离子透入(可加入各种药物如青霉素、链霉素等)、蜡疗等。

3. 药物治疗 在用抗炎药物时,也可同时采用 α-糜蛋白酶 5 mg 或透明质酸酶 1500 U 肌内注射,以利于炎症的吸收。

4. 手术治疗 有肿块如输卵管积水或输卵管卵巢囊肿、感染灶反复引起炎症发作,经综合治疗无效者宜行手术治疗,可行单侧附件切除术或子宫切除术加患侧附件切除术。对年轻妇女应尽量保留卵巢功能。

【护理评估】

（一）健康史

评估有无急性盆腔炎病史、月经史、婚育史、宫内手术史。评估发病过程、治疗经过。

（二）身心状况

评估下腹部疼痛的性质,与月经、性交、劳累的关系,评估有无全身乏力、失眠等。评估子宫的位置、压痛、活动度,有无附件增粗、积液。评估病人精神状态,有无疲倦、焦虑等。评估病人及家属对疾病的心理反应,对不孕的态度。

（三）辅助检查

1. 实验室检查 血常规检查见白细胞增高,脓液或血液细菌培养病原菌,通过药敏试验指导用药。

2. B 超、腹腔镜检查 有助于盆腔炎性包块的诊断。

3. 输卵管通畅检查 略。

【护理诊断/问题】

1. 疼痛 与炎症刺激引起下腹隐痛、坠胀有关。

2. 焦虑 与病程长、治疗效果不佳或不孕有关。

3. 睡眠型态紊乱 与疼痛和心理障碍有关。

【护理措施】

（一）一般护理

增加营养,锻炼身体,劳逸结合,提高机体抵抗力。

（二）心理护理

关心病人,耐心倾听,尽可能满足病人的需求,解除病人思想顾虑,增强其治疗的信心。共同制定个性化的治疗方案,取得病人及家属的理解和配合。

（三）治疗配合

（1）观察病人腹痛部位、性质及程度,阴道分泌物变化,全身症状是否出现或加重。

（2）按医嘱给予病人药物配合治疗。

（3）需手术治疗者,为其提供术前、术后常规护理。

（四）健康指导

（1）及时彻底治疗急性盆腔炎。

（2）注意个人卫生,尤其是经期卫生,节制性生活。

（3）增加营养,生活规律,加强锻炼,可选择慢跑、散步、太极拳及各种球类等锻炼方式,劳逸结合,提高机体抵抗力。

（4）保持乐观的心态。

第七节　女性生殖系统炎症护理技术实训指导(实训九)

[教学目标]

(1) 能为病人进行阴道冲洗、阴道宫颈上药、坐浴等护理操作,并对病人进行适当的指导。

(2) 培养学生严谨务实的态度和规范操作的作风。

[技能训练]

(1) 阴道冲洗的方法。

(2) 阴道宫颈上药方法。

(3) 坐浴方法。

[实验学时]　1 学时。

[实验器材]　妇科护理模型人、护理床、遮挡屏风。

[实验内容及方法]

1. 阴道冲洗

1) 实验准备

(1) 护士准备　掌握阴道冲洗的操作方法,并向病人介绍治疗意义及操作步骤。

(2) 用物准备　冲洗筒、带调节夹的橡皮管、橡皮布、治疗巾、冲洗头、弯盘、便盆 1 个、阴道窥器、温度计、无菌手套、适宜温度冲洗液(根据病情选用)等。

(3) 病人准备　了解该项操作的意义,取膀胱截石位。

(4) 环境准备　环境整洁,室温适合。

2) 操作步骤

(1) 向病人说明操作目的、方法、可能的感受,以取得病人合作。

(2) 病人排空膀胱后,取膀胱截石位,暴露外阴,臀下放置橡皮布及便盆。

(3) 按需要配制 500～1000 mL 的冲洗液装入冲洗筒内,将冲洗筒挂于距床沿 60～70 cm 的高处,先排出管内空气,试水温备用。

(4) 右手持冲洗头,先冲洗外阴,然后用左手分开小阴唇将冲洗头沿阴道侧壁缓缓插入达后穹隆部,边冲洗边在阴道内上下左右轻轻移动冲洗头,当冲洗液约剩 100 mL 时,抽出冲洗头,再次冲洗外阴部,扶起病人坐在便盆上,使阴道内残留的液体流出。

(5) 撤去便盆,用纱布擦干外阴部并整理用物及床单位,协助病人取舒适体位。

3) 评价

(1) 操作熟练,准确。

(2) 操作过程中病人无明显不适。

(3) 与病人沟通有效,病人能说出操作的意义并配合治疗。

(4) 操作过程中尊重、体贴病人。

2. 阴道宫颈上药

1) 实验准备

(1) 护士准备　掌握阴道宫颈上药的操作方法,并向病人介绍治疗意义及操作步骤。

(2) 用物准备　阴道窥器,阴道冲洗用品,长镊子,一次性手套,干棉球,消毒长棉签,各种治疗用药片、药粉、药栓等。

(3) 病人准备　了解该项操作的意义,取膀胱截石位。

(4) 环境准备　环境整洁,室温适合。

2) 操作步骤

(1) 查对姓名及操作部位,介绍其目的和方法,以取得病人合作。

(2) 阴道后穹隆塞药:常用药物有甲硝唑片、阴道栓剂。首先行阴道冲洗或坐浴,再将药物置于阴道后穹隆处。可教会病人自行放置。指导病人于临睡前上药,以保证药物局部作用的时间,每天1次,10次为一个疗程。上药前需洗净双手,戴上一次性手套,用一手食指将药片沿阴道后壁推进至食指完全伸入为止,药片推进至阴道后穹隆处。

(3)喷雾器上药:阴道各种粉剂和消炎药喷撒,如磺胺嘧啶、呋喃西林、土霉素等。放置阴道窥器,充分暴露宫颈或阴道病变部位,擦拭分泌物后将药物粉末均匀散布于炎性组织表面上,再退出阴道窥器。

(4)腐蚀性药物:多用于慢性宫颈炎。放置阴道窥器,充分暴露宫颈或阴道病变部位,擦拭分泌物后用消毒长棉签蘸20%~50%硝酸银溶液涂遍宫颈糜烂面,再插入宫颈管内,深约0.5 cm,稍后用生理盐水棉球洗去表面多余的药液。最后用干棉球吸干,退出阴道窥器。每周一次,一个月为一个疗程。

(5)宫颈棉球上药:适用于急性宫颈炎伴有出血者,常用药物有止血药粉或抗生素等,利用阴道窥器将带有尾线的棉球蘸药后塞至宫颈处,将线尾置于阴阜侧上方并用胶布固定,嘱病人于放药12~24 h后自行取出。

3)评价

(1)操作熟练,准确。

(2)操作过程中病人无明显不适。

(3)与病人沟通有效,病人能说出操作的意义并配合治疗。

(4)操作过程中尊重、体贴病人。

3. 高锰酸钾溶液坐浴

1)实验准备

(1)护士准备 衣帽整齐,并向病人介绍治疗意义及操作步骤。

(2)用物准备 坐浴架、消毒坐浴盆、水温计、无菌纱布、41~43 ℃的1:5000高锰酸钾溶液2000 mL。

(3)病人准备 了解该项操作的意义。

(4)环境准备 环境整洁,室温适合。

2)操作步骤

(1)严格按比例配制好1:5000高锰酸钾溶液2000 mL,倒入坐浴盆,将其置于坐浴架上。

(2)嘱病人排空膀胱后全臀和外阴部浸泡于溶液中,一般持续15~20 min。

(3)结束后,用无菌干纱布擦干外阴及肛门。

3)评价

(1)操作熟练,准确。

(2)操作过程中病人无明显不适。

(3)与病人沟通有效,病人能说出操作的意义并配合治疗。

(4)操作过程中尊重、体贴病人。

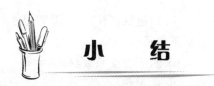

小　结

女性生殖系统炎症是妇科临床常见病,主要包括外阴阴道炎、宫颈炎及盆腔炎,尤以阴道炎最为常见。各种阴道炎病人以外阴瘙痒、阴道分泌物增多为特点,由于病原体不同其阴道分泌物特征有很大区别。治疗时应根据各种阴道炎病原体的特点改变阴道酸碱度,并选用针对性强的抗生素局部上药或全身治疗。慢性宫颈炎的主要病理表现是宫颈糜烂、宫颈肥大、宫颈息肉、宫颈腺囊肿及宫颈管黏膜炎,其治疗以物理治疗为主。慢性盆腔炎疾病顽固难愈、病程长,还可导致神经衰弱、不孕等,对病人日常生活及工作有较大影响,在治疗和护理过程中,应鼓励病人树立战胜疾病的信心,积极配合,坚持治疗。

(熊　瑛)

能力检测

A1 型题

1. 产后、手术后生殖系统炎症及伤口感染常见的病原菌是（　　）。

　A. 金黄色葡萄球菌　　　　　B. 乙类溶血性链球菌　　　　　C. 淋病奈瑟菌

　D. 厌氧菌　　　　　　　　　E. 真菌

* 2. 女性生殖系统炎症的传染途径不包括（　　）。

　A. 沿生殖器黏膜上行蔓延　　B. 经血液循环播散　　　　　　C. 经呼吸道传播

　D. 经淋巴系统蔓延　　　　　E. 直接蔓延

3. 淋病奈瑟菌的特点是（　　）。

　A. 易形成转移性脓肿　　　　　B. 侵袭生殖泌尿系统黏膜的柱状上皮和移行上皮

　C. 喜潮湿,耐热　　　　　　　D. 脓液有粪臭味并有气泡

　E. 正常阴道菌群的一种

* 4. 女性生殖器自然防御功能不包括（　　）。

　A. 两侧大阴唇自然合拢　　　B. 阴道自净作用　　　　　　　C. 月经来潮

　D. 卵巢表面为单层立方上皮覆盖,不易感染发病

　E. 输卵管上皮细胞的纤毛向宫腔摆动

* 5. 外阴炎护理措施不包括（　　）。

　A. 治疗期间禁止性生活　　　　　　　　B. 观察外阴病变处情况

　C. 每天用肥皂擦洗局部以保持外阴清洁　D. 饮食忌辛辣

　E. 1∶5000 高锰酸钾溶液坐浴

6. 前庭大腺囊肿的最佳护理措施是（　　）。

　A. 卧床休息　　　　　　　　　　　　　B. 给予抗生素和止痛剂

　C. 选用清热解毒的中药煎汤坐浴　　　　D. 生理盐水阴道冲洗

　E. 行造口术并引流

* 7. 滴虫性阴道炎的治愈标准是（　　）。

　A. 连续 3 次月经期后检查滴虫阴性　　　B. 连续 3 次月经期前检查滴虫阴性

　C. 全身及局部用药 3 个疗程可治愈　　　D. 白带悬滴法检查滴虫阴性

　E. 临床症状消失

* 8. 阴道假丝酵母菌病白带特点是（　　）。

　A. 泡沫性　　　　B. 血性　　　　C. 白色豆渣样　　　D. 黄色水性　　　E. 脓性

9. 老年性阴道炎可能出现的临床症状不包括（　　）。

　A. 外阴瘙痒　　　　　　　　B. 阴道上皮皱襞消失,菲薄　　　C. 性交痛

　D. 阴道分泌物呈稀薄泡沫状　E. 阴道狭窄

* 10. 淋病的最主要感染途径是（　　）。

　A. 间接传播　　B. 性交直接传播　　C. 母婴传播　　　D. 医源性传播　　E. 血液传播

* 11. 外阴尖锐湿疣的典型症状是（　　）。

　A. 外阴瘙痒、烧灼痛　　　　B. 初起为微小散在的乳头状赘生物

　C. 性交后疼痛　　　　　　　D. 脓性白带增多　　　　　　　E. 下腹及腰骶坠胀

12. 属于慢性宫颈炎的护理诊断是（　　）。

　A. 焦虑　　　　　　　　　　B. 活动受限　　　　　　　　　　C. 组织灌注量不足

　D. 功能障碍性悲哀　　　　　E. 有窒息的危险

*13. 慢性宫颈炎的病理改变不包括(　　)。

　　A. 宫颈糜烂　　　　　　　　　　　B. 宫颈息肉　　　　　　　　　　C. 宫颈腺囊肿

　　D. 宫颈上皮内瘤样变　　　　　　　E. 宫颈肥大

14. 下列对慢性盆腔炎的描述不正确的是(　　)。

　　A. 多由急性盆腔炎治疗不彻底迁移所致　　　　B. 老年期女性多见

　　C. 部分病人因不孕而就诊　　　　　　　　　　D. 可以形成冰冻骨盆

　　E. 应采用综合治疗

*15. 阴道冲洗筒的高度不得超过床沿(　　)。

　　A. 30 cm　　　　　B. 40 cm　　　　　C. 50 cm　　　　　D. 60 cm　　　　　E. 70 cm

16. 阴道冲洗时溶液量与水温正确的描述是(　　)。

　　A. 100 mL,41~43 ℃　　　　　　　　B. 150 mL,37~40 ℃

　　C. 300~500 mL,41~43 ℃　　　　　D. 500~1000 mL,37~40 ℃

　　E. 500~1000 mL,41~43 ℃

A2 型题

*17. 汪女士,40 岁,外阴瘙痒,诊断为外阴炎,坐浴药液应选择(　　)。

　　A. 温水　　　　　　　　　　　　　　B. 盐水

　　C. 1∶5000 高锰酸钾溶液　　　　　　D. 4％碳酸氢钠溶液

　　E. 1％乳酸液

*18. 赵女士,32 岁,外阴瘙痒,白带增多,取白带悬滴法检查找到滴虫,不应选用以下哪种洗液冲洗?(　　)

　　A. 2％~4％碳酸氢钠溶液　　　　　　B. 1％乳酸溶液

　　C. 1∶5000 高锰酸钾溶液　　　　　　D. 0.5％醋酸溶液

　　E. 0.1％新洁尔灭溶液

*19. 李女士,30 岁,外阴瘙痒伴白带增多 2 周。妇科检查:阴道内见大量脓性黄绿色泡沫状分泌物,最可能的疾病为(　　)。

　　A. 滴虫性阴道炎　　B. 念珠菌阴道炎　　C. 细菌性阴道炎　　D. 宫颈糜烂　　　　E. 老年性阴道炎

A3 型题

(20~21 题共用题干)

孙女士,孕 25 周,因白带增多、尿频 3 天就诊。分泌物检查:淋病奈瑟菌(＋)。

*20. 该病人目前诊断为(　　)。

　　A. 细菌性阴道病　　B. 尖锐湿疣　　　C. 淋病　　　　D. 梅毒　　　　E. 外阴炎

*21. 对其进行指导的内容不包括(　　)。

　　A. 首选喹诺酮类药物　　　　　　　　B. 内裤应煮沸消毒

　　C. 疾病未愈前要进行隔离　　　　　　D. 新生儿常规使用 1％硝酸银溶液滴眼

　　E. 性伴侣同时治疗

(22~24 题共用题干)

钱女士,33 岁,1-0-1-1,因白带增多,腰骶部疼痛,性交后出血就诊。妇科检查:宫颈重度糜烂。宫颈刮片阴性,诊断为慢性宫颈炎。

*22. 上述疾病的治疗方法首选(　　)。

　　A. 物理治疗　　　　B. 药物疗法　　　　C. 手术疗法　　　D. 心理护理　　　　E. 阴道冲洗

*23. 该治疗方法的最佳时间是(　　)。

　　A. 月经来潮前 3~7 天　　　　　　　B. 月经来潮前 1~2 天　　　　　　　C. 月经期

　　D. 月经干净后 3~7 天　　　　　　　E. 月经干净后 7~15 天

*24. 术后病人禁止盆浴和性生活的时间为(　　)。

　　A. 2 周　　　　　　B. 4 周　　　　　　C. 6 周　　　　　D. 8 周　　　　　E. 10 周

(25～26 题共用题干)

张女士,30 岁,已婚,因外阴瘙痒、白带量多、呈豆渣样就诊。

25. 在门诊为该病人阴道冲洗时应选择哪种溶液?(　　)

A.2%～4%碳酸氢钠溶液　　　　　　　　　　B.1%乳酸溶液

C.1∶5000 高锰酸钾溶液　　　　　　　　　　D.0.5%醋酸溶液

E.0.1%新洁尔灭溶液

26. 如何指导病人离院后阴道置药?(　　)

A. 早晨起床后立即上药　　　　　　　　　　B. 自己直接用食指上药即可

C. 将药物送入阴道内即可　　　　　　　　　　D. 月经期坚持阴道给药

E. 用药期间禁止性生活

(27～30 题共用题干)

何女士,41 岁,1-0-2-1。因下腹隐痛半年就诊。妇科检查:左侧输卵管索条状增粗、压痛明显。目前诊断为慢性盆腔炎。

＊27. 询问病史时,下述哪项较为有价值?(　　)

A. 阑尾炎　　　B. 产褥感染　　　C. 乳腺炎　　　D. 上呼吸道感染　　　E. 阴道炎

＊28. 目前主要护理诊断是(　　)。

A. 疼痛　　　　　　　　　B. 体温过高　　　　　　　　　C. 活动无耐力

D. 组织灌注量改变　　　　E. 焦虑

＊29. 目前治疗方案首选(　　)。

A. 药物治疗　　　　　　　　B. 物理治疗　　　　　　　　C. 手术治疗

D. 化疗　　　　　　　　　　E. 药物治疗＋物理治疗

＊30.若病人近期下腹疼痛反复发作并加剧,妇科检查:左侧附件区触及囊性肿物,体温 39 ℃,此时治疗方案首选(　　)。

A. 药物治疗　　　B. 物理治疗　　　C. 手术治疗　　　D. 化疗　　　E. 手术治疗＋化疗

第十三章　女性生殖器肿瘤病人的护理

学习目标

1. 掌握妇科腹部手术病人术前和术后的护理评估、护理诊断及护理措施,运用所学知识为妇科腹部手术病人进行健康教育。

2. 了解外阴癌的病因、临床表现及治疗要点。

3. 掌握宫颈癌病人的护理措施。

4. 熟悉宫颈癌病人的临床表现、治疗原则及护理评估。

5. 了解宫颈癌的病理特点、转移途径。

6. 掌握子宫肌瘤的分类、临床表现及处理原则,为个案提供整体护理。

7. 熟悉子宫内膜癌的病因、病理、转移途径、临床表现及处理原则,能运用护理程序为子宫内膜癌病人提供整体护理。

8. 熟悉卵巢肿瘤的病理特点、临床表现、临床分期及处理原则,能为病人提出护理诊断、护理目标,制定相应的护理措施。

第一节　女性生殖器肿瘤手术病人的一般护理

教学情境

章女士,46 岁,因月经期延长、月经量多 2 年,近半年症状加剧前来就诊。查体:面色苍白,心、肺听诊无异常,下腹部可触及一包块,质硬。妇科检查:子宫如妊娠 3 个月大小,表面不规则,质硬,活动好,无压痛,双附件无异常。经系列检查后,诊断为子宫肌瘤,医生决定对其实施手术。病人高度紧张,担心肿块的性质及预后。请问:

1. 如何对该病人进行心理护理?

2. 应做哪些术前准备和术后护理?

手术是妇科肿瘤病人的主要治疗手段之一。要保证手术顺利进行及术后良好恢复,需要充分的术前准备和精心的术后护理。妇科手术按急缓程度,可分为择期手术、限期手术和急诊手术。按手术途径分为腹式手术与阴式手术。腹式手术分为剖腹探查术、子宫切除术、附件切除术、子宫根治术等。阴式手术有会阴Ⅲ度裂伤修补术、阴道前后壁修补术、经阴道子宫切除术等。

一、手术前护理

【护理评估】

（一）健康史

询问病人既往健康状况、月经史、婚育史、性生活史、家族史及用药史等。聆听相关主诉,如月经期及月经量异常、绝经后不规则流血、阴部疼痛不适等。了解发病经过、相关检查、治疗经过、疗效及用药后机体反应等情况。

（二）身心状况

评估病人的生命体征和全身基本情况。了解病人术前的营养状况、自觉症状、包块的大小、活动度、阴道异常流血、阴道分泌物情况，以及肿瘤压迫邻近组织引起的相关症状等。

面临接受手术治疗的病人及其家属，都会经历一段时期的心理应激反应，表现为不同程度的焦虑和恐惧，这些心理状况将增加手术的危险性。因缺乏对生殖器功能的认识，病人可能会担心术后失去女性特征而感到悲观、焦虑；也可能因为肿瘤的性质，让其产生担忧、紧张、悲观等不良情绪。因此，在术前，需评估病人及家属的心理状况及对手术的合作程度。

（三）辅助检查

通过妇科检查、细胞学检查、诊断性刮宫、腹腔镜和宫腔镜检查及 B 超、CT、核磁共振（MRI）、实验室检查等以协助疾病的诊断和进展。

【护理诊断/问题】

1. 焦虑　与担心疾病的预后及手术可能导致的不适和危险性有关。

2. 知识缺乏　缺乏疾病及手术配合的相关知识。

3. 睡眠型态紊乱　与环境（住院）变化有关。

【护理措施】

（一）手术前准备

1. 心理支持　关心、体贴病人，耐心聆听并解答其疑问，介绍手术的必要性、手术医生的简况和手术成功的病例。告诉病人在医院里她将得到最好的治疗和照顾，消除顾虑和焦虑。提醒家属要经常探视病人，使病人体会到家属的关心，但要注意避免过频的访视，以保证病人得到充分的休息。

2. 术前指导　术前需重视对病人提供针对性指导，要尽量将手术前的准备工作详尽地告诉病人，以取得病人配合。术前指导可以采用团体形式进行，也可以采用个别会谈方式开展。

（1）术前要使子宫切除的病人了解术后不再出现月经，卵巢切除者会出现停经、潮热、阴道分泌物减少等围绝经期症状，即使保留一侧卵巢，也会因术中影响卵巢血运，暂时性引起性激素水平波动而出现停经。症状严重者，可进行雌激素补充治疗以缓解症状。

（2）用通俗易懂的语言向病人介绍手术名称及过程，解释术前准备的内容及各项准备工作所需要的时间、必要的检查程序等。使病人了解术后将面临的情况，如需要静脉输液、必要时吸氧，留置引流管及周围有监护设施等。同时让病人及家属了解，护士经常地观察、记录病情是术后护理常规，目的在于能及时发现异常情况，因此不必紧张。

（3）认真配合做好术前合并症的处理，如贫血、营养不良等内科合并症的治疗，调整病人的身心状况。同时，认真进行预防术后并发症的宣教工作，包括床上使用便器，术后深呼吸、咳嗽、翻身、床上活动及早期下床活动等。

（4）老年病人各重要脏器修复能力降低，耐受性差。术前应全面评估，并进行必要的处理，为手术创造良好条件。

研究资料表明，术前接受过指导并有充分心理准备的受术者，较少出现术后恶心、呕吐等其他并发症。

（二）手术前一天护理

手术前一天，护士应认真核对医嘱，并取得病人和家属正式签字的手术同意书。当手术通知单已送手术室安排手术日程时，护士应开始以下准备工作。

1. 皮肤准备　手术前一天应沐浴、更衣、修剪指甲。腹式手术备皮范围上自剑突下，两侧至腋中线，下至两大腿上 1/3 及阴阜和外阴部；阴式手术备皮范围上至耻骨联合以上 10 cm，下至肛门以下 10 cm。

2. 阴道准备　子宫全切病人术前 3 天用消毒液冲洗阴道，每天 2 次，手术日晨再次阴道冲洗，消毒宫颈、阴道，后用棉球拭干，并在宫颈和穹隆部涂 1%甲紫。

3. 肠道准备

（1）一般手术，如子宫全切、附件切除等手术，手术前一天进食易消化的食物，灌肠 1～2 次或口服缓泻剂,如番泻叶泡水等使病人排便3次以上。术前8h禁食、4h禁饮。手术当日清晨禁食,以减少术中因牵拉内脏引起恶心、呕吐反应,也使肠道得到休息,促使肠功能恢复。

(2)涉及肠道的手术或阴部手术,如卵巢癌肠道转移的肿瘤减灭术,则应在术前3天进无渣半流质饮食,并按医嘱给肠道抗生素。术前1天行清洁灌肠,直至排出的灌肠液中无大便残渣。

4.休息与睡眠 要保证病人在术前得到充分休息。为减轻病人的焦虑程度,保证充足睡眠,手术前日晚可按医嘱给予适量镇静安眠药物。服药后,要经常巡视病人,注意动作轻巧,说话低声。如有必要,可第2次给镇静剂,但应在手术前的用药之前4h以上,以减少这些药物的协同作用,防止出现呼吸抑制状况。

(三)手术日护理

手术日晨,护士宜尽早看望病人,测体温、脉搏、呼吸、血压,询问病人的自我感受。一旦发现月经来潮、表现为过度恐惧或忧伤的病人,需及时通知医生;若非急诊手术,应协商重新确定手术时间。

手术日晨取下病人可活动的义齿、发夹、首饰及贵重物品交家属或护士长保管。常规放置导尿管,排空膀胱。行子宫全切除术者,术前用消毒液进行阴道冲洗,术日晨用消毒液进行阴道、宫颈、穹隆部消毒,并用大棉球拭干,然后用美蓝或1%甲紫溶液涂擦宫颈及阴道穹隆部(作为术者切除子宫的标志)。

术前30 min给予术前用药,通常为肌内注射苯巴比妥和阿托品,目的在于缓解病人的紧张情绪并减少唾液腺分泌,防止麻醉引起副交感神经过度兴奋所致的支气管痉挛等。

二、手术后护理

【护理评估】

(一)健康史

了解手术情况,如麻醉方式及效果、手术范围、术中发现及出血情况、术中输血与输液量、术中用药名称及用量、术中尿量、术前潜在的问题是否发生等。

(二)身心状况

评估手术后病人有无恶心、呕吐等。术后24 h内,麻醉作用消失后伤口疼痛较显著,术后2～3天减轻;腹胀于手术2～3天肠道排气后减轻;术后1～2天体温可略升高,但不超过38 ℃;观察尿液颜色、导尿管是否通畅、记录尿量;观察切口有无渗血及红肿;注意阴道出血及分泌物情况。

病人对手术成功与否表现出极大的关心,担心术后不适,对术后康复表示担忧,因此仍需评估病人的心理状况。

【护理诊断/问题】

1.疼痛 与手术创伤有关。

2.活动无耐力 与麻醉、手术创伤、疼痛有关。

3.有体液不足的危险 与可能出现术后出血及摄入不足有关。

4.有感染的危险 与手术后机体抵抗力下降及留置导尿管等有关。

【护理措施】

(一)术后常规护理

1.床边交班 术毕回病房时,接待护士须向手术室或麻醉复苏室护士及麻醉师详尽了解术中情况,测量生命体征,检查输液、腹部伤口、阴道流血情况、镇痛泵使用情况等,认真做好床边交班,记录观察资料。

2.体位 全麻手术者尚未清醒前应有专人守护,去枕平卧,头侧向一旁;蛛网膜下腔麻醉者,去枕平卧12 h;硬膜外麻醉者,去枕平卧6～8 h,如果病情稳定,术后次日可取半卧位。

3.病情观察

(1)麻醉的恢复:全麻病人应观察意识的恢复情况;蛛网膜下腔麻醉及硬膜外麻醉病人需观察下肢感觉恢复情况。

(2)监测生命体征:需依手术大小、病情,认真观察并记录生命体征。手术后每30～60 min监测1次血压、脉搏和呼吸;直至平稳后改为每4~6 h 1次。术后至少每日测量体温、脉搏、呼吸、血压4次,直至正常后3天。术后持续高热或体温正常后再次升高,提示可能有感染存在。

(3)动态观察病人腹部伤口、阴道流血及镇痛泵使用情况。注意有无伤口出血,渗血及红、肿、热、痛等表现。

4. 饮食 腹部手术当日禁食,手术后1~2天进流质饮食,忌牛奶与糖类,以后逐渐改为半流质和普通饮食。行会阴Ⅲ度裂伤修补术者进少渣半流质饮食。

(二)术后常见并发症及护理

1. 腹胀 术后腹胀多因术中肠管受到激惹使肠蠕动减弱所致。病人术后呻吟、抽泣、憋气等可咽下大量气体,加重腹胀。一般情况下肠蠕动于术后12~24 h开始恢复,如果术后48 h仍未恢复正常,应排除麻痹性肠梗阻、机械性肠梗阻的可能。可采用生理盐水低位灌肠,"1、2、3灌肠",热敷下腹部等。术后早期下床活动可预防或减轻腹胀。

2. 泌尿系统感染 尿潴留是发生膀胱感染的重要原因之一;留置导尿管,亦易导致细菌上行性感染。一般手术后留置导尿管保留24~48 h;广泛性子宫切除术后留置导尿管10~14天,阴式手术留置导尿管3~5天。长期留置导尿管应给予膀胱冲洗,注意保持外阴清洁,拔除导尿管后,鼓励病人定期坐起来排尿。

3. 伤口血肿、感染、裂开 伤口出血多,或切口压痛明显、肿胀、检查有波动感,应考虑为切口血肿。血肿极易感染,常为伤口感染的重要原因。少数病人,尤其年老体弱或过度肥胖者,可出现伤口裂开的严重并发症。出现上述并发症时,应及时汇报医生,协助处理,当伤口裂开,腹部敷料下可见大网膜、肠管脱出,在通知医生的同时,立即用无菌手术巾覆盖包扎,送手术室缝合处理。

(三)生活护理

协助病人进食、大小便及活动,将生活用物及呼叫器置于伸手可及之处。

(四)健康指导

术后加强营养,注意休息,适当活动,禁止性生活和盆浴1个月,手术1个月后复查。

三、急诊手术病人的护理要点

妇产科常见急诊手术有卵巢肿瘤扭转、破裂,异位妊娠腹腔内出血等,由于发病急、病情重,病人及家属往往心情紧张。护理人员在给病人及家属提供心理安全感的同时,配合医生在最短的时间内完成术前准备。

(一)快速做好术前准备

急诊病人通常病情危重,处于极度痛苦甚至休克状态。除抢救休克外应快速完成术前准备。病人入院后,护士应立即观察病情、测量生命体征,并做好记录;完成备皮、输液、配血、导尿、使用术前基础麻醉药等准备工作,为手术创造条件。

(二)心理护理

迅速、重点了解病史,解释手术目的,做好术前准备的同时,护士通过娴熟的技术让病人确信自己正处于被救治中,以减轻紧张、恐慌情绪。

(三)术后

按一般腹部手术后病人的护理进行。

第二节 外阴癌病人的护理

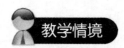

刘女士,61岁。G_3P_2,绝经11年,绝经后外阴瘙痒4余年,近2年发现外阴包块,从未到医院检查。

近 1 年来发现外阴包块逐渐增大,并有破溃,有血性分泌物。查体:左侧大阴唇可见有一菜花样肿物,大小约 3 cm×3 cm×2.5 cm,双侧小阴唇内侧均有发白、僵硬,尿道口黏膜未受累,右侧腹股沟可触及一直径约 1 cm 的淋巴结,活动,无压痛。为进一步明确诊断,行局部活组织检查。请问:

1. 该病人的临床诊断首先应考虑什么?

2. 针对该病人如何护理?

外阴癌约占女性全身恶性肿瘤的 1%,是女性外阴恶性肿瘤中最常见的一种,约占 90%,占女性生殖道癌瘤的 3%~5%,多见于 60 岁以上妇女。以外阴鳞状细胞癌最常见,其他有恶性黑色素瘤、基底细胞癌等。

【病因】

本病病因目前尚未完全清楚,但外阴白色病变、外阴慢性溃疡等可能发展成外阴癌。此外,目前公认单纯疱疹病毒Ⅱ型、人乳头状瘤病毒(HPV)、巨细胞病毒等与外阴癌的发生有关。

【病理】

原发外阴癌 95% 为高分化鳞状细胞癌,约 2/3 的外阴癌发生在大阴唇,其余的 1/3 发生在小阴唇、阴蒂、会阴、阴道等部位。

外阴癌的癌前病变称为外阴上皮内瘤样病变,外阴上皮内瘤样病变分为 4 级,即轻度外阴不典型增生、中度外阴不典型增生、重度外阴不典型增生及原位癌。大体见外阴结节、肿块或溃疡,常伴周围皮肤增厚及色素改变。

【转移途径】

以淋巴转移、直接浸润为主,血行转移常发生在晚期。淋巴转移最初转移到腹股沟浅淋巴结,再至股深淋巴结,最后转移至腹主动脉旁淋巴结。

【临床表现】

1. 症状 早期可表现为外阴皮肤局部有结节隆起、肿块、瘙痒、色素改变等,搔抓后破溃、出血。晚期癌肿浸润,或合并感染时出现疼痛、渗液。癌肿浸润血管可有大出血的危险,侵犯直肠或尿道时,产生尿频、尿急、尿痛、血尿,便秘、血便等症状。

2. 体征 大阴唇最多见。早期局部丘疹,表皮突起似菜花状,晚期癌肿基地硬。组织脆而易脱落、溃疡、感染后流出脓性或血性分泌物。淋巴转移时腹股沟淋巴结变硬、固定。

【治疗原则】

以手术治疗为主,辅以放射治疗和化学药物治疗。

1. 手术治疗 手术治疗是外阴癌的主要治疗手段,手术的范围取决于临床分期、病变的部位、肿瘤细胞的分化程度、浸润的深度、病人的身体状况及年龄等。一般采用外阴根治术及双侧腹股沟深浅淋巴清扫术。如病理检查发现腹股沟深浅淋巴结有转移,应行盆腔淋巴结清扫;当病灶较小,偏于一侧,确定为 0 期的病人,可只行患侧腹股沟淋巴结清扫。

2. 放射治疗 适用于不能手术、晚期或复发可能性大的病人。

3. 化学药物治疗 可作为较晚期或复发癌的综合治疗手段。

【护理评估】

(一)健康史

评估病人年龄,外阴癌好发于 60 岁以上的老年人,该年龄组人群常伴有高血压、冠心病、糖尿病等病史,应仔细评估病人个人系统的健康状况。了解病人既往有无外阴瘙痒史、外阴赘生物史,有无性传播疾病感染史等。

(二)身心状况

评估外阴瘙痒的时间、程度、局部有无破溃和出血。注意局部病灶的大小、部位、色素改变的情况,外阴有无硬结或菜花样改变,了解伴随症状,如疼痛、瘙痒、恶臭分泌物等。评估双侧腹股沟有无增大、质硬、固定的淋巴结。

病人得知病情后,常感到害怕、恐惧死亡。外阴瘙痒、溃疡、晚期的疼痛常困扰病人的生活,同时因术后身体完整性受损而常出现心理方面的问题。

（三）辅助检查

行活组织病理检查可确诊。发现外阴可疑病变者,局部皮肤涂抹1‰甲苯胺蓝,待干后用1‰醋酸擦洗脱色,于蓝染部位做活组织检查或利用阴道镜定位,可提高结果阳性率。

【护理诊断/问题】

1. 疼痛　与晚期癌肿侵犯神经、血管、淋巴系统有关。

2. 自我形象紊乱　与手术切除外阴有关。

3. 有感染的危险　与病人年龄大、抵抗力弱,手术创面大且接近肛门,安置引流管等有关。

【护理措施】

（一）心理护理

鼓励病人表达自己的不适,倾听其想法,给予针对性的解释;鼓励病人和家属参与护理计划的制订中。检查治疗时,注意保护隐私。做好病人的术前指导,讲解手术的方式、减轻病人对手术的恐惧和预后的忧虑。

（二）术前准备

外阴癌多为老年妇女,术前应协助做好高血压、糖尿病等内科疾病的检查和治疗。鼓励病人摄入营养丰富的饮食。指导病人练习深呼吸、咳嗽、床上翻身等;讲解预防术后便秘的方法;需外阴植皮者,要进行供皮区剃毛、消毒并用治疗巾包裹;将病人术后使用的棉垫、绷带等消毒备用。

（三）术后护理

（1）除按一般外阴、阴道手术病人护理外,术后病人应取平卧位,双腿外展屈膝,膝下垫软垫。

（2）积极止痛,可按医嘱给予止痛剂或使用镇痛泵。

（3）保持外阴清洁、干燥。术后2天起,遵医嘱可用红外线照射会阴部、腹股沟部,每天2次,每次15～20 min,促进切口愈合。

（4）保持引流通畅,观察切口渗血及引流物的量、性状等。

（5）鼓励活动上半身、上肢,协助下肢及足部的被动运动,预防褥疮。

（6）指导病人合理进食,术后第5天,按医嘱给予缓泻剂口服,软化大便,预防便秘。

（四）放射治疗病人的皮肤护理

放疗期间观察照射区皮肤颜色、结构及完整性,询问病人有无干燥、瘙痒及疼痛等。一般在照射后8～10天出现皮肤反应。轻度损伤如红斑、干性脱屑,可在保护皮肤的基础上继续照射。若出现中度损伤如水疱、溃烂或组织皮层丧失,应停止照射,待其痊愈。保持清洁干燥,勿戳破水疱,遵医嘱涂擦1‰甲紫或用无菌凡士林纱布换药。重度表现为局部皮肤溃疡,应停止照射,并注意观察皮肤的颜色,避免局部刺激,除保持皮肤清洁干燥外,可用生肌散或抗生素软膏换药。

（五）健康教育

告知病人应于外阴根治术后3个月返回医院复诊,以全面评估术后恢复情况。

外阴癌放疗以后2年内复发的病人约占80%,5年内占90%,需定期随访。术后1年内每1～2个月随访1次,第2年每3个月随访1次,第3年至第4年每半年随访1次,第5年及以后每年随访1次。

外阴癌的预防:注意外阴部清洁,每日清洗外阴部;积极治疗外阴瘙痒、性传播疾病或感染性疾病,若出现外阴结节、溃疡或白色病变,应及时就诊,及时治疗。

第三节　宫颈癌病人的护理

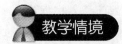 教学情境

李女士,50岁。因阴道不规则流血,性生活时容易出血,阴道排脓血性液半年来院就诊。妇科检查:宫颈口如菜花样组织,子宫增大,变软,活动差。请问:

1. 该病人最可能的医疗诊断和护理诊断有哪些?如何确诊?

2. 如何制定护理措施?

宫颈癌(carcinoma of cervix uteri)是最常见的妇科恶性肿瘤之一。该病的发生有明显地域性差异,我国主要集中在中部地区,山区多于平原。近年来其发病有年轻化的趋势。近几十年来宫颈细胞学筛查的普遍应用,使宫颈癌和癌前病变得以早期发现和治疗,宫颈癌的发病率和死亡率已有明显下降。

【病因】

宫颈癌的病因尚未完全清楚,病因可能与以下因素相关。

1. 初次性生活时间及性伴侣数目　初次性生活在16岁以前,下生殖道未发育成熟,对致癌因素较敏感,其发病风险是20岁以上者的2倍;性伴侣越多,妇女发生宫颈癌的危险性越大。

2. 性卫生及分娩次数　性卫生不良及阴道分娩次数过多使得宫颈癌危险性增加。

3. 病毒感染　近年来发现通过性交感染人乳头状瘤病毒(HPV)是宫颈癌的主要危险因素,此外单纯疱疹病毒Ⅱ型、人巨细胞病毒等也可能与宫颈癌的发病有关。

4. 其他　妇女与患有阴茎癌、前列腺癌或其前妻曾患宫颈癌的高危男子有性接触,则易患宫颈癌。另外,营养不良、卫生条件差也可影响疾病的发生。

【病理与分类】

根据肿瘤的组织来源,宫颈癌的病理类型有鳞状上皮癌(简称鳞癌)、腺癌、鳞腺癌,每种类型的病理特点如下。

1. 宫颈鳞状上皮癌　占宫颈癌的80%～85%,多数起源于鳞状上皮和柱状上皮交接处移行带区的非典型增生上皮或原位癌。

1)巨检　早期浸润癌及极早期宫颈浸润癌肉眼观察常类似于宫颈糜烂,无明显异常。随着病情发展,可有以下4种类型(图13-1)。

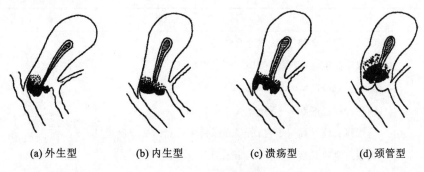

(a)外生型　　(b)内生型　　(c)溃疡型　　(d)颈管型

图13-1　宫颈癌类型

(1)外生型　最常见,癌灶向外生长呈乳头状或菜花状,质脆,易出血。癌瘤体积较大,常累及阴道,较少浸润宫颈深层组织及宫旁组织。

(2)内生型　癌灶向宫颈深部组织浸润,宫颈表面光滑或仅有轻度糜烂,宫颈扩张、肥大变硬,呈桶状,常累及宫旁组织。

(3)溃疡型　上述两型癌组织继续发展合并感染坏死,脱落后形成溃疡或空洞,似火山口状。

（4）颈管型　癌灶发生于宫颈管内，常侵入宫颈及子宫下段供血层或转移至盆腔淋巴结。

2）显微镜检

（1）镜下早期浸润癌　在原位癌基础上显微镜检发现小滴状、锯齿状癌细胞团突破基底膜，浸润间质。

（2）宫颈浸润癌　癌灶浸润间质范围已超过镜下早期浸润癌，多呈网状或团状浸润间质。根据癌细胞分化程度可分为以下三级：Ⅰ级，高分化鳞癌（角化性大细胞型）；Ⅱ级，中分化鳞癌（非角化性大细胞型）；Ⅲ级，低分化鳞癌（小细胞型）。

2. 宫颈腺癌　宫颈腺癌占宫颈癌的 $15\%\sim20\%$。

1）巨检　大体型态与宫颈鳞癌相同。来自宫颈管内，浸润管壁；或自颈管内向宫颈外口突出生长，常可侵犯宫旁组织；病灶向宫颈管内生长时，宫颈外观可正常但因宫颈管向宫体膨大，宫颈管形如桶状。

2）显微镜检　主要组织学类型有两种。

（1）黏液腺癌　最常见，来源于宫颈管柱状黏液细胞，镜下可见腺体结构，腺上皮细胞增生呈多层，异型性明显，可见核分裂现象，腺癌细胞可呈乳突状突入腺腔。

（2）恶性腺瘤　属于高分化宫颈内膜腺癌。腺上皮细胞无异型性，但癌性腺体多，大小不一，型态多变，呈点状突起伸入宫颈间质深层，常伴有淋巴结转移。

3. 宫颈鳞腺癌　较少见，占宫颈癌的 $3\%\sim5\%$。

该类型由储备细胞同时向鳞癌和腺癌上皮非典型增生鳞癌发展而形成。癌组织中含有鳞癌和腺癌两种成分。两种癌成分的比例及分化程度均可不同，低分化者预后极差。

【转移途径】

转移途径主要为直接蔓延及淋巴转移，血行转移极少见。

1. 直接蔓延　最常见，癌组织局部浸润，并向邻近器官及组织扩散。外生型常向阴道壁蔓延，宫颈管内的病灶扩张宫颈管并向上累及宫腔。癌灶向两侧蔓延至主韧带、阴道旁组织，甚至延伸到骨盆壁，晚期可引起输尿管阻塞。癌灶向前后蔓延侵犯膀胱或直肠，甚至造成生殖道瘘。

2. 淋巴转移　当宫颈癌局部浸润即侵入淋巴管，形成瘤栓，随淋巴液引流到达局部淋巴结，在淋巴管内扩散。宫颈癌淋巴结转移分为一级组（包括宫旁淋巴结、宫颈旁或输尿管旁淋巴结、闭孔淋巴结、髂内淋巴结、髂外淋巴结）及二级组（包括髂总动脉、腹股沟深、浅动脉及腹主动脉旁淋巴结）。

3. 血行转移　很少见，晚期可转移至肺、肝、肾或脊柱等。

【临床分期】

目前采用国际妇产科联盟（FIGO）2009 年修订的宫颈癌临床分期标准，详见表 13-1。

表 13-1　宫颈癌的临床分期（FIGO, 2009）

期　　别	肿　瘤　范　围
Ⅰ期	癌灶局限于宫颈（包括累及宫体）
Ⅰ A	肉眼未见癌灶，仅在显微镜下可见浸润癌
Ⅰ A$_1$	间质浸润深度≤3 mm，宽度≤7 mm
Ⅰ A$_2$	间质浸润深度在 3～5 mm，宽度≤7 mm
Ⅰ B	肉眼可见癌灶局限于宫颈，或显微镜下可见病变程度超过Ⅰ A$_2$
Ⅰ B$_1$	肉眼可见癌灶最大直径≤4 mm
Ⅰ B$_2$	肉眼可见癌灶最大直径>4 mm
Ⅱ期	癌灶超过宫颈，但未达盆壁；累及阴道，但未达阴道下 1/3
Ⅱ A	无宫旁浸润
Ⅱ A$_1$	肉眼可见病灶最大径线≤4 cm
Ⅱ A$_2$	肉眼可见病灶最大径线>4 cm
Ⅱ B	有宫旁浸润

续表

期　别	肿　瘤　范　围
Ⅲ期	癌灶扩展至盆壁和(或)累及阴道下 1/3,有肾盂积水或无功能肾
ⅢA	癌累及阴道下 1/3,但未达盆壁
ⅢB	癌已达盆壁,或有肾盂积水或无功能肾
Ⅳ期	
ⅣA	癌已扩散至真骨盆外,或癌浸润膀胱黏膜及直肠黏膜
ⅣB	远处转移

【临床表现】

早期宫颈癌常无症状,也无明显体征,与慢性宫颈炎无明显区别,有时甚至可见宫颈光滑,尤其老年妇女宫颈已萎缩者。有些宫颈管癌病人,病灶位于宫颈管内,宫颈阴道部外观正常,易被忽略而漏诊或误诊。随病变发展,可出现以下表现。

1. 症状

(1) 阴道流血　早期常无症状,可表现为性交后或双合诊检查后有少量出血,称为接触性出血。以后可有月经间期或绝经后少量断续不规则出血,晚期病灶大则出血量较多,一旦侵及较大血管可引起致命性大出血。年轻病人也可表现为经期延长,周期缩短,经量增多等;老年病人常诉绝经后不规则阴道流血。

(2) 阴道排液　多发生在阴道流血之后,白色或血性,稀薄如水样或米泔样,有腥臭味。晚期因癌组织坏死继发感染时,出现大量脓性或米汤样恶臭白带。

(3) 晚期症状　根据癌灶累及范围出现不同的继发性症状。如尿频、尿急、尿痛、大便困难、里急后重等;病变累及盆壁、闭孔神经、腰骶神经、坐骨神经时,病人可出现严重的腰骶部或坐骨神经痛;癌肿压迫或累及输尿管时,可引起输尿管梗阻、肾盂积水及尿毒症;晚期可有消瘦、贫血等恶病质表现。

2. 体征　随着宫颈浸润癌的生长发展病人可出现不同体征,妇科检查可见外生型、内生型或溃疡型等病变;阴道壁受累时可见赘生物生长;宫旁组织受累时,三合诊检查可扪及宫颈旁组织增厚、结节状、质硬或形成冰冻盆腔。

【治疗原则】

根据临床分期、年龄、生育要求及全身情况结合医院医疗技术水平及设备条件综合考虑,制定适合于个体的治疗方案,主要治疗方式为手术治疗、放射治疗和化疗,可根据具体情况配合应用。

1. 手术治疗　主要用于ⅠA～ⅡA的早期病人,年轻病人可保留卵巢及阴道功能。ⅠA$_1$期病人主要选用全子宫切除术,对要求保留生育功能者可行宫颈锥形切除术;ⅠA$_2$～ⅡA期病人主要选用广泛子宫切除术及盆腔淋巴结清扫术,年轻病人卵巢正常者可予以保留。

2. 放射治疗　适用于各期病人,主要包括腔内照射和体外照射。早期病例以局部腔内照射为主,体外照射为辅;晚期则体外照射为主,腔内照射为辅。

3. 手术及放射综合治疗　对于局部癌灶较大的,可先做放疗待癌灶缩小后再手术。手术治疗后有盆腔淋巴结转移,宫旁转移或阴道有残留癌灶者,可术后放疗消灭残存癌灶减少复发。

4. 化疗　主要用于晚期或复发转移的宫颈癌病人。近年来也有采用化疗作为手术或放疗的辅助治疗,用以治疗局部巨大肿瘤。常用的化疗药物中以顺铂疗效较好,通常主张采用联合化疗方案。

【护理评估】

(一) 健康史

详细询问病史,特别是病人婚姻史、性生活史、慢性宫颈炎病史、与高危男性的接触史等;重点关注年轻病人有无接触性出血及月经情况,对老年病人应注意询问绝经后的阴道不规则流血情况。

(二) 身体状况

详细了解病人阴道流血时间、量、颜色等,有无妇科检查或性交后的接触性出血;阴道排液的性状、气味,有无脱落组织。有无邻近器官受累的症状,有无疼痛、疼痛的部位、持续时间、疼痛的性质及伴随症状。

全身有无贫血、消瘦、乏力等恶病质表现。了解宫颈有无糜烂或赘生物,是否触之出血,是否宫颈肥大、质硬、宫颈管外形呈桶状等。

（三）心理、社会状况

宫颈癌早期无明显症状,随着病程进展,恶臭的阴道排液使病人难以忍受,癌肿穿破临近器官形成瘘管给病人带来巨大的心理应激。当诊断明确时,病人一般经历否认、愤怒、妥协、忧郁、接受的心理反应阶段。另外,宫颈癌手术切除范围大、留置导尿管时间长,使病人长期不能正常生活、工作,不能胜任原有的各种角色,导致病人出现自我形象紊乱及角色功能缺陷。

（四）辅助检查

1. 宫颈刮片细胞学检查　普遍用于筛检宫颈癌。必须在宫颈移行带区取样检查,行巴氏染色,结果分 5 级：Ⅰ级正常,Ⅱ级炎症引起,Ⅲ级可疑癌,Ⅳ级高度可疑癌,Ⅴ级癌细胞阳性。Ⅲ、Ⅳ、Ⅴ级涂片者应重复刮片检查并行宫颈活组织检查,Ⅱ级涂片需先按炎症处理后重复涂片进一步检查。目前多采用 TBS 诊断。

知识链接

TBS 诊断

TBS 诊断是一种描述性诊断,1988 年于美国由 50 位病理学家在华盛顿马里兰州 Bethesda 城开会讨论宫颈/阴道细胞学诊断报告方式,并提出两个对癌前病变的术语：LSIL（低度鳞状上皮内病变）和 HSIL（高度鳞状上皮内病变）。现在不少国家采用描述性诊断,将美国提出的描述性诊断简称 TBS（the Bethesda system）。

TBS 诊断,包括 4 部分内容：①对涂片的满意程度；②良性细胞改变；③上皮细胞的异常改变；④雌激素水平的评估。

2. 碘试验　将碘溶液涂在宫颈和阴道壁上,观察其着色情况。正常宫颈阴道部和阴道鳞状上皮含糖原丰富,被碘溶液染为棕色或深赤褐色。瘢痕、囊肿、宫颈炎或宫颈癌等鳞状上皮不含或缺乏糖原,均不染色,在此区取材进行活组织检查能提高宫颈癌诊断率。

3. 阴道镜检查　凡宫颈刮片细胞学检查Ⅲ级或Ⅲ级以上者,应在阴道镜检查下,观察宫颈表面有无异型上皮或早期癌变,并选择病变部位进行活组织检查,以提高诊断正确率。

4. 宫颈和宫颈管活组织检查　其是确诊宫颈癌及其癌前病变最可靠和不可缺少的方法。选择宫颈鳞状上皮和柱状上皮交接部的 3、6、9、12 点处取 4 点活组织检查,或在碘试验、肿瘤固有荧光检测、阴道镜观察到的可疑部位取活组织做病理检查。所取组织既要有上皮组织,又要有间质组织。若宫颈刮片为Ⅲ级或Ⅲ级以上涂片,宫颈活组织检查阴性时,应用小刮匙搔刮宫颈管,刮出物送病理检查。

【护理诊断/问题】

1. 恐惧　与宫颈癌的不良预后有关。

2. 疼痛　与晚期癌灶浸润、手术创伤有关。

3. 营养失调：低于机体需要量　与长期的阴道流血、癌症的消耗有关。

4. 自我形象紊乱　与疾病及术后长期留置导尿管有关。

5. 有感染的危险　与手术或放疗后局部创伤及机体抵抗力下降有关。

【护理措施】

（一）心理护理

在评估病人身心状况基础上,了解不同病人所处不同时期的心理特点,与病人共同讨论问题,寻找引起不良心理反应的原因,告知病人宫颈癌相应的诊疗过程,可能出现的不适及有效对应措施,鼓励病人增强治疗信心。与家属沟通,获取其信任和配合。同时教会病人用积极的应对方法缓解心理应激,例如,向家属、朋友倾诉内心感受,寻求别人的支持和帮助等。

（二）术前护理

一般术前护理内容与腹部手术、外阴手术相同,护士应遵医嘱做好病人的皮肤、肠道、配血准备等,特殊的专科术前护理内容如下。

1. 宫颈及阴道消毒　术前3天用消毒剂或氯己定等消毒宫颈及阴道,菜花型癌肿病人有活动性出血可能,需用消毒纱布条填塞止血,并认真交班,按医嘱及时取出或更换。拟行全子宫切除术者,手术日晨常规消毒后,分别用2.5%碘酒、75%乙醇消毒宫颈口,擦干后再用1%甲紫涂宫颈及阴道穹隆,并用大棉球拭干。

2. 术前教会病人锻炼盆底肌肉的方法　教会病人进行肛门、阴道肌肉的缩紧与舒张练习,掌握锻炼盆底肌肉的方法。

3. 指导病人保持个人卫生　注意观察病人阴道流血和排液情况,对分泌物多或有脓性恶臭白带病人,指导病人保持外阴清洁,勤换会阴垫,每天会阴擦洗2次,便后及时清洗外阴并更换会阴垫。

（三）术后护理

宫颈癌病人术后体位、饮食、伤口及止痛护理等内容与腹部术后病人相同,妇科专科护理主要包括以下几点。

1. 协助膀胱功能恢复　宫颈癌根治术涉及范围广,可能损伤支配膀胱的神经组织,使膀胱功能恢复缓慢。所以导尿管术后常规保留导尿管7~14天,甚至21天,期间应定期夹放导尿管,进行膀胱功能恢复锻炼。

（1）盆底肌肉的锻炼　术后第2日鼓励病人开始按术前所练习的锻炼盆底肌肉的方法进行锻炼。

（2）膀胱肌肉的锻炼　在拔导尿管的前3日开始夹导尿管,每2h开放1次,以锻炼膀胱肌肉,促使排尿功能恢复。

（3）导残余尿　拔导尿管后,嘱病人每1~2h排尿1次,若不能自解小便,则应及时处理,必要时重新留置导尿管。排尿后导残余尿,若残余尿量连续3次少于100 mL,说明膀胱功能恢复,不需再留置导尿管;若残余尿量超过100 mL,及时给病人再置导尿管,保留35天后,再行拔出导残余尿,直至残余尿量少于100 mL。

2. 术后观察　除按腹部或会阴手术后常规护理外,应注意观察双腹股沟有无淋巴囊肿。若扪及质软的包块,应及时报告医生,给予局部热敷及相应治疗。保持腹腔及阴道引流管通畅,注意观察引流液的量、质、色,一般术后48~72h拔除引流管。

3. 饮食与营养　根据病人的身体状况、饮食习惯等,鼓励进食高蛋白质、高维生素及营养全面的食物。以多样化食谱满足病人需要,必要时可从静脉补充营养。

（四）健康教育

宫颈癌治疗后复发50%在1年内,75%~80%在2年内。护士应鼓励病人、家属参与制订切实可行的院外康复计划,说明认真随访的重要性。一般认为,第1年内,出院后1个月行首次随访,以后每2~3个月随访1次。出院后第2年,每3~6个月随访1次。出院后第3~5年,每6个月1次。第6年开始,每年复查一次。期间出现症状的病人应及时到医院检查。

提供预防保健知识,宣传宫颈癌的高危因素及早发现、早诊断和早治疗的重要性。一般妇女每1~2年普查1次。已婚妇女,特别是围绝经期妇女有月经异常或性交后出血者,应警惕生殖道癌变的可能,及时就医。

第四节　子宫肌瘤病人的护理

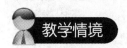

教学情境

王女士,45岁。因经量增多,经期延长1年,头晕、乏力2个月来院就诊。妇科检查:子宫如孕3个月

217

大小,表面凹凸不平,质硬。B超显示子宫增大,黏膜下有约 3 cm 厚的实质性包块,边界清晰,子宫肌壁间有鸡蛋大小的实质性包块。请问:

1. 该病人最可能的医疗诊断和护理诊断有哪些?

2. 如何制定护理措施?

子宫肌瘤是女性生殖器最常见的良性肿瘤,多见于 30~50 岁妇女,20 岁以下少见。子宫肌瘤的确切病因尚不清楚,根据其好发于生育年龄妇女,绝经后肌瘤停止生长,甚至萎缩、消失等情况,提示子宫肌瘤的发生可能与雌激素、孕激素和局部生长因子有关。

【病理】

1. 巨检　球形实质性结节,表面光滑,质地较子宫肌层硬,与周围肌组织有明显界限。肌瘤压迫周围肌壁纤维形成假包膜,肌瘤与假包膜间有一层疏松网状间隙,切开假包膜后肌瘤可自行突出。肌瘤切面常呈白色,可见漩涡状或编织状结构。肌瘤颜色和硬度与纤维组织多少有关。

2. 显微镜检　肌瘤主要由梭形平滑肌细胞和不等量纤维结缔组织构成。肌细胞大小均匀,排列成漩涡状,细胞核呈杆状。

【分类】

子宫肌瘤按肌瘤所在部位分为宫体肌瘤(90%)和宫颈肌瘤(10%)。根据肌瘤与子宫肌壁的关系分为肌壁间肌瘤、浆膜下肌瘤和黏膜下肌瘤等(图 13-2)。

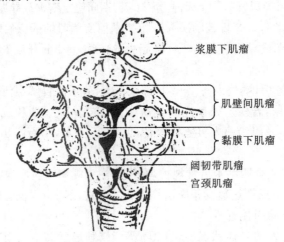

图 13-2　各型子宫肌瘤示意图

1. 肌壁间肌瘤　肌瘤位于子宫肌壁内,周围均被肌层包围,占 60%~70%。

2. 浆膜下肌瘤　肌瘤向子宫浆膜面生长,突起在子宫表面,约占 20%。肌瘤表面仅由子宫浆膜层覆盖。当瘤体继续向浆膜面生长,仅有一蒂与子宫肌壁相连,成为带蒂的浆膜下肌瘤,营养由蒂部血管供应。因血供不足易变性、坏死。若蒂部扭转而断裂,肌瘤脱落至腹腔或盆腔,形成游离性肌瘤。若肌瘤位于宫体侧壁向宫旁生长,突入阔韧带两叶之间称为阔韧带肌瘤。

3. 黏膜下肌瘤　肌瘤向子宫黏膜方向生长,突出于宫腔,仅由黏膜层覆盖,称为黏膜下肌瘤,占 10%~15%。

子宫肌瘤常为多个,各种类型的肌瘤可发生在同一子宫,称为多发性子宫肌瘤。

【临床表现】

1. 症状　多无明显症状,仅于盆腔检查时偶被发现。症状出现与肌瘤部位、生长速度及肌瘤有无变性有关,而与肌瘤大小、数目关系不大。

(1) 月经改变　肌瘤病人最常见的症状。浆膜下肌瘤和肌壁间小肌瘤很少引起月经改变。大的肌壁间肌瘤使宫腔和子宫内膜面积增大、子宫收缩受到影响或子宫内膜生长过长等致使月经量增多、经期延长、周期缩短及不规则阴道流血等。黏膜下子宫肌瘤常有月经量过多、经期延长。若肌瘤发生坏死、溃疡、感染时,可有持续性或不规则阴道流血或者脓血样排液。

（2）白带增多　肌壁间肌瘤使宫腔面积增大,内膜腺体分泌增多,伴有盆腔充血导致白带增多。若黏膜下子宫肌瘤脱出阴道,其表面易感染、坏死,排出大量脓血样及腐肉组织,伴臭味。

（3）腹部肿块　病人常诉腹部胀大,下腹正中可扪及块状物,尤其清晨排尿后膀胱空虚时更易扪及。

（4）腹痛、腰酸、下腹坠胀　当肌瘤压迫盆腔器官、神经、血管时,可使盆腔出现淤血,出现腰酸、下腹坠胀。当浆膜下肌瘤发生蒂扭转时,可引起急性腹痛。肌瘤红色变时腹痛剧烈,并伴发热、恶心。

（5）压迫症状　肌瘤压迫膀胱时可出现尿频、尿潴留等;压迫输尿管,形成肾盂积水;压迫直肠可引起里急后重,排便困难等。

（6）不孕或流产　肌瘤压迫输卵管使之扭曲,或肌瘤使宫腔变形、子宫内膜充血妨碍受精、孕卵着床、胚胎供血不足,造成不孕或流产。

（7）继发贫血　长期月经过多导致不同程度的贫血,严重者出现面色苍白、气短、心慌等症状。

2. 体征　与肌瘤的大小、数目位置及有无变性有关。较大肌瘤可在下腹部扪及质硬、不规则、结节状突起。妇科检查时子宫呈不规则或均匀性增大、表面呈结节状、质硬。浆膜下肌瘤子宫表面有球状物,与子宫以蒂相连,可活动。黏膜下肌瘤者子宫多均匀性增大,宫口扩张时,在宫颈或阴道内可见红色、表面光滑的包块,伴有感染,表面有渗出物覆盖,或形成溃疡,排液有臭味。

【治疗原则】

应根据肌瘤大小、部位,有无症状,病人年龄及生育要求等全面考虑。

1. 保守治疗

（1）随访观察　适合肌瘤小、无症状或已近绝经期病人,可每3～6个月定期检查一次。

（2）药物治疗　肌瘤在2个月妊娠子宫大小以内,症状不明显或较轻,近绝经年龄及全身情况不能手术者,在排除子宫内膜癌的情况下,可给予药物对症治疗。常用雄激素治疗。雄激素可对抗雌激素,促使子宫内膜萎缩,且直接作用于平滑肌,使其收缩而减少出血。也可用抗雌激素制剂三苯氧胺治疗月经明显增多者。还可选用促性腺激素释放激素激动剂(GnRH-a),通过抑制垂体、卵巢功能,降低体内雌激素水平,达到治疗目的。

2. 手术治疗　凡子宫超过2个半月妊娠子宫大小,症状明显,导致继发性贫血,经保守治疗无效;严重腹痛、性交痛或慢性腹痛、有蒂扭转引起的急性腹痛;有膀胱、直肠压迫症状;肌瘤生长较快,怀疑恶变者可考虑手术治疗。一般行全子宫切除术或肌瘤切除术。可经腹、经阴道或宫腔镜及腹腔镜手术。

（1）子宫切除术　有手术指征,不要求保留生育功能或疑有恶变者,可行子宫切除术。因子宫次全切除术后的宫颈有将来发生癌变的可能,而且残端处理很棘手,因此,目前对于大多数病人建议行全子宫切除术。术前应行宫颈刮片细胞学检查,排除宫颈恶性病变。未绝经女性可保留双侧附件,绝经后可考虑同时切除双侧附件。

（2）肌瘤切除术　对希望保留生育功能的病人,或者虽然没有生育要求,但不愿切除子宫的病人可考虑行肌瘤切除术。突出于宫颈口或阴道内的黏膜下肌瘤可经阴道或宫腔镜切除。

【护理评估】

（一）健康史

了解病人年龄,评估既往月经史、婚育史,是否有不孕或自然流产史;有无长期使用雌激素类药物史。同时,还应了解病人是否接受过治疗,治疗的方法及所用药物名称、剂量、用法及用药后的反应等。同时,注意排除因妊娠、内分泌失调及癌症所致的子宫出血现象。

（二）身心状况

详细了解目前月经量、经期及周期,并与既往月经史相比较。观察有无头晕、虚弱、面色及眼睑苍白等贫血症状;了解阴道分泌物的量、性质、颜色;了解大小便情况;评估有无腰酸,下腹坠胀,腹痛等。有无腹部块状物,评估其大小和质地;妇科检查时,应观察阴道是否畅通,有无肿物堵塞;子宫大小、质地;了解诊断性刮宫时探查到的宫腔深度、方向,有无变形及有无黏膜下肌瘤等。了解B超检查所示结果中肌瘤的大小、个数及部位。

评估月经改变、出现相邻器官压迫症状对病人造成的心理影响;病人在家庭中角色功能是否因疾病而改变;夫妻双方对疾病的反应,是否影响夫妻生活。

（三）辅助检查

盆腔 B 超检查是诊断子宫肌瘤常用而准确的辅助方法。此外可借助探针探测宫腔深度及方向、子宫输卵管造影、宫腔镜、腹腔镜等协助明确诊断。

【护理诊断/问题】

1. 知识缺乏 缺乏子宫肌瘤疾病发生、发展、治疗及护理知识。

2. 营养失调：低于机体需要量 与月经改变，长期出血导致继发性贫血有关。

3. 自我形象紊乱 与子宫切除等手术有关。

4. 潜在感染危险 与黏膜下肌瘤、阴道反复流血、手术、机体抵抗力下降有关。

【护理措施】

（一）心理护理

提供疾病知识，增强治疗信心，建立良好的护患关系，在评估病人及家属对子宫肌瘤的认知情况下，讲解疾病的有关知识，让病人和家属了解子宫肌瘤属于良性肿瘤。对症状重、需要手术者，告知其手术的必要性，纠正切除子宫后会影响性生活、失去女性特征的错误认识。让病人及家属共同参与治疗护理，增强治疗康复的信心。

（二）观察病情，对症护理

1. 阴道出血 对出血较多者，在观察面色、生命体征的同时，评估并记录出血量，按医嘱及时止血，对贫血严重者应按医嘱给予输血纠正；黏膜下肌瘤脱出者，应注意观察阴道分泌物的量、性质、颜色。严密观察生命体征及阴道流血的量、性质、颜色等，做好对症护理。

2. 腹痛 浆膜下肌瘤者应注意观察腹痛情况，并注意疼痛的具体部位程度以及疼痛的性质，如出现剧烈腹痛，应考虑肌瘤蒂扭转，并立即通知医生做好急症手术的准备。

3. 压迫症状 肿瘤压迫膀胱时出现排尿困难、尿潴留者可给予导尿；压迫直肠便秘者可用缓泻剂软化粪便，如用番泻叶 2～4 g 冲饮。

4. 白带增多 注意保持外阴清洁，防止感染。

（三）手术治疗的护理

（1）按腹式及阴式手术病人常规进行护理。若肌瘤脱出阴道内，应保持局部清洁，防止感染。

（2）采用腹腔镜手术病人术后因腹腔残留气体，容易出现腹胀、肩痛及上腹不适，应禁止病人进食产气食物，鼓励病人尽早下床活动，以排除腹腔气体。

（3）对子宫全切或肌瘤切除者，术后除按妇科腹部手术后病人的护理外，应特别注意观察阴道有无流血及出血的量和性质。

（四）健康指导

手术病人出院 1 个月后门诊复查，以了解病人术后康复情况。让病人明确随访的时间和目的，告知切不可自觉无症状、无不适就忽视定期检查。

对应用药物治疗者，应讲解药物的名称、服用的剂量和方法，服药过程中可能出现的副作用，以及不能擅自停药或过多用药等注意事项，以免出现撤退性出血或男性化。同时，给予术后性生活、自我保健等健康指导。若出现不适或异常症状，需及时随诊。

 知识链接

腹腔镜术后病人床上锻炼方法

针对多数腹腔镜术后病人会出现腹胀的情况，近年来学者们建议采用床上锻炼方法来减轻腹胀，具体方法如下。

（1）呼吸锻炼：麻醉清醒后指导病人深慢呼吸，每次 3～5 min，每天 3 次，避免呻吟和用口呼吸以减少吞气，术后持续 2～3 天。

（2）体位锻炼：术后采用头低足高位，下腹部和下肢抬高 15°～25°，保持 5 s，每天 3 次，可让腹部残留的气体下移，有效缓和腹胀，术后持续 2～3 天。

（3）术后体操：病人平卧床上，双手自然放在身体两侧，左腿伸直尽量上抬，保持 5 s 后放平，右腿伸直尽量上抬保持 5 s 后放平，双腿同时上抬与身体成 90°，保持 5 s，每个动作重复 10 次，每天 2 次。

第五节 子宫内膜癌病人的护理

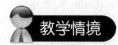

教学情境

王女士，55 岁。因绝经 3 年，出现不规则阴道流血 3 个月入院就诊。检查：子宫稍大，质软，附件无异常。请问：

1. 该病人最可能的医疗诊断和护理诊断有哪些？

2. 常用的辅助检查方法有哪些？如何制定护理措施？

子宫内膜癌又称子宫体癌，是指子宫内膜发生的癌，绝大多数为腺癌，为女性生殖道常见三大恶性肿瘤之一，多见于老年妇女，约占女性癌症总数的 7%，占女性生殖道恶性肿瘤的 20%～30%，近年来发病率有上升趋势。

【病因】

子宫内膜癌的确切病因仍不清楚。目前认为子宫内膜癌可能有两种发病类型。一种是雌激素依赖型，其发生可能是因为病人在缺乏孕激素拮抗而长期接受雌激素刺激的情况下，发生子宫内膜增生症，甚至癌变。临床上常见于无排卵性疾病、分泌雌激素的卵巢肿瘤、长期服用雌激素的绝经后妇女。这种类型占内膜癌的大多数，均为子宫内膜样腺癌，肿瘤分化较好，预后好。此类病人一般较年轻，常伴有肥胖、高血压、糖尿病、不孕或不育及绝经延迟。约 20% 子宫内膜癌病人有家族史。另一种是非雌激素依赖型，发病与雌激素无明确关系，多见于老年体瘦妇女，在癌灶周围可以是萎缩的子宫内膜，肿瘤恶性度高，分化差，预后差。

【病理】

1. 巨检 不同组织学类型的内膜癌肉眼表现无明显区别，依病变形态和范围分为弥漫型和局限型。

（1）弥漫型 子宫内膜大部或全部为癌组织侵犯，癌灶常呈菜花样物从内膜表层长出并突向宫腔内，充满宫腔甚至脱出于宫口外。癌组织呈灰白色或淡黄色，表面有出血、坏死，有时形成溃疡。虽广泛累及内膜，但较少浸润肌层，晚期侵犯肌壁全层并扩展至宫颈管，一旦癌灶阻塞宫颈管则可导致宫腔积脓。

（2）局限型 癌灶局限于宫腔，多见于宫底部或宫角部，呈息肉或小菜花状，表面有溃疡，易出血。极早期病变很小，诊断性刮宫可能将其刮净。局限型癌灶易侵犯肌层，有时病变虽小，但却已浸润深肌层。

2. 显微镜检 显微镜检有多种组织类型。

（1）内膜样腺癌 占 80%～90%。内膜腺体高度异常增生，上皮复层，并形成筛孔状结构。癌细胞异型明显，核大、不规则、深染，核分裂活跃，分化差的腺癌腺体少，腺结构消失，成实性癌块。

（2）腺癌伴鳞状上皮分化 腺癌组织中含有鳞状上皮成分。按鳞状上皮成分的良、恶性来划分，良性为腺角化癌，恶性为鳞腺癌，介于两者之间称腺癌伴鳞状上皮不典型增生。

（3）透明细胞癌 癌细胞呈实性片状、腺管状或乳头状排列，癌细胞胞浆丰富、透亮，核异型居中，或由鞋钉状细胞组成。恶性程度较高，易早期转移。

（4）浆液性腺癌 复杂的乳头样结构，裂隙样腺体，明显的细胞复层和芽状结构形成，核异型性较大。

恶性程度很高,易广泛累及肌层、脉管;无明显肌层浸润时,也可能发生腹膜播散。

【转移途径】

子宫内膜癌的早期病变局限于子宫内膜,肿瘤生长缓慢,病变局限于宫腔内的时间比较长,也有极少数发展较快。主要扩散途径有3种。

1. 直接蔓延 病灶沿子宫内膜生长扩散并向肌层浸润,蔓延至输卵管、卵巢,并可广泛种植于盆腔腹膜、直肠子宫陷凹及大网膜,也可直接向下侵犯宫颈及阴道。

2. 淋巴转移 淋巴转移是子宫内膜癌的主要转移途径。淋巴转移途径与癌灶生长部位有关,按癌灶部位可分别转移到腹股沟的浅、深淋巴结,髂淋巴结及腹主淋巴结,有的可达卵巢,也可通过淋巴逆流至阴道及尿道周围淋巴结。

3. 血行转移 晚期偶有经血行转移到肺、肝、骨等处。

【临床分期】

子宫内膜癌的临床分期采用国际妇产科联盟(FIGO)2009 年的分期标准,详见表 13-2。

表 13-2 子宫内膜癌的临床分期(FIGO,2009)

期别	肿瘤范围	期别	肿瘤范围
Ⅰ期	癌灶局限于宫体	ⅢC	盆腔和(或)腹主动脉旁淋巴结转移
ⅠA	无或小于 1/2 肌层浸润	ⅢC₁	盆腔淋巴结
ⅠB	≥1/2 肌层浸润	ⅢC₂	腹主动脉旁淋巴结转移
Ⅱ期	肿瘤累及宫颈间质,未超出子宫	Ⅳ期	膀胱和(或)直肠转移,和(或)远处转移
Ⅲ期	肿瘤局部扩散	ⅣA	膀胱和(或)直肠转移
ⅢA	肿瘤累及子宫浆膜和(或)附件	ⅣB	远处转移,包括腹腔内转移和(或)腹股沟淋巴结转移
ⅢB	阴道和(或)宫旁受累		

【临床表现】

1. 症状 早期无明显症状,仅在普查或因其他原因检查时偶然发现,一旦出现症状则多有以下表现。

(1)阴道流血 主要表现为绝经后阴道流血,量一般不多,大量出血者少见,或为持续性或间歇性流血;尚未绝经者则诉经量增多、经期延长或经间期出血。

(2)阴道排液 少数病人诉排液增多,早期多为浆液性或浆液血性排液,晚期合并感染则有脓血性排出物,并有恶臭。

(3)疼痛 晚期癌瘤浸润周围组织或压迫神经引起下腹及腰骶部疼痛,并向下肢及足部放射。癌灶侵犯宫颈,堵塞宫颈管导致宫腔积脓时,可出现下腹胀痛及痉挛性疼痛。

(4)全身症状 晚期病人常伴全身症状,如贫血、消瘦、恶病质、发热及全身衰竭等。

2. 体征 早期时妇科检查无明显异常,子宫正常大、活动,双侧附件软、无块状物。病情逐渐发展,子宫增大、稍软;晚期时偶见癌组织自宫口脱出,质脆,触之易出血。若合并宫腔积脓,子宫明显增大,极软。癌灶向周围浸润,子宫固定,在宫旁或盆腔内扪及不规则结节样物。

【治疗原则】

治疗应根据子宫大小、肌层是否被癌浸润、宫颈管是否累及、癌细胞分化程度及病人全身情况等而定。主要的治疗为手术、放疗及药物治疗,可单用或联合应用。

1. 手术治疗 手术治疗为首选方案,尤其是早期病例。根据病情选择术式及手术范围。

2. 手术加放射治疗 适用于已有转移或可疑淋巴结转移者,可于术前或术后加用放射治疗,提高疗效。术前放射治疗的目的在于给肿瘤以致死量,减少肿瘤范围和体积,使手术顺利进行。

3. 放射治疗 子宫内膜癌已被认为是放射敏感性肿瘤,目前子宫内膜癌单纯放疗的 5 年生存率已达 50%～70%。尤其对于老年或有严重合并症不能耐受手术或晚期不宜手术的病理,均应考虑放射治疗。

4. 药物治疗

(1)孕激素制剂 适用于晚期或癌症复发者,不能手术切除或年轻、早期、要求保留生育功能者。选用大剂量孕激素,也可获得一定效果。

（2）抗雌激素制剂　他莫西芬（TMX）是一类非甾体类抗雌激素药物,可与孕激素配合使用,或同时使用可望增加疗效。

（3）化学药物治疗　适用于晚期不能手术或治疗后复发者。可单独使用,也可几种药物联合使用,还可与孕激素合并应用。化疗途径有静脉给药、腹腔给药和动脉介入化疗。

【护理评估】

（一）健康史

根据子宫内膜癌的发病特点,评估时注意本病的高危因素如年龄、肥胖、糖尿病、少育、不育、绝经推迟及接受过雌激素替代治疗等病史,了解有无家族肿瘤史。

（二）身心状况

了解病人有无阴道流血、排液、疼痛等,未绝经者有无经期、经量的改变,了解妇女有无绝经后不规则阴道流血或排液,注意阴道排液的量、色、性状。评估病人的营养状况,了解晚期病人有无全身衰竭、消瘦、贫血等症状。

子宫内膜癌好发于老年妇女,物质和精神状态都不在人生的最佳阶段,精神上往往有较强的失落感,而患子宫内膜癌更增加了病人的心理应激。部分老年病人有严重焦虑。

（三）辅助检查

1. 分段诊断性刮宫　确诊内膜癌最常用、最可靠的方法。先用小刮匙环刮宫颈管,再进入宫腔搔刮内膜,取得的刮出物分瓶标记送病理检查。

2. 细胞学检查　采用特制的宫腔吸管或宫腔刷放入宫腔,吸取分泌物做涂片,阳性率可达90%,但最后确诊仍需依靠病理检查结果。

3. 宫腔镜　可直接观察子宫内膜病灶的生长情况,并在直视下取可疑病灶活组织送病理检查。

4. B超检查　经阴道B超检查可了解子宫大小、宫腔形状、宫腔内有无赘生物、子宫内膜厚度、肌层有无浸润及深度等。

5. 其他　淋巴造影、CT、核磁共振（MRI）及血清 CA_{125} 检查等。

【常见护理诊断/问题】

1. 焦虑　与患病住院及手术有关。

2. 知识缺乏　缺乏子宫内膜癌相关的治疗、护理知识。

3. 营养失调:低于机体需要量　与癌肿慢性消耗有关。

4. 有感染的危险　与阴道流血、排液、手术,机体抵抗力下降有关。

【护理措施】

（一）心理护理

评估病人对疾病及有关诊治过程的认知程度,鼓励病人及其家属讨论有关疾病及治疗的疑虑,耐心解答。向病人介绍住院环境、诊断性检查、治疗过程、可能出现的不适以获得主动配合。提供安静、舒适的睡眠环境,教会病人应用放松等技巧促进睡眠,保证夜间连续睡眠7～8 h。告诉病人子宫内膜癌的病程发展大多较缓慢,是女性生殖器恶性肿瘤中预后较好的一种,以增强其治病信心。

（二）治疗护理

（1）告知病人及其家属,手术治疗是首选的治疗方法。需要手术治疗者,严格执行腹部及阴道手术护理措施;术后6～7天阴道残端羊肠线吸收或感染可致残端出血,须严密观察并记录出血情况。此期间病人应减少活动。

（2）使用孕激素治疗的病人,由于用药剂量大,10～12周后才能评估疗效,在治疗过程中需要注意观察副作用,可引起水钠潴留,出现水肿、药物性肝炎等,停药后会逐渐缓解或消除。

（3）放、化疗药物治疗护理:按放疗、化疗护理常规进行。

（三）健康教育

做好出院指导,指导病人完成治疗后应定期随访,随访时间为术后2年内,每3～6个月1次;术后

3～5年每6～12个月1次。及时发现异常情况并确定处理方案。

大力宣传定期进行防癌检查的重要性,重视高危人群,关注高危因素,生育期、绝经期妇女每年接受一次妇科检查。合并肥胖、糖尿病等内科疾病者,可增加检查次数。严格掌握雌激素的用药指征,加强用药期间的监护、随访措施。督促围绝经期、月经紊乱及绝经后出现不规则阴道流血者,进行必要检查以排除子宫内膜癌的可能,并接受正规治疗。

第六节　卵巢肿瘤病人的护理

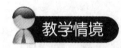

赵女士,56岁,因下腹部包块半年,伴消瘦、腹胀5个月入院。影像学检查提示:右侧卵巢增大,约有一大小为5.4 cm×6.5 cm的肿块,表面不平,质地硬,行根治术取活组织检查后确诊为卵巢癌,5个月后,病人感觉小腹坠胀疼痛不适,复查腹腔有多发性肿物,大至15 cm×10 cm,腹腔中有积液,抽水液体中查有癌细胞,病人现体质差,慢性病容,情绪烦躁,膀胱胀满,不能行走。请问:

1. 该病人此时出现了什么情况?

2. 针对该病人的具体情况,请给出针对性的护理措施。

卵巢肿瘤是女性生殖器常见肿瘤,是女性生殖系统三大肿瘤之一。可发生于任何年龄,发病可能与家族史、高胆固醇饮食、内分泌等因素有关。由于卵巢位于盆腔深部,不易扪及,恶性卵巢肿瘤发现时往往已经不是早期,预后差,死亡率居妇科肿瘤的首位,5年生存率在30%左右,严重威胁妇女生命和健康。

【分类】

卵巢肿瘤的分类方法繁多,目前普遍沿用世界卫生组织(WHO,1973)制定的组织学分类方法。

1. 卵巢上皮性肿瘤　最常见,占原发性卵巢肿瘤的50%～70%,占卵巢恶性肿瘤的85%～90%。其中以浆液性肿瘤最多见,其次为黏液性肿瘤。依据其组织学及细胞学特点,有良性、交界性(低度潜在恶性瘤)及恶性之分。

2. 卵巢生殖细胞肿瘤　来源于胚胎时期的生殖细胞,占卵巢肿瘤的20%～40%,在生殖细胞肿瘤中,良性有成熟型囊性畸胎瘤(皮样囊肿),恶性有内胚囊瘤、未成熟型畸胎瘤及无性细胞瘤等。

3. 卵巢性索间质肿瘤　占卵巢肿瘤的4.3%～6%,主要有颗粒细胞瘤、卵泡膜细胞瘤及纤维瘤。

4. 卵巢转移性肿瘤　占卵巢肿瘤的5%～10%,由胃肠道、乳腺及盆腔脏器的恶性肿瘤转移而来,若为由胃肠道转移来的癌,镜下可见印戒细胞,又称库肯勃瘤。

【病理】

(一)卵巢上皮性肿瘤

卵巢上皮性肿瘤是卵巢肿瘤中最常见的一类,占原发性卵巢肿瘤的50%～70%,占卵巢恶性肿瘤的85%～90%。多见于中老年妇女。

1. 浆液性肿瘤

(1)浆液性囊腺瘤　约占卵巢良性肿瘤的25%。多为单侧,球形,大小不等,表面光滑,囊性,壁薄,囊内充满淡黄色清液。

(2)浆液性囊腺癌　最常见的卵巢恶性肿瘤,占卵巢上皮性癌的75%。多为双侧,半实性,结节状或分叶状,表面光滑或有乳头增生,切面为多房,腔内充满质脆乳头,囊液浑浊;镜下可见癌细胞呈立方形或柱状,细胞增生、异型性明显,并向间质浸润。5年存活率仅为20%～30%。

(3)交界恶性浆液性囊腺瘤　介于良性和恶性之间,细胞增生不超过3层,异型性轻,核分裂相<1/1HP,无间质浸润。

2. 黏液性肿瘤

(1) 黏液性囊腺瘤 占卵巢良性肿瘤的20%。多为单侧,表面光滑,呈灰白色,体积较大或巨大。切面为多房,囊内充满胶冻样黏液,囊内壁光滑,很少有乳头生长。黏液性囊腺瘤穿破,其上皮种植在腹膜上继续生长并分泌黏液,在腹膜表面形成许多胶冻样团块,称腹膜黏液瘤,占黏液性囊腺瘤的2%~5%。

(2) 黏液性囊腺癌 占卵巢上皮性癌的20%。单侧多见,瘤体较大,囊内可见乳头或实质区,囊液浑浊或血性。镜下可见腺上皮呈高柱状,腺体密集,间质少细胞异型明显,并有间质浸润。5年存活率仅为40%~50%。

(3) 交界恶性黏液性囊腺癌 介于良性和恶性之间,腺上皮增生不超过3层,细胞轻度异型,无间质浸润。

3. 卵巢子宫内膜样肿瘤 良性及临界恶性内膜样肿瘤均少见,恶性为卵巢内膜样癌,占卵巢上皮性癌的2%。单侧多见,中等大小,囊性或实性,有乳头生长,囊液呈血性。

(二) 卵巢生殖细胞肿瘤

卵巢生殖细胞肿瘤是来源于原始生殖细胞的一组肿瘤,占卵巢肿瘤的20%~40%,好发于年轻妇女和幼女,其中青春期前占60%~90%,绝经后占4%。

1. 畸胎瘤 由多胚层组织构成的肿瘤,肿瘤组织的良、恶性及恶性程度取决于组织分化程度,而不取决于肿瘤的质地。

(1) 成熟畸胎瘤(皮样囊肿) 占卵巢肿瘤的10%~20%,占生殖细胞肿瘤的85%~97%。多为单侧、中等大小、圆形、表面光滑,切面为单房,腔内充满油脂和毛发,有时可见牙齿和骨质,囊壁上常见小丘样隆起突向腔内,称为"头节"。"头节"处上皮易恶变,恶变率为2%~4%。

(2) 未成熟畸胎瘤 属恶性肿瘤,占卵巢畸胎瘤的1%~3%。肿瘤多为实性,由分化程度不同的未成熟胚胎组织构成,主要是原始神经组织,切面呈豆腐状、质脆而软。好发于青少年,肿瘤的复发及转移率均高,但复发后再次手术可见肿瘤组织有从未成熟向成熟转化的特点,即恶性程度的逆转现象。

2. 无性细胞瘤 占卵巢恶性肿瘤的5%,好发于青春期及生育期妇女,对放疗特别敏感。单侧居多、右侧多于左侧,实性,触之质韧,表面光滑或分叶状,切面呈淡棕色。镜下见圆形或多角形大细胞,核大、胞浆丰富,间质有淋巴细胞浸润。

3. 内胚窦瘤(卵黄囊瘤) 多见于儿童及年轻妇女,恶性程度很高。多为单侧,肿瘤较大,切面实性或部分囊性,呈灰红色或灰黄色,质脆,有出血坏死区。镜下可见疏松网状和内皮窦样结构。

(三) 卵巢性索间质肿瘤

卵巢性索间质肿瘤占卵巢肿瘤的4.3%~6%,来源于原始性腺中的性索及间质组织,保留其分化特性,各种细胞均可构成一种肿瘤。

1. 颗粒细胞瘤 低度恶性肿瘤,成人型颗粒细胞瘤占95%,可以分泌雌激素。病理特点如下:单侧,大小不一,分叶状,表面光滑,切面实性或部分囊性,质脆而软,伴出血坏死灶。镜下见颗粒细胞环绕成小圆形或菊花样排列。

2. 卵泡膜细胞瘤 能分泌雌激素,常与颗粒细胞瘤合并存在。纯卵泡膜细胞瘤为良性肿瘤。病理特点如下:单侧,大小不一,表面被覆有光泽、薄的纤维包膜,切面实性,灰白色。镜下见瘤细胞呈短梭状,胞浆富含脂质,细胞交错排列呈旋涡状。

3. 纤维瘤 较常见的良性肿瘤,占卵巢肿瘤的2%~5%,多见于中年妇女。病理特点:单侧,中等大小,实性,坚硬,切面灰白色,镜下见纤维梭形细胞呈编织状排列。这种肿瘤可以产生胸腔及腹腔积液,称为梅格斯综合征(Meigs syndrome),一旦肿瘤切除,胸腔及腹腔积液可以自行消失。

4. 支持细胞-间质细胞瘤 又称睾丸母细胞瘤。罕见,多发生在40岁以下妇女。多为良性,具男性化作用。切面灰白伴囊性变,含血性浆液或黏性液体。10%~30%呈恶性行为,5年存活率为70%~90%。

(四) 卵巢转移性肿瘤

卵巢转移性肿瘤占卵巢肿瘤的5%~10%,体内任何部位的原发性癌均可转移到卵巢,常见的有乳腺癌及胃、肠、生殖道、泌尿道肿瘤转移。

库肯勃瘤是一种特殊的转移性腺癌,原发于胃肠道。特点为双侧、中等大小、肾型,切面实性,胶质样。镜下见典型的印戒细胞,能产生黏液,多伴腹腔积液。

【转移途径】

以直接蔓延、腹腔种植转移、淋巴转移为主,血行转移少见,属于晚期表现。

1. 直接蔓延 癌瘤超出卵巢范围后,可直接浸润周围组织器官,如盆腔侧腹膜、子宫、输卵管、直肠、乙状结肠及膀胱等,卵巢癌是典型的浆膜播散性肿瘤,故一般限于这些器官表面,很少侵犯器官的实质。

2. 腹腔种植转移 与其他恶性肿瘤不同,卵巢癌主要转移途径是肿瘤表面脱落细胞的腹腔内广泛种植,也是上皮性卵巢癌转移的主要方式。脱落的肿瘤细胞随腹腔液的流动在腹膜表面种植生长,由于重力的作用,癌细胞更容易在腹腔的最低处种植,尤其在子宫直肠窝处的转移最为常见,其次是盆腔侧腹膜、直肠、乙状结肠浆膜、子宫膀胱窝腹膜等。

3. 淋巴转移 卵巢癌常扩散至腹膜后淋巴结。

4. 血行转移 卵巢癌血行转移很少见,仅见于个别晚期病人。但在复发者中,血行转移较多见,常转移到肺、胸膜和肝。

【临床分期】

目前主要采用 2000 年国际妇产科联盟(FIGO)制定的手术-病理分期(表 13-3)。

表 13-3 卵巢恶性肿瘤的手术-病理分期(FIGO,2000)

期别	肿瘤范围
Ⅰ期	肿瘤局限于卵巢
ⅠA	肿瘤局限于一侧卵巢,包膜完整,卵巢表面无肿瘤,腹腔积液或腹腔冲洗液未找到恶性肿瘤
ⅠB	肿瘤局限于双侧卵巢,包膜完整,卵巢表面无肿瘤,腹腔积液或腹腔冲洗液未找到恶性肿瘤
ⅠC	肿瘤局限于单侧或双侧卵巢并伴有如下任何一项:包膜破裂卵巢表面有肿瘤;腹腔积液或腹腔冲洗液有恶性肿瘤
Ⅱ期	肿瘤累及一侧或双侧卵巢,伴有盆腔扩散
ⅡA	扩散和(或)种植至子宫和(或)输卵管,腹腔积液或腹腔冲洗液无恶性肿瘤
ⅡB	扩散至其他盆腔器官,腹腔积液或腹腔冲洗液无恶性肿瘤
ⅡC	ⅡA或ⅡB,伴腹腔积液或腹腔积液找到恶性肿瘤
Ⅲ期	肿瘤侵犯一侧或双侧卵巢,显微镜检证实盆腔外腹膜转移和(或)局部淋巴结转移,肝表面转移为Ⅲ期
ⅢA	显微镜证实的盆腔外腹膜转移
ⅢB	肉眼盆腔外腹膜转移灶最大径线≤2 cm
ⅢC	肉眼盆腔外腹膜转移灶最大径线>2 cm,和(或)区域淋巴结转移
Ⅳ期	远处转移(胸腔积液有癌细胞,肝实质转移)

【临床表现】

1. 症状 卵巢良性肿瘤发展缓慢,早期肿瘤较小,多无症状,偶尔在妇科检查时发现。肿瘤增大后常感腹胀,或出现尿频、便秘等压迫症状。恶性肿瘤早期也常无症状,出现症状时则表现为腹胀、腹部包块、腹腔积液等。症状轻重取决于肿瘤大小、位置及侵犯邻近器官程度、肿瘤组织学类型、有无并发症。肿瘤向周围浸润或压迫神经出现腹痛、腰痛,压迫盆腔静脉出现下肢水肿,晚期则出现消瘦、贫血等恶病质。

2. 体征 早期不易被发现,良性肿瘤可在腹部扪及边界清楚的包块。恶性肿瘤妇科检查可触及实性或半实性、表现凹凸不平、固定不动的盆腔包块,多为双侧。

【常见并发症】

1. 蒂扭转 常见的妇科急腹症,约 10% 卵巢肿瘤可发生蒂扭转(图 13-3)。好发于瘤蒂较长、中等大、活动度良好、重心偏于一侧的肿瘤,如成熟畸胎瘤。常在病人体位突然改变或妊娠期、产褥期子宫大小、位置改变时发生蒂扭转。卵巢肿瘤扭转的蒂由骨盆漏斗韧带、卵巢固有韧带和输卵管组成。发生急性扭转后,因静脉回流受阻,瘤内充血或血管破裂致瘤内出血,导致瘤体迅速增大。若动脉血流受阻,肿瘤可发生坏死、破裂和继发感染。蒂扭转的典型症状是体位改变后突然发生一侧下腹剧痛,伴有恶心、呕吐甚至休克。双合诊检查可扪及压痛的肿块,以蒂部最明显。有时不全扭转可自然复位,腹痛随之缓解。

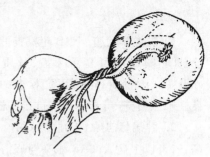

图 13-3 卵巢肿瘤蒂扭转

2. 破裂 约 3% 卵巢肿瘤会发生破裂。破裂分为自发性破裂和外伤性破裂。自发性破裂常因肿瘤发生恶性变,肿瘤快速、浸润性生长穿破囊壁所致。外伤性破裂则是因为在腹部受重击、分娩、性交、妇科检查及穿刺后引起。症状轻重取决于破裂口的大小,流入腹腔囊液量和性质。小的囊肿或单纯浆液性囊腺瘤破裂时,病人仅有轻度的腹痛;大囊肿或畸胎瘤破裂后,常有剧烈腹痛伴恶心、呕吐。有时破裂也可导致腹腔内出血、腹膜炎及休克。

3. 感染 较少见。多继发于肿瘤扭转或破裂,也可来自邻近器官感染灶(如阑尾脓肿)的扩散。病人可有发热、腹痛、腹部压痛及反跳痛、腹肌紧张、腹部肿块及白细胞升高等。

4. 恶变 肿瘤迅速生长尤其双侧性,应考虑有恶变可能。诊断后应尽早手术。

【治疗原则】

(一)良性肿瘤

对于直径<5 cm,疑卵巢瘤样病变者可随访观察,其他卵巢肿瘤一经诊断,立即手术。根据病人年龄、生育要求及对侧卵巢情况决定手术范围,行患侧附件切除术或全子宫及附件切除术。

(二)恶性肿瘤

以手术治疗为主,辅以化学药物治疗、放射治疗等的综合治疗。

1. 手术治疗 ⅠA、ⅠB 期,行全子宫及双附件切除,ⅠC 期,行全子宫及双附件切除加大网膜切除,腹膜后淋巴清扫,晚期病人应行肿瘤细胞减灭术。

保留对侧卵巢的指针:①临床 ⅠA 期;②肿瘤为临界恶性或恶性;③术中剖视对侧卵巢未发现肿瘤;④术后有条件严密随访者。

2. 化学药物治疗 为主要的辅助治疗,治疗目的:①预防术后复发;②缩小病灶、以利于再次手术;③缓解病情、带瘤生存。常用的药物有顺铂、卡铂、紫杉醇、环磷酰胺、依托泊苷等。近年来多采用铂类药物联合紫杉醇的化疗方案。早期病人常采用静脉化疗,晚期病人可采用静脉腹腔联合化疗或静脉化疗。

3. 放射治疗 为手术和化疗的辅助治疗,无性细胞瘤对放疗最敏感,颗粒细胞中度敏感,上皮性癌也有一定的敏感性。

4. 其他治疗 免疫治疗和激素治疗正在研究中。

【护理评估】

(一)健康史

评估病人有无其他肿瘤病史及卵巢肿瘤家族史。了解有无相关的内分泌、饮食等高危因素。首次妊娠年龄早、早年绝经及使用口服避孕药可降低卵巢癌的发病风险,而高胆固醇饮食则可增加发病风险。询问病人年龄及病程长短。良性肿瘤病人时间较长,一般无自觉症状;恶性肿瘤病人短时间内就可有较重的全身症状。

(二)身心状况

评估病人的症状和体征,了解其出现时间。卵巢良性肿瘤初期一般无症状,生长慢,常于妇科检查时被发现。较大的良性肿瘤会产生尿频、便秘、气急等压迫症状。恶性肿瘤生长迅速,短期内可出现腹腔积液、压迫症状及恶病质等。评估盆腔检查的结果,注意肿瘤的部位、大小及性质。

在发现卵巢肿瘤、判断卵巢肿瘤性质期间,病人和家属要经历一个艰难而恐惧的阶段。一旦确诊为恶性肿瘤,病人进入紧急生存期,往往出现悲观、绝望等情绪。经过一段时间的治疗以后,病情得到控制,进入延长生存期。根据病人及家属的年龄、文化程度、职业等评估对疾病的心理反应,结合家庭经济状况,评估可提供的社会支持体系。

（三）辅助检查

1. 影像学检查 ①B超检查可了解盆腔肿块的大小、质地、部位以及有无腹腔积液。②腹部X线摄片：卵巢畸胎瘤可显示牙齿、骨质及钙化囊壁。③CT、MRI、正电子发射计算机断层显像（positron emission tomography，PET）检查：可显示肿块与周围的关系，肝、肺有无结节及腹膜后淋巴结有无转移。良性肿瘤囊壁薄，光滑，囊内均匀；恶性肿瘤轮廓不规则，向周围浸润或伴有腹腔积液。

2. 肿瘤标志物 ①血清CA_{125}：敏感性较高，特异性较差。80%卵巢上皮性癌病人血清CA_{125}水平升高；90%以上病人CA_{125}水平与病情缓解或恶化相关，故可用于病情监测。②血清AFP：对卵巢内胚窦瘤有特异性诊断价值。③HCG：对原发性卵巢绒毛膜癌有特异性。④性激素：颗粒细胞瘤、卵泡膜细胞瘤产生较高水平雌激素。

3. 腹腔镜检查 可直接观察肿块外观和盆腔、腹腔及横膈等部位，在可疑部位进行多点活检，抽取腹腔积液行细胞学检查。

4. 细胞学检查 可抽取腹腔积液或胸腔积液，行细胞学检查。

【护理诊断/问题】

1. 知识缺乏 缺乏卵巢肿瘤相关的治疗和护理知识。

2. 营养失调：低于机体需要量 与恶性肿瘤、治疗副作用及腹腔积液有关。

3. 预感性悲哀 与切除子宫、卵巢，恶性肿瘤预后不佳，放疗、化疗副作用等有关。

【护理措施】

（一）心理护理

（1）为病人提供舒适的环境，以良好的心态、亲切的语言，耐心地向病人讲解病情，解答疑问。鼓励病人尽可能参与护理活动，以适当方式表达自身压力，维持其独特性和生活自控能力，协助其尽快度过紧急生存期，进入延长生存期。同时鼓励家属及亲友以开导、鼓励的方式，关怀、体贴的态度去帮助病人，让病人体会到家庭、社会的温暖。

（2）将良性肿瘤诊断结果及时告诉病人及家属，消除其猜疑。对恶性肿瘤者，应根据其性格特点采取适当的沟通方式。对性格内向者，先与家属沟通，然后选择适当的时机将病情告知病人，同时介绍已康复的病友与其相识，增强治愈信心。

（二）治疗护理

（1）手术病人按腹部手术护理常规护理。巨大肿瘤者，可先准备砂袋压腹部，以防术后腹压下降引起休克。

（2）为需放腹腔积液的病人准备好腹腔穿刺用物，协助医生完成操作。放腹腔积液过程中，注意观察病人的反应、生命体征变化及腹腔积液的性质。放腹腔积液速度不宜过快，每次放腹腔积液一般不超过3000 mL，以免腹压骤降，发生虚脱，放腹腔积液后可用腹带包扎腹部。期间若出现不良反应，应及时报告医生，并协助处理。

（3）恶性卵巢肿瘤病人，术后往往需要进行腹腔化疗。化疗前一般先抽腹腔积液，然后将化疗药物稀释后注入腹腔。注入后，协助病人更换体位，让药物接触腹腔全部。化疗结束后，留置化疗药管者注意保持药管的固定及局部敷料的干燥，同时，观察并记录病人反应，若有异常，及时报告医生进行处理。

（三）健康教育

告知病人定期随访的重要性。未手术者3~6个月随访1次，观察肿瘤大小的变化情况。良性肿瘤术后按一般腹部手术后1个月常规进行复查。恶性肿瘤术后易于复发，应长期随访。术后第1年每3个月1次；第2年每4~6个月复查1次；5年后每年随访1次。随访内容包括临床症状、体征、全身及盆腔检查、肿瘤标志物测定、B超检查等，必要时做CT或MRI，对有分泌性激素的肿瘤，还应做雌激素、孕激素的测定。

加强预防保健意识，大力宣传卵巢癌的高危因素，加强高蛋白质、富含维生素A的饮食，避免高胆固醇饮食，高危妇女宜口服避孕药预防。30岁以上妇女每1~2年进行1次妇科检查，若能同时进行B超检查、CA₁₂₅等检测则更好。发现卵巢实性肿块直径≥5 cm者,应及时手术;乳腺癌、胃肠道肿瘤病人治疗后应定期接受妇科检查,确定有无肿瘤转移。

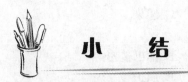

小 结

女性生殖系统肿瘤病人的护理是妇科疾病护理的重点。女性最常见的生殖器恶性肿瘤是宫颈癌,最常见的生殖器良性肿瘤是子宫肌瘤,老年女性最常见的恶性肿瘤是子宫内膜癌,卵巢恶性肿瘤是对女性生命安危威胁最大的肿瘤。女性生殖器肿瘤易发因素多与女性的性生理、月经生理、性激素刺激、生育状况、生殖道健康及家族遗传因素等有关;恶性肿瘤早期多无明显症状,随着病情进展临床表现主要为阴道流血,特别是接触性出血或围绝经期不规则阴道流血,要引起足够重视;临床上常用的辅助检查是 B 超、各种细胞学、肿瘤标志物、盆腔 CT 或核磁共振等检查;治疗遵循以手术治疗为主,放疗和化疗为辅的综合治疗原则。提高女性生殖系统恶性肿瘤的治愈率的关键是:做好妇女健康普查工作的宣传教育和"三早"的防治工作。

(徐玲丽、吴 懿)

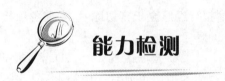

能力检测

A1 型题

1. 下列关于妇科腹部手术前的护理措施哪项不妥?(　　)

A. 术前普鲁卡因皮试 　　　B. 手术区备皮 　　　C. 保证休息

D. 术前 1 天晚饭尽量吃饱 　　E. 练习在床上使用便器

* 2. 妇产科一般腹部手术病人留置导尿管的时间是(　　)。

A. 5~7 天 　　B. 8~12 天 　　C. 10~14 天 　　D. 2~3 周 　　E. 1~2 天

3. 广泛子宫切除和盆腔淋巴结清扫术留置导尿管的时间是(　　)。

A. 保留导尿管 1~2 天 　　　　　　B. 保留导尿管 5~7 天

C. 保留导尿管 8~12 天 　　　　　　D. 保留导尿管 10~14 天

E. 保留导尿管 2~3 周

* 4. 下列哪项是宫颈癌的早期症状?(　　)

A. 接触性出血 　B. 阴道大量排液 　C. 恶病质 　　D. 反复阴道出血 　E. 白带增多

* 5. 确诊宫颈癌的方法是(　　)。

A. 阴道涂片 　　　　　　B. 宫颈刮片 　　　　　　C. 宫颈活组织检查

D. 宫颈黏液检查 　　　　　E. 阴道窥器检查

* 6. 普查宫颈癌最常用的方法是(　　)。

A. 三合诊 　　　　　　　B. 阴道脱落细胞检查 　　　　C. 阴道镜检查

D. B 超检查 　　　　　　E. 宫颈刮片检查

7. 最常见的子宫肌瘤为(　　)。

A. 浆膜下肌瘤 　B. 黏膜下肌瘤 　C. 肌壁间肌瘤 　D. 子宫颈肌瘤 　E. 子宫肌腺瘤

8. 子宫黏膜下肌瘤病人,主要的早期症状是(　　)。

A. 下腹包块 　　　　　　B. 贫血 　　　　　　　　C. 疼痛

D. 月经过多,经期延长 　　E. 不孕

9. 子宫肌瘤中,下述可引起疼痛的是(　　)。

　　A. 玻璃样变性　　　B. 红色变性　　　C. 肌壁间肌瘤　　　D. 黏膜下肌瘤　　　E. 绝经后的肌瘤

*10. 卵巢肿瘤最常见的并发症是(　　)。

　　A. 蒂扭转　　　B. 破裂　　　C. 感染　　　D. 恶变　　　E. 变性

*11. 确诊子宫内膜癌的依据是(　　)。

　　A. 宫腔镜　　　　　　　　B. 淋巴造影　　　　　　　　C. B超

　　D. 分段诊刮将组织送病理检查　　　E. 阴道镜

A2 型题

12. 陈女士,30岁。因行剖宫产需进行术前准备,护士准备为其插入导尿管,但陈女士不同意,此时护士应(　　)。

　　A. 让病人自行排尿,解除膀胱压力

　　B. 请示护士长改用其他办法

　　C. 请家属协助劝说

　　D. 耐心解释,讲清导尿的重要性,并用屏风遮挡

　　E. 报告医生择期手术

*13. 病人,女,40岁,近日由于宫颈癌需做广泛性子宫切除和盆腔淋巴结清扫术,手术前1天的准备内容不包括(　　)。

　　A. 灌肠　　　B. 导尿　　　C. 备皮　　　D. 镇静　　　E. 化验检查

*14. 病人,女,35岁,因子宫肌瘤拟行经腹全子宫切除术,术前各项检查均无异常。术前3天需做下列何项准备?(　　)

　　A. 胃肠道准备　　　B. 阴道准备　　　C. 皮肤准备　　　D. 清洁灌肠　　　E. 禁食

15. 病人,女,70岁,经阴道子宫全切术加阴道前后壁修补术后。护士对其实施的护理措施中,正确的是(　　)。

　　A. 身体虚弱者可盆浴　　　　B. 进少量流质饮食8天　　　　C. 留置导尿管3～5天

　　D. 取半卧位　　　　E. 每日测生命体征2次直至正常

*16. 病人,女,60岁,绝经多年,近日有少量不规则阴道流血,妇检子宫增大,变软,应考虑(　　)。

　　A. 老年性阴道炎　　　B. 宫体癌　　　C. 宫颈糜烂　　　D. 卵巢癌　　　E. 宫颈癌

17. 已婚未生育的年轻妇女患单个较大宫体肌壁间肌瘤,经量明显增多,最恰当的处理应是(　　)。

　　A. 随访观察　　　　　　B. 雄激素小剂量治疗　　　　　　C. 经腹肌瘤切除术

　　D. 子宫大部切除术　　　E. 子宫全切除术

18. 病人,女,31岁,已婚,月经正常。妇科普查发现:子宫大小正常,右侧附件扪及一拳头大小、表面光滑、活动的囊性包块。最大可能是(　　)。

　　A. 恶性卵巢肿瘤　　　B. 卵巢囊肿　　　C. 子宫肌瘤　　　D. 黄素囊肿　　　E. 早期妊娠

A3 型题

(19～21题共用题干)

某40岁妇女,右下腹肿块多年,肿块为囊性,表面光滑,活动性大,B超提示卵巢肿瘤。昨日憋尿后排便突感右下腹剧烈疼痛,伴恶心、呕吐,拒按腹部。

*19. 该妇女可能是(　　)。

　　A. 蒂扭转　　　B. 囊肿破裂　　　C. 囊内感染　　　D. 恶性变　　　E. 急性阑尾炎破裂

*20. 该妇女最适当的治疗是(　　)。

　　A. 手术　　　B. 化疗　　　C. 手术+化疗　　　D. 放疗　　　E. 化疗+放疗

*21. 该病人出院,健康指导有(　　)。

　　A. 开展防癌宣传教育　　　　　　　　B. 按医嘱随诊

　　C. 术后按医嘱休息调理　　　　　　　D. 督促病人每年接受妇科普查

　　E. 以上都是

A4 型题

(22～24 题共用题干)

病人,女,45 岁。因宫颈癌需做广泛子宫切除和盆腔淋巴结清扫术。

22. 术前 1 天的准备内容不包括( )。

A. 灌肠　　　　　B. 导尿　　　　　C. 备皮　　　　　D. 镇静　　　　　E. 沐浴

23. 为该病人进行阴道冲洗,其液体和浓度正确的是( )。

A. 1：5000 苯扎溴铵液　　　　　　　　B. 1：100 苯扎溴铵液

C. 1：5000 高锰酸钾液　　　　　　　　D. 1：500 高锰酸钾液

E. 1：500 苯扎溴铵液

24. 指导病人会阴坐浴,下列操作不正确的是( )。

A. 水温 41 ℃　　　　　B. 浸泡 20～30 min　　　　　C. 气熏 20～30 min

D. 一般液体需 2000 mL　　　　　E. 0.5% 醋酸溶液

(25～27 题共用题干)

病人,女,45 岁,患子宫肌瘤入院,准备在硬膜外阻滞麻醉下做全子宫切除术。

25. 在术前 1 天的准备中,不正确的是( )。

A. 皮肤准备

B. 阴道冲洗并在子宫颈、穹隆部涂 1% 甲紫

C. 晚饭减量,进软食,午夜后禁食

D. 晚上可口服镇静安眠药

E. 睡前予以肥皂水灌肠

26. 其备皮范围应是( )。

A. 上自剑突下,两侧至腋中线,下达阴阜和大腿上 1/3 处

B. 上自脐部,两侧至腋中线,下达阴阜和大腿上 1/3 处

C. 上自剑突下,两侧至腋前线,下达阴阜和大腿上 1/3 处

D. 上自剑突下,两侧至腋中线,下达大腿上 1/3 处

E. 上自剑突下,两侧至腋前线,下达大腿上 1/3 处

27. 在术后护理中,不正确的是( )。

A. 去枕平卧 4 h　　　　　　　　　　B. 按常规监测生命体征直至正常

C. 术后第 2 天,取半卧位　　　　　　D. 当天禁食,术后 1～2 天进流质饮食

E. 留置导尿管 1～2 天

(28～30 题共用题干)

病人,女,45 岁,经量增多,经期延长 2 年,头晕、乏力 2 个月余。妇科检查:子宫呈不规则增大,如孕 3 个月大小,表面有结节状突起,质地坚硬。

* 28. 首先考虑该病人的诊断为( )。

A. 子宫颈癌　　　B. 子宫内膜癌　　　C. 侵蚀性葡萄胎　　　D. 子宫肌瘤　　　E. 绒毛膜癌

* 29. 最合适的辅助检查为( )。

A. B 超　　　　　　　　　B. 尿 HCG　　　　　　　　　C. 宫颈刮片细胞

D. 诊断性刮宫　　　　　　E. 测定雌、孕激素水平

* 30. 为病人实施的护理措施中不应包括( )。

A. 酌情给予输血及补液　　　　　　B. 帮助病人及家属正确认识疾病

C. 补充营养物质和含铁高的食物　　D. 口服补血制剂

E. 嘱病人绝对卧床休息

第十四章

妊娠滋养细胞疾病病人的护理

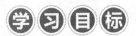

学习目标

1. 掌握妊娠滋养细胞疾病病人的护理措施和随访。
2. 熟悉妊娠滋养细胞疾病病人的护理评估及护理诊断。
3. 了解妊娠滋养细胞疾病病人的生殖系统的改变及辅助检查方法。
4. 能为妊娠滋养细胞疾病病人制订相应的护理计划及进行健康教育。

妊娠滋养细胞疾病(gestational trophoblastic disease,GTD)是一组来源于胎盘绒毛滋养细胞的疾病,主要包括葡萄胎、侵蚀性葡萄胎(简称侵葡)和绒毛膜癌。

滋养细胞是胎儿的附属物,对母体来说是一种同种异体移植物。正常妊娠时,构成绒毛上皮的滋养细胞可穿破血管,从母体吸收养分,以供胚胎生长。其侵蚀范围仅限于子宫蜕膜层。分娩后,随着胎盘和蜕膜的排出,滋养细胞也随之排出母体。

某些情况下,滋养细胞异常增生或侵入子宫肌层,甚至经血液循环至机体的其他部位种植,造成局部不同程度的破坏,形成妊娠滋养细胞疾病。其中葡萄胎属于滋养细胞的良性疾病,但因其具有比正常绒毛更明显的侵蚀能力,可继续发展成侵蚀性葡萄胎和绒毛膜癌。侵蚀性葡萄胎和绒毛膜癌虽为滋养细胞的恶性疾病,但多经化疗即可治愈。

第一节 葡 萄 胎

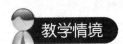**教学情境**

高女士,34岁。因停经57天,阴道不规则流血10天,来院就诊。妇科检查:子宫增大如3个月妊娠大小,尿妊娠试验阳性,B超显示宫腔内充满不均质密集状回声,呈落雪状。请问:

1. 该病人最可能的医疗诊断和护理诊断有哪些?
2. 如何制定护理措施?

【概述】

葡萄胎(hydatidiform mole,HM),又称水疱状胎块,是一种滋养细胞的良性病变。HM是指妊娠后胎盘绒毛滋养细胞异常增生,终末端绒毛发生水肿变性,形成大小不一的水疱,水疱间借绒毛干相连成串,形如葡萄而得名。

(一)分类

1. 完全性葡萄胎(complete hydatidiform mole,CHM) 主要表现为宫腔内充满水疱状物,没有胎儿及其附属物。

2. 部分性葡萄胎(partial hydatidiform mole,PHM) 宫腔内有胚胎或胎儿存在,胎盘绒毛部分水疱状变性,并有滋养细胞增生,但胚胎或胎儿常已死亡,合并足月胎儿极少。部分性葡萄胎的发生率远低于完全性葡萄胎。

（二）病因

尚不明确,虽研究较多,但只能解释部分现象,有关病因大致可归纳为以下几个方面。

1. 营养不良学说 因为营养不良,妊娠后胚胎缺乏某些必要的生长物质而形成葡萄胎。例如,近年来的研究表明胡萝卜及维生素 A 缺乏与葡萄胎的发生有关。

2. 内分泌失调学说 临床资料表明 20 岁以下和 40 岁以上妇女妊娠后发生滋养细胞疾病的机会相对较高。此时期均有卵巢功能尚不完全稳定或已逐渐衰退的特点,故滋养细胞疾病可能与卵巢内分泌功能密切相关。

3. 病毒感染学说 妊娠后由于病毒感染,孕卵受病毒的侵袭而形成本病。

4. 细胞遗传异常学说 染色体变异与葡萄胎发生有关。

5. 种族因素 葡萄胎多见于亚洲各国,特别是东南亚一带更为多见,有人认为可能与种族有关。

（三）病理

葡萄胎病变局限于宫腔内,不侵入肌层,也不发生远处转移。葡萄样水疱大小不一、壁薄透亮,内含黏性液体,水疱间空隙充满血液及凝血块。镜下可见滋养细胞呈不同程度的增生,绒毛间质水肿呈水疱样,间质内血管稀少或消失,但部分性葡萄胎的绒毛血管不一定消失。完全性葡萄胎由于病变的绒毛失去吸收营养的作用,致使胚胎在早期就已经死亡。部分性葡萄胎尚存部分正常绒毛,仍有吸收营养的功能,故胚胎可能存活。

由于滋养细胞的过度增生,产生大量的绒毛膜促性腺激素（HCG）,它刺激卵巢产生过度黄素化反应,形成卵巢黄素囊肿。卵巢黄素囊肿多为双侧性,在葡萄胎排出数周或数月后自然消失。

【临床表现】

（一）症状

1. 停经后阴道流血 最常见的症状。多数病人于停经 1～2 个月,迟至 2～3 个月时出现阴道不规则流血,反复发作,开始量少,呈咖啡色黏液或暗红色血,以后逐渐增多,至葡萄胎排出前,常可发生大量出血,有时可在血中发现水疱状物。反复大量出血可造成贫血及感染。

2. 腹痛 多表现为阵发性下腹痛,一般发生在阴道流血前,是葡萄胎流产的表现。由于葡萄胎增长较快,子宫在迅速增大时也可引起下腹胀痛;若卵巢黄素囊肿发生蒂扭转时可出现急性腹痛。

3. 妊娠剧吐 妊娠呕吐症状比正常妊娠出现早、症状重且持续时间长,可致水、电解质紊乱等。

（二）体征

1. 子宫异常增大 由于滋养细胞增生及水疱状变化,或因宫腔内积血,大多数病人的子宫大于相应月份的正常妊娠子宫,质地极软。少数病人因水疱状物及血块的排出、绒毛水疱退行性变或稽留流产的缘故,其子宫大小可能与正常妊娠月份相符或较小。

2. 卵巢黄素囊肿 部分葡萄胎病人在妇科检查时发现卵巢黄素囊肿,双侧卵巢囊性增大（图 14-1）,囊壁薄,表面光滑,内含清亮或琥珀色囊液,一般无症状,偶可发生扭转。黄素囊肿随 HCG 水平的下降而自行消退。

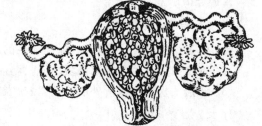

图 14-1 葡萄胎及双侧卵巢黄素囊肿

3. 妊娠高血压综合征表现 多发生于子宫异常增大和 HCG 水平异常升高者,主要表现为高血压、水肿、蛋白尿,少数病人症状严重。

【治疗原则】

1. 清宫 一旦确诊应迅速清除宫腔内容物,通常选用吸刮术。充分扩张宫颈管后,先用大号吸管吸出宫腔内容物,待子宫缩小后再用刮匙轻柔刮宫。子宫小于妊娠 12 周可以一次刮干净,子宫大于妊娠 12 周或术中发觉一次刮净有困难者,可于一周后再次刮宫。每次清宫后,应选取靠近宫壁、较小的水疱状组织送病理检查。

2. 手术治疗 如病人无再生育要求、子宫增大迅速、年龄在 40 岁以上可行子宫切除术;若发生黄素化囊肿扭转且卵巢血运发生障碍应行患侧附件切除术。

3. 预防性化疗 仅适合于有高危因素且随访困难的病人。高危因素包括如下几点:①年龄大于40岁;②血 β-HCG 异常增高;③子宫明显大于停经月份;④病理报告滋养细胞高度增生;⑤黄素化囊肿直径>6 cm;⑥无条件随访者。可选用甲氨蝶呤、氟尿嘧啶等单一药物化疗,在清宫前或清宫时进行预防性化疗。

【护理评估】

(一)健康史

询问病人的年龄、月经史、孕产史,此次妊娠反应发生的时间及程度,有无阴道流血等。如有阴道流血,应询问阴道流血的量、质、时间,并询问是否有阴道水疱状物排出。询问病人及其家族的既往史,尤其有无滋养细胞疾病史。

(二)身心状况

病人往往主诉无自觉胎动,扪不到胎体。有些病人可伴有水肿、高血压、蛋白尿等妊娠高血压综合征症状。有停经后反复不规则阴道流血症状,出血多又未得到适当的处理可有贫血的症状,急性大出血可出现休克。病人因子宫快速增大可有腹部不适或阵发性隐痛,发生黄素囊肿急性扭转时则有急腹痛。产科检查子宫大于停经月份,腹部检查扪不到胎体。

一旦确诊,病人和家属会表现出极大的不安,担心此次妊娠的结局及对今后生育的影响,并表现出对清宫手术的恐惧。

(三)辅助检查

1. 胎心音 超声多普勒听不到胎心音。

2. B超检查 完全性葡萄胎 B超可见子宫明显大于孕周,宫腔内弥漫分布的光点及囊状无回声区,呈落雪状或蜂窝状;部分性葡萄胎宫腔内可见水疱状胎块所引起的超声图像改变及胎儿。

3. 实验室检查 血 β-HCG 测定高于正常妊娠月份值,甚至持续不降。

【护理诊断/问题】

1. 潜在的并发症 失血性休克、子宫穿孔。

2. 恐惧 与葡萄胎对健康的威胁及需要接受清宫术有关。

3. 自尊紊乱 与分娩的期望得不到满足及担心将来能否生育有关。

4. 知识缺乏 缺乏对疾病的认识及葡萄胎随访的知识。

5. 有感染的危险 与长期阴道流血有关。

【护理措施】

(一)一般护理

1. 休息 提供良好的环境,保证充足的睡眠时间和质量,以提高机体的免疫能力。

2. 饮食 指导病人摄取高蛋白质、富含维生素 A、易消化的食物。

3. 清洁 病人应保持外阴清洁,勤换衣裤、会阴垫及床单等,以防感染。

(二)心理护理

详细评估病人对疾病的心理承受能力,鼓励病人表达悲伤情绪及对疾病的认识,确定其主要的心理问题。通过护理活动与病人建立良好的护患关系,给病人和家属讲解有关葡萄胎的相关知识和清宫手术的过程,纠正病人对疾病的错误认识,解除顾虑和恐惧,增强信心。

(三)治疗配合

(1)清宫前配血备用,建立静脉通道,并准备好缩宫素和抢救药品及物品,以防治大出血造成的休克。

(2)刮宫前给予5%葡萄糖静脉滴注,为减少出血和预防子宫穿孔,在充分扩张宫颈管和开始吸宫后再加入缩宫素10 U 继续滴注,以避免宫缩时将水疱挤入血管,造成肺栓塞和转移。术中严密观察病情,监测生命体征,发现异常立即报告医师停止操作并予以抢救。

(3)术后将刮出物及时送病理检查,并遵医嘱使用抗生素,预防感染。

（四）病情观察

观察腹痛及阴道流血情况。检查阴道排出物内有无水疱状组织并保留卫生垫，以评估排出物性质及出血量。流血过多时密切观察病人的血压、脉搏、呼吸等生命体征。

（五）健康指导

1. 生活指导 告知病人注意营养、适当活动、睡眠充足、正确留置尿标本（清晨第一次尿），清宫术后禁止性生活和盆浴 1 个月。

2. 随访指导 葡萄胎的恶变率为 10％～25％，因此要重视刮宫后的定期随访。定期随访可早期发现葡萄胎恶变并能及时处理。在随访时除需做血 β-HCG 测定外，还应注意有无阴道异常流血、咳嗽、咯血及其他转移症状，定时做妇科检查、B 超及胸部 X 线摄片等检查。指导病人第 1 次清宫术后 3 个月内每周随访 1 次血、尿 HCG；如果 3 个月内检测结果全部为阴性，改为每半个月检查 1 次，共 3 个月；若连续阴性，改为每个月检查 1 次，共半年；第 2 年起每半年检查 1 次，共随访 2 年。

3. 避孕指导 在 2 年随访期间，应选用阴茎套避孕，不应选用宫内节育器避孕，以免子宫穿孔或混淆子宫出血的原因。

第二节　侵蚀性葡萄胎与绒毛膜癌

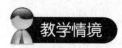 教学情境

周女士，41 岁，葡萄胎清宫术后 7 个月。出现不规则阴道流血 10 天，伴咳嗽、咯血 3 天。检查子宫稍大，质软，尿 HCG 阳性。X 线检查示：右肺结节状阴影。请问：

1. 该病人最可能的医疗诊断是什么？存在哪些护理问题？

2. 如何制定护理措施？

【概述】

1. 侵蚀性葡萄胎 侵蚀性葡萄胎（invasive mole）是指葡萄胎组织侵入子宫肌层或转移至子宫以外。侵蚀性葡萄胎继发于葡萄胎之后，为恶性滋养细胞肿瘤，其恶性程度较低，侵入子宫肌层内的葡萄胎组织继续发展可以穿破子宫壁，引起腹腔内大出血，也可侵入子宫多继发于葡萄胎清空后半年内。一般恶性程度不高，预后较好。

2. 绒毛膜癌 绒毛膜癌（choriocarcinoma）是滋养细胞疾病中恶性程度最高的一种，早期就可通过血行转移至全身，破坏组织或器官，简称为绒癌。病人多为育龄妇女，少数发生于绝经之后。其中 50％ 继发于葡萄胎之后，25％ 发生于流产之后，22.5％ 发生于足月妊娠之后，2.5％ 发生于异位妊娠之后。

【病理】

1. 侵蚀性葡萄胎 大体可见水疱状物或血块，葡萄胎组织侵蚀肌层或其他部位，可见子宫表面有单个或多个紫色结节，严重者可使整个肌层全部为葡萄胎组织所破坏。镜下可见子宫肌层及转移病灶有显著增生的滋养细胞并呈团块状，细胞大小、形态均不一致，有明显的出血及坏死，但仍可见变性或完好的绒毛结构。

2. 绒毛膜癌 多发生于子宫，也有子宫原发病灶已消失而只有转移灶表现。子宫不规则增大，质软，表面可见一个或几个紫色结节。肿瘤常位于子宫肌层内，也可突向宫腔或穿破浆膜，单个或多个，呈深红色、紫色或棕褐色。因没有间质，癌肿质脆，极易出血。镜下表现为滋养细胞极度不规则增生，分化不良并侵入肌层及血管，周围大片出血、坏死，绒毛结构消失。

有无绒毛结构是侵蚀性葡萄胎与绒毛膜癌的主要鉴别点。

【临床表现】

（一）症状

1. 阴道流血 葡萄胎清除后、流产或足月产后出现不规则阴道流血，或月经恢复正常数月后又流血，量多少不定。

2. 腹痛 一般无腹痛，若病灶穿破子宫浆膜层，或坏死感染，则有腹腔内出血及腹痛。

3. 转移灶症状 视转移部位出现相应的症状和体征。

（1）肺转移 病人有咳嗽、血痰及反复咯血、胸痛等症状。这些症状常呈急性发作，但也可呈慢性持续状态达数月之久。

（2）阴道转移 转移灶常位于阴道前壁，呈紫蓝色结节，破溃时可致大量出血。

（3）脑转移 罕见，为主要致死原因。病人有一过性跌倒、失语、失明、头痛、呕吐、偏瘫及昏迷等症状。

（4）其他转移 包括肝、脾、肾、膀胱等，症状视转移部位而异。

（二）体征

1. 子宫复旧不全或不均匀增大 葡萄胎排空后 4～6 周，子宫不能恢复正常大小，质软，也可因子宫肌层内病灶部位和大小的影响表现为子宫不均匀增大。

2. 卵巢黄素囊肿 可持续存在。

【治疗原则】

侵蚀性葡萄胎及绒毛膜癌均以化疗为主，手术为辅。年轻未生育者尽可能不切除子宫，以保留生育能力，若不得已必须切除子宫者仍可保留卵巢。需手术治疗者一般先主张化疗，待病情基本控制后再手术，以减少手术干扰而引起病灶扩散，尤其是有盆腔转移者。对有肝脑转移的重症病人，除以上治疗外可加用放射治疗。

【护理评估】

（一）健康史

采集个人及家属的既往史，应详细询问既往有无葡萄胎病史及葡萄胎随访情况；要注意采集葡萄胎第一次刮宫的资料，包括行清宫术的时间、水疱大小及量等；刮宫次数及刮宫后阴道流血的时间、量、性状，特别注意收集病人血、尿 HCG 随访的资料；采集原发灶及转移灶的主诉，是否用化学药物治疗过及化疗的时间、药物、剂量、疗效及用药后机体的反应情况。

（二）身心状况

1. 身体状况 大多数病人有阴道不规则流血，量多少不定；当滋养细胞穿透子宫壁时会出现腹腔内出血及腹痛；疾病若发生转移，要评估转移灶症状；由于被浸润的组织变脆，容易被穿破造成局部大出血且止血困难，病人可发生出血性休克。

2. 心理状况 病人往往会感到悲哀、情绪低落，不能接受现实。病人和家属会担心疾病预后不佳，害怕化疗药物的毒副作用。需手术的病人会产生对手术的恐惧，无生育需要者可因需切除子宫而产生心理负担，有生育需要者则可因生育无望而产生绝望心理。

（三）辅助检查

1. HCG 测定 血 β-HCG 在葡萄胎清空后 9 周以上，或足月产、流产和异位妊娠后 4 周以上，持续在高水平，或一度下降后又上升，已排除妊娠物残留或再次妊娠，结合临床表现即可诊断。

2. 宫腔吸出物组织学检查 绒毛膜癌病人仅见大量的滋养细胞和坏死出血，无绒毛结构。

3. 胸部 X 线摄片 妊娠滋养细胞肿瘤肺转移的典型表现为肺部出现棉球状或团块状阴影。

4. B 超检查 子宫正常大小或呈不同程度增大，肌层内可见高回声团块。

5. CT 检查 可发现肺部较小病灶或脑等部位的转移灶。

【护理诊断/问题】

1. 恐惧 与发现恶性肿瘤及接受化疗有关。

2. 营养失调：低于机体需要量 与化疗所致的消化道反应有关。

3. 有感染的危险 与化疗引起的白细胞减少有关。

4. 潜在并发症 肺转移、阴道转移、脑转移。

【护理措施】

（一）一般护理

1. 提供良好的环境 病室内定时通风，保持空气清新，病室及病人用物应定期消毒。

2. 预防感染 保持外阴清洁，定时用消毒液擦洗外阴，防止感染；密切监测体温，定时复查血常规和血小板；严格控制探视，避免交叉感染。

（二）心理护理

通过护理活动与病人建立良好的护患关系，赢得其信任。介绍疾病的相关知识，告知病人滋养细胞肿瘤通过化疗治愈率很高，减轻其心理压力。鼓励病人表达悲伤情绪，以减轻焦虑与恐惧，增强战胜疾病的信心，配合治疗。

（三）治疗配合

1. 化疗病人的护理

（1）帮助病人做好心理准备，树立信心。告知病人此病通过化疗可能完全治愈，减轻其心理压力，树立战胜疾病的信心，配合治疗。

（2）增强体质，准确测量体重。要保证病人足够的营养及液体摄入，协助做好清洁卫生护理，嘱其注意休息以减少消耗。准确测量并记录体重，以便正确计算和调整化学药物的剂量。

（3）用药前准备。用药前需配合医生进行血、尿常规及肝肾功能等检查，若白细胞$<4.0\times10^9$/L，血小板$<5.0\times10^9$/L 不能用药。

（4）做好护理人员自身防护。配药及注射操作时应戴帽子、口罩和手套，操作后及时洗手，以免化疗药物接触皮肤。

（5）用药护理。应用化疗药物前应严格三查七对，正确配制药物，现用现配，一般常温下不超过 1 h。避光的药物（如放线菌素 D），在使用过程中要用避光罩或黑布包好。注意保护静脉，从远端小静脉开始，有计划地穿刺。在使用化疗药物前，先注射少量 0.9% 氯化钠溶液，确定针头在静脉中后再注入化疗药物，按医嘱调节速度，减少对静脉的刺激。若发现药物外渗应立即停止滴入，给予局部冷敷，并用 0.9% 氯化钠或普鲁卡因局部封闭，再用黄金散外敷，以减轻疼痛、肿胀，防止局部组织坏死。

（6）用药期间密切观察。密切注意有无牙龈出血、鼻出血及皮下淤斑等骨髓抑制表现，注意体温的变化，重视免疫抑制引起的继发性感染迹象；观察有无上腹疼痛、恶心、腹泻等现象，若出现腹痛、腹泻，应严密观察次数及性状，并正确收集大便标本；观察有无黄疸、尿频、尿急及血尿等肝肾功能损害的表现；监测病人有无肢体麻木、肌肉软弱等神经系统副反应。

（7）药物毒副作用的护理。保持口腔清洁，使用软毛牙刷，勤用盐水、硼酸水漱口，防止口腔溃疡发生，已发生口腔溃疡者，以 0.9% 氯化钠 100 mL 加庆大霉素 8 万 U、地塞米松 2 mg 漱口，每 4 h 1 次；创造良好的进餐环境，饮食宜清淡、可口、质软、无刺激性，少量多餐；化疗前后给予镇吐剂，合理安排用药时间，呕吐严重者应静脉输液，以防电解质紊乱；遵医嘱监测血常规。若白细胞$<3.0\times10^9$/L 需报告医生，考虑停药，若白细胞$<1.0\times10^9$/L，应行保护性隔离。

 知识链接

恶性妊娠滋养细胞疾病的化疗

恶性妊娠滋养细胞疾病对化疗极其敏感，是目前化疗治愈率最高的恶性肿瘤。侵蚀性葡萄胎和绒癌的化疗治愈率均达 90% 以上，侵蚀性葡萄胎的死亡率极低，在有效的化疗以前绒癌死亡率高达 90% 以上，随着有效化疗的进展,其死亡率已下降至 20％ 左右。目前,氟尿嘧啶、放线菌素 D 或国产的更生霉素(KSM),是妊娠滋养细胞肿瘤治疗的一线药物,副作用小,疗效好。低危病人首选单药化疗,高危病人首选联合化疗。

2. 手术治疗病人的护理 按妇科手术术前、术后护理常规实施护理。

（四）症状护理

1. 阴道转移病人的护理

（1）限制走动,密切观察阴道有无破溃出血,禁止做不必要的检查,以免结节病灶破溃大出血。

（2）配血备用,准备好抢救器械和抢救物品。

（3）发生破溃出血时,应立即通知医生并配合抢救。用长纱布条填塞阴道压迫止血,填塞的纱布条必须在 24～48 h 内取出,如出血未止则再用无菌纱布重新填塞。遵医嘱输血、输液,严密监测阴道出血情况及生命体征的变化,同时观察有无感染及休克,按医嘱用抗生素预防感染。

2. 肺转移病人的护理

（1）卧床休息,减轻消耗,有呼吸困难者给予半卧位,并吸氧。

（2）遵医嘱给予镇静剂及化疗药物。

（3）若病人出现大量咯血,应立即通知医生,同时给予头低侧卧位,轻拍背部,排除积血,保持呼吸道的通畅,以防窒息。

3. 脑转移病人的护理

（1）卧床休息,专人护理,采取必要的护理措施预防跌倒、咬伤、吸入性肺炎、角膜炎及压疮等情况。

（2）注意观察颅内高压的症状,记录出入量,观察有无电解质紊乱的症状。遵医嘱给予静脉补液、脱水剂、止血剂、化疗药及吸氧等。

（3）做好血 β-HCG 测定、腰穿、CT 等项目的检查配合。

（4）昏迷、偏瘫病人按相应的护理常规实施护理。

（五）病情观察

（1）严密观察腹痛及阴道流血情况,记录出血量。出血量多时,除密切观察病人的生命体征外,需配合医生做好抢救工作,及时做好手术准备。

（2）动态观察并记录血 β-HCG 的变化情况,认真观察有无转移灶症状,发现异常,立即通知医生,并配合处理。

（六）健康教育

（1）鼓励病人进高蛋白质、高维生素、易消化饮食,少量多餐,以增强机体免疫力。

（2）注意休息,阴道转移时应卧床休息以免引起破溃大出血。保证充足的睡眠可减少消耗。

（3）化疗会导致免疫力下降,注意外阴清洁,以防感染。应尽量避免去公共场所。如非去不可,应戴口罩并加强保暖,预防呼吸道感染。

（4）节制性生活,严格避孕,应于化疗停止时间不少于 12 个月后方可妊娠。

（5）告知病人化疗药物可能发生的毒副作用及症状,教会病人化疗时的自我护理技能。

（6）出院后严密随访。第 1 年内每月随访 1 次,1 年后每 3 个月随访 1 次,持续至 3 年,后改为每年 1 次直至 5 年,此后每 2 年 1 次。随访内容同葡萄胎。

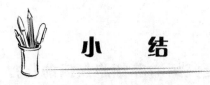

小 结

妊娠滋养细胞疾病是一组来源于胎盘绒毛滋养细胞的疾病,主要包括葡萄胎、侵蚀性葡萄胎和绒毛膜癌。滋养细胞异常增生,形成妊娠滋养细胞疾病。其中葡萄胎属于滋养细胞的良性疾病,但因其具有比正常绒毛更明显的侵蚀能力,可能继续发展成侵蚀性葡萄胎和绒毛膜癌。滋养细胞可侵入子宫肌层,甚至经血液循环至机体的其他部位种植,如肺转移、阴道转移及脑转移等,造成局部不同程度的破坏。侵蚀性葡萄胎和绒毛膜癌虽为滋养细胞的恶性疾病,但经化疗治愈率可高达90%以上。

(许晓飞)

能力检测

A1 型题

1. 关于葡萄胎下述哪项是错误的?( )

A.葡萄胎病人较早出现妊高征征象　　　　　　　B.葡萄胎及侵葡多合并黄素囊肿

C.子宫小于妊娠月份可排除葡萄胎　　　　　　　D.子宫体积异常增大与妊娠月份不符

E.阴道出血多发生在停经 2～4 个月

* 2. 关于滋养细胞肿瘤下述哪项是正确的?( )

A.侵葡发生于流产、足月产后　　　　　　　　　B.绒毛膜癌可发生于流产、足月产后

C.异位妊娠后不可能发生滋养细胞肿瘤　　　　　D.合体细胞性子宫内膜炎是恶性改变

E.绒毛膜癌尿妊娠试验均为阳性

* 3. 葡萄胎首选的治疗是( )。

A.化疗　　　　　B.清宫术　　　　　C.子宫全切术　　　　D.放疗　　　　E.理疗

* 4. 化疗对下述哪种肿瘤疗效最好?( )

A.卵巢上皮癌　　B.子宫内膜癌　　　C.绒毛膜癌　　　　　D.宫颈癌　　　　E.内胚窦瘤

5. 葡萄胎排空后随访的主要目的是( )。

A.及早发现妊娠　　　　　　　　B.及早发现恶变　　　　　　　C.指导避孕

D.了解疾病恢复情况　　　　　　E.以上都不是

6. 对于葡萄胎的诊断价值最大的是( )。

A.子宫大于妊娠月份　　　　　　B.停经后阴道流血　　　　　　C.B超

D.妊娠试验　　　　　　　　　　E.出现妊高征征象

7. 侵蚀性葡萄胎发生于( )。

A.葡萄胎术后半年内　　　　　　B.足月产后　　　　　　　　　C.流产后

D.早产后　　　　　　　　　　　E.过期流产后

* 8. 确诊侵蚀性葡萄胎和绒毛膜癌主要取决于( )。

A.距良性葡萄胎后发生时间的长短　　B.HCG 水平的高低　　　　C.子宫大小程度不同

D.有无黄素囊肿　　　　　　　　　　E.有无绒毛结构

9. 绒毛膜癌最常见的转移部位是( )。

A.阴道　　　　　B.脑　　　　　　　C.肺　　　　　　　　D.肝脾　　　　E.肾

* 10. 葡萄胎术后要求随访的时间是( )。

A.1 年　　　　　B.2 年　　　　　　C.3 年　　　　　　　D.4 年　　　　E.5 年

* 11. 绒毛膜癌最常见的死亡原因是( )。

A.肺转移　　　　B.脑转移　　　　　C.肾转移　　　　　　D.肠道转移　　E.肝转移

12. 关于葡萄胎处理,下述哪项是错误的?( )

A.一经确诊,应尽快清宫　　　　　　　　　　　B.必要的第二次刮宫

C.宫腔内刮出物病理检查　　　　　　　　　　　D.术后严密随访至妊娠试验阴性为止

E.嘱病人术后避孕 2 年

A2 型题

13. 张某,女,25 岁。停经 11 周,阴道少量流血。检查:宫底耻上 3 横指,子宫壁张力较大,B 超示宫腔内为落雪状回声,最可能的诊断为(   )。

    A. 先兆流产　　　B. 葡萄胎　　　C. 侵葡　　　D. 绒毛膜癌　　　E. 难免流产

* 14. 刘某,女,38 岁。10 年前曾患葡萄胎,无诱因开始阴道流血,持续 2 个月,量时多时少,诊刮病理报告结果为:见滋养细胞增生活跃,未见绒毛结构,最可能的诊断为(   )。

    A. 绒毛膜癌　　　B. 子宫内膜　　　C. 侵葡　　　D. 功血　　　E. 子宫肌瘤

15. 陈某,女,28 岁。闭经 3 个月,不规则阴道流血 10 天,恶心、呕吐剧烈,宫底平脐,未闻及胎心音,妊娠试验(＋),最可能的诊断为(   )。

    A. 双胎　　　B. 子宫肌瘤　　　C. 羊水过多　　　D. 葡萄胎　　　E. 过期流产

* 16. 冯某,女,27 岁。停经 3 个月,阴道流血 1 周,血量不多,伴有轻微腹胀。查体:轻度贫血外观,腹部宫底脐下 2 指,未闻及胎心音。上述病人,术后 3 个月,仍有阴道流血,子宫大,HCG 值无下降,伴有咳嗽,进一步治疗应为(   )。

    A. 观察经过　　　B. 化疗　　　C. 抗结核　　　D. 抗感染　　　E. 行子宫切除术

17. 吴某,女,29 岁。产后 3 个月,阴道持续少量流血,近日伴咳嗽,咳血丝痰。检查:子宫正常大小、软,附件正常,血 HCG 值明显增高。首先考虑的诊断是(   )。

    A. 合体细胞性子宫内膜炎　　　　　B. 盆腔结核　　　　　C. 绒毛膜癌

    D. 产后子宫复旧不良　　　　　E. 子宫肌瘤

A3 型题

(18~20 题共用题干)

张某,女,31 岁,葡萄胎清宫术后 8 个月。出现不规则阴道流血 12 天,伴咳嗽、咯血 3 天。经检查被确诊为绒毛膜癌。

18. 若病人要求保留生育功能,则治疗应主要采取(   )。

    A. 保守观察　　　B. 吸宫术　　　C. 化疗＋清宫术　　　D. 单纯性化疗　　　E. 放疗

19. 若病人采取化疗,化疗过程中出现哪种情况需停药?(   )

    A. 皮疹、脱发严重　　　　　B. 转氨酶升高　　　　　C. 胃肠道反应严重

    D. 白细胞 $2.9×10^9$/L　　　　　E. 白细胞 $4.1×10^9$/L

20. 该病人出院前不恰当的健康教育是(   )。

    A. 注意休息,增加营养　　　　　B. 注意避孕,宜选用阴茎套

    C. 预防上呼吸道感染　　　　　D. 随访重点监测血 HCG 的变化

    E. 需密切随访,随访时间为 2 年

第十五章 月经失调病人的护理

月经失调病人的护理

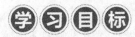

1. 掌握月经失调病人的护理评估、治疗原则、护理诊断及护理措施。
2. 熟悉月经失调疾病的概述和病因。

第一节 功能失调性子宫出血病人的护理

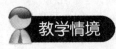

高某,女,17岁。闭经3个月,阴道流血半个月,伴头晕3天。平素月经不规律,无性生活史。半个月前阴道出血持续至今,量多,无腹痛。曾口服安络血无效。近3天自觉疲惫、乏力、头晕,故来诊。请问:

1. 该病人最有可能的诊断是什么?
2. 针对目前情况应如何护理?

【概述】

(一)定义

功能失调性子宫出血(简称功血)是指由于调节生殖的神经内分泌机制失常引起的异常子宫出血。

(二)分类

1. 无排卵性功血 约占85%,常见于青春期及围绝经期妇女。

2. 排卵性功血 多发生于生育期妇女。常见两种类型:黄体功能不足和子宫内膜不规则脱落。

(三)病因

机体内部和外界各种因素诸如精神紧张、情绪变化、营养不良、代谢紊乱及环境气候骤变等,都可以通过影响大脑皮层和中枢神经系统引起下丘脑-垂体-卵巢轴的调节失衡或靶细胞效应异常而导致月经紊乱。

1. 无排卵性功血 青春期,大脑中枢对雌激素的正反馈作用缺陷,无LH高峰形成;育龄期,各种应激因素或某些疾病如肥胖等可导致卵巢不排卵;绝经过渡期,卵巢功能衰退,对垂体促性腺激素的反应低下,卵泡在发育过程中退行性变。上述情况均使子宫内膜受单一雌激素刺激而发生雌激素突破出血。

2. 排卵性功血 有卵泡发育及排卵,但黄体功能异常,出现异常子宫出血。常表现为两类。①黄体功能不足:黄体期孕激素分泌不足或黄体过早萎缩。②子宫内膜不规则脱落:黄体发育良好,但萎缩不全,子宫内膜持续受孕激素影响,不能如期完整脱落。

【临床表现】

1. 症状 无排卵性功血主要表现为异常子宫出血,包括月经过多、子宫不规则过多出血、子宫不规则出血。排卵性功血表现为月经周期缩短、月经频发,或月经周期正常,经期延长。黄体功能不足者还可能导致不孕或流产。

2. 体征 妇科检查及全身检查无阳性体征。

【治疗原则】

（一）无排卵性功血

1. 支持治疗 包括加强营养,补充铁剂、维生素 C 和蛋白质,保证休息。

2. 药物治疗 内分泌治疗极有效果,但应根据不同年龄的对象采取不同方法。青春期功血,以止血、调整周期、促进排卵为主。围绝经期功血,以止血、调整周期、减少经量、防止子宫内膜病变为主。

（1）止血 常采用性激素止血,如雌激素、孕激素、雄激素联合用药治疗,由性激素联合用药的止血效果优于单一药物。青春期功血在孕激素止血时,同时配伍小剂量雌激素,以克服单一孕激素治疗的不足,可减少孕激素用量,并防止突破性出血。围绝经期功血则在孕激素止血基础上配伍雌激素和雄激素,可辅以促进凝血和抗纤溶药物促进止血。

（2）调整周期 包括雌孕激素序贯疗法、雌孕激素联合法。①雌孕激素序贯疗法,即人工周期,为模拟自然月经周期中卵巢的内分泌变化,将雌、孕激素序贯应用,使子宫内膜发生相应变化,引起周期性脱落。适用于青春期功血或生育期功血内源性雌激素水平较低者。②雌孕激素联合法,雌激素使子宫内膜再生修复,孕激素用以限制雌激素引起的内膜增生程度。适用于生育期功血内源性雌激素水平较高者。

（3）促进排卵 常用药物有氯米芬、人绒毛膜促性腺激素。

（4）手术治疗 刮宫术最常用。做好术前准备,配合医生手术,刮出物送病理检查。围绝经期功血病人经上述所有可行方法治疗后效果不佳,可由病人及家属知情同意选择子宫次全切除术。

（二）排卵性功血

1. 黄体功能不足 促卵泡发育、黄体功能刺激疗法及黄体功能替代疗法。

2. 子宫内膜不规则脱落 调节下丘脑-垂体-卵巢轴的反馈功能,常用药物有孕激素、人绒毛膜促性腺激素。

【护理评估】

（一）健康史

评估年龄、月经史、婚育史、避孕措施、精神创伤史等。评估疾病发生发展过程、治疗方法、效果等。

（二）身心状况

评估病人的精神和营养状况,评估阴道出血情况,是否出现腹部压痛等感染症状。病人因害羞或其他顾虑延误就医导致病程延长并发感染,大量出血或担心发生肿瘤会产生恐惧、焦虑等不良情绪。

（三）辅助检查

1. 诊断性刮宫(简称诊刮) 其目的一是止血,二是明确子宫内膜病理诊断。评估子宫内膜是增生期变化还是分泌期变化,诊刮时间应在月经前期或月经来潮 6 h 内进行;怀疑子宫内膜脱落不全者,诊刮时间应在月经周期第 5 天。

2. 超声检查 了解子宫大小、宫内有无赘生物、内膜厚度等。

3. 基础体温测定 无排卵性功血基础体温呈单相曲线(图 15-1);排卵性功血基础体温呈双相曲线(图 15-2、图 15-3)。

4. 其他 还可以进行宫腔镜检查、宫颈黏液结晶检查、阴道脱落细胞涂片检查、激素测定。

【护理诊断/问题】

1. 疲乏 与继发性贫血有关。

2. 焦虑 与担心疾病性质及治疗效果有关。

3. 营养失调:低于机体需要量 与继发性贫血有关。

4. 知识缺乏 缺乏正确使用性激素的知识。

5. 有感染的危险 与子宫长期不规则出血、贫血导致机体抵抗力下降有关。

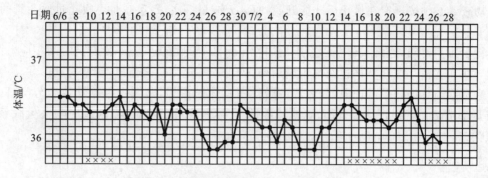

图 15-1 基础体温单相型(无排卵性功血)

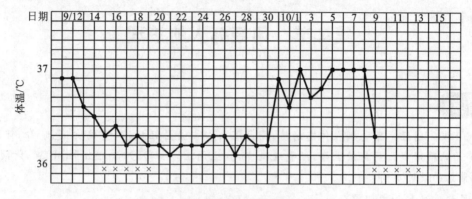

图 15-2 基础体温双相型(黄体功能不足)

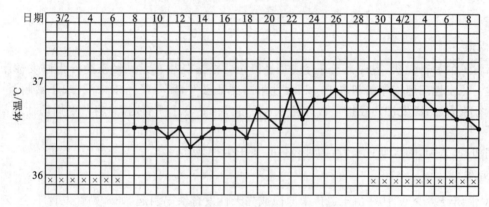

图 15-3 基础体温双相型(子宫内膜不规则脱落)

【护理措施】

(一)一般护理

1. 补充营养 病人体质往往较差,应加强营养,改善全身情况,可补充铁剂、维生素 C 和蛋白质。

经期妇女,每天从食物中吸收铁 0.7～2.0 mg,经量多者应额外补充铁。向病人推荐含铁较多的食物,如猪肝、豆角、蛋黄、胡萝卜、葡萄干等。按照个人的饮食习惯,为其制订个体化的饮食计划,保证其营养摄入。

2. 维持正常血容量 观察并记录病人生命体征、出入量,估计出血量,判断是否感染。出血量较多者,嘱其卧床休息,避免过度疲劳和剧烈活动。贫血严重者,必要时输血以改善全身情况。

(二)心理护理

鼓励病人表达内心感受,了解心理疑虑。解释病情,提供相关信息。

(三)治疗配合

(1)指导病人按时、按量服用性激素,保持药物在血中的稳定程度,不得随意停服、漏服,以免因性激素使用不当引起子宫出血。

（2）药物减量必须按规定在血止后才能开始，每3天减量一次，每次减量不得超过原剂量的1/3，直至维持量。

（3）维持量服用时间，通常按停药后发生撤退性出血的时间与病人上一次行经时间相应考虑。

（4）指导病人在治疗期间严格遵医嘱正确用药，若出现不规则阴道流血，应及时就诊。

（5）严密观察与感染相关的征象，如体温、脉搏、子宫体压痛等，监测白细胞计数和分类，同时做好会阴护理保持局部清洁。若出现体温升高、脉搏异常、子宫体压痛等感染征象，应及时与医生联系并遵医嘱予以抗生素治疗。

（四）健康指导

做好局部清洁卫生，勤换护垫和内裤。在患病期间，禁止性生活，禁止盆浴，可淋浴或擦浴。

第二节　闭经病人的护理

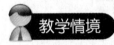 **教学情境**

蒋女士，30岁。闭经半年。病人体态消瘦，面色苍白。平素月经规律，量偏少，色暗红，伴轻微下腹胀痛。8个月前开始服用减肥药持续至今，经量逐渐减少，直至闭经。初步诊断：继发性闭经。请问：

1. 本病常见的病因有哪些？
2. 针对目前情况应如何护理？

【概述】

（一）概念

闭经为常见的妇科症状，表现为无月经或月经停止。根据既往有无月经来潮分为原发性闭经和继发性闭经两类。原发性闭经指年龄超过16岁、女性第二性征已发育、月经还未来潮，或年龄超过14岁尚无女性第二性征发育者；继发性闭经指正常月经建立后月经停止6个月，或按自身月经周期计算停止3个周期以上者。

青春期前、妊娠期、哺乳期、绝经后的月经停止属于生理现象。

（二）病因和分类

1. 原发性闭经　少见，往往由于遗传学原因或先天性发育缺陷引起，如米勒管发育不全、对抗性卵巢综合征、特纳综合征等。

2. 继发性闭经

（1）下丘脑性闭经　最常见，以功能性原因为主。精神应激因素，如精神压抑、紧张、环境改变、过劳、寒冷使促肾上腺皮质激素释放激素和皮质素分泌增加；体重急剧下降，长期剧烈运动使体脂下降，长期应用甾体类避孕药及某些药物如奋乃静、氯丙嗪、利血平等抑制 GnRH 的释放；颅咽管瘤压迫下丘脑及垂体等均可导致促性腺激素水平低下，从而引起闭经。

（2）垂体性闭经　腺垂体器质性病变或功能失调影响促性腺激素分泌，继而影响卵巢功能引起闭经，如垂体梗死（希恩综合征）、垂体肿瘤、空蝶鞍综合征等。

（3）卵巢性闭经　卵巢分泌性激素水平降低，子宫内膜不发生周期性变化而致闭经，如卵巢早衰、卵巢功能性肿瘤、多囊卵巢综合征等。

（4）子宫性闭经　子宫内膜被破坏或对卵巢激素不能产生正常的反应出现闭经，如人工流产后宫颈或宫腔粘连、子宫内膜炎、子宫切除或宫腔放射治疗后。

（5）其他内分泌功能障碍　肾上腺、甲状腺等功能异常均可引起闭经。

【临床表现】

1. 症状　无月经或月经停止。

2. 体征 可能有营养不良、发育不良、肿瘤等。妇科检查可有生殖器畸形、子宫黏膜粘连、多囊卵巢等情况。

【治疗原则】

1. 全身治疗 由于闭经的发生与神经内分泌的调控有关,因此全身性治疗在闭经治疗中占有重要地位。运动性闭经者适当减少运动量;精神因素闭经者采取心理治疗;肥胖闭经者建议低脂均衡饮食,加强锻炼;单纯营养不良闭经者增加营养,保持标准体重;对肿瘤、多囊卵巢综合征等引起的闭经,应进行特异性治疗。

2. 性激素替代治疗 明确病变环节和病因后,给予相应激素治疗补充机体激素不足或拮抗其过多,以达到治疗目的。①雌激素替代疗法适用于无子宫者。②雌、孕激素人工周期疗法适用于有子宫者。③孕激素疗法适用于体内有一定内源性雌激素水平的闭经病人,可用于月经周期后半期。

3. 诱发排卵 下丘脑-垂体功能紊乱而卵巢正常者,可选用氯米芬、促性腺激素、促性腺激素释放激素、溴隐亭等促排卵。

4. 手术治疗 闭经若由器质性病变引起,应采用相应的手术治疗。宫颈-宫腔粘连者行宫腔镜分离粘连后放置避孕环。先天性畸形如处女膜闭锁、阴道横膈或阴道闭锁等均可手术切开,使经血通畅。

【护理评估】

(一)健康史

评估月经史包括初潮年龄、月经周期、经量、有无痛经等。评估有无诱因存在,如精神因素、环境改变、体重改变、剧烈运动、各种疾病及特殊用药等。

(二)身心状况

评估病人生殖器官情况、第二性征发育及全身状况。评估病人及家属的压力来源,帮其树立治疗信心。

(三)辅助检查

1. 子宫功能检查

(1)诊断性刮宫、子宫输卵管碘油造影、子宫镜检查 了解宫腔情况、有无宫颈或宫腔粘连,可同时取材。

(2)药物撤退试验 常用孕激素试验和雌孕激素序贯试验。

2. 卵巢功能检查 包括基础体温测定、阴道脱落细胞检查、宫颈黏液结晶检查、血甾体激素测定、B超监测及卵巢兴奋试验。

3. 垂体功能检查 做血 PRL、FSH、LH 放射免疫测定,垂体兴奋试验,影像学检查等明确病变部位。

【护理诊断/问题】

1. 焦虑 与担心疾病影响健康、性生活、生育有关。

2. 功能障碍性悲哀 与长期闭经、治疗失败,担心丧失女性形象有关。

3. 知识缺乏 与缺乏正确使用性激素的知识有关。

【护理措施】

(一)一般护理

加强营养、注意适度锻炼、增强体质。

(二)心理护理

加强心理护理,建立良好护患关系,帮助病人正确对待疾病。提供相关的诊疗信息和医疗知识,解除病人心理压力。鼓励病人参与力所能及的社交活动,保持心情舒畅,正确对待疾病。

(三)治疗护理

指导合理用药,说明性激素的作用、副作用、剂量、具体用药方法、时间等问题。

(四)健康指导

加强营养,适度锻炼,增强体质,保持标准体重。介绍相关治疗护理知识,指导正确、合理应用性激素。

第三节　痛经病人的护理

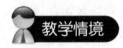

教学情境

　　黄女士,25岁。经期腹痛2年,伴恶心、四肢厥冷。平素月经规律,有血块,经期腹部疼痛,第1日明显,伴恶心、呕吐、乏力、四肢厥冷。曾口服益母膏,效果不明显。请问:

　　1. 本病的初步诊断是什么?

　　2. 针对目前情况应如何护理?

【概述】

（一）概念

　　痛经是指行经前后或经期出现下腹疼痛、坠胀,伴腰酸或其他不适,程度严重影响生活和工作质量者。痛经分为两种。①原发性痛经:生殖器官无器质性病变的痛经。②继发性痛经:盆腔器质性疾病引起的痛经。本节仅叙述原发性痛经。

（二）病因

　　1. 内分泌因素　主要与经期子宫内膜前列腺素含量增高有关。前列腺素的产生必须顺序接受雌激素、孕激素的作用,因此,无排卵女性一般不发生痛经。

　　2. 代谢因素　子宫平滑肌不协调收缩,造成子宫供血不足,厌氧代谢物增多刺激神经元。

　　3. 精神、神经因素　紧张、焦虑、恐惧、寒冷、剧烈运动等均可引起发病。

【临床表现】

　　1. 症状　经期下腹痛。疼痛多自月经来潮后开始,最早出现在经前12 h,以行经第1日疼痛最剧烈,持续2～3天后缓解,疼痛常呈痉挛性,可放射至腰骶部和大腿内侧,伴有恶心、呕吐、腹泻、头晕、乏力等症状,甚者发生晕厥。

　　2. 体征　妇科检查无异常发现。

【治疗原则】

（一）一般治疗

　　应重视精神心理治疗,向病人解释经期轻度不适是生理反应,消除紧张和顾虑有利于缓解疼痛。疼痛不能忍受时可辅以药物治疗。

（二）药物治疗

　　1. 前列腺素合成酶抑制剂　通过抑制前列腺素合成酶的活性减少前列腺素产生,防止过强子宫收缩和痉挛,从而减轻或消除痛经。该类药有效性达80％。治疗痛经的药物有布洛芬、酮洛芬、氟芬那酸、甲芬那酸等。

　　2. 口服避孕药　通过抑制排卵,减少月经血前列腺素含量。适用于要求避孕的痛经病人,疗效达90％以上。

　　3. 其他　上述效果不佳者,可在经期口服可待因。

【护理评估】

（一）健康史

　　评估病人年龄、月经史、婚育史及与痛经相关的因素,评估发病的情况、治疗经过及个人应对方法。

（二）身心状况

　　评估病人疼痛程度,是否有伴随症状。病人因疼痛造成紧张,无法正常生活,容易出现怨恨、悲观心理。

（三）辅助检查

妇科检查无阳性体征（行经期无特殊需要不行妇科检查）。为排除盆腔病变，可做超声检查、腹腔镜检查、子宫输卵管造影、宫腔镜检查。腹腔镜检查是本病最有价值的辅助诊断方法。

【护理诊断/问题】

1. 疼痛 与子宫痉挛性收缩有关。

2. 恐惧 与长期痛经造成的精神紧张有关。

【护理措施】

（一）一般护理

疼痛时卧床休息，注意保暖，局部热敷或进食热饮。

（二）心理护理

关心并理解病人的痛苦，讲解相关知识，帮助消除恐惧心理，正确对待月经来潮。

（三）治疗配合

（1）观察病人疼痛的位置、程度及伴发症状，若出现面色苍白、四肢厥冷、出冷汗等情况立即报告并协助医生治疗。

（2）按医嘱准确给予前列腺素合成酶抑制剂、避孕药等药物。观察服药后疼痛的缓解情况。

（四）健康指导

积极开展经期健康宣传，介绍经期的生理变化，注意个人卫生，禁止性生活，注意保暖，增加营养，忌辛辣、寒凉食物，避免剧烈运动，保证充足睡眠。也可配合中医中药治疗。

第四节　围绝经期综合征病人的护理

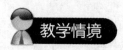 教学情境

陈女士，48岁。潮热、汗出2个月，伴心烦易怒。既往健康。平素月经不规律，曾因功血进行治疗。自诉最近工作压力较大，近2个月出现潮热、汗出，夜间尤甚，伴心烦、易怒。初步诊断为围绝经期综合征。请问：

1. 本病的主要病因是什么？

2. 治疗原则有哪些？

3. 针对目前情况应如何护理？

【概述】

（一）概念

围绝经期是指从接近绝经期出现与绝经有关的内分泌、生物学和临床特征起至绝经一年内的时期，即绝经过渡期至绝经后1年。我国城市妇女绝经的平均年龄为49.5岁，农村妇女为47.5岁。围绝经期综合征是指妇女绝经前后由于性激素减少所致的一系列躯体及精神心理症状。

（二）病因

1. 卵巢功能衰退 卵巢体积缩小，其重量仅为性成熟期妇女卵巢的1/3～1/2。原始卵泡几乎耗尽，遗留的少数卵泡对促性腺激素不敏感，以致卵泡成熟发生障碍，不再排卵，卵巢分泌的雌激素减少。

2. 神经递质 β-内啡肽降低，引起神经内分泌调节功能紊乱。5-羟色胺水平异常，与情绪变化有关。

3. 其他因素 个人体质、气质类型、文化背景、生活环境等与本病的发生及严重程度有关。情绪不稳定、精神压抑等不良心理状态易出现本病。经常从事体力劳动者发病率相对较低，病情较轻。

【临床表现】

（一）月经紊乱

半数以上妇女出现2~8年无排卵性月经,主要表现为月经周期不规则、持续时间长及经量增加或减少。

（二）雌激素下降相关症状

1. 血管舒缩症状 主要表现为潮热,是雌激素下降的典型症状。发作特点如下:面部和颈胸部皮肤阵阵发红,伴轰热、出汗,持续时间一般为1~3 min,夜间或应激状态易诱发。此种状态可持续1年,甚至长达5年以上。

2. 精神、神经症状 精神敏感、情绪不稳定,主要表现为激动易怒、抑郁、多疑等。

3. 泌尿生殖道症状 外阴、阴道及尿道萎缩,导致阴道干涩、阴道炎、尿失禁或排尿困难、反复发作的尿路感染。

4. 心血管疾病 由于雌激素降低,对女性心血管保护作用下降,可出现血压升高、假性心绞痛。绝经后女性患动脉粥样硬化、心肌缺血、心肌梗死、高血压、脑出血的发病率增加。

5. 骨质疏松 雌激素下降导致骨质吸收速度快于骨质生成,促使骨质丢失。约有25%的女性患骨质疏松,表现为骨骼压缩、身材变矮甚至骨折。

6. 皮肤和毛发的变化 雌激素不足使皮肤胶原纤维丧失,皱纹增多加深;皮肤变薄、干燥;皮肤色素沉着出现斑点;皮肤营养障碍出现皮炎、瘙痒、水肿。毛发分布改变,形成轻度胡须,阴毛、腋毛不同程度丧失,躯体和四肢毛发增多或减少,偶有轻度脱发。

【治疗原则】

（一）一般治疗

围绝经期精神、神经症状可因神经类型不稳定或精神状态不健全而加剧,应进行心理治疗。必要时选用适量镇静药以助睡眠,谷维素可调节植物神经功能,治疗潮热症状。为预防骨质疏松,应坚持体育锻炼,增加日晒时间,摄取足量蛋白质及含钙丰富的食物,并补充钙剂。

（二）激素替代治疗（HRT）

1. 适应证 主要包括因雌激素缺乏所致各种症状、预防存在高危因素的骨质疏松及心血管疾病。

2. 禁忌证 ①绝对禁忌证:不明原因子宫出血、可疑乳腺癌、子宫内膜癌、6个月活动性血栓病、重症肝脏疾病等。②相对禁忌证:心脏病、偏头痛、肝胆疾病史、子宫内膜癌病史、血栓性疾病史、乳腺良性疾病和乳腺癌家族史。

3. 制剂及剂量 主要药物为雌激素,同时使用孕激素。单纯雌激素治疗仅适用于子宫切除者。剂量应个体化,以最小有效量为佳。①雌激素制剂:国内应用较多的是国产尼尔雌醇,每半个月服1~2 mg或每月服2~5 mg。②孕激素制剂:最常用的是甲羟孕酮,每日口服2.5~5 mg。

4. 用药途径 包括口服、经阴道给药、经皮肤给药及皮下埋植。

5. 口服用药方案 ①雌激素＋周期性孕激素:模拟自然月经周期,可预测撤药性出血。②雌激素＋连续性孕激素:适用于绝经多年的女性。③单一雌激素治疗:仅适用于子宫已切除的女性。

6. 用药时间 ①短期用药:为解除临床症状,待症状消失后即可停药。②长期用药:用药物防治骨质疏松,至少持续5~10年甚至以上。

（三）非激素类药物

如钙剂、维生素D、降钙素、双磷酸盐类、镇静药等。

【护理评估】

（一）健康史

评估月经史、生育史、肝病、高血压、其他内分泌疾病等。

（二）身心状况

评估病人卵巢功能减退及雌激素不足引起不适症状的程度,评估病人的个性特点,妇女在围绝经期前后家庭和社会环境变化、精神状态及个性特征等。

（三）辅助检查

1. FSH 值测定　FSH>10 U/L,提示卵巢储备功能下降。FSH>40 U/L,提示卵巢功能衰竭。

2. 氯米芬兴奋试验　月经第 5 日起服用氯米芬,每日 50 mg,共 5 日,停药第 1 日测定血 FSH,若FSH>12 U/L,提示卵巢储备功能下降。

【护理诊断/问题】

1. 自我形象紊乱　与精神、神经症状有关。

2. 焦虑　与不适应围绝经期内分泌改变、家庭和社会改变等有关。

3. 有感染的危险　与月经异常、泌尿生殖器黏膜萎缩抵抗力下降有关。

【护理措施】

（一）心理护理

关心同情病人的痛苦,帮助病人理解围绝经期是正常生理过程,使她们掌握必要的保健知识,以乐观、积极的态度对待老年的到来,消除无谓的恐惧和焦虑。帮助病人家属了解围绝经期妇女可能出现的症状并给予同情、安慰和关心。

（二）治疗配合

（1）观察病人出现的临床症状及严重程度。

（2）帮助病人了解用药目的、药物剂量、适应证、禁忌证、用药时可能出现的反应等。激素替代治疗可能的副作用包括以下四点。①子宫出血:须查明原因,必要时可进行子宫内膜诊刮以排除癌变。②性激素副作用:雌激素剂量过大可引起乳房胀、白带多、头痛、水肿、色素沉着等。孕激素副作用:包括抑郁、易怒、乳房痛和水肿。③子宫内膜癌:单一雌激素长期应用对有子宫者会增加发病危险性。④乳腺癌:长期用药有可能增加乳癌发病危险性。激素替代治疗必须在专业医师指导下进行,定期随访。

（三）健康指导

（1）帮助病人了解围绝经期是正常生理过程。

（2）积极防治围绝经期妇女常见病、多发病,如糖尿病、高血压、冠心病、尿道炎、肿瘤和骨质疏松等,特别注意女性生殖道和乳腺肿瘤。

（3）宣传雌激素补充疗法的有关知识。

（4）向病人介绍减轻绝经后症状的方法,以及预防围绝经期综合征的措施。例如,适当摄取钙质和维生素 D,以减少因雌激素降低所致的骨质疏松。科学安排作息时间,劳逸结合。坚持体育锻炼,规律的运动可以促进血液循环,维持肌肉良好的张力,延缓老化的速度,刺激骨细胞的活动,延缓骨质疏松的发生。

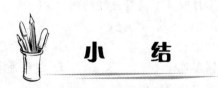

小　结

月经失调是妇科临床常见病,发病原因复杂,常因性激素分泌、调节失常引起,主要表现为周期、经期、经量的异常。功能失调性子宫出血(简称功血)是指由于调节生殖的神经内分泌机制失常引起的异常子宫出血,可分为无排卵性功血和排卵性功血两类。不同类型的功血其护理措施有所不同,青春期病人以止血、调整周期、促排卵为原则,围绝经期病人以止血、调整周期、减少经量为原则。闭经即为无月经或月经停止,病理性闭经的原因较复杂,应结合临床进行综合判断。痛经是指行经前后或经期出现下腹疼痛、坠胀,伴腰酸或其他不适,程度严重影响生活和工作质量者。应注重症状护理及心理护理。围绝经期综合征是指妇女绝经前后由于性激素减少所致的一系列躯体及精神心理症状,性激素替代疗法越来越受到重视。

（熊　瑛）

能力检测

A1 型题

1. 关于黄体发育不全,下述哪项是正确的?( )

A. 多见于青春期妇女　　　　　　B. 基础体温单相　　　　　　C. 月经周期缩短

D. 经期延长　　　　　　　　　　E. 体温下降缓慢

*2. 下列哪项不是无排卵性功血的临床表现?( )

A. 多发生于青春期或围绝经期　　B. 月经周期无一定规律性

C. 月经周期正常　　　　　　　　D. 经期长短不一　　　　　　E. 经量时多时少

*3. 关于无排卵性功血,下述哪项是正确的?( )

A. 常见于育龄妇女　　　　　　　　　　　　B. 基础体温双相

C. 月经周期无一定规律性　　　　　　　　　D. 经期延长,淋漓不断

E. 经量少

*4. 青春期功血的治疗原则是( )。

A. 减少经量　　　　　　　　　　　　　　　B. 调整周期,减少经量

C. 调整垂体与性腺功能　　　　　　　　　　D. 止血、调整月经周期、促进排卵

E. 促进子宫发育

5. 下列不属于功血病人支持疗法的内容是( )。

A. 性激素止血　　B. 纠正贫血　　C. 增加营养　　D. 保证休息　　E. 预防感染

6. 无排卵性功血常见于( )。

A. 不孕病人　　　　　　　　　　B. 产后　　　　　　　　　　C. 育龄期

D. 青春期及围绝经期　　　　　　E. 流产后

*7. 下列有关围绝经期妇女的症状不正确的是( )。

A. 生殖器官萎缩　　　　　　　　B. 阴道黏膜变薄　　　　　　C. 阴道分泌物增多

D. 常有尿失禁　　　　　　　　　E. 骨质疏松

*8. 关于继发性闭经,正确的是( )。

A. 18 岁未初潮　　　　　　　　　　　　　B. 月经周期建立后,连续停经 1 个月

C. 月经周期建立后,连续停经 2 个月　　　　D. 月经周期建立后,连续停经 3 个月

E. 月经周期建立后,连续停经 6 个月或 3 个自身月经周期以上

9. 下列为闭经病人提供的护理措施中不恰当的是( )。

A. 向病人解释有关检查的意义,以取得合作　　B. 指导合理用药

C. 向病人讲述闭经的原因,澄清错误观念　　　　D. 注意卧床休息,尽量避免到公共场所

E. 建立良好的护患关系,鼓励病人表达自己的情绪

10. 关于痛经,下述哪项不正确?( )

A. 原发性痛经生殖器官无器质性病变　　　　B. 继发性痛经生殖器官多有器质性病变

C. 原发性痛经多发于无排卵性月经　　　　　D. 痛经常于行经前数小时开始

E. 痛经者可用解痉药

*11. 下列不属于围绝经期综合征表现的是( )。

A. 生殖器官逐渐萎缩　　　　　　B. 阴道分泌物增多　　　　　　C. 尿频、尿失禁

D. 潮红、潮热、出汗　　　　　　E. 阵发性心动过速

A2 型题

*12. 赵女士,27 岁,月经频发,经血量正常,婚后 4 年未孕,前来就诊。妇科检查:子宫正常大小,双附

件无异常。基础体温呈双相型,最可能的诊断是(   )。

    A. 无排卵功血   B. 黄体功能不全   C. 子宫内膜脱落不全

    D. 子宫内膜炎   E. 子宫肌瘤

13. 齐女士,30 岁,人工流产后,月经 8～12/28～30 天,经量不定。妇科检查:子宫正常大小,双附件无异常。该病人首先考虑(   )。

    A. 正常月经   B. 无排卵性功血   C. 黄体萎缩不全   D. 黄体发育不全   E. 子宫内膜慢性炎症

14. 汪女士,25 岁,因不孕就诊,月经 10～15/23～50 天,量时多时少,妇科检查无异常,基础体温为单相型,可能病因为(   )。

    A. 黄体功能不全   B. 无排卵性功血

    C. 子宫内膜不规则脱落   D. 正常月经

    E. 排卵期出血

* 15. 李女士,49 岁,自述近 1 年来月经周期不定,经期 2～3 天,量极少。近期自感阵发性潮热,心悸,出汗,时有眩晕。妇科检查:子宫稍小,余无特殊。作为医护人员,应主要向病人宣教下述哪项知识?(   )

    A. 无排卵性功血   B. 围绝经期综合征   C. 黄体萎缩延迟

    D. 黄体发育不全   E. 神经衰弱

A3 型题

(16～17 题共用题干)

孙女士,33 岁,结婚 3 年一直同居而未孕,月经 3～10/20～50 天,量时多时少,妇科检查无异常,基础体温为单相型。

* 16. 该病人应诊断为(   )。

    A. 黄体功能不全   B. 子宫内膜不规则脱落   C. 无排卵性功血

    D. 有排卵性功血   E. 排卵期出血

* 17. 该病人最恰当的治疗为(   )。

    A. 孕激素周期治疗   B. 雌激素周期治疗

    C. 雌、孕激素调整月经后促排卵   D. 诊刮

    E. 抗前列腺素药物

(18～30 题共用题干)

周女士,46 岁,半年前人工流产,月经 20/35 天,经期伴下腹坠胀。

18. 该病人初步诊断应该是(   )。

    A. 黄体功能不全   B. 子宫内膜不规则脱落   C. 无排卵性功血

    D. 有排卵性功血   E. 排卵期出血

* 19. 支持该诊断的评估资料是(   )。

    A. 经期延长、月经周期正常   B. 下腹坠胀、乏力   C. 人工流产后

    D. 子宫肌瘤   E. 营养不良

* 20. 为了止血和明确诊断,首选哪项处理方法?(   )

    A. 子宫全切除   B. 宫腔镜   C. 雌激素单一治疗

    D. 雌、孕激素序贯疗法   E. 诊刮

* 21. 诊刮选择的时间应在(   )。

    A. 经前 3 日   B. 经期第 1 日   C. 经期第 5 日   D. 经后 10 日   E. 月经周期任意时间

22. 该病人可能的护理诊断不包括(   )。

    A. 有感染的危险   B. 疲乏   C. 焦虑   D. 灌注量不足   E. 疼痛

* 23. 下列对该病人进行的护理措施中,不恰当的是(   )。

    A. 加强营养   B. 放松心情   C. 劳逸结合   D. 口服可待因   E. 提供相关信息

24. 该病人近期出现了潮热现象,可能的诊断是(   )。

A. 神经衰弱   B. 感染   C.围绝经期综合征

D. 黄体功能不足   E.子宫肌瘤

25. 在护理评估过程中,下列哪项询问内容无助于支持该诊断?(　　)

A.月经紊乱,经期及月经周期不规律   B.情绪不稳定,易激动、烦躁

C.潮红伴轰热、出汗   D.近期常有心慌、心悸、胸闷等

E.妇产科检查左侧附件区压痛、片状增厚

* 26. 不属于该病人治疗原则的是(　　)。

A.支持疗法   B.止血、调整周期、促排卵

C.减少经量,防止子宫内膜病   D.雌激素替代治疗

E.心理治疗

27. 目前该病人的护理诊断不包括(　　)。

A.皮肤完整性受损   B.自我形象紊乱   C.有感染的危险

D.焦虑   E.知识缺乏

28. 下列何种病史不影响该病人接受 HRT 治疗?(　　)

A.妊娠   B.乳癌   C.无排卵性功血   D.肝脏疾病   E.血栓性静脉炎

29. 应告知病人在 HRT 治疗过程中,若长期使用孕激素可能出现的副作用是(　　)。

A.子宫内膜癌   B.白带多   C.色素沉着   D.头痛   E.抑郁、易怒

* 30. 对病人进行健康指导时不正确的是(　　)。

A.科学安排作息时间,劳逸结合   B.坚持体育锻炼,但注意避免日晒

C.摄入足量蛋白质及含钙丰富的食物   D.保持心情积极乐观

E.多参加社会活动,丰富生活

第十六章

妇科其他疾病病人的护理

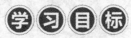学习目标

1. 掌握子宫内膜异位症临床表现、护理评估及护理措施。
2. 掌握子宫脱垂病人的临床分度、临床表现、护理评估及护理措施。
3. 熟悉子宫内膜异位症的病理和治疗原则。
4. 熟悉子宫脱垂病人的病因和治疗原则。
5. 熟悉不孕症病人的护理评估、护理诊断和护理措施。
6. 了解不孕症病人的病因和治疗原则。

第一节　子宫内膜异位症病人的护理

教学情境

　　李女士,30 岁。因痛经伴经量增多就诊。病人自述平时月经规律,3 年前开始出现痛经,逐渐加重,经量增多,本次行经 10 天。既往体检,4 年前曾因不孕做过输卵管通液治疗。妇科检查:子宫较正常略大,后位,活动差,右侧附件区触及一大小为 3 cm×4 cm×6 cm 的囊性包块;双侧宫骶韧带均触及豆粒大的结节,触痛明显。请问:
　　1. 为明确诊断还应协助该病人做哪些检查?
　　2. 该病人询问痛经、月经失调和不孕有无关系,你如何解答?

【概述】

　　具有生长功能的子宫内膜组织出现在子宫体以外部位时,称为子宫内膜异位症(简称内异症)。异位子宫内膜可出现在身体不同部位,但以侵犯卵巢最为多见,其次可在宫骶韧带、直肠子宫陷凹及盆腔腹膜发病,也可累及外阴、阴道、宫颈,个别可在脐、阑尾、膀胱及直肠等处发病。子宫内膜异位灶还可出现在剖腹产术后切口处(图 16-1)。

　　(一)病因

　　尚未完全阐明,主导理论有经血逆流学说、种植学说和体腔上皮化生学说。

　　(二)病理

　　子宫内膜异位症主要病理变化为异位的子宫内膜随卵巢激素变化而发生周期性出血,导致周围纤维组织增生、粘连和囊肿形成。

　　1. 巨检

　　(1)卵巢　卵巢内异症最多见。卵巢的异位内膜病灶分为微小病变型和典型病变型两种。微小病变型位于卵巢浅表层,呈红色、蓝色或棕色的斑点或小囊;典型病变型又称囊肿型,即卵巢子宫内膜异位囊肿,囊肿内含有柏油样、似巧克力色液体,故又称卵巢巧克力囊肿。

　　(2)宫骶韧带、直肠子宫陷凹和子宫后壁下段　轻者局部有散在紫色斑点状出血,宫骶韧带增粗或呈

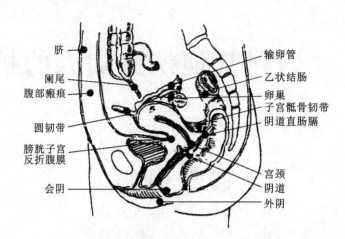

图 16-1　子宫内膜异位症的发生部位

结节样改变。随病变发展,子宫后壁与直肠前壁粘连,直肠子宫陷凹变浅甚至消失。

（3）盆腔腹膜　早期病变无色素沉着,6～24 个月后发展为典型病灶,腹腔镜下呈紫色、蓝色或黑色结节。

（4）输卵管　少见。若输卵管浆膜层受累,可见紫蓝色斑点,输卵管常与周围组织粘连,但管腔多通畅。

（5）宫颈　病灶表浅者,表现为宫颈表面有暗红色或紫色颗粒,经期略增大。深部病灶,在宫颈剖面呈点状紫蓝色或含陈旧血液的小囊腔。

（6）其他部位　阑尾、膀胱、直肠的异位病灶呈紫蓝色、红色或棕色的小点状或片状病损改变。会阴及腹壁瘢痕处异位病灶因反复周期性出血致局部纤维组织增生形成圆形结节。

2. 显微镜检　典型的异位内膜组织在显微镜下可见到子宫内膜上皮、腺体或腺样结构、内膜间质及出血等。若异位内膜反复出血,组织结构破坏,难以出现上述典型病变,镜下找到少量内膜间质细胞即可诊断。

【临床表现】

子宫内膜异位症的临床表现因人和病变部位的不同而多种多样,症状特征与月经周期密切相关。有 25％病人无任何症状。

（一）症状

1. 痛经　进行性加重的痛经是子宫内膜异位症的典型症状。疼痛常于月经前开始,表现为下腹部和腰骶部坠痛,常可放射至会阴、肛门或大腿部。经期第一天最重,以后逐渐减轻,至月经干净时消失。疼痛的程度与病变部位有关,一般在直肠子宫陷凹表面的病灶引起的痛经最严重。在晚期病人中,由于盆腔广泛粘连,疼痛可持续存在。

2. 月经异常　5％～30％的病人有月经过多、经期延长或月经前点滴出血。月经失调可能与卵巢实质被异位的内膜破坏或卵巢被粘连包裹,导致功能紊乱有关。

3. 不孕　内异症病人的不孕率高达 40％。其不孕原因主要与盆腔内广泛粘连、输卵管和卵巢功能异常等有关。

4. 性交痛　当子宫直肠陷凹有异位病灶或因病变导致子宫后倾固定的病人常有性交不适、性交痛,尤以经前性交痛更为明显。

5. 其他　腹壁切口瘢痕处的子宫内膜异位症则出现周期性疼痛,局部可扪及有触痛的肿块,且肿块在月经期明显增大。膀胱、输尿管、肠、肺的子宫内膜异位症,可发生周期性血尿、血便、咯血。

（二）体征

妇科检查发现与异位部位和浸润程度有关。子宫多为后倾固定,子宫后壁、直肠子宫陷凹、子宫骶骨韧带处可触及大小、形态不规则的韧性结节,触痛明显。子宫一侧或双侧附件处触及与子宫相连的囊性包块,活动度差,有压痛。病变累及直肠阴道间隙时可在阴道后穹隆部触及局部隆起的小结节。

【治疗原则】

一旦确诊,应根据病人的年龄、症状、部位、浸润深度以及生育状况全面考虑。

1. 随访观察 病变轻微、无症状或症状轻微病人,一般可每数月随访一次。

2. 药物治疗 症状轻,无卵巢巧克力囊肿或囊肿直径小于 5 cm 者,可使用药物疗法。常用药物有口服避孕药、丹那唑、米非司酮、孕三烯酮和促性腺激素释放激素激动剂等药物。

3. 手术治疗 药物治疗后症状不缓解,局部病变加剧,生育功能仍未恢复者;或卵巢子宫内膜异位囊肿直径超过 6 cm,特别是迫切希望生育者,可手术病灶切除。手术方式有保留生育功能手术、保留卵巢功能手术和根治性手术 3 种。

4. 手术与药物联合治疗 手术治疗前给予 3～6 个月的药物治疗使异位病灶缩小、软化,有利于缩小手术范围和手术操作。对手术不彻底或术后疼痛不缓解者,术后给予 6 个月的药物治疗推迟复发。

【护理评估】

（一）健康史

痛经、不孕和月经异常是内异症病人的主要症状。护士应详细询问病人的既往史、月经史和婚育史,了解病人有无宫腔手术史、经期妇科检查史、人工流产史和避孕情况。

（二）身心状况

内异症的症状与体征随异位内膜的部位而不同,并与月经周期有密切关系。内异症的症状、体征有时与病变程度很不相符,症状很严重的病人,其体征可能是轻度的或局限的,而病变广泛甚至盆腔解剖结构严重变形的病人,其症状却有可能很轻。

内异症病人的主要心理表现为紧张、焦虑。痛经严重者可表现为恐惧;不孕的病人可表现为内疚、悲伤甚至自尊紊乱。

（三）辅助检查

1. B超检查 显示囊肿壁较厚,且粗糙不平,与周围脏器粘连较紧。

2. CA$_{125}$值测定 中、重度内异症病人血清 CA$_{125}$ 值可升高。

3. 腹腔镜检查 腹腔镜检查是目前诊断子宫内膜异位症的最佳方法。在腹腔镜下对病变组织活检,可达到确诊的目的。

【护理诊断/问题】

1. 个人应对无效 与长期受疼痛折磨、身心脆弱有关。

2. 疼痛 与异位内膜病灶引起痛经与持续性下腹痛有关。

3. 性生活形态改变 与内异症病灶发生在直肠子宫陷凹有关。

4. 功能障碍性悲哀 与不孕有关。

【护理措施】

（一）一般护理

修养环境安静,生活规律,保证睡眠,避免过度劳累和剧烈运动。加强营养,指导病人摄取高蛋白质、高维生素、易消化的食物。

（二）心理护理

护士应耐心回答病人提出的问题,进行个性化的心理指导,消除其焦虑情绪,使其积极配合治疗。

（三）治疗配合

1. 药物治疗 向病人讲明用药目的、可能出现的副反应。严格掌握各种药物的用药途径和药物剂量,密切观察药物疗效及病人有无出现不良反应,并作好应对措施。

2. 手术治疗 告知病人手术方式,并按照妇科腹部手术的标准做好术前准备和术前护理。术后护理按妇科腹部手术进行,对术后需要药物治疗者做好用药护理。

（四）症状护理

向病人解释痛经的原因,指导病人在经期应注意休息、保暖,保持心情愉快,疼痛时可用热水袋热敷下腹部。注意饮食调养,不吃过于寒凉的食物、药物及生冷食物,以减缓疼痛。观察痛经有无减轻,有无进行性加重;是否伴有肛门坠胀。

（五）健康指导

（1）注意经期、产后卫生。告知病人在经期应避免性生活。鼓励产后尽早做产后体操,以防子宫后倾。

（2）平时加强锻炼,增强体质。对有严重子宫后倾、阴道闭锁、宫颈狭窄的病人应尽早治疗。

（3）手术后病人1个月内禁止同房,出院1个月后门诊复查,了解术后康复情况。药物治疗或术后需要补充药物治疗的病人,也需定期门诊随访。

第二节　子宫脱垂病人的护理

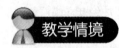

许女士,62岁,G_4P_3,因阴道内异物脱出就诊。病人自述从54岁时感觉站立尤其是劳动时下腹坠胀,伴腰背痛,休息后缓解;偶有异物自阴道脱出,可用手回纳。近1年症状逐渐加重,不能从事体力劳动,3天前阴道内异物脱出,无法用手回纳。妇科检查:宫颈脱出阴道口外,宫颈充血,有少许浅表溃疡。

请问:

1. 病人发生子宫脱垂的可能病因有哪些?

2. 如何指导病人正确使用子宫脱垂?

子宫脱垂是指子宫从正常位置沿阴道下降,宫颈外口达坐骨棘水平以下,甚至子宫全部脱出于阴道口外,常伴有阴道前壁、阴道后壁和膀胱、直肠膨出（图16-2）。

【病因】

1. 分娩损伤　本病最主要的病因。在分娩过程中,宫口未开全时过早屏气用力、阴道助产或第二产程延长者,因软产道及宫韧带过度伸展,导致盆底组织损伤,张力降低。

2. 长期腹压增加　长期的慢性咳嗽、排便困难、重体力劳动及腹腔巨大肿瘤、腹腔积液等,可使腹压增加、子宫下移,导致脱垂。

3. 盆底组织松弛　多为先天性盆底组织发育不良或营养不良所致。一些年老者及长期哺乳的妇女,由于雌激素水平的下降,也可引起子宫脱垂。

【临床分度】

根据病人平卧用力屏气时子宫下降的程度,子宫脱垂可分为三度（图16-3）。

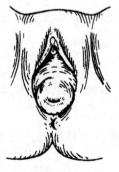

图16-2　子宫脱垂

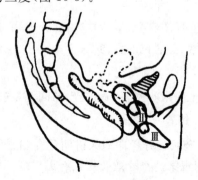

图16-3　子宫脱垂的分度

（1）Ⅰ度　轻型:子宫下降,宫颈外口与处女膜缘距离小于4 cm,未达处女膜缘。重型:宫颈外口已达处女膜缘,在阴道口可见到宫颈。

（2）Ⅱ度　轻型:宫颈脱出阴道口外,宫体在阴道内。重型:宫颈及部分宫体已脱出阴道口外。

（3）Ⅲ度 宫颈与宫体全部脱出阴道口外。

【临床表现】

（一）症状

Ⅰ度病人多无自觉症状，Ⅱ度、Ⅲ度病人常有以下症状。

1. 下坠感和（或）腰背酸痛 由于下垂子宫对韧带的牵拉、盆腔充血所致，常在久站、走路、蹲位、重体力劳动以后加重，卧床休息以后症状减轻。

2. 肿物自阴道脱出 常在走路、下蹲或排便等负压增大时，阴道口有一肿物脱出。轻者卧床休息后能自行回缩。重者脱出的肿物逐渐增大，需用手回纳，甚至无法回纳，宫颈、阴道因长期暴露在外，发生溃疡，分泌物增多。

3. 排尿、排便异常 合并阴道前壁脱垂的病人，因膀胱膨出可发生排尿困难，尿潴留，张力性尿失禁，并易继发尿路感染。合并直肠膨出可引起便秘、排便困难等。

（二）体征

病人取膀胱截石位，向下屏气，当腹压增加时，检查有无子宫脱垂和膀胱、直肠膨出。

【治疗原则】

根据病人年龄、脱垂程度、全身情况等采取综合治疗。

1. 支持治疗 加强营养，避免重体力劳动；加强盆底肌肉锻炼，促进盆底功能恢复。

2. 子宫托 子宫托是一种支持子宫和阴道使其维持在阴道内不脱出的工具。常用的有喇叭形、环形和球形3种，适用于各度子宫脱垂合并阴道前后壁脱垂者，但重度子宫脱垂伴盆底肌肉明显萎缩及宫颈或阴道壁内有炎症和溃疡者均不适宜使用，经期和妊娠期停用。

3. 手术疗法 常用于非手术治疗无效者，或Ⅱ度以上子宫脱垂或合并膀胱直肠脱垂有症状者。

【护理评估】

（一）健康史

注意了解病人有无产程过长、阴道助产及盆底组织撕裂伤史；有无慢性咳嗽、便秘等。是否有营养不良或先天性盆底组织发育不良。

（二）身心状况

1. 症状 了解病人有无下腹部坠胀、疼痛、大小便困难等症状，注意询问症状出现的时间，有无加重和缓解；阴道块状物是否脱出，能否自行回缩或需用手回纳。

2. 体征 观察脱垂的子宫，评估脱垂的程度。有无合并宫颈、阴道壁溃疡，溃疡面大小、深浅、分泌物形状；有无合并阴道前壁或后壁膨出。

由于长期的子宫脱出使行动不便，工作受到影响，使病人烦恼；严重者性生活受到影响，病人常出现焦虑、情绪低落等。

【护理诊断/问题】

1. 疼痛 与子宫下垂牵拉韧带、宫颈，以及阴道壁溃疡有关。

2. 尿失禁、尿潴留 与膀胱膨出、尿道膨出有关。

3. 组织完整性受损 与宫颈、阴道前后壁膨出暴露在阴道外有关。

4. 焦虑 与长期的子宫脱出影响性生活有关。

【护理措施】

（一）一般护理

保持病室清洁，告知病人卧床休息，避免长时间站立。加强病人营养，进食高蛋白质、高维生素且易消化的食物。

（二）心理护理

讲解有关子宫的解剖及生理功能，帮助病人确立正确的自我认识。亲切地对待病人，倾听病人的痛苦。鼓励病友间沟通交流，同时做好家属工作。

（三）治疗配合

1. 教会病人使用子宫托的方法，以喇叭形子宫托为例(图16-4)

（1）放托　先将手洗净，取半卧位或蹲位，两腿分开，手持托柄，托面向上，将托盘后缘沿阴道后壁推入，直至托盘达子宫为止。

（2）取托　取下时的姿势和放置时相同，用手指捏住托柄轻轻摇晃，待托盘松动后取下。

（3）注意事项　在放置子宫托之前阴道应有一定水平的雌激素作用。一般在应用子宫托4～6周开始使用阴道雌激素霜剂，并最好在放托的过程中长期使用；选择大小适宜的子宫托，以放置后既不脱出又无不适感为度；教会病人放置方法，告知病人每日起床后放入，每晚取出洗净；保持阴道清洁，经期和妊娠期停止使用。

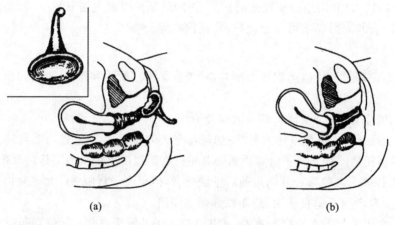

(a)   (b)

图16-4　子宫托的使用方法

2. 手术护理　术前Ⅰ度子宫脱垂病人可采取1∶5000的高锰酸钾溶液或1∶20的碘伏溶液每日坐浴2次；Ⅱ度、Ⅲ度子宫脱垂的病人，每日阴道冲洗2次。术后除按一般外阴、阴道手术病人的护理外，应卧床休息7～10天；避免增加腹压的动作，如深蹲、咳嗽等，术后用缓泻药预防便秘。同时，每天行外阴冲洗。观察阴道分泌物的特点，并遵医嘱使用抗生素。

（四）症状护理

（1）自感下坠和（或）腰部酸痛者，应告知病人避免长时间站立，避免重体力劳动，多卧床休息。伴有咳嗽或便秘时，积极治疗。

（2）肿物自阴道脱出者，指导病人用清洁的卫生带或丁字带支托下移的子宫，避免子宫与内裤摩擦，减少异常分泌物。有溃疡者，在冲洗以后局部涂40%紫草油或含抗生素的软膏，然后戴上无菌手套，将脱垂的子宫还纳于阴道内，让病人平卧于床上半小时。

（五）健康指导

（1）讲解盆底的解剖及生理功能，让病人学会增加盆底肌肉张力的方法；告知病人合理安排工作和休息；积极治疗慢性咳嗽、便秘等疾病。

（2）行子宫托治疗者，上托后，分别于第1、3、6个月时到医院检查1次，以后每3～6个月检查1次。

（3）手术病人，术后休息3个月，半年内避免重体力劳动，禁止盆浴和性生活。术后2个月到门诊复查伤口愈合情况，3个月再次复查，医生确诊完全恢复后方可有性生活。

第三节　不孕症病人的护理

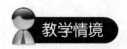 **教学情境**

刘女士，已婚4年，G_1P_0。病人结婚当年人工流产1次，以后再未怀孕。自述既往体健，月经规律，量

中等,无痛经。妇科检查未发现异常,男方精液检查也无异常。病人心理压力大,积极寻求帮助。请问:

1. 要判断不孕原因,可行哪些相关检查?

2. 作为护理人员,应提供哪些护理措施?

结婚后有正常性生活,未避孕,同居 2 年未能受孕者称为不孕症。婚后未避孕且从未妊娠者称为原发性不孕;曾有过妊娠而后未避孕连续 2 年不孕者为继发性不孕。夫妇一方因某种因素阻碍受孕,导致暂时不孕,一旦阻碍受孕的因素去除后仍能妊娠者称为相对不孕;夫妇双方有先天或后天解剖生理方面缺陷无法纠正而不能受孕者称为绝对不孕。

【病因】

（一）女方因素

1. 排卵障碍 各种原因引起卵巢功能紊乱导致持续不排卵。

（1）下丘脑-垂体-卵巢轴功能紊乱,可引起无排卵性月经、闭经等。

（2）全身性疾病:如重度营养不良、甲状腺功能亢进症或低下症、肾上腺功能亢进症或低下症、严重糖尿病等影响卵巢功能导致不排卵。

（3）卵巢病变:如先天性卵巢发育不全、多囊卵巢综合征、卵巢功能早衰、功能性卵巢肿瘤、卵巢内异症等可致不排卵。

2. 输卵管因素 输卵管炎症引起输卵管堵塞是女性不孕的主要因素。此外,输卵管发育异常(输卵管过度细长弯曲,管壁肌肉薄弱,纤毛运动及管壁蠕动丧失等)也可导致不孕。

3. 子宫因素 子宫发育不良、子宫黏膜下肌瘤、非特异性子宫内膜炎、子宫内膜结核、子宫内膜多发性息肉、宫腔粘连及子宫内膜分泌反应不良等。

4. 宫颈因素 宫颈黏液的性质和量发生改变会影响精子的活力和进入宫颈的数量。宫颈息肉、宫颈肌瘤、宫颈口狭窄等均可影响精子穿过而引起不孕。

5. 阴道因素 先天性无阴道、阴道横膈、处女膜闭锁、各种原因引起的阴道损伤后粘连、瘢痕性狭窄都可影响性生活并阻碍精子进入阴道;严重阴道炎症可降低精子活力而影响受孕。

6. 免疫因素 有研究认为,不孕妇女血清中存在透明带自身抗体,与透明带反应后阻止精子进入卵子而不能受精。

（二）男方因素

主要是生精障碍与输精障碍。

1. 精液异常 精液异常指无精子或精子数量过少,活力减弱,形态异常。常见原因如下。

（1）先天发育异常 如双侧隐睾导致曲细精管萎缩、先天性睾丸发育不全症等妨碍精子产生或不产生精子。

（2）全身性疾病 如长期较严重营养不良、慢性消耗性疾病、慢性中毒等可影响精子的产生。

（3）其他 如精神过度紧张等精神心理障碍、性生活过频、腮腺炎并发睾丸炎、睾丸结核、精索静脉曲张等。

2. 精子运送受阻 阳痿或早泄病人常不能使精子进入女性阴道;附睾及输精管结核等炎症使输精管阻塞阻碍了精子通过。

3. 免疫因素 男性体内产生对抗自身精子的抗体破坏精子,或射出的精子产生自身凝集而不能穿过宫颈黏液而致不孕。

4. 内分泌功能紊乱 男性内分泌受下丘脑-垂体-睾丸轴调节,如果此轴调节功能紊乱、甲状腺及肾上腺功能障碍也可影响精子的产生而导致不孕。

（三）男女双方因素

（1）缺乏性生活的知识。

（2）夫妇双方过分焦虑不孕而造成精神紧张。

（3）免疫因素:女方的血清或宫颈黏液中有抗精子抗体。

【治疗原则】

增强体质和增进健康,纠正营养不良和贫血;戒烟酒;积极治疗内科疾病;掌握性知识,学会预测排卵日期,性交次数适度,增加受孕机会;积极治疗器质性疾病;遵医嘱服用促排卵药物、改善宫颈黏液药物、促进和补充黄体功能药物;根据具体情况使用辅助生殖技术。

【护理评估】

（一）健康史

首先了解妇女的月经情况,包括初潮年龄、经期、月经周期、经量及伴随月经来潮的异常症状。询问夫妇双方结婚年龄、婚育史、性生活情况,是否采用过避孕措施,所采用的方法及持续时间。了解既往有无结核病史,尤其有无腹腔结核病史、内分泌病等。家族中有无精神病史、遗传病史。掌握男方的健康状况,了解既往有无结核、腮腺炎史,以及烟酒嗜好情况。继发性不孕者,需询问既往孕产史,有无产褥感染等病史。

（二）身体评估

男方检查应重点检查外生殖器有无畸形或病变。女方重点是妇科检查,包括生殖器有无畸形或感染。

1. 男方检查 检查外生殖器有无畸形或病变,重点是精液常规检查。正常男性精液量为 2～6 mL,平均为 3 mL;pH 值为 7.0～7.8,室温下放置 5～30 min 能完全液化;精子总量>8000 万/mL,精子活动数>50%,异常精子<20%。当精液量<1.5 mL 或精子总量<2000 万/mL 或精子活动数<50% 或异常精子数>50% 者为异常。

2. 女方检查

（1）卵巢功能检查 方法有基础体温测定、超声动态监测卵泡发育、阴道脱落细胞涂片检查、宫颈黏液量及结晶状态检查、月经期前子宫内膜活组织检查、女性激素检测等,了解有无排卵及黄体功能状态。

（2）输卵管通畅试验 常用方法有输卵管通液术、子宫输卵管碘油造影及子宫输卵管超声造影。

（3）宫腔镜检查 可较清楚地了解宫腔内情况,如宫腔粘连、黏膜下肌瘤、子宫内膜息肉、子宫畸形等。

（4）腹腔镜检查 经上述检查未发现异常而未受孕者,可进行腹腔镜检查。借助腹腔镜可直接观察子宫、输卵管、卵巢有无病变或粘连。

（三）心理、社会评估

由于封建残余意识的影响,一些不孕妇女常会受到社会的压力、家庭的歧视和不理解,出现不同程度的心理障碍,如沮丧、易怒、多疑、嫉妒、孤独无助、听天由命、负罪感及失落感等。

【护理诊断/问题】

1. 知识缺乏 与不能获得科学的生育与不孕知识有关。

2. 社交孤立 与缺乏家人支持、不愿与他人沟通有关。

3. 焦虑 与不知道检查结果和治疗结果有关。

4. 自尊紊乱 与治疗过程中烦琐的检查或因不孕受到家庭、周围人群的歧视有关。

【护理措施】

（一）一般护理

病室清洁安静,保证良好的睡眠和休息,指导其摄入高蛋白质、高维生素、易消化的食物。

（二）心理护理

重视不孕症妇女的各种心理问题,帮助妇女表达自己的心理感受,给予心理疏导和支持,帮助夫妻进行交流,帮助妇女和她的家人进行沟通;鼓励妇女参加良性的社会活动,提高妇女的自我形象;对于盼子心切、精神高度紧张者,指导妇女放松心情,缓解压力,提高受孕率。

（三）治疗配合

护理人员应根据不同的治疗方案,提供支持和帮助。

（1）遵医嘱给药,告知药物作用、用药方法、常见副作用及注意事项。

（2）协助医生实施检查治疗方案，说服病人及家属应耐心，遵医嘱有序检查。向夫妇双方说明检查的目的、注意事项及检查可能引起的不适，以取得配合。

（3）帮助夫妇面对治疗过程和治疗结果，帮助不孕症夫妇分析比较常用的辅助生殖技术（ART）。

（四）病情观察

观察女方基础体温及排卵情况、输卵管通畅术后情况。监测男方治疗后情况。

（五）健康指导

（1）夫妇双方养成良好的生活习惯，戒烟酒，注意工作节律，避免精神过度紧张和劳累，保持心情愉快。

（2）夫妇双方应多吃富含蛋白质、维生素、锌、硒的食物，如鱼、牡蛎、肝脏、大豆、糙米等，少吃腌制食品。

（3）宣传性生活的基本知识，学会预测排卵期（在排卵前 2～3 天或排卵后 24 h 内进行性交），掌握性交的适当时机，以增加受孕机会；性交次数要适当，避免过频或过稀。

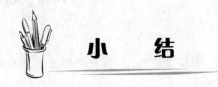

小 结

子宫内膜异位症虽然是良性疾病，但是月经异常、不断加剧的痛经、不孕及性交痛却严重地影响着妇女的生活质量；子宫脱垂最常见的病因是分娩损伤，严重的子宫脱垂会影响病人的日常生活尤其是体力劳动；由于多年不孕和烦琐的检查、治疗过程及无望的治疗结果，不孕症病人身心受到巨大创伤。鉴于以上特点，护士应依据所学知识对病人进行相应的健康指导，从而协助医生解除或缓解病人的痛苦。

（秦清荣）

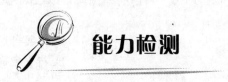

能力检测

A1 型题

* 1. 子宫内膜异位症最常见的异位部位是（　　）。

　A. 卵巢及宫骶韧带　　　　　　　B. 子宫　　　　　　　　　C. 输卵管

　D. 直肠陷凹　　　　　　　　　　E. 阴道

* 2. 子宫内膜异位症的典型症状是（　　）。

　A. 不孕　　　　　　　　　　　　B. 周期性少量便血　　　　C. 继发性进行性痛经

　D. 月经失调　　　　　　　　　　E. 性交痛

* 3. 子宫脱垂最常见的病因是（　　）。

　A. 腹壁松弛　　　B. 分娩损伤　　　C. 长期便秘　　　D. 产后负重　　　E. 盆地组织松弛

* 4. 下列药物治疗子宫内膜异位症最有效的是（　　）。

　A. 雄激素　　　　B. 雌激素　　　　C. 孕激素　　　　D. 丹那唑　　　　E. 避孕药

* 5. Ⅲ度子宫脱垂是指（　　）。

　A. 子宫下降，宫颈外口距处女膜缘 <4 cm　　　　　　B. 宫颈外口已达处女膜缘

　C. 宫颈脱出阴道口外，宫体在阴道内　　　　　　　　D. 宫颈及部分宫体已脱出阴道口外

　E. 宫颈与宫体全部脱出阴道口外

6. 关于子宫内膜异位症的预防，以下哪项错误？（　　）

A. 防止经血倒流 　　　　　　　　　　　　B. 经期应避免不必要的妇科检查

C. 避免手术操作时引起的内膜种植 　　　　D. 人工流产时不要突然降低负压

E. 输卵管通液术应在经期进行

* 7. 不孕症是指结婚后有正常性生活,未避孕,同居(　　)年未能受孕者。

A. 2 　　　　　B. 3 　　　　　C. 4 　　　　　D. 5 　　　　　E. 6

8. 女性不孕的主要因素是(　　)。

A. 卵巢因素 　　B. 输卵管因素 　　C. 子宫因素 　　D. 宫颈因素 　　E. 免疫因素

* 9. 子宫脱垂放置子宫托的方法下列哪项是错误的?(　　)

A. 局部有溃疡应治愈后再放 　　　　　　　B. 取蹲位放置

C. 大小以不脱落、无不适感为宜 　　　　　D. 子宫托放置 1 周后取出

E. 用子宫托后第 1、3、6 个月各复查 1 次

10. 下述哪项不会引起排卵障碍?(　　)

A. 神经内分泌功能紊乱 　　　　　　　　　B. 重度营养不良

C. 先天性卵巢发育不全 　　　　　　　　　D. 卵巢功能早衰

E. 输卵管阻塞

A2 型题

11. 病人,女,32 岁,婚后 3 年未孕,有轻度痛经史,腹腔镜检查发现左侧卵巢子宫内膜异位囊肿,直径 4 cm,入院治疗。护士应(　　)。

A. 做好腹腔镜剥除异位囊肿的术前准备 　　　B. 做好保留卵巢功能手术的术前准备

C. 做好保留生育功能手术的术前准备 　　　　D. 做好根治手术的术前准备

E. 遵医嘱应用药物治疗并做好用药护理

12. 子宫内膜异位症病人行保留生育功能的手术,术后询问护士适宜的妊娠时间,护士回答(　　)。

A. 半年内 　　　　　　B. 半年到术后一年内 　　　　　C. 一年到术后两年内

D. 两年后 　　　　　　E. 无时间要求

13. 病人,48 岁,育有一女,7 年前诊断为子宫内膜异位症,曾口服孕激素治疗,因剧烈痛经入院治疗,其最佳治疗方法是(　　)。

A. 口服雄激素治疗 　　　　　　　　　　　B. 口服丹那唑治疗

C. 行保留生育功能手术 　　　　　　　　　D. 行保留卵巢功能手术

E. 行根治性手术

14. 某女,结婚 3 年未孕来妇产科求治,嘱其男方检查精液,下列检查结果中哪项不正常?(　　)

A. 精液 3 mL 　　　　　　　　　　　　　　B. pH = 7.8

C. 精子数为 6400 万/mL 　　　　　　　　　D. 活动数 70%

E. 正常精子 60%

15. 病人经医生确诊为子宫内膜异位症,不符合本病的临床表现是(　　)。

A. 下腹及腰部疼痛 　　　　B. 经量多 　　　　　　　　C. 不孕

D. 无明显痛经 　　　　　　E. 妇检子宫直肠陷凹处扪及大小不等硬结节

16. 某女,30 岁,结婚 5 年未孕,男方检查均正常,以下哪项不属于女方检查的内容?(　　)

A. 内、外生殖器发育情况 　　B. 诊断性刮宫 　　　　　C. 输卵管通畅检查

D. 基础体温测定 　　　　　　E. 心、肺功能

A3 型题

(17～19 共用题干)

章女士,35 岁,G₃P₂。体检时发现:宫颈轻度糜烂,子宫大小正常,活动稍受限,于子宫后方可触及散在结节,无触痛,附件未及异常。病人月经正常,有轻微痛经,对工作生活无影响。

* 17. 本病首先考虑为(　　)。

A. 陈旧性宫外孕 　　　　　　B. 生殖器结核 　　　　　　C. 慢性盆腔炎

D. 子宫内膜异位症　　　　　　　　E. 输卵管卵巢囊肿

18. 以下相关辅助检查,哪项是诊断该病的最佳方法?（　　）

A. B超检查　　　　　　　　B. 输卵管造影检查　　　　　　C. 腹部平片

D. CA$_{125}$值测定　　　　　　E. 腹腔镜检查

19. 以下护理措施正确的是(　　)。

A. 向病人讲解疾病知识,指导病人每月随访一次

B. 指导病人口服药物治疗,并告知药物名称、剂量和不良反应

C. 告知病人需要切除盆腔病灶,并为病人做好术前准备

D. 告知病人需要切除盆腔病灶和子宫,并为病人做好术前准备

E. 告知病人需要切除盆腔病灶、子宫和单侧附件,并为病人做好术前准备

计划生育妇女的护理

学习目标

1. 掌握宫内节育器放置术的适应证、禁忌证及副反应和并发症。

2. 掌握药物避孕的适应证、禁忌证及副反应。

3. 熟悉紧急避孕、安全期避孕和常见的外用避孕工具。

4. 掌握药物流产适应证、禁忌证和不良反应。

5. 掌握人工流产的适应证、禁忌证和并发症。

6. 熟悉输卵管绝育术、药物引产和水囊引产。

7. 能完成计划生育手术准备及配合等相关护理工作。

　　人口与计划生育是我国可持续发展的关键问题。实行计划生育是我国的一项基本国策。计划生育工作的具体内容有三点。①晚婚晚育。按国家法定年龄推迟 3 年以上结婚为晚婚,按法定年龄推迟 3 年以上生育为晚育。②节育。以避孕为主,辅以绝育及避孕失败的补救措施,达到短期避孕或长期不生育的目的。节育的主要措施有避孕与绝育。③优生优育。重点在于做好优生知识的宣传与普及,避免遗传性疾病代代相传,并防止后天因素影响后天发育,以提高人口质量。

第一节　避孕方法及护理

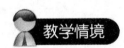 教学情境

　　病人,女,34 岁,G_2P_0。药物避孕 2 年,近来发现脸上出现斑点,认为和口服避孕药有关,因此要求更换避孕方法。平时月经规律,量中等,妇科检查无异常。请问:

　　1. 该病人最适宜的避孕方法是什么?

　　2. 如何对其进行指导?

　　在不影响身心健康及正常性生活的条件下,运用科学的方法,使妇女暂不受孕,称为避孕。常用的避孕方法有工具避孕、药物避孕及其他避孕方法。

【工具避孕】

(一)宫内节育器

　　宫内节育器(IUD)是我国育龄妇女使用最多的避孕方法,其优点为安全、有效、经济、方便,一次放置可长期使用。

　　1. 种类

　　1)惰性宫内节育器　主要为不锈钢环及其改良型,放置后出血及疼痛反应较轻,但是脱落率及带器

妊娠率较高,目前较少应用。

2)活性宫内节育器 其是将金属、激素、药物、磁性物等活性物质加入节育器,以克服惰性宫内节育器的缺点,提高避孕效果,减少不良反应(图 17-1)。

(1)带铜的宫内节育器 常用的是带铜 T 形宫内节育器,按宫腔形状设计,以塑料为支架,在纵杆或横臂上套以铜管。按铜管暴露于宫腔的面积不同可分为 TCu-200、TCu-220、TCu-380A 等,带铜 T 形宫内节育器中以 TCu-200 应用最广。

(2)药物缓释宫内节育器 含孕酮 T 形宫内节育器以 T 形聚乙烯材料为支架,孕激素储存在纵杆的药管中,管外包有聚二甲基硅氧烷膜,以控制药物释放。其特点为带器妊娠率低、脱落率也低,并可使经量减少,但易发生突破出血。

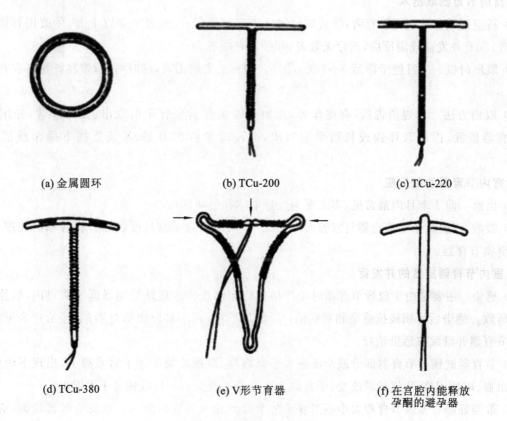

(a) 金属圆环   (b) TCu-200   (c) TCu-220

(d) TCu-380   (e) V形节育器   (f) 在宫腔内能释放孕酮的避孕器

图 17-1 常用的宫内节育器

2. 避孕原理 宫内节育器放置后成为宫腔异物,刺激子宫内膜产生无菌性炎症,改变宫腔内环境,阻碍受精卵着床;异物反应也可损伤子宫内膜而产生前列腺素,从而改变输卵管蠕动,使受精卵的运行与子宫内膜发育不同步,影响着床。

3. 宫内节育器放置术

(1)适应证 ①已婚育龄期妇女无禁忌证,自愿要求放置 IUD 者均可放置;②无相对禁忌证,要求紧急避孕或继续以 IUD 避孕者。

(2)禁忌证 ①妊娠或可疑妊娠者;②生殖器官急性炎症;③严重的全身疾病;④生殖器官肿瘤、子宫畸形;⑤宫颈口过松、重度陈旧性宫颈裂伤或子宫脱垂者。

(3)放置时间 ①月经干净后 3～7 天无性交;②人工流产手术结束后,宫腔深度＜10 cm;③正常分娩后 42 天且生殖系统恢复正常;④剖宫产后 6 个月,哺乳期闭经排除早孕。

(4)放置方法

① 检查子宫大小、位置及附件。

② 消毒阴道、宫颈,夹持宫颈,探测宫腔深度。根据宫腔深度选择节育器型号。

③ 将节育器置于放环器上,沿宫腔方向送达子宫底部,有尾丝者距宫口 2 cm 处剪断。

④ 观察无出血后取出宫颈钳和阴道窥器。

(5)术后健康指导

① 术后休息 3 天,1 周内避免重体力劳动,2 周内禁止性生活和盆浴。

② 保持外阴清洁,防感染。

③ 术后 3 个月行经或排便时注意有无节育器脱落。

④ 术后可能有少量阴道出血及下腹不适,嘱若发热、下腹痛及阴道流血量多时,应随时就诊。

⑤ 定期随访,术后第 1、3、6、12 个月各随访 1 次,以后每年 1 次。

4. 宫内节育器取出术

(1)适应证 ①计划再生育者;②放置时间已满需更换者;③绝经 2 年以上者;④改用其他避孕措施或绝育者;⑤有并发症或副反应,治疗无效者;⑥带器妊娠者。

(2)取出时机 ①月经干净后 3~7 天;②子宫出血而需取器者,随时可取;带器妊娠者在行人工流产时取器。

(3)取出方法 常规消毒后:有尾丝者,用血管钳夹住后轻轻牵引取出;无尾丝者,先用子宫探针查清节育器位置,再用取环钩或长钳牵引取出,有困难者可在 B 超、X 线监视下操作或借助宫腔镜取出。

5. 宫内节育器的副反应

(1)出血 前 3 个月内最常见,多表现为经量增多和经期延长。

(2)腰酸、下腹坠痛 节育器与宫腔大小形态不符,易引起子宫过度收缩。轻者不需处理,重者应多休息或更换节育器。

6. 宫内节育器放置的并发症

(1)感染 主要是由于放置节育器时未严格执行无菌操作或尾丝长期暴露于阴道内,病原微生物上行感染所致。感染后应积极抗感染和对症治疗。轻度感染,可不必取出节育器;如经治疗未见好转,可及时取出节育器并继续抗感染治疗。

(2)节育器嵌顿 节育器部分或全部嵌入子宫内膜、肌层或突出于子宫浆膜下,出现下腹坠痛、不规则阴道出血、取环困难、B 超异常改变、子宫碘油造影异常改变。一旦嵌顿需手术取出。

(3)带器妊娠 多因节育器大小不当或未将节育器送入宫底所致。一旦发生带器妊娠,应行人工流产术,同时取出节育器。

(4)节育器脱落 常见术后一年内,尤其是前 3 个月,以经期排出为多。术后需定期检查。

(5)子宫穿孔 多因子宫位置大小未检清或者病人在哺乳期,子宫薄软造成。术中出现腹痛,腹透、B 超检查可见异常。

(二)外用避孕工具

1. 阴茎套 阴茎套也称男用避孕套,是目前世界上最常用、最无害的男用避孕工具。使用避孕套不但可以避孕,还可防止性传播疾病的感染。使用前可用吹气法检查有无漏气。

2. 女用避孕膜 女用避孕膜是以壬苯醇醚为主药,聚乙烯醇为水溶性成膜材料制成的避孕药膜。性交前 5 min 将药膜揉成团置于阴道深处,待其溶解后即可性交。正确使用女用避孕膜避孕效果可达 95% 以上。

【药物避孕】

国内常用的避孕药多为人工合成的甾体激素类药物,主要为雌激素衍生物、孕酮衍生物及睾酮衍生物,其优点为安全、有效、经济、方便(表 17-1)。

表 17-1　国内常用甾体激素类避孕药

类　　别	别	名　　称	雌激素含量/mg	孕激素含量/mg	剂型	给药途径
口服避孕药	短效片	复方炔诺酮片(避孕片1号)	炔雌醇 0.035	炔诺酮 0.6	薄膜片	口服
		复方甲地孕酮片(避孕片2号)	炔雌醇 0.035	甲地孕酮 1.0	片	口服
		复方左炔诺孕酮片	炔雌醇 0.03	左炔诺孕酮 0.15	片	口服
		复方去氧孕烯片(妈福隆)	炔雌醇 0.03	去氧孕烯 0.15	片	口服
		去氧孕烯双相片				
		第一相(1～7片)	炔雌醇 0.04	去氧孕烯 0.25	片	口服
		第二相(8～21片)	炔雌醇 0.04	去氧孕烯 0.25	片	口服
		左炔诺孕酮三相片				
		第一相(1～6片)	炔雌醇 0.03	左炔诺孕酮 0.05	片	口服
		第二相(7～11片)	炔雌醇 0.04	左炔诺孕酮 0.075	片	口服
		第三相(12～21片)	炔雌醇 0.03	左炔诺孕酮 0.125	片	口服
	长效片	复方炔雌醚片(长效避孕片1号)	炔雌醇 3.0	氯地孕酮 12.0	片	口服
		三合一炔雌醚片	炔雌醇 2.0	氯地孕酮 6.0 炔诺酮 6.0	片	口服
	探亲避孕药	炔诺酮探亲片(探亲避孕丸)		炔诺酮 5.0	滴丸	口服
		甲地孕酮探亲避孕片1号		甲地孕酮 2.0	片	口服
		炔诺酮探亲避孕片	—	炔诺酮 3.0	片	口服
		53号抗孕片		双炔失炭酯 7.5	片	口服
	紧急避孕药	左炔诺孕酮(毓婷、诺爽)		左炔诺孕酮 0.075	片	口服
		米非司酮(司米安、后定诺)		米非司酮 10 或 20	片	口服
长效针	复方	复方己酸羟孕酮注射液(避孕针1号)	戊酸雌二醇 5.0	己酸羟孕酮 250.0	针	肌内注射
		美尔伊避孕注射液	雌二醇 3.5	甲地孕酮 25.0	针	肌内注射
	单方	康炔诺酮注射液	—	康炔诺酮 200.0	针	肌内注射
		醋酸甲羟孕酮避孕针(狄波普维拉)		醋酸甲羟孕酮 150	针	肌内注射

(一) 避孕原理

1. 抑制排卵 抑制下丘脑释放 LHRH,不出现排卵前 LH 高峰,使卵巢的卵细胞发育障碍,不发生排卵或黄体功能不足。

2. 阻碍受精 能抑制宫颈黏液的分泌,使黏液量减少但黏稠度增高,细胞含量增加,使精子不易通过;杀死精子或影响精子功能,阻碍受精。

3. 阻碍着床 在小剂量雌激素持续作用下,内膜腺体生长迟缓,腺体较少,同时受孕激素作用宫腔内膜出现非典型分泌相,呈现分泌不良,不利于着床。

(二) 适应证和禁忌证

1. 适应证 要求避孕的健康育龄妇女,无使用甾体避孕药禁忌证者均可选用。

2. 禁忌证 严重心血管疾病者;急、慢性肝炎或肾炎者;血液病或血栓性疾病者;内分泌疾病,如糖尿病、甲状腺功能亢进症者;恶性肿瘤、癌前病变、子宫或乳房肿块者;哺乳期、产后半年内或月经未复潮者;年龄大于 45 岁或月经稀少者;原因不明的阴道异常流血者;年龄大于 35 岁的吸烟妇女不宜长期服用;精神病,生活不能自理者。

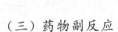

（三）药物副反应

1. 类早孕反应　服药初期因药物中雌激素的作用,少数妇女出现恶心、呕吐、头晕、困倦、食欲不振等症状。轻者无需治疗,2～3 个月反应可自行消失,重者应到医院就诊,加服 B 族维生素等药物可缓解症状。

2. 月经改变　服药后月经周期缩短、经量减少,痛经症状减轻或消失。若过度抑制则可出现闭经,应停避孕药改用其他避孕措施。

3. 突破性出血　多发生在漏服药后,少数人虽未漏服也可发生。若为漏服者,次晨补服。若服药前半期出血,是由于雌激素量不足以维持内膜完整性所致,可每晚加服炔雌醇 0.005～0.015 mg,自至服完 22 天为止。服药后半期出血可能为孕激素量不足,可增加避孕药 1/2～1 片,同服至第 22 天停药。

4. 体重增加及色素沉着　一般不需处理,症状显著者改用其他避孕措施。

（四）避孕药用法及注意事项

1. 短效口服避孕药　其是最早的避孕药物。国内使用的短效避孕药有复方炔诺酮片(避孕片 1 号)、复方甲地孕酮片(避孕片 2 号)、复方 18 甲基炔诺酮短效片等。除一般的复方片外,还有双相片和三相片。

（1）口服避孕片 1 号和 2 号　从月经第 5 天开始服药,每晚 1 片,连服 22 天不间断。若漏服应在 12 h 内补服 1 片,可避孕 1 个月。一般在停药后 3 天左右发生撤药性出血,相当于月经来潮,则于月经第五日开始服用下一周期药物。若停药 7 天月经尚无来潮,仍可于第 8 日晚开始服用第 2 周期药物。若第 2 个月仍无月经来潮,应查找原因。

（2）左炔诺孕酮三相片　每日 1 片,共 21 天:第一相 1～6 片,浅黄色;第二相 7～11 片,白色;第三相 12～21 片,棕色。第一周期是从月经第 1 日开始,第二周期改为从月经第 3 日开始。若停药 7 天无撤退性出血,则自停药第 8 日开始服下周期药物。

2. 长效避孕药

（1）长效避孕片　月经来潮第 5 日服 1 片,第 10 日服第 2 片,以后按第 1 次服药日期每月服 1 片。或在月经来潮第 5 日服第 1 片,第 25 日服第 2 片,以后每隔 28 天服 1 片。

（2）长效避孕针　第 1 个月于月经周期第 5 日和第 12 日各肌内注射 1 支,以后每次月经周期第 10～12 日肌内注射。一般于用药后 12～16 天月经来潮。月经频发或经量过多者不宜用长效避孕针。

3. 速效避孕药(探亲避孕药)

（1）炔诺酮探亲片　房事当晚及以后每晚口服 1 片;若服 14 天而探亲期未满,改用 1 号或 2 号短效避孕药。停药后一般 7 天内月经来潮。

（2）甲地孕酮探亲避孕片 1 号　房事前 8 h、当晚及以后每晚服 1 片。

（3）53 号抗孕片(事后探亲片)　带弱雌激素活性的失碳化合物。性交后服 1 片,次晨服 1 片,服药时间不限,不需连续服药,用于意外性生活补救措施。

4. 缓释避孕药　将避孕药(主要是孕激素)与具备缓释性能的高分子化合物制成多种剂型,在体内持续恒定进行微量释放,起长效避孕作用。

临床上常用的缓释避孕药为皮下埋植剂,有效率为 99% 以上,有效期 5 年。Ⅰ 型制剂由 6 个硅胶囊组成,每个硅胶囊含 D-炔诺孕酮 36 mg。Ⅱ 型制剂由 2 个硅胶囊组成,每个硅胶囊含炔诺孕酮 70 mg。

一般于月经周期第 7 日,在麻醉下用特制 10 号套管针将胶囊呈扇形埋入上臂或前臂内侧皮下。皮下埋植剂不含雌激素,随时可取出,恢复生育功能快,不影响乳汁质量。用药期间禁用巴比妥、利福平等可使肝酶活性增加的药物,因其能加速药物代谢,降低血中避孕药水平,影响避孕效果。

（五）护理措施

（1）仔细询问育龄妇女有无药物避孕的禁忌证,对有禁忌证者应耐心说明情况,建议其采取其他避孕措施。

（2）详细介绍各种避孕药物的作用机制、避孕效果、副作用,指导和帮助育龄妇女自主选择适宜的避孕药物。

（3）协助医生,做好用药护理。

① 口服避孕药时应告知用药方法和注意事项。

② 注射针剂避孕药时,应深部肌内注射,并保证药液吸尽注完。

(4) 讲解各种避孕方法的副反应及可能出现的并发症,告知其用药期间注意观察,若出现异常及时来院就诊。

知识链接

计划生育措施的选择

(1) 新婚夫妇:宜选择男用避孕套,必要时可加用紧急避孕药或女用外用药。

(2) 有一个子女的夫妇:可选用宫内节育器、适用于新婚夫妇的各种方法及避孕药。

(3) 有 2 个或以上子女的夫妇最好采用绝育措施。

(4) 哺乳期妇女易选用宫内节育器或避孕套。

(5) 围绝经期妇女可选用工具避孕或外用避孕药。

【其他避孕方法】

(一) 安全期避孕

成熟卵子自卵巢排出后可存活 1～2 天,精子进入女性生殖道可存活 2～3 天。因此,排卵前后 4～5 天为易孕期,其余时间不宜受孕可称为安全期。采用安全期内性交而达到避孕目的,称为安全期避孕。

使用安全期避孕法必须准确确定排卵的日期。一般采用基础体温法、宫颈黏液观察法判断排卵期。女性排卵易受情绪、健康状况、性活动和外界因素影响而提前或推后,也可发生额外排卵。因此安全期避孕并不可靠,失败率高达 20%。

(二) 紧急避孕

紧急避孕或称房事后避孕,是指在无保护性生活或避孕失败后的 3 天内,妇女为防止非意愿妊娠而采取的避孕方法。紧急避孕方法有放置宫内节育器和服用紧急避孕药。

1. 宫内节育器 在无保护性生活 5 天(120 h)内放置,避孕有效率可达 95% 以上,适合希望长期避孕,并且没有放置节育器禁忌证的妇女。

2. 紧急避孕药 在无保护性生活 3 天(72 h)内服用紧急避孕药,有效率可达 98%,可选用药物米非司酮、左炔诺孕酮等。

第二节 女性绝育方法及护理

女性绝育主要是通过切断、结扎、电凝、钳夹、环套输卵管或用药物粘堵、栓堵输卵管,使精子和卵子不能结合,从而达到绝育的目的,又称输卵管绝育术。

【经腹输卵管绝育术】

1. 适应证 自愿接受绝育手术且无禁忌证者或患有严重疾病不宜妊娠者或患某种遗传性疾病,不宜妊娠和生育者。

2. 禁忌证

(1) 患急、慢性盆腔炎者,或腹部皮肤有感染者。

(2) 各种疾病的急性期,如急性传染病、产后出血、心力衰竭和(或)全身健康状况不良不能经受手术者。

(3) 24 h 内两次测量体温,均在 37.5 ℃ 以上者。

（4）严重的神经症者。

3．手术时间

（1）非孕妇女在月经后 3～7 天为宜。

（2）哺乳期月经未正常的妇女或闭经者应排除妊娠后再行绝育术。

（3）正常分娩或人工流产后宜在 24～48 h 内为宜。

（4）剖宫产或其他开腹手术(有感染可能的手术除外)的同时进行手术。

4．手术步骤

目前国内多采用抽心包埋法。

（1）病人排空膀胱，常规消毒、铺巾。

（2）以选择纵切口为宜，也可选用横切口。切口长度为 2～3 cm。产后应在宫底下方 2 cm 作纵切口（图 17-2）。

（3）左手食指进入腹腔触及子宫，沿子宫角部滑向输卵管后方，右手持卵圆钳进入腹腔，夹住输卵管轻轻上提至切口外（图 17-3）。

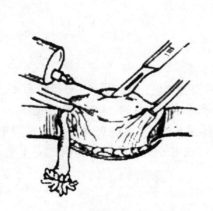

图 17-2　切开输卵管浆膜层

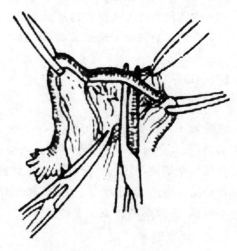

图 17-3　分离输卵管

（4）确认输卵管：用鼠齿钳夹持输卵管，再以两把无齿镊交替使用依次夹取输卵管直至暴露出伞端，证实为输卵管后再检查卵巢。

（5）结扎输卵管：在输卵管峡部背侧浆膜下注入 0.5％利多卡因 1 mL 使浆膜膨胀，用尖刀切开膨胀的浆膜层，再用弯蚊钳轻轻游离出该段输卵管，相距 1 cm 处以 4 号丝线各作一道结扎，剪除其间的输卵管，最后用 1 号丝线连续缝合浆膜层，将近端包埋于输卵管系膜内，远端留于系膜外。同法处理对侧输卵管（图 17-4、图 17-5）。

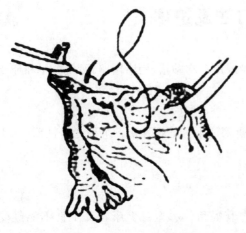

图 17-4　结扎包埋输卵管

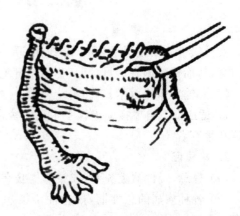

图 17-5　抽心包埋法结扎输卵管完毕

5．并发症

（1）出血或血肿 多因术中过度牵拉、钳夹而损伤输卵管或其系膜造成，或因血管结扎不紧所致。术中止血应及时有效，必要时需剖腹探查。

（2）脏器损伤 多因解剖关系辨认不清或操作粗暴，导致膀胱、肠管损伤。术中发现应及时修补。术后疑有脏器损伤者应剖腹探查。

（3）感染 体内原有感染灶未控制而引起的内源性感染，或手术无菌观念不强导致的外源性感染。一旦发生感染，应用抗生素控制。

【经腹腔镜输卵管绝育术】

1．适应证 同经腹输卵管结扎术。

2．禁忌证 已有腹腔粘连及心肺功能不全者禁用，其他同经腹输卵结扎术。

3．手术步骤 硬膜外或局部浸润麻醉下，病人取头低侧卧位，于脐孔下缘做 1～1.5 cm 的横弧形切口，将气腹针插入腹腔，充入二氧化碳气体 2～3 L，然后置换腹腔镜。在腹腔镜直视下将弹簧夹钳夹或硅胶夹环套在输卵管的峡部，以阻断输卵管通道，也可用双极电凝烧灼输卵管峡部 1～2 cm。

第三节 终止妊娠方法及护理

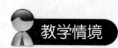

吴女士，32 岁，停经 8 周来院就诊。检查发现已妊娠。病人 3 年前分娩 1 男婴，2 年前行宫内节育器放置术，此次为非意愿妊娠。病人希望药物流产。

作为接诊护士，请问：

1. 吴女士能否药物流产？

2. 她目前适宜的终止妊娠方法有哪些？

避孕失败且不愿生育者、患有严重疾病不易继续妊娠者或检查发现胎儿异常者或患有遗传性疾病者，需要终止妊娠。

【早期妊娠终止方法】

（一）人工流产术

1．适应证 已婚育龄妇女，愿意选用而无禁忌证者均可。负压吸引术适合妊娠 10 周以内者。钳刮术适合妊娠 11～14 周者。

2．禁忌证 各种疾病的急性期或严重的全身性疾病；生殖器官急性炎症；妊娠剧吐酸中毒尚未纠正；术前相隔 4 h 时两次体温在 37.5 ℃ 或以上。

3．手术准备

（1）排空膀胱，取膀胱截石位。

（2）常规消毒外阴、阴道，铺无菌单。准备手术用物。

（3）双合诊明确子宫大小、位置及附件情况。

（4）用阴道窥器暴露宫颈并消毒。

4．手术操作

1）负压吸引术 适用于孕 6～10 周者。用吸管伸入宫腔，以负压将胚胎组织吸出而终止妊娠。

（1）探测宫腔及扩展宫颈 宫颈钳钳夹宫颈前唇，用子宫探针顺子宫方向轻轻探测宫腔深度。用宫颈扩张器扩展宫颈。

（2）吸刮 根据孕周选择吸管及负压大小，所用负压不宜超过 500 mmHg。吸引前，进行负压吸引实验,确认无问题后,将吸管顺宫腔方向缓慢送入宫底,按顺时针方向吸引宫腔1～2周,当感觉宫腔缩小、吸管被包紧、子宫壁粗糙、吸管头部不易移动时,表示妊娠物已被吸干净,此时折叠橡皮管,取出吸管。最后用小刮匙轻轻搔刮子宫双角及宫腔四壁。确认已吸干净后,取下宫颈钳与阴道窥器。

(3)检查吸出物 将吸刮物清洗过滤,仔细检查有无绒毛及胎儿组织,肉眼观察有异常者送病理检查。

2)钳刮术 钳刮术适用于孕10～14周,因胎儿较大需做钳刮及吸宫终止妊娠者。为保证钳刮术顺利进行,应先做扩展宫颈准备。可用橡皮导尿管扩展宫颈管,将无菌16号或18号导尿管于术前12 h时插入宫颈管内,与手术前取出;也可于术前口服、肌内注射或阴道放置扩展宫颈药物,如前列腺素制剂,能使宫颈扩张、软化;术中用宫颈扩张器扩张宫颈管。先夹破胎膜,使羊水流尽,酌情应用缩宫素。用卵圆钳钳夹胎盘与胎儿组织,必要时用刮匙轻刮宫腔一周,观察有无出血,若有出血,加用缩宫素。术后注意预防出血和感染。

5. 人工流产并发症

(1)人工流产综合征 术中病人出现心动过缓、心律紊乱、血压下降、面色苍白、出汗、头晕、胸闷,甚至昏厥和抽搐。由于受术者恐惧、紧张和操作对子宫、宫颈形成刺激引起迷走神经兴奋所致。术前做好心理护理,充分扩张宫颈,术中操作轻柔、吸宫时负压不宜过高、吸尽后勿反复吸刮。一旦出现需平卧、吸氧、阿托品0.5 mg静脉注射。

(2)子宫穿孔 操作时有落空感,术中病人出汗、面色苍白、血压下降,严重者内出血伴腹膜刺激征;组织物吸出;双合诊有压痛。需卧床休息、止血、抗感染,并严密观察病情,必要时手术。

(3)不全流产 多由于医生技术操作不熟练或子宫位置异常导致。术后阴道出血持续或超过10天;腰酸腹痛,出血且血液中混有组织应怀疑为吸宫不全。

(4)漏吸 已经确认为宫内妊娠,而未吸出组织者。应复查子宫位置,重新探测宫腔后行吸宫术,若仍无胚胎组织,需排除宫外孕。

(5)感染 多因不全流产,术中未严格无菌操作或病人提前性生活引起,术后2周内出现发热、下腹痛、腰痛等。病人需卧床休息,给予支持治疗,及时抗感染,如宫腔有残留物合并感染者,按感染性流产处理。

(6)术中出血 多发生在妊娠月份较大、吸管过小时,妊娠产物不能迅速排出而影响子宫收缩所致。可在扩展宫颈管后注射缩宫素,并尽快钳取或吸出妊娠产物。

(7)羊水栓塞 偶发于钳刮术。因宫颈损伤、胎盘剥离使血窦开放,导致羊水进入血液系统。妊娠早、中期时羊水有形成分极少,即使发生羊水栓塞,其症状及严重性不如晚期妊娠发病凶猛。此时应进行给氧、解痉、抗过敏、抗休克等治疗护理。

(二)药物流产

药物流产是用非手术措施终止早孕的一种方法。目前效果肯定的是米非司酮配伍米索前列醇,完全流产率为95%～98%。其优点是方法简便,不需宫内操作,故无创伤性,缺点为出血时间长。

1. 适应证 停经7周内,年龄18～40岁,本人自愿要求使用药物终止妊娠。

2. 禁忌证

(1)使用米非司酮的禁忌证 肾上腺疾病,与甾体激素有关的肿瘤,糖尿病,肝/肾功能异常,妊娠期皮肤瘙痒史,血液疾病,血管栓塞等病史。

(2)使用前列腺素的禁忌证 二尖瓣狭窄、青光眼、哮喘、高血压、低血压、胃肠紊乱、过敏体质、带器妊娠、宫外孕、贫血、妊娠剧吐等。长期服用抗结核、抗癫痫、抗抑郁、前列腺素生物合成抑制剂、巴比妥类药物、吸烟、嗜酒。

3. 方法 米非司酮150 mg,分2～3天口服,服完后次日用米索前列醇600 μg口服。

4. 不良反应

(1)消化道症状 服药过程中可出现轻度恶心、呕吐或腹泻等症状。

(2)出血 药物流产阴道出血时间一般持续10天至2周,有时可达1个月。用药后应严密随访,若出血量不多、疑为不全流产时应及时行刮宫术;出血时间长,应用抗生素预防感染。

【中期妊娠终止方法】

（一）药物引产

利凡诺是乳酸依沙吖啶的衍生物，对各种革兰氏阳性菌和革兰氏阴性菌具有很强的杀灭作用，也能刺激子宫平滑肌兴奋、内源性前列腺素升高导致宫缩，胎儿因药物中毒死亡。中期妊娠多采用利凡诺注入羊膜腔内引产。利凡诺的毒副作用小，引产效果高达98％左右，是中期妊娠引产最常用的药物。临床上多采用的是经腹壁羊膜腔内注射法。

1. 适应证 妊娠13周至不足28周要求终止妊娠，或因某种疾病不宜继续妊娠者。

2. 禁忌证

（1）有急慢性肾病或肝肾功能不全者。

（2）各种急性感染性疾病、慢性疾病的急性期及生殖器官急性炎症。

（3）严重心脏病、高血压及血液病。

3. 用药剂量 安全用药量100 mg/次。其反应量为120 mg，中毒量为500 mg。

4. 操作步骤

（1）病人排空膀胱后取平卧位。在宫底2、3横指下方腹中线上或中线两侧，选择囊性感最明显的部位作为穿刺点。

（2）穿刺针从选好的部位垂直进针，通过皮肤、肌鞘、宫壁后有落空感，用注射器回抽见羊水。

（3）将准备好的利凡诺100 mg缓慢注入羊膜腔内，而后拔出针头，用无菌纱布覆盖穿刺部位。

（二）水囊引产

1. 适应证 中期妊娠要求终止者；因各种疾病不宜妊娠者。

2. 禁忌证 子宫有瘢痕；生殖器官炎症；严重高血压、心脏病、血液病及急性病变；妊娠期间反复有阴道出血，当天体温在37.5 ℃以上者。

3. 操作步骤

（1）术前排空膀胱。病人取膀胱截石位，外阴、阴道常规消毒、铺巾。

（2）双合诊明确子宫大小、位置及附件情况。阴道、宫颈常规消毒。

（3）水囊顶端涂以无菌润滑剂，夹住水囊逐渐全部送入宫腔内。使其置于宫壁和胎膜之间。

（4）用注射器缓慢注入无菌0.9％氯化钠300～500 mL。

（5）注毕，将导尿管末端折叠，扎紧放入阴道穹隆部（图17-6）。

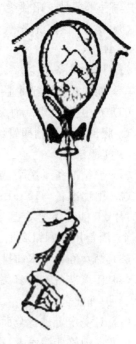

图17-6 水囊引产术

第四节 计划生育手术配合及护理实训指导（实训十）

［教学目标］

（1）能配合医生完成宫内节育器放置术，并提供相关护理。

（2）通过模拟训练熟悉输卵管绝育术的相关护理。

（3）能为药物流产和人工流产病人提供相关护理。

（4）通过模拟训练熟悉药物引产和水囊引产的相关护理。

（5）培养学生认真、严谨、规范操作的工作态度。

［技能训练］

1. 宫内节育器放置术 术前准备、护理配合。

2. 人工流产术 术前准备、护理配合。

[实验学时] 2学时。

[实验内容]

1. 宫内节育器放置术护理配合

1) 实验准备

(1) 护士准备 洗手,戴口罩。

(2) 用物准备 阴道窥器1个、宫颈钳1把、子宫探针1个、卵圆钳2把、剪刀1把、弯盘1个、洞巾1块、无菌手套1副、棉球若干、节育器1个、妇科诊疗床1张。

(3) 妇女准备 术前排空膀胱。

(4) 环境准备 门窗关闭,环境整洁,室温适合,拉好屏风。

2) 护理配合

(1) 术前核实适应证,排除禁忌证。向病人介绍节育器放置术的目的、过程和避孕原理。填写登记卡。

(2) 让受术者看清节育器类型,并告知使用年限。术中观察有无异常表现,配合手术者完成手术过程,填写手术记录。陪伴受术者,尊重其感受,并做好健康指导。

(3) 整理用物,洗手。

3) 评价

(1) 用物准备齐全。

(2) 能说出宫内节育器放置术的适应证和禁忌证。

(3) 术中密切观察,注意与受术者交流并回答所提问题,能适时进行宣教。

2. 腹部小切口输卵管绝育术护理配合

1) 实验准备

(1) 护士准备 洗手,戴口罩。

(2) 用物准备 10 mL注射器2个,局部麻醉长针头1个,鼠齿钳1把,无齿镊子2把,小弯盘1只,剪刀、刀片、刀柄各1把,持针器1把,1号、4号丝线各1捆,布巾钳2把、组织钳2把、直止血钳1把,阴道窥器1个,消毒用卵圆钳2把。

(3) 妇女准备 术前排空膀胱。

(4) 环境准备 门窗关闭,环境整洁,室温适合,保持无菌。

2) 护理配合

(1) 对受术者进行全面评估,夫妻双方知情,签署同意书。

(2) 术中陪伴受术者,提供心理支持。配合手术者完成手术过程。

(3) 术后密切观察受术者的体温、脉搏等变化,注意有无腹痛及内出血征象;指导半流质饮食或普通饮食(硬膜外麻醉者需禁食);鼓励术后4～6 h下床活动;鼓励尽早自解小便;保持腹部切口敷料干燥、清洁,防止感染。

(4) 告知受术者术后休息3～4周,1个月内禁止性生活及盆浴。

(5) 整理用物。

3) 评价

(1) 能说出绝育术的适应证和禁忌证。

(2) 术中能密切观察病人,完成术后护理。

(3) 能与受术者进行有效的人文沟通,充分体现人文精神。

3. 药物流产护理配合

1) 实验准备

(1) 护士准备 衣帽整洁,洗手,戴口罩。

(2) 用物准备 门诊病床1张,米非司酮、米索前列醇适量。

(3) 孕妇准备 孕妇了解药物流产的过程。

(4) 环境准备 门窗关闭,环境整洁,室温适合。

2) 护理配合

(1) 用药前核实适应证,排除禁忌证。

(2) 帮助孕妇掌握用药方法,并详细说明注意事项及可能发生的不良反应,如恶心、呕吐、腹痛、腹泻和乏力等。

(3) 用药后密切观察腹痛、阴道流血量和注重物排出情况,若有异常立即报告医生。

(4) 流产后休息 2 周。阴道流血时间一般持续 10 天至 2 周。流血未尽时,禁盆浴及性生活,保持外阴部清洁。若阴道流血时间较长或大量流血时,应及时就诊。指导其采取避孕措施。

(5) 整理用物,洗手。

3) 评价

(1) 能口述药物流产的禁忌证。

(2) 知道药物流产的药物名称和服用方法。

(3) 能独立完成用药后病情观察和健康指导。

(4) 注意与流产病人进行情感交流,充分体现人文精神。

4. 人工流产术护理配合

1) 实验准备

(1) 护士准备　洗手,戴口罩,并向孕妇讲解人工流产目的、意义及操作步骤。

(2) 用物准备　阴道窥器 1 个,宫颈钳 1 把,子宫探针 1 个,宫颈扩张器 1 套,不同号吸管各 1 个,有齿卵圆钳 2 把,刮匙 1 把,长镊子 2 个,弯盘 1 个,洞巾 1 块,无菌手套 1 副,纱布 2 块,棉球若干,负压电吸引器 1 台。

(3) 孕妇准备　排空膀胱。

(4) 环境准备　门窗关闭,环境整洁,室温适合。

2) 护理配合

(1) 术前核对手术适应证和禁忌证。告知手术过程,解除其思想顾虑。

(2) 术中严格无菌操作;密切观察病人生命体征及有无并发症;若有异常配合医生及时处理。

(3) 术后送受术者进观察室休息 1～2 h,观察阴道出血和腹痛情况,无异常者方可离院。

(4) 术后休息 1 个月,避免重体力劳动。1 个月内禁止性生活和盆浴,保持外阴清洁。术后如阴道流血过多、持续时间过长、白带增多且有臭味、腹痛或发热,则需要随时就诊。

(5) 整理用物,洗手。

3) 评价

(1) 用物准备齐全。

(2) 能口述人工流产的适应证和禁忌证及手术相关的并发症。

(3) 能独立完成术后健康指导。

(4) 能解答受术者相关问题,体现尊重、关爱的原则。

5. 依沙吖啶引产术护理配合

1) 实验准备

(1) 护士准备　洗手,戴口罩,并向孕妇讲解药物引产目的、意义及操作步骤。

(2) 用物准备　卵圆钳 2 把,7 号或 9 号腰椎长穿刺针 1 根,弯盘 1 个,5 mL 及 50 mL 注射器各 1 个,洞巾 1 块,纱布 4 块,无菌手套 1 副,棉球若干,0.5％聚维酮碘液,利凡诺溶液 25～50 mL,胶布。

(3) 孕妇准备　术前 3 天孕妇禁性交,每日擦洗、消毒阴道 1 次。

(4) 环境准备　门窗关闭,环境整洁,室温适合。

2) 护理配合

(1) 询问病史,核实适应证。遵医嘱查血/尿常规、出/凝血时间、肝/肾功能等,并行 B 超检查以定位胎盘及穿刺点。

(2) 术中陪伴孕妇,观察其在手术前后的反应,如拔针前后有无呼吸困难、发绀等征象。

(3) 术后密切观察宫缩及产程进展情况。产后仔细检查胎盘、胎膜娩出是否完整,有无软产道裂伤。

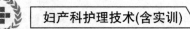

嘱产妇保持外阴清洁。

(4) 告知产妇术后 6 周禁止性生活和盆浴,为其提供避孕指导。若出现发热、腹痛及阴道流血量多等异常情况,应及时就诊。

3) 评价

(1) 能口述药物引产的适应证和禁忌证。

(2) 能密切观察受术者反应,并独立完成术后健康指导。

(3) 能解答受术者相关问题,体现人文关怀。

6. 水囊引产护理配合

1) 实验准备

(1) 护士准备　洗手,戴口罩,并向孕妇讲解水囊引产目的、意义及操作步骤。

(2) 用物准备　阴道窥器 1 个,宫颈钳 1 把,敷料钳 2 把,宫颈扩张器 1 套,阴茎套 2 个,14 号橡皮导尿管 1 根,10 号丝线,棉球若干,0.5％聚维酮碘液,0.9％氯化钠溶液 500 mL,无菌手套 1 副。

(3) 孕妇准备　术前 3 天禁性交,每日擦洗、消毒阴道 1 次。

(4) 环境准备　门窗关闭,环境整洁,室温适合。

2) 护理配合

水囊引产的护理配合同依沙吖啶引产术。

3) 评价

(1) 能口述水囊引产的适应证和禁忌证。

(2) 能密切观察受术者术中有无异常表现,并做好术后健康指导。

(3) 能解答受术者相关问题,体现人文关怀。

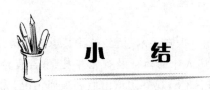

小　结

计划生育的具体内容包括晚婚晚育、节育和优生优育。节育以避孕为主,辅以绝育及避孕失败的补救措施。避孕措施主要包括工具避孕、药物避孕和其他避孕方法。宫内节育器是我国育龄妇女的主要避孕措施。女性绝育方法主要是输卵管绝育术。避孕失败的补救措施是终止妊娠,早期妊娠终止方法有药物流产和人工流产,中期妊娠终止方法有药物引产和水囊引产。

(秦清荣)

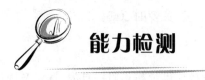

能力检测

A1 型题

*1. 放置宫内节育器的正确时间是( )。

A. 月经干净后 3～7 天　　　　　　　　　　B. 人工流产后宫腔深度＜12 cm

C. 经阴道分娩后 42 天,剖宫产后 3 个月　　D. 哺乳期月经未来潮前

E. 月经第 1 天

*2. 短效口服避孕药的开始服用时间是( )。

A. 月经第 1 天　　B. 月经第 3 天　　C. 月经第 5 天　　D. 月经第 2 天　　E. 月经干净后

3. 以下哪项不是人工流产的常见并发症?( )

A. 子宫穿孔　　　　　　　　　B. 人工流产综合征　　　　　　　　C. 感染

D. 吸宫不全　　　　　　　　　　　　E. 经量多

*4. 药物流产适用于妊娠(　　)内者。

A. 7 周　　　　　B. 8 周　　　　　C. 10 周　　　　　D. 11 周　　　　　E. 14 周

5. 若漏服短效避孕药,应补服 1 片,时间应选择在(　　)。

A. 14 h 内　　　　B. 16 h 后　　　　C. 12 h 内　　　　D. 18 h 后　　　　E. 24 h 前

6. 关于避孕药的禁忌证,下列正确的是(　　)。

A. 甲亢病人需减量服用　　　　　　　　　　B. 存在子宫及乳房肿瘤时不影响用药

C. 精神病病人也可服药　　　　　　　　　　D. 月经稀少,年龄超过 45 岁者不可用

E. 产后 3 个月处于哺乳期的女性

7. 下述不属于避孕药物副作用的有(　　)。

A. 类早孕反应　　　B. 痛经　　　　C. 闭经　　　　D. 服药期出血　　　E. 体重增加

8. 关于放置宫内节育器术中及术后的护理,下列错误的是(　　)。

A. 术中随时观察受术者的情况

B. 嘱受术者如有出血多、腹痛、发热等情况,随时就诊

C. 术后休息 3 天

D. 手术 1 周后可恢复性生活

E. 术后于第 1、3、6 个月及 1 年,分别复查 1 次

*9. 人工流产综合征发生的主要原因是(　　)。

A. 精神过度紧张　　　　　　B. 迷走神经反射　　　　　　C. 疼痛刺激

D. 吸宫时负压过大　　　　　E. 孕周过大

10. 下列关于负压吸引术术后的注意事项,不正确的是(　　)。

A. 术毕,应在休息室休息 1~2 h　　　　　B. 手术 1 周后可盆浴

C. 1 个月内禁止性交　　　　　　　　　　D. 保持外阴清洁

E. 持续阴道流血 10 h 以上,须及时复诊

*11. 既能达到避孕目的,又能防止性传播疾病的避孕措施是(　　)。

A. 皮下埋植药物　　　　　　B. IUD　　　　　　　　　　C. 阴道隔膜加杀精药

D. 安全期避孕法　　　　　　E. 男用避孕套

12. 输卵管结扎术的结果是(　　)。

A. 抑制排卵　　　　　　　　B. 中断成熟卵子的正常通道　　　C. 抑制性激素分泌

D. 改变女性特征　　　　　　E. 改变女性内分泌系统的正常功能

13. 下述护理措施中,哪项与预防和控制流产后感染无关?(　　)

A. 术后密切观察体温　　　　B. 使用无菌会阴垫　　　　　C. 保持输液通畅

D. 严格无菌操作　　　　　　E. 1 个月内禁止盆浴

14. 下列暂时不宜行负压吸宫术的是(　　)。

A. 孕 9 周,要求终止妊娠　　　　　　　　B. 慢性支气管炎病人

C. 术前 24 h 两次体温低于 37.5 ℃者　　　D. 滴虫性阴道炎病人

E. 结核病病人

15. 关于产妇产后落实避孕措施的时间,下列哪项是正确的?(　　)

A. 产后 4 周　　　B. 产后 6 周　　　C. 产后 8 周　　　D. 产后 10 周　　　E. 产后 12 周

16. 实施输卵管结扎术的最佳时间是(　　)。

A. 月经来潮之前 3~7 天　　　　B. 月经来潮第 3~7 天　　　　C. 月经干净后 3~7 天

D. 人工流产术后 3~7 天　　　　E. 正常分娩后 3~7 天

17. 宫内节育器的避孕原理主要是(　　)。

A. 抑制性激素分泌　　　　　　B. 抑制排卵过程　　　　　　C. 抑制受精卵着床

D. 改变了精子的运行方向　　　E. 改变了卵子的运行方向

18．药物避孕的原理错误的是（　　）。

A．抑制排卵　　　　　　　　　　　B．使宫颈黏液变稀薄,不利于精子穿过

C．子宫内膜分泌不良　　　　　　　D．子宫内膜不利于孕卵着床

E．干扰子宫内膜发育

19．关于人工流产的并发症,下列哪项说法是错误的?（　　）

A．术后阴道流血 10 天以上,应考虑是吸宫不全

B．子宫穿孔多发生于哺乳期妇女　　C．漏吸者多为异位妊娠

D．术中出现人工流产综合征时可用阿托品治疗　　E．流产后感染多为子宫内膜炎

*20．人工流产术的术后健康指导不包括（　　）。

A．嘱病人保持外阴清洁　　　　　　B．指导避孕

C．术后 2 周内禁止性生活　　　　　D．嘱病人若有腹痛随时随诊

E．嘱病人恶露有臭味时需就诊

21．吸宫时负压过高或吸净后反复吸刮宫壁易发生（　　）。

A．出血过多　　B．子宫穿孔　　C．漏吸　　D．吸宫不全　　E．感染

A2 型题

*22．李女士,40 岁,人工流产术中突感胸闷、头晕、出冷汗,血压 70/50 mmHg,脉搏 50 次/分。应立即（　　）。

A．静脉注射阿托品　　　　B．静脉注射地塞米松　　　　C．注射宫缩剂

D．补充血容量　　　　　　E．注射氯丙嗪

23．王女士,35 岁。行人工流产术,术后为防止其感染,应建议其采取的最佳体位是（　　）。

A．仰卧位　　B．半坐卧位　　C．左侧卧位　　D．右侧卧位　　E．俯卧位

24．何女士,46 岁,近 2 年月经紊乱,咨询避孕措施,应指导其选用（　　）。

A．口服避孕药　　B．注射避孕针　　C．安全期避孕　　D．男用避孕套　　E．宫内节育器

A3 型题

(25～26 题共用题干)

何女士,26 岁,结婚 2 个月,准备 2 年后再生育,前来咨询避孕措施。既往体健,月经规律,但经量较多,月经第一天痛经明显。

25．可指导其选用（　　）。

A．口服短效避孕药　　　　B．紧急避孕法　　　　C．安全期避孕

D．男用避孕套　　　　　　E．宫内节育器

26．如需生育,停止避孕措施的时间应至少提前（　　）。

A．1 个月　　B．3 个月　　C．半年　　D．1 年　　E．不需要提前

(27～28 题共用题干)

张女士,37 岁。人工流产术中突然出现面色苍白,大汗,血压 65/45 mmHg,脉搏 50 次/分。

*27．如操作时有落空感,应首先考虑（　　）。

A．人工流产综合征　　　　B．子宫穿孔　　　　C．心力衰竭

D．合并贫血　　　　　　　E．合并感染

28．针对张女士的情况,以下哪项说法是错误的?（　　）

A．行双合诊检查时可有压痛　　　　B．术后需卧床休养

C．应使用抗生素预防感染　　　　　D．严密观察病情

E．一年内不可再行手术

能力检测参考答案

第一章

1. C 2. C 3. C 4. D 5. A 6. B 7. C 8. A 9. A 10. D 11. E 12. D 13. A 14. B 15. E
16. B 17. C 18. E 19. A 20. D

第二章

1. B 2. A 3. D 4. E 5. A 6. E 7. D 8. D 9. D 10. D 11. D 12. C 13. C 14. E 15. D
16. C 17. B 18. C 19. C 20. D 21. B 22. C 23. A 24. D 25. D 26. A 27. D 28. B 29. C 30. B

第三章

1. A 2. C 3. E 4. E 5. E 6. E 7. D 8. A 9. B 10. D 11. E 12. B 13. B 14. E 15. B
16. C 17. E 18. E 19. C 20. A 21. B 22. C 23. B 24. D 25. C 26. A 27. E 28. C 29. E 30. D

第四章

1. C 2. A 3. E 4. B 5. E 6. D 7. C 8. E 9. B 10. C 11. C 12. D 13. E 14. A 15. C
16. D 17. B 18. E 19. A 20. D 21. E 22. E 23. C 24. A 25. D 26. C 27. C 28. A 29. D 30. C

第五章

1. E 2. A 3. D 4. E 5. C 6. B 7. B 8. B 9. D 10. A 11. D 12. C 13. A 14. B 15. C
16. C 17. C 18. D 19. B 20. B

第六章

1. D 2. C 3. C 4. B 5. C 6. D 7. D 8. C 9. A 10. B 11. A 12. A 13. A 14. D 15. D
16. C 17. D 18. A 19. C 20. C 21. B 22. E 23. D 24. D 25. B

第七章

1. D 2. C 3. D 4. C 5. C 6. B 7. C 8. D 9. A 10. A 11. C 12. D 13. B 14. A 15. D
16. C 17. C 18. C 19. C 20. A 21. D 22. D 23. D 24. E 25. E 26. C 27. E

第八章

1. C 2. A 3. A 4. C 5. D 6. A 7. A 8. D 9. C 10. B 11. D 12. C 13. B 14. B 15. D
16. A 17. C 18. B 19. C 20. B 21. D 22. D 23. B 24. C 25. C 26. C 27. C

第九章

1. D 2. D 3. B 4. D 5. C 6. A 7. C 8. C 9. A 10. B 11. A 12. C 13. E 14. C 15. A
16. D 17. D 18. C 19. A 20. C 21. E 22. B 23. D 24. A 25. B 26. C 27. D 28. E 29. C
30. D 31. A 32. D 33. D 34. D 35. C

第十章

1. B 2. E 3. C 4. D 5. A 6. D 7. C 8. A 9. B 10. C 11. B 12. B 13. E 14. A 15. C
16. B

第十一章

1. C 2. B 3. D 4. C 5. C 6. C 7. A 8. C 9. B 10. E 11. C 12. D 13. A 14. C 15. C
16. B 17. D 18. D

第十二章

1. A 2. C 3. B 4. D 5. C 6. E 7. A 8. C 9. D 10. B 11. B 12. A 13. D 14. B 15. E
16. E 17. C 18. A 19. A 20. C 21. A 22. A 23. D 24. D 25. A 26. E 27. B 28. A 29. E 30. C

第十三章

1. D 2. E 3. D 4. A 5. C 6. E 7. C 8. D 9. B 10. A 11. D 12. D 13. B 14. A 15. A
16. B 17. C 18. B 19. A 20. A 21. E 22. B 23. C 24. C 25. B 26. A 27. A 28. D 29. A 30. E

第十四章

1. C 2. B 3. B 4. C 5. B 6. C 7. A 8. E 9. A 10. B 11. B 12. D 13. B 14. A 15. D 16. B 17. C 18. D 19. D 20. E

第十五章

1. C 2. C 3. C 4. D 5. A 6. D 7. C 8. E 9. D 10. C 11. B 12. B 13. C 14. B 15. C 16. C 17. C 18. B 19. A 20. E 21. C 22. D 23. D 24. C 25. E 26. B 27. A 28. C 29. E 30. B

第十六章

1. A 2. C 3. B 4. D 5. E 6. E 7. A 8. B 9. D 10. E 11. A 12. B 13. D 14. E 15. E 16. E 17. D 18. E 19. A

第十七章

1. A 2. C 3. E 4. A 5. D 6. E 7. B 8. D 9. A 10. B 11. E 12. B 13. C 14. D 15. E 16. C 17. C 18. B 19. C 20. C 21. B 22. A 23. B 24. D 25. A 26. B 27. B 28. E

参 考 文 献

[1] 郑修霞. 妇产科护理学[M]. 5 版. 北京：人民卫生出版社，2012.

[2] 乐杰. 妇产科学[M]. 7 版. 北京：人民卫生出版社，2008.

[3] 张新宇. 妇产科护理学[M]. 2 版. 北京：人民卫生出版社，2011.

[4] 罗琼，刁桂杰，孙婉萍. 妇产科护理技术[M]. 武汉：华中科技大学出版社，2010.

[5] 夏海鸥. 妇产科护理学[M]. 2 版. 北京：人民卫生出版社，2008.

[6] 莫洁玲. 妇产科护理学[M]. 北京：人民卫生出版社，2013.

[7] 金庆跃. 妇婴护理技术[M]. 杭州：浙江大学出版社，2011.

[8] 魏碧蓉. 高级助产学[M]. 2 版. 北京：人民卫生出版社，2009.

[9] 周惠珍. 妇产科护理学[M]. 北京：科学出版社，2008.

[10] 何俐. 妇产科护理学[M]. 郑州：河南科学技术出版社，2012.

[11] 谭文绮，马梅，陈芬. 妇产科护理技术[M]. 武汉：华中科技大学出版社，2012.

[12] 黄美凌. 妇产科护理学笔记[M]. 2 版. 北京：科学出版社，2011.

[13] 黎梅. 妇产科护理[M]. 2 版. 北京：科学出版社，2011.

[14] 王娅莉. 妇产科护理学[M]. 北京：高等教育出版社，2009.

[15] 丰有吉，沈铿. 妇产科学[M]. 北京：人民卫生出版社，2005.

[16] 熊立新. 妇产科护理学[M]. 北京：科学出版社，2013.

[17] 简雅娟. 母婴护理[M]. 北京：高等教育出版社，2009.

[18] 朱梦照. 妇产科护理[M]. 北京：科学出版社，2012.

[19] 廖秦平. 妇产科学[M]. 北京：北京大学医学出版社，2004.

[20] 周昌菊. 现代妇产科护理模式[M]. 2 版. 北京：人民卫生出版社，2010.

[21] 郑修霞. 妇产科护理学[M]. 北京：北京大学医学出版社，2007.

[22] 罗琼，赵万英，杨秀兰. 妇产科护理技术[M]. 2 版. 武汉：华中科技大学出版社，2014.

[23] 乐杰. 妇产科学[M]. 6 版. 北京：人民卫生出版社，2006.

[24] 郑修霞. 妇产科护理学[M]. 4 版. 北京：人民卫生出版社，2006.

[25] 王玉琼. 母婴护理[M]. 北京：人民卫生出版社，2005.

[26] 郑修霞. 妇产科护理学[M]. 3 版. 北京：人民卫生出版社，2002.